U0203600

科技部科技基础性工作专项中医药古籍与方志的文献整理 （2009FY120300）

河南省中医药文化著作出版资助专项

地方志医药文献辑校

河南医事医药医迹卷

主编　田文敬　任孝德

河南科学技术出版社

·郑州·

图书在版编目（CIP）数据

地方志医药文献辑校．河南医事医药医迹卷／田文敬，任孝德主编．
—郑州：河南科学技术出版社，2022.9
ISBN 978-7-5725-0797-7

Ⅰ.①地…　Ⅱ.①田…②任…　Ⅲ.①中国医药学-文献-汇编-河南
Ⅳ.①R2-52

中国版本图书馆 CIP 数据核字（2022）第 058528 号

出版发行：河南科学技术出版社
　　　　　地址：郑州市郑东新区祥盛街 27 号　　邮编：450016
　　　　　电话：（0371）65788613　65788629
　　　　　网址：www.hnstp.cn
策划编辑：邓　为　高　杨
责任编辑：邓　为　程　凯
责任校对：卜俊成
封面设计：张　伟
版式设计：张　辉
责任印制：朱　飞
印　　刷：河南新华印刷集团有限公司
经　　销：全国新华书店
开　　本：787 mm×1092 mm　1/16　　印张：40.5　　字数：770 千字
版　　次：2022 年 9 月第 1 版　　2022 年 9 月第 1 次印刷
定　　价：338.00 元

如发现印、装质量问题，影响阅读，请与出版社联系并调换。

"地方志医药文献辑校" 丛书
编纂委员会

主　　任　　许二平

副 主 任　　姬淅伟　周文贞　田元生　王端权

编　　委　　（按姓氏笔画排序）

于　洁　王　军　王立勇　牛国顺

刘春晓　刘道清　许敬生　李东阳

李更生　李毅萍　邱保国　张　敏

张松涛　张海燕　范军铭　赵建威

段瑞昌　徐学功　徐宏伟　崔书克

禄保平　蔡小平　蔡永敏　樊英戈

主　　编　　田文敬　徐江雁

副 主 编　　任孝德　徐立然　王　明　刘　霖

学术秘书　　王　明（兼）

本书编写人员

主　　编　田文敬　任孝德

副 主 编　邱　彤　孙现鹏　刘方洲　宋军伟

序

地方志是一个地区的史书，它记载着这一地区的政治、经济、自然、文化、历史和现况，反映了当地社会的历史兴衰，是重要的地方文献，是一部地方的百科全书。方志记述的资料真实可靠，区域空间明确，内容连续全面。

方志中记述有大量的中医药内容，主要包括：医药机构，医事制度，医药人物，医药著作，医药遗迹，习俗健康，地产药材、制剂，疫病流行史，医药诗赋、碑记、传记等。其记述虽不如专业的医药著作系统连贯，但确是区域内的医药文化事实。若能于地方志中就上述有关中医药文献资料进行搜集整理，博采类分，则必能聚沙成塔，集腋成裘，完善专业文献之不逮，既能补医史之缺，续医史之无，又能参医史之错，详医史之略。

地方志是传承中华文明、发掘历史智慧的重要载体，承担着传承文明、记录历史、弘扬文化、服务社会、借史鉴今、启迪后人的使命。地方志中医药文献的研究，对补充中医药史内容，完善中医药理论；对民间中医药著述、医药人物的发现；对传统医药非物质文化遗产的发掘；对学术渊源、疗法传承谱系的梳理；对中医药文化的传播、中医药知识的普及；对中医后学的启迪、医人医德水平的提高等都有着重大的作用及现实意义。

粗览全书，可以说其辑录之详，范围之广，内容之丰，少有同类书籍可比。以"河南医事医药医迹卷"而言，所辑有历代医药机构的设置、处所，医官的设置、人数，药铺、诊所的规模，医事制度，医学分科，慈善恤抚，政令家训，诏封赏赐，等等，其中不少亦为正史所未载，而现有中医药专业医籍亦阙如之珍贵史料，是现今地方医药史研究所必需的基础文献资料；"河南医著诗赋碑记习俗疫病卷"中辑录了历代与医药相关，或医药人物所著的诗词、赋记、碑刻，医人传记、医事述记，医学著作之题解序跋等，还将一些健康谚语、俗语，与健康身体相关的方言、奇闻异事，文人、名人医论等也并入其中，内容丰富而多彩，是当今研究地方中医药文化和社会医学取向与社会人文精神的基础；"河南医药人物卷"辑录的中原历代医药人物多达

3000人，是现有医学典籍中记录最多的，特别是对其医者德行、行医品风的记述尤多，这对行善济世、医乃仁术的诠释及医德医风教育提供了很好的历史范例。医药、疫病、医著、医迹、习俗等，所辑资料在现有医药文献中不多见到。凡此种种，足以说明本书的编著对地方中医药史研究，对中医药文化研究，对中医药文化继承与发扬的实用价值。

河南，地处中原，是中华民族优秀文化的发祥地，中医、中药就是在中华传统文化这一母体文化中，源源不断地汲取营养而形成的传统医药文化体系。传统中医药文化是传统文化中的精华与国粹，传统文化是传统中医药文化的根。通过地方志中医药文献的整理，来探索中医药文化的起源和发展，研究中医药文化的内涵和价值，是非常有效的途径之一。

河南省中医药研究院田文敬研究员及其团队，从浩如烟海的地方志中整理中医药文献二百万言，历经八个寒暑，完成了该项工作，填补了方志中中医药文献研究的空白，对此，能够识此者虽大有人在，但能沉下心来，脚踏实地做此项事情者并不多。今作者能欣然任此，实属难能可贵。希冀本套书早日与读者见面，这对于我省的中医药文化研究，不无裨益。

2021 年 6 月

（阚全程，河南省医学会会长）

前 言

河南，地处"天地之中""中国之中""中原之中"。中原大地，孕育了中华民族，中州川岳，汇集了天地精华，产生了"中"字文化。中原人心中有"中"，中原人言谈说"中"。"中"字含义广博，"中"字意义深远，中华、中原、中州、中医、中药，这些词都有着历史的渊源和深刻的联系。所以，中原是中华民族传统文化的发祥地，中医、中药就是在中华传统文化这一母体文化中，源源不断地汲取营养而形成的传统医药文化体系，是传统文化中的精华与国粹。

河南，历史悠久，文化灿烂，人杰地灵，名人辈出，医家荟萃，是中医药学的重要发祥地，是医圣张仲景的故乡。中医药文化有独特的中原文化特征，是中华医药文化的根基和主体。河南中医药文化对中华民族的繁衍昌盛做出了卓越贡献，对人类健康和社会文明产生了积极的影响。

中医药文化起源于中原

我国古代社会以农为本。黄河中游地区四季分明，气候温和，土地肥沃，河流纵横，为农耕文化的发展提供了良好条件。先民们在漫长的生活和劳动实践中，逐步认识自然，发现了能缓解病痛的动植物，从而产生了药物知识，有了医药活动，留下了有关医药起源的传说。如伏羲"制九针"，神农"尝百草，制医药""以疗民疾"，黄帝和岐伯、雷公等讨论医药。到夏商周时期，"伊尹创制汤液"改变了人们的用药习惯，开阔了用药领域，使医药学知识不断得到丰富。这为中医学理论的形成打下了基础。这都充分说明河南是中医药的重要发祥地，中医药的源头在中原。

中医药巨著诞生于中原

中医药学的经典著作《黄帝内经》《伤寒杂病论》《神农本草经》等的相继问世，标志着中医药理论的形成。《黄帝内经》是战国至秦汉时期，由很多中原医家参与搜集、整理、综合而著成，是后世中医理论之源。《伤寒杂病论》系东汉南阳郡涅县张仲景所著，该书确立了辨证论治原则，奠定了临床诊疗理论的基础。《神农本草经》成书于东汉（都城洛阳），该书收录了药物学知识，提出了中药学四气五味、君臣佐使、七情和合等理论。而这三部中医药学巨著主要是在中原地区完成的。唐代医家孙思邈，也曾长期在中原地区行医，著有《千金要方》《千金翼方》，其集方剂之大成，并收录了医圣张仲景有关伤寒的部分病证，使医学理论和医圣文化得以广泛传播。可以说中医药理论是在中原形成，中医药经典巨著是在中原诞生。

中医药文化发达于中原

宋金元时期，是传统中医药学发展的兴盛时期，其标志是医政设施的进步和完善，此时的医学重心在中原。北宋都城在开封，设立"翰林医官院""太医局"，还有保健或慈善机构，把医药行政与医学教育分立起来。同时还设立"御药院""尚药局""医药惠民局"等专职药政机构，这一传统至今仍被沿用。

宋代医家王惟一，发明并铸造了针灸铜人，经络腧穴一目了然，将针灸的临床与教学有机地结合起来，为针灸学的发展，尤其是针灸学教育的发展做出了巨大贡献。针灸铜人也是世界针灸医学发达的象征，这都说明中原中医药文化的鼎盛与辉煌。

中医药大师荟萃于中原

中原历代名医辈出，人才荟萃。最著名的东汉南阳人张仲景，开辨证论治之先河，被后世尊为"医圣"。南齐时期河南阳翟（今禹州）人褚澄，进一步阐述了中医基础理论。隋唐之际，河南籍的医家甄权（扶沟人）、孟诜（汝州人）、崔知悌（鄢陵人）、张文仲（洛阳人），在国内享有盛誉。宋金元时期的张从正是金元四大家之一，为中医"攻下派"的代表；许昌人滑寿，其经络理论研究，对后世针灸学发展产生了巨大的影响；还有王怀隐、郭雍、王贶等，对推动中医学的发展起到了很大作用。明清时期，固始人吴其濬编著了我国第一部大型植物志《植物名实图考》。此外，还有战国时期的神医扁鹊，三国时期外科鼻祖华佗，南北朝时期的针灸家皇甫谧，唐代著名医家、药王孙思邈等，都曾在河南行医采药，著书立说。

中药材加工贸易兴盛于中原

河南中草药资源十分丰富，盛产2780多种中药材。产于焦作的"四大怀药"距今已有3000多年的栽培历史，自周代开始，历朝都将"四大怀药"列为皇封贡品。明清以后，怀药贸易日趋昌盛，在全国各地开辟药庄，建立商号，举办怀药大会，"怀庆会馆"遍布多个省区。在怀药的栽培、炮制、经营和贸易活动中逐渐产生了怀药文化、怀商文化。

河南又是中药材重要集散地之一。历史上有禹州、百泉两大全国性中药材交易会。早在春秋战国时期，禹州就有中药材交易活动和会聚的医家药商，明洪武年间形成规模，清乾隆年间，药交会规模进一步扩大，全国各地药商多在此建立药行、驿栈、会馆，如山西会馆、怀帮会馆、江西会馆、十三帮会馆等。

百泉药会起源于隋大业四年，药会的鼎盛时期，会期长达一月有余，每日上会者多达上万人，素有"春暖花开到百泉，不到百泉药不全"之美誉。

禹州的中药材加工、炮制始于明代，荟萃了历代技艺，因药制宜，技艺独特，制作精细，在"浸、泡、煅、煨、炒、炙、蒸、煮"等方面，形成了独特的地方特色。"九蒸熟地"最具盛名，许多加工炮制技艺被载入经典，业内有"药不过禹不香"之说。

中医药遗迹传说遍布中原

南阳仲景祠，洛阳龙门药方洞，淮阳菁草园，温县神农涧，新密轩辕丘、岐伯山、岐伯洞、李堂药王庙，虞城伊尹墓，汤阴扁鹊墓祠堂，商丘华佗墓，内乡菊潭，襄城葛仙观，百泉药王庙，鹤壁孙真人祠等，以及华佗刮骨疗毒治箭伤、医治曹操头风痛，扁鹊拜见蔡恒公，虢国太子起死回生，张仲景"娇耳"治冻疮，等等，这些遗迹与传说都见证了中原医学文化的源远流长与博大精深。

与中医药相关的华夏文明源自中原

从火祖燧人氏首创钻木取火，在河南点燃了华夏文明之火，改变了先民的食性，火的应用也是食养、食疗、灸疗、熨疗的起源；伊尹按照烹调菜肴的方法把多种药物搭配煎煮，使中药疗效提高，由此产生了中药复方，发明了汤剂，写出了《汤液经》；道家创始人老子善养生，庄子、列子、墨子、兵家的吴起、纵横家鬼谷子等都是河南人；"酒为百药之长"，酒的发明也都是在河洛一带完成的。

寻根溯源，我们深深感到中原大地孕育了华夏文明，其深厚的文化底蕴滋养了中医药文化。中医药文化经过几千年的历史积淀，不断发展完善，传遍九州，辐射四海，为人类的繁衍昌盛做出了积极贡献。作为后学，作为中原人，作为中医药文化的继承者，探索我们的历史根脉，传承我们的医药文化，发扬我们的文化传统，是我们义不容辞的责任和义务。鉴于此，我们与中国中医科学院共同申报了国家科技部基础研究项目"中医药文献与方志研究"，组织多位中医学、史学、文献学工作者，对河南地方志中医药文献进行搜集整理，逐一汇总，分门别类，编成此书。期望通过对方志中中医药文献的整理，探索河南中医药文化根源，理清河南中医药文化脉络，为研究河南中医药文化提供依据，为传承河南中医药文化打下基础，为发扬中医药文化提供思路。

地方志是重要的地方文献，是一个地区的史书，它记载着这一地区的政治、经济、自然、文化、历史和现况，反映了当地社会的历史兴衰，是一部地方的百科全书。为全面搜集地方志中医药文献，我们先后走访了国家图书馆、河南省图书馆及相关地市图书馆，河南大学图书馆、郑州大学图书馆等高校图书馆，河南地方志馆及相关地市方志办公室；通过网络查找省外图书馆网站方志资源，并购买了部分志书及电子版复制志书。

经过 8 年的努力，我们先后披阅了河南历代地方志书 400 余种，然后从 350 余种方志中引录了万余条有关医药的文献资料，多达 200 多万言。为使分类体系更加合理，编纂方法更加科学，体例编排更加明了、方便，查找快捷，我们还聘请知名中医药专家、文化专家、编辑专家共同会商、讨论，在专家论证的基础上，复经删选编排，重新分类，最终归纳为"河南医药人物卷""河南医事医药医迹卷""医著诗赋碑记习俗疫病卷"，分三卷成册，以求条理清楚，便于阅览。

地方志多是在政府主导下，由指定公职人员编纂完成的，资料的收集和人物、事件的撰写都有一定的规范和标准，并经过相关官员审定或经核实后入志。所以，方志记述的资料可说是真实可靠，其区域空间明确，内容连续全面。故记载的相关医药学资料及史料，较为翔实可靠，颇具参考价值。

医药学是关乎民生的大事，历代地方志中都收载了较多的医药内容，比如，医药机构的设置、处所，医官的设置、人数，药铺、诊所的规模，医事制度，医学分科，慈善恤抚，政令家训，诏封赏赐；与医药相关，或医药人物所著的诗词、赋记、碑刻，医人传记、医事述记，医学著作之题解序跋，与健康相关的谚语、俗语、方言、奇闻轶事、医论；历代人物篇中记载的医药人员就多达 3000 人；物产篇还记载道地药材；大事记多记载当地疫病流行；还记有医著、医迹、健康习俗等等。整理发现，其中不少资料亦为正史所不载，而现有中医药专业医籍亦阙如之珍贵史料，这些资料是现今地方医药史研究、医药文化研究、非物质文化遗产研究所必需的基础文献资料。方志所载内容极其广泛，诸如医药世家，传承谱系，师承脉络，专科发展轨迹，官医贡献，基层医学讲堂；还有"农医寓意"将农事、农时类比医道，说明防病治病道理的医学著作；还有"古方刻石立通衢""刻应验良方散民间"的医学科普方法；还有"长房悬壶""山水治病""仙授药方"的医药故事等。凡此种种，足以补医学旧籍之遗漏，起到"补史之缺，参史之错，详史之略，续史之无"之作用。

在项目实施过程中，多次得到北京中医药大学钱超尘教授、上海中医药大学段逸山教授，中国中医科学院曹洪欣教授、崔蒙研究员的指导，以及陕西中医药大学邢玉瑞教授、福建中医药大学林丹红教授、上海中医文献馆杨杏林主任医师的大力帮助。初稿完成后，又请河南省中医管理局原张重刚局长，河南中医药大学徐江雁教授，河南非遗专家委员会刘春晓副主任委员，河南科学技术出版社马艳茹副总编，河南省中医药研究院邱保国研究员、刘道清主任医师、韩颖萍主任医师、李更生研究员等专家论证，提出修改意见。在本书编辑过程中，王铭等参加了部分资料的搜集和整理工作，在此一并致谢。

本套图书资料全部源自河南行政区域内的历代地方志，因古代方志文献多为抄本、刻本、石印本，原本印刷质量不高，再加上复制本、胶片本的制作过程不够精细，字迹多有模糊不清，字体难以辨认，特别是诗赋碑刻，缺漏较多，且文字深奥难懂，有的一个字，一句话，一个标点，一个标题，都要反复推敲，反复核对，斟酌取舍，其工作之艰辛，没有身临其境、亲力亲为是难以体会到的。但念及中医药文化研究者能从中得到裨益，医史研究能由此而多一佐证，则内心又感到些许安慰。

本套图书能得以付梓，主要是得益于河南省卫生健康委员会、河南省中医管理局的大力支持，得益于河南科学技术出版社的大力支持，得益于河南省中医药研究院的大力支持，更得益于多位专家的指导和帮助，得益于各位编校者的辛勤劳动，再次致以诚挚感谢。由于编纂者水平有限，本书如有不妥之处，敬请业内各位同仁不吝赐教。

田文敬

2020 年 10 月

编纂说明

一、本书辑录的医药资料，全部取自河南行政区域内的历代地方志，如省志、府志、州志、县志。历史上有交叉的区域或乡镇，以县名归属为准；以供祖国医学科研、教学、医疗工作者、文史研究者、医学爱好者借鉴参考。

二、本书辑录的医药资料，按机构医事（机构地址、医院、诊所、药铺、人员、专科、管理、慈善、教育、财政等）、医药疫病（地产道地药材、加工炮制、制剂、产销、民间土单验方；历代所发生疫病等）、医著医迹习俗、诗赋碑记（与医药相关的诗词、歌赋、碑刻、传记、述记及健康谚语、方言、杂记等）、人物等分类。

三、本书辑录的医药资料，概以原文辑录，不加删改；对与医药、健康无关的内容，则酌情省略；对明显荒诞无稽的资料不予收录；对一时难以判断，虽有迷信色彩但仍有一定参考价值的资料，仍酌情予以保留，以待后续研究。

四、本书辑录的医药资料，无论原文有无标题，均由编者据其内容重新酌定；辑录资料原则上不加校勘和注释（个别古代地名除外）；每则资料均标明出处，格式为：《书名·卷·篇》朝代·作者，出版者，出版朝代年（公历）月，页。

五、本书采用现代标点断句，繁体字、通假字或异体字等，一般均使用简化字，横排；少数容易引起误解或有特定含义的繁体字及异体字，则酌情予以保留；没有对应的简化字，则使用原文中的古体字；原文缺失的字，字迹模糊不清，难以辨认的，用"□"代替。

六、本书县市排序，按行政编码和地方习惯排序；古代县名按现代行政区域划分；古代县域与现代县域多有不同或交叉，不同的朝代，县域也多不同，所以古代县名予以保留，自成一节；医药人物、疫病按历史朝代的先后排序。

七、有关朝代的问题，资料涉及人物、疫病、书籍等可以明确朝代的，把朝代写在最前面，用（ ）；药物、古迹、习俗、诗词赋记等没有特别标明时间的，可不标注朝代。

八、对同一内容在不同版本方志中记载完全一致的，不再重录；如记载内容有差异，则将不同版本的内容同时收录，但不再加标题。

九、辑录资料的时限，截至民国末年；收录的医药人物为清末以前出生的，为保持医家资料的完整性，则按志书记述尽量完整录入。

十、辑录内容的纳入和排除。割肉疗病等属于忠孝、贞妇之类的内容，数量过多，且没有实际医学意义，不予录入；救济局、药局、养济院等属于慈善救济，多有涉及医药内容，且数量不多，予以录入；巫术治病等内容，予以录入；花属、果属中的中药内容，予以录入。

十一、本书最后附有"参考书目"，以备稽验。

编者

2020 年 10 月

目录

第一部分

医事

第一章 郑 州 市

第一节 郑 县

医学、阴阳学

阴阳学，今废。医学，今废。《郑州志·卷之三·建置志》，清·张钺修，清乾隆十三年（1748）刻本，8.

医学，今废。阴阳学，今废。《郑县志·卷之三·建置志》，民国·周秉彝、刘瑞璘等纂，民国二十（1931）年重印本，161.

郑州署，在城内正中，明洪武初建，国朝顺治十五年（1658年），知县刘永清修，医学，阴阳学，在州治东。《开封府志·卷之十·公署》，清·管竭忠纂修，清同治二年（1863）刻本，12.

医学训科

郑州……阴阳学，典术一人，医学，典科一人……《开封府志·卷之二十·职官志》，清·管竭忠纂修，清同治二年（1863）刻本，31.

（郑州）医学，典科一员。《河南通志·卷三十八·职官志》，清·田文镜纂修，清光绪二十八年（1902）刻本，18.

养济院

养济院，三间，在东街城隍庙西，《旧志》。《郑县志·卷之三·建置志》，民国·周秉彝、刘瑞璘等纂，民国二十年（1931）重印本，224.

郑州署，在城内正中，明洪武初建，国朝顺治十五年（1658年），知县刘永清修，养济院，在署治东。《开封府志·卷之十·公署》，清·管竭忠纂修，清同治二年（1863）刻本，12.

仁寿堂

仁寿堂，草房三十四间，在贡院东。收养贫民，不拘名数，内在本银八百六十三两三钱二分三厘，每年按照二分生息，该银一百七十二两六钱四分六厘。雍正十三年，知州陈延谟奉督宪王建其银本俱官绅公捐。《旧志》。《郑县志·卷之三·建置志》，民国·周秉彝、刘瑞璘等纂，民国二十年（1931）重印本，224–225.

第二节　巩　县

医学　阴阳学

阴阳学。医学。《巩县志·第一册·卷之三·建置》，清·李述武撰，清乾隆五十四年（1789）本，26.

医学、阴阳学，俱明洪武年建，久废。《巩县志·卷六·民政·建置》，民国·刘莲青，张仲友撰修，民国二十六年（1937）刻本，4.

（巩县）医学训科一员。《河南通志·卷三十八·职官志》，清·田文镜纂修，清光绪二十八年（1902）刻本，9.

阴阳学，今废。医学，今废。《巩县志·卷之二·官治》，明·周泗修，康绍第纂，民国二十四年（1935）刻本，2.

惠民药局

惠民药局，在县东街，今废。《巩县志·卷之三·惠政》，明·周泗修，康绍第纂，民国二十四年（1935）刻本，6.

清代之养老典

己酉志载，明代耆寿四人，赵富、赵绪、赵纪（有传）、赵允宁，皆回廓镇人。清康熙二十八年，修养老典，诏人民九十以上者，各赐绢二匹，棉二斤，米二石，肉二十斤；后四十二年、四十八年、六十年，踵行之。凡四次，县民受赐者三十一人：张景芳、靳士道、焦业闰、郜志元、李一祥、王梦臣、关青、王德正、罗英如、刘振景、张乾亨。《巩县志·卷二十·丛载志》，民国·刘莲青，张仲友撰修，民国二十六年（1937）刻本，12.

普济堂

普济堂，旧在署南。雍正十二年七月内，知县季璟奉文捐修草房，十间；置买义地六十亩，坐落鲁村岭。乾隆二十六年风雨连绵，房屋倾圮。乾隆三十年知县李天墀移建南门外，草房十间。乾隆五十一年，知县陈龙章重建。《巩县志·第一册·卷之三·建置》，清·李述武撰，清乾隆五十四年（1789）本，33.

普济堂，在旧县署南。雍正十二年，知县季璟奉文捐修草房十间，置义地六十亩，坐落鲁村岭。乾隆二十六年，房屋倾圮。三十年，知县李天墀移建旧城南门外，草房十间。五十一年，知县陈龙章重建。久废。《巩县志·卷六·民政·建置》，民国·刘莲青、张仲友撰修，民国二十六年（1937）刻本，8.

育婴堂

育婴堂，在县南关。雍正十三年知县季璟奉文修建，瓦房四间。《巩县志·第一册·卷之三·建置》，清·李述武撰，清乾隆五十四年（1789）本，33.

育婴堂，在旧城南关。雍正十三年，知县季璟奉文修建，瓦屋四间，久废。《巩县志·卷六·民政·建置》，民国·刘莲青、张仲友撰修，民国二十六年（1937）刻本，8.

冬生堂

冬生堂，在东站。乾隆八年，知县王甲奉文修建。今废。《巩县志·卷之三·建置》，清·李述武撰，清乾隆五十四年（1789）本，33.

冬生堂，在东站。乾隆八年，知县王甲奉文修建。久废。《巩县志·卷六·民政·建置》，民国·刘莲青、张仲友撰修，民国二十六年（1937）刻本，8.

养济院

养济院，在县东南。《巩县志·卷之三·惠政》，明·周泗修，康绍第纂，民国二十四年（1935）刻本，6.

养济院，旧在县东南隅。明万历四十年（1616），知县程宇鹿，□凡五间。顺治丙申知县张好奇，康熙壬戌知县蒋征猷□重建。乾隆二十六年（1760），倾圮。乾隆三十年（1765），知县李天墀建县南关。乾隆五十年（1785），知县陈龙章重修。《巩县志·第一册卷之三·建置》，清·李述武撰，清乾隆五十四年（1789）本，34.

养济院，旧在旧城内东南隅。明万历四十年（1616），知县程宇鹿置房五间。顺治丙申知县张好奇，康熙壬戌知县蒋征猷重修。乾隆三十年（1765），知县李天墀移建旧城南关，五十年（1785）。知县陈龙章重修，久废。《巩县志·卷六·民政·建置》，民国·刘莲青、张仲友撰修，民国二十六年（1937）刻本，9.

漏泽园

漏泽园，旧在县西十里。顺治癸巳，知县陈朱垣于村镇大路旁立园数十所，掩埋遗骸，立石碑封记。己亥，驿道程置地一区立义冢，在县五里堡。《巩县志·卷六·民政·建置》，民国·刘莲青、张仲友撰修，民国二十六年（1937）刻本，9.

漏泽院，在县西一十铺对岸。《巩县志·卷之三·志惠政》，明·周泗修、康绍第纂，民国二十四年（1935）刻本，6.

义冢

义冢，一在东站，知县蒋征猷捐地一亩二分。一在五里堡，知县左继儒捐地一亩。《巩县志·卷六·民政》，民国·刘莲青、张仲友撰修，民国二十六年（1937）刻本，9.

第三节　荥阳县

医学　阴阳学

阴阳学，在五桂街。医学，在阴阳学西。《荥阳县志·卷之三·建置》，清·李煦撰，民国十三年（1924）本，4.

荥阳县署，在城内正北。明洪武二年（1369年）知县钟泰建。万历二十年（1592年）修。国朝顺治九年（1652年），知县倪斌；康熙十六年（1677年），知县顾天挺重修……阴阳学，在县治西；医学，在五桂街。《开封府志·卷之十·公署》，清·管竭忠纂修，清同治二年（1863）刻本，12.

医学训科

荥阳县……阴阳学，训术一人，医学，训科一人。《开封府志·卷之二十·职官志》，清·管竭忠纂修，清同治二年（1863）刻本，31.

（荥阳县）医学训科一员。《河南通志·卷三十八·职官志》，清·田文镜纂修，清光绪二十八年（1902）刻本，18.

中医

据旧志载，荥阳名中医治病济世，自隋、唐便多有传颂，且不少有志者，整理中医学史籍，倡明中医学原理，对后人行医也极有影响。延至民国二十四年（1935），荥、汜、广三县共有中医201人，民间亦多是中医、中药治病。中医行医，大都兼卖中药，医道传袭，有拜师传习及世祖传习两种。

中医业务开展有内科、外科、妇科、骨科、喉科、眼科及针灸、按摩等。王村乡新店吴氏五代家传喉科，专治小儿口疮、慢性咽炎等喉科疾病，治愈率较高，每年治愈七八百人；在县内、外享有声誉的王村乡薛村薛氏骨科、乔楼乡柏营朱氏眼科，医术都有独到之处，中医治疗糖尿病、胃下垂、气管炎、肺气肿等病症，都有较好疗效。《荥阳市志》程远荃、花金委主编，荥阳市志总编辑室编，新华出版社，1996 年 12 月，849.

西医

清光绪三十一年（1905）修建陇海铁路时，两名意大利医生驻汜水县肖洼村，修路民工负伤，施以简单药物及包扎，此为西医传入荥阳之始。

民国十八年，军医史鲁俊在崔庙街开办崔庙医院，内有医护人员 5 人，治疗一般内科常见病。以后，荥阳、汜水、广武相继成立县医院，医疗费高，农民很少就诊。民国三十四年，荥阳开始使用盘尼西林时，每支价 1 石麦（折 80 公斤）。1 支 "六〇六" 或 "九一四" 要价 5 斗麦（折 40 公斤）。注射费 5 升麦（折 4 公斤），肌肉注射 1 次 1~2 元，静脉注射 2~4 元，脓肿切开术 5 至 10 元。较大蜂窝组织炎手术费 30~40 元，截肢手术费 100~150 元。《荥阳市志》，程远荃、花金委主编，荥阳市志总编辑室编，新华出版社，1996 年 12 月，850.

平民医院

民国十八年（1929）6 月，汜水成立平民医院。翌年 2 月，成立救济院。民国二十二年改名汜水县立医院。同年，荥阳、河阴相维建县立医院，《荥阳市志》，程远荃、花金委主编，荥阳市志总编辑室编，新华出版社，1996 年 12 月，19.

医官　医院

清乾隆年间，荥阳、汜水，荥泽各县设有医学、医官。光绪三十年（1904）至民国十七年（1928），三县先后在警察局设清道班，后又增设卫生专员，办理卫生事务。民国十八年（1929），汜水县创办公立平民医院；民国二十二年（1933），改名为汜水县立医院，同年，荥阳、广武也相继建立县立医院，但设备简陋，技术低下，且收费昂贵，平民极少就医。《荥阳市志》，程远荃、花金委主编，荥阳市志总编辑室编，新华出版社，1996 年 12 月，827

民国二十二年（1933）六月，以贾峪镇高河人薛鼎新为首组建荥阳县医院。民国三十四年（1945），更名为荥阳县卫生院。有简陋病床 15 张，有医师、护士、助产士、检验士、事务员各 1 人，看护 3 人。医疗器械有显微镜、外科手术用具、听诊器、体温表等。有少量西药。

民国十八年（1929）六月，汜水县平民医院成立，院长 1 人，中西医各 1 人。设内外两科，诊病室各 2 间，养病室 3 间。医疗器械 5 件。每月治疗四五百人次。民国二十二年（1933），改名为汜水县立医院。民国三十五年（1946）九月，有医师、护士、助产士、药剂员各 1 人，卫生稽查 2 人，事务员 1 人。

民国二十二年（1933），广武县立医院成立，招聘院长兼医师 1 人，下有实习生

1 人，每月经费 40 银元，药品敷种，药瓶数个，零散诊疗器具数件，房子 1 间。民国三十五年（1946）2 月，与广武陈沟秦义文开办的苏慈医院合并。

以上 3 个医院于民国三十七年（1948）七月解散。《荥阳市志》，程远荃、花金委主编，荥阳市志总编辑室编，新华出版社，1996 年 12 月，838.

医护人员

民国二十四年（1935），荥阳、汜水、广武 3 县共有医务人员 425 人。其中，中医 386 人，西医 23 人，护士 12 人，助产士 3 人，药剂师 1 人。民国三十五年（1946），3 县共有医务人员 257 人，其中，中医 206 人，西医 38 人，牙医师 1 人，药剂师 5 人，药剂生 5 人，护士 1 人，助产士 1 人。《荥阳市志》，程远荃、花金委主编，荥阳市志总编辑室编，新华出版社，1996 年 12 月，844.

惠民局

惠民局，在县五桂街，万历三年（1575），知县董劝创建亭三间，周以墙垣，施药济民，今废。《荥阳县志·卷之三·建置》，清·李煦撰，民国十三年（1924）本，13.

养济院

养济院，在县西惠民局后。《荥阳县志·卷之三·建置》，清·李煦撰，民国十三年本（1924），13.

旧有煮粥场，漏泽园，施药局，废弛久矣。自迁县而来只有养济院，在城内南寿寺，西室三楹，义田十一亩。雍正十二年（1734），知县吴谦铥倡率绅士李士甄等买田九十五亩，建房十一间，额曰资生堂，在惠济桥镇。内署知县包弘基劝捐地一顷二十七亩零，收养无告贫民。《荥泽县志·卷之三·建置》，清·崔淇修纂，清乾隆十三年刻本，12.

养济院 义冢

荥阳县署，在城内正北，明洪武二年（1369 年）建，知县钟泰建，万历二十年（1592 年）修。国朝顺治九年（1652 年），知县倪斌，康熙十六年（1677 年），知县顾天挺重修……阴阳学，在县治西；医学，在五桂街……养济院，在县治西街；义冢。《开封府志·卷之十·公署》，清·管竭忠纂修，清同治二年（1863）刻本，12.

资生堂

资生堂在惠济桥镇，内署知县包弘基劝捐地一顷二十七亩零，收养无告贫民。

《荥泽县志·卷之三·建置》，清·崔淇纂修，清乾隆十三年（1748）刻本，12.

普济堂

普济堂，在东门外，雍正十一年（1733），知县张翼奉文增建。《荥阳县志·卷之三·建置》，清·李煦撰，民国十三年本（1924），13.

第四节　登封县

医学　阴阳学

阴阳学，在县署西。医学，在县署西。《登封县志·卷十八·衙署志》，清·洪亮吉，陆继萼等纂，清康熙五十二年（1787）刊本，553.

（登封县）医学训科一员。《河南通志·卷三十八·职官志》，清·田文镜纂修，清光绪二十八年（1902）刻本，10.

中医药机构

登封的卫生、医药事业从古代至清末是分散在民间或集镇乡村的半农半医、中药店铺、坐堂行医、游医等，民国时期有中药店48家。《登封县志》，登封县地方志编纂委员会编，郭明志主编，河南人民出版社，1990年8月，569.

随着医学事业的开展，历代都涌现出许多医药人材，登封在清代主要有景冬旸，民国时期有毕临东等，都在中医药事业上有较高的造诣与贡献。全县有药店48家，有的是卖药兼行医，有的是单独卖药。《登封县志》，登封县地方志编纂委员会编，郭明志主编，河南人民出版社，1990年8月，574.

平民医院

民国十八年（1929年），县政府在城关建立"平民医院"，由五名骨干人员组成。《登封县志》，登封县地方志编纂委员会编，郭明志主编，河南人民出版社，1990年8月，19-20.

教会医院

民国十八年（1929年），意大利人在天主教堂内附设"教会医院"，以传教方式治病。《登封县志》，登封县地方志编纂委员会编，郭明志主编，河南人民出版社，1990年8月，19-20.

意大利人在天主教堂内附设"教会医院"（3~5人），以传教为目的给群众治病。

办了 15 年，于 1951 年因卖假药犯法而停办。《登封县志》，登封县地方志编纂委员会编，郭明志主编，河南人民出版社，1990 年 8 月，569.

西药诊所

民国十八年（1929）至三十五年（1936）间，西医相继传入本县，如颍阳郭德功在临汝红十字会学习两年，1948 年回来后在颍阳开办了第一个西医诊所，接着卢店王中堂、张德生、告成刘景昊都开办了西医诊所。西药九一四、六〇六、青霉素、磺胺类药夕安片、大安片等传入登封。

1944 年 8 月—1945 年 10 月，皮定均、徐子荣率豫西抗日先遣队来到登封，成立了嵩山专员公署，接着建立抗日政府，又建有一个卫生所，所长吴成恩，共 3 人，负责战地救护。当时在徐庄杨林村创办的抗日军政大学，设有救护、包扎医疗等课程。《登封县志》，登封县地方志编纂委员会编，郭明志主编，河南人民出版社，1990 年 8 月，569.

民生医院

民国二十六年（1937 年），由登封县唐庄西玉台村魏杰卿，在登封县城老街十字口路北开办一个医院，名为"民生医院"（即红十字医院），由 5 人组成，其中有苏麦顿、郭仁义，刘先、蔡新安，方便群众就医。《登封县志》，登封县地方志编纂委员会编，郭明志主编，河南人民出版社，1990 年 8 月，575.

民国时期药店

大金店镇（有药店 5 家）：仁义公，主管人邢福喜；仁义水，主管人郑金镜；尊生堂，主管人王木；仁聚恒，主管人贺江；光发祥，主管人毕德法；保太和，主管人王有。东金店镇（有药店 4 家）：郑先堂，主管人郑先堂；李金生，主管人李金生；刘有王，主管人刘有生；刘五，主管人刘五。卢店镇（有药店 2 家）：全盛久，主管人（不详）；同协成，主管人（不详）；大冶镇（有药店 5 家）：万育堂，主管人陈钦；同文堂，主管人贾振明；同元堂，主管人景金玉；永兴魁，主管人景新义；万金堂，主管人景文明。颍阳镇（有药店 8 家）：双太茂，主管人王三江；保太衡，主管人董柱；义兴长，主管人赵长明；春和堂，主管人阎清儒；杏林堂，主管人董振嵩；德方（药店），主管人孙德方；刘村（药店），主管人（不详）；寿亭（药店），主管人王寿亭。告成镇（有药店 3 家）：朱魁盛，主管人朱江；任魁盛，主管人任彦；邓文斋，主管人（不详）。城关镇（有药店 2 家）：济世惠，主管人刘定国；德太恒，主管人（不详）……《登封县志》，登封县地方志编纂委员会编，郭明志主编，河南人民出版社，1990 年 8 月，574-575.

普济堂　育婴堂

普济堂，在东关。旧志，雍正十三年（1735），总督王士俊劝捐改建，知县李炘监修，房二十五间。育婴堂在内，县绅士捐置膳田，知县施奕簪招齐贫老养赡。乾隆五年（1740），详入无粮地一百四亩，八年（1743），详入有粮地三十亩二分一里七毫，又开垦地六十七亩。《登封县志·卷十八·衙署志》，清·洪亮吉，陆继萼等纂，清康熙五十二年（1787）刊本，554-555.

第五节　密　县

医学

密县署，在城内正北，明洪武三年（1370年），知县冯万金建。崇祯八年（1635年），知县苗之廷修。国朝顺治三年（1646年），知县崔养重移置按察分司。五年（1648年），知县李芝兰，十三年（1656年），知县李鹏鸣，康熙二十四年（1685年），知县衷鹓化重修……阴阳学，在县治里；医学，在县治西。《开封府志·卷之十·公署》，清·管竭忠纂修，清同治二年（1863）刻本，12.

医学，久废。《密县志·卷七·建置志衙署》，清·谢增，景纶撰，清嘉庆二十二年本（1817）刻，11.

医学，久废，遗址无存。《密县志·卷五·建置》，民国·汪忠纂，民国十三年（1924）本，4.

医学训科

密县……阴阳学，训术一人，医学，训科一人。《开封府志·卷之二十·职官志》，清·管竭忠纂修，清同治二年（1863）刻本，31.

（密县）医学训科一员。《河南通志·卷三十八·职官志》，清·田文镜纂修，清光绪二十八年（1902）刻本，17.

中医

清代，密县民间较有影响的中医，有任中麟、孙建业、樊洧、马明聘、郭永寿、王中立、王心一、傅履学、杨永锡、张炳藩、白遇、张春、王怡、陈心宽、周之官、马东州、陈光常、张充之、赵中和、张世荣、樊通润、于同文、李培寿、马乾元等。建国前夕，密县中医中药人员有493人，诊所、药铺225处，多为半农半医，少数坐堂行医。《密县志》，密县地方史志编纂委员会编，中州古籍出版社，1992年6

月，577.

平民医院

民国二十九年（1940年），设立平民医院，院址在老县城城隍庙附近，房屋8间，医生、护士6人。1943年12月，改平民医院为密县卫生院，有医务人员8人，病床5张。《密县志》，密县地方史志编纂委员会编，中州古籍出版社，1992年6月，572.

县城建医院

民国三十二年（1943年1月），县城建医院一处，院长张学仁，县城沦陷后停办。《密县志》，密县地方史志编纂委员会编，中州古籍出版社，1992年6月，17.

日伪密县医院

民国三十四年（1945年7月），日伪密县医院、密县商务会、密县城防委员会成立。《密县志》，密县地方史志编纂委员会编，中州古籍出版社，1992年6月，18.

金银花参展万国博览会

民国三十年（1914年），密县的丝、绸、金银花、麻纸，在巴拿马万国博览会展出。《密县志》，密县地方史志编纂委员会编，中州古籍出版社，1992年6月，13.

救济院

民国三十五年（1946年10月），密县救济院成立。收容贫民46人，孤儿123人。《密县志》，密县地方史志编纂委员会编，中州古籍出版社，1992年6月，18.

普济堂

普济堂，旧为布政分司署。雍正十一年（1733），知县蒋彦改建，计房十四间，门楼一间，有田三顷六十二亩零，内医官高加璧捐田五十亩，额设贫民口粮十八分，每名口日支银一分，冬月捐给棉衣一件，又捐给贫民口粮二十六分；内分十三名，每名口日给银一分，又十三名，每名口日给银五厘，冬月给棉衣一件。按：《明史志》太祖初设养济院收无告者，月给粮，后复有普济、体仁、广仁等堂，所收愈广，诚仁政也。《密县志·卷七·建置志书院》，清·谢增，景纶撰，清嘉庆二十二年（1817）刻本，14.

普济堂，即旧之布政分司，今之贫民工厂。《密县志·卷五·建置》，民国·汪忠纂修，民国十三年（1924）铅印本，4.

（清）雍正十一年（1733），知县蒋彦改旧布政分司署为"普济堂"，拨地362

亩，收养无靠者。《密县志》，密县地方史志编纂委员会编，中州古籍出版社，1992年6月，11.

普济堂息金

普济堂息金/按：普济堂原有基本金银一百二十九两一钱一分三厘，每月二分生息，实收银洋四十五元七角八分五厘，基本金钱三百千，每月一分生息，实收银洋二十三元一角二分六厘。《密县志·卷十一·财赋志》，民国·汪忠纂修，民国十三年（1924）铅印本，17.

普济堂租稞

普济堂租稞。按：普济堂旧有地二顷七十亩零六分，每年收入，除完纳国税外，实计银洋一百二十元零五角五分四厘。《密县志·卷十一·财赋志》，民国·汪忠纂修，民国十三年（1924）铅印本，16.

养济院

密县署，在城内正北，明洪武三年（1370），知县冯万金建。崇祯八年（1635），知县苗之廷修。国朝顺治三年（1646），知县崔养重移置按察分司。五年（1648），知县李芝兰。十三年（1656），知县李鹏鸣。康熙二十四年（1685），知县衷鹍化重修……阴阳学，在县治里；医学，在县治西……养济院，在县治南。《开封府志·卷之十·公署》，清·管竭忠纂修，清同治二年（1863）刻本，12.

漏泽园

漏泽园，在县北厉坛右。知县李芝兰置。《密县志·卷五·建置》，民国·汪忠纂，民国十三年（1924年）铅印本，46.

义冢，嘉庆十三年，知县杨泰起施西关外地八亩；十九年（1814），知县景纶施茶庵地十亩，其余各保俱施有义冢，不能悉载。《密县志·卷五·建置》，民国·汪忠纂，民国十三年（1924年）铅印本，46.

第六节　新郑县

医学

新郑县署，在县城内正中，明洪武元年（1368）建，正统、天顺、弘治间修。国朝顺治六年（1649）知县杨奇烈，康熙九年（1670）知县李永庚，康熙二十四年

（1685）知县闵圻甲重修……阴阳学，在县治东北；医学，在县治东。《开封府志·卷之十·公署》，清·管竭忠纂修，清同治二年（1863）刻本，8.

医学训科

明·置阴阳学训术一人，医学训科一人。《明史》医学训科一人，阴阳学训术一人。《新郑县志·卷七·职官表》，清·黄本诚撰，清乾隆四十一年（1776）刻本，3.

（清）置阴阳学训术、医学训科、僧会司僧会、道会司道会各一人。《新郑县志·卷七·职官表》，清·黄本诚撰，清乾隆四十一年（1776）刻本，4.

官制：阴阳训术一员，医学训科一员。《新郑县志·卷之二》，清·朱延献修、刘曰煌纂，清康熙三十二年（1693）刊本，15.

（新郑县）医学训科一员。《河南通志·卷三十八·职官志》，清·田文镜纂修，清光绪二十八年（1902）刻本，18.

新郑县……阴阳学，训术一人，医学训科一人……《开封府志·卷之二十·职官志》，清·管竭忠纂修，清同治二年（1863）刻本，30.

惠民药局

惠民药局，旧设药局，在察院东寅恭所，知县陈大忠建，今废。《新郑县志·卷之一》，清·朱延献修、刘曰煌纂，清·康熙三十二年（1693）刊本，25.

县署院东之寅恭所，后改惠民药局，及《旧志》所言之府馆，在县署后，今并废。《新郑县志·卷六·建置志》，清·黄本诚撰，清乾隆四十一年（1776）刻本，10.

惠民局，在察院东，久废。《开封府志·卷之十·公署》，清·管竭忠纂修，清同治二年（1863）刻本，8.

养济院

养济院，在县治西北隅，知县陈大忠重修后，遭兵毁。知县马嗣京即旧址重建，岁久复圮。康熙三十二年（1693），知县朱廷献捐俸重修如故。《新郑县志·卷之一》，清·朱延献修、刘曰煌纂，清康熙三十二年（1693）刊本，26.

荒园驿西为养济院，知县陈大忠、冯嗣京、朱廷献皆重修之，与驿门相值者为普济堂，在道南，雍正十二年（1734）总督王公士俊所建也，有屋二十间。《新郑县志·卷六·建置志》，清·黄本诚撰，清乾隆四十一年（1776）刻本，14.

养济院，在县治西北隅。《开封府志·卷之十·公署》，清·管竭忠纂修，清同治二年（1863）刻本，8.

养济院，定额八名，原额月粮银一百十两五钱八分三厘，除荒实征银三十一两七钱三分。乾隆三年（1738），奉文口粮按日支给，共支口粮二十八两八钱，又每名岁支冬衣银三钱三分六厘五毫五丝，共支银二两六钱九分二厘，于地丁项下拨补，闰月原额口粮银九两二钱一分五厘，除荒实征银二两六钱三分五厘，奉文按日支给，共支银二两四钱。以上共应支月粮、花布银三十三两八钱九分三厘，扣除小建银，随丁地项下起解。《新郑县志·卷九·赋役志附恤政济贫》，清·黄本诚纂修，清乾隆四十一年（1776）刻本，33

普济堂

普济堂，雍正十二年（1734），总都王士俊增设，劝论绅商士民并知县佐杂□捐银三百六十六两四钱二分八厘，原捐谷四百八二石六斗，详明拨入，知县王大纶罚谷七百六十三石二升，原拨入社仓谷二十石，原买义田平沙地一顷二十五亩一分八厘，招佃耕种，均分籽粒。乾隆三年（1738），续入东王保朱朝建走沙逃地一顷二十亩，每年总稞银三两二钱，现在交盐当对备本银五百四两七钱六分，贫民三十四名。四十一年（1776），共支口粮、棉花、棺木等项银一百四十二两七钱三厘，存储余剩银八两八钱四分五厘。《新郑县志·卷九·赋役志附恤政济贫》，清·黄本诚纂修，清乾隆四十一年（1776）刻本，33-34.

养老

乾隆十五年（1750）、二十六年（1761）、三十七年（1772）俱奉恩诏，军民年七十以上者，许一丁侍养，免其杂派差役，八十以上者，给绢一匹，棉一斤，米一石，肉十斤；九十以上者，倍之，计十五年呈报，九十以上老民王瑗、李文郁，八十以上刘廷禹等一百六十三人；二十六年（1761）呈报，九十以上刘枢等九人，八十以上王绪等一百零六名；三十六年（1761）呈报，八十以上老民秦憗等四十三名。《新郑县志·卷九·赋役志附恤政济贫》，清·黄本诚纂修，清乾隆四十一年（1776）刻本，35.

义冢

漏泽园，旧在城东北古城□，顺治十六年（1659），知县冯嗣京□□（立石）。

白骨园，在城北演武场。康熙二十四年（1685），知县闵圻申奉行建造。新设义冢四处，东阳保一丘，在县西三十里，黄岗坡，长十二步，宽八步；西阳保一丘，在县西二十五里；南西保一丘，在县北三十里铺，周围二亩；西坊保一丘，在县北十五里；以上四处俱于康熙二十九年（1690）知县朱廷献捐置，其余各保现在劝建以收遗骸。《新郑县志·卷之一》，清·朱廷献修、刘曰煐纂，清康熙三十二年（1693）刊本，25.

义冢四，县北二，县西二，康熙二十九年，知县朱廷献立。《开封府志·卷之十·公署》，清·管竭忠纂修，清同治二年（1863）刻本，8.

第七节　中牟县

医学

中牟县署，在城内正东。明洪武元年（1368 年）建，万历二十三年（1595 年）重修。医学、阴阳学，在县治西。《开封府志·卷之十·公署》，清·管竭忠纂修，清同治二年（1863）刻本，6.

医学训科

中牟县……阴阳学，训术一人，医学，训科一人。《开封府志·卷之二十·职官志》，清·管竭忠纂修，清同治二年（1863）刻本，29.

（中牟县）医学训科一员。《河南通志·卷三十八·职官志》，清·田文镜纂修，清光绪二十八年（1902）刻本，2.

养济院

养济院，在常平仓后，创建莫考。乾隆十四年（1749），知县孙和相增修，嗣后改置北门内路西。同治九年（1870），署知县吴若烺以碡牟山入城龙脉，改置于兴国寺西恤茕所旧地，创修北屋五间，南屋及门楼五间，东西厢房各三间。《中牟县志·卷之二·建置》，清·吴若烺纂修，清同治九年（1870）刻本，10.

养济院，在预备仓后。《开封府志·卷之十·公署》，清·管竭忠纂修，清同治二年（1863）刻本，6.

恤茕所

恤茕所，在南门内，兴国寺西，旧为育才书院。雍正十二年（1734），知县袁□□改建，久废，今为养济院。《中牟县志·卷之二·建置》，清·吴若烺纂修，清同治九年（1870）刻本，10.

义冢

义冢，在县西关外。《开封府志·卷之十·公署》，清·管竭忠纂修，清同治二年（1863）刻本，6.

第八节 氾水县

医学 阴阳学

阴阳学，在邑治东，训术一人；医学，在邑治西，训科一人。二学俱明初置，各厅三间，厢房六间。正德十四年（1519）湮没，至今未及修。旧志。《氾水县志·卷四·建置》，清·许勉炖纂修，清乾隆九年（1744）刻本，21—22.

医学训科

（氾水县）医学训科一员。《河南通志·卷三十八·职官志》，清·田文镜纂修，清光绪二十八年（1902）刻本，19.

氾水县……阴阳学，训术一人，医学训科一人。《开封府志·卷之二十·职官志》，清·管竭忠纂修，清同治二年（1863）刻本，32.

惠民药局

惠民药局，在邑西，明初奉旨建大门一座，正厅三间，药厨、药材，岁久圮废，今寓城隍庙，每年公备药饵，选医士数人，以活穷民。旧志。《氾水县志·卷四·建置》，清·许勉炖纂修，清乾隆九年（1744）刻本，39.

惠民药局，在城隍庙。今废。《氾水县志·卷二·建置》，民国·田金祺监修，上海世界书局，民国十七年（1928年）铅印本，7.

养济院

养济院，旧在城隍庙西。万历初，知县梅一科移南门内，恤厅三间，大门一座，男房三十间，女房十间，存恤男妇之鳏寡孤独残疾无告者四十口，月有粮，冬有布、花，疾有药，死有棺。万历四十四年（1616），知县杜汝亮于各乡煮粥处所，随便架土窑、茅棚，穷民就食者聚庐托处，冬月全活甚多，此又因养济院而广其惠也，旧志。《氾水县志·卷四·建置》，清·许勉炖纂修，清乾隆九年（1744）刻本，39.

养济院，存恤鳏寡孤独残废无告者。在城隍庙后，又有养济所，在各村。今废。《氾水县志·卷二·建置》，民国·田金祺监修，上海世界书局，民国十七年（1928）铅印本，7.

普济堂

普济堂，在东关外，八腊祠东，共二十间。《氾水县志·卷四·建置》，清·许勉炖纂修，清乾隆九年（1744年）刻本，39.

普济堂，存银贷贫民，在东关，八腊祠东。今废。《汜水县志·卷二·建置》，民国·田金祺监修，上海世界书局，民国十七年（1928）铅印本，7.

育婴堂

育婴堂，在东关内，大门一座，厅屋三间，两楹各一间。《汜水县志·卷四·建置》，清·许勉炖纂修，清乾隆九年（1744）刻本，39.

育婴堂，在东关。今废。《汜水县志·卷二·建置》，民国·田金祺监修，上海世界书局，民国十七年（1928）铅印本，7.

漏泽园

漏泽园，在东郭外，各乡保亦有之，凡客死及穷无茔域者，皆于此瘗之。旧志。《汜水县志·卷四·建置》，清·许勉炖纂修，清乾隆九年（1744）刻本，39.

漏泽园。瘗客死无茔域者。在东郭外，各乡保亦有之。《汜水县志·卷二·建置》，民国·田金祺监修，上海世界书局，民国十七年（1928）铅印本，7.

第九节　河阴县

阴阳学

阴阳学，在县治东。见《开封府志》及苏《志稿》（编者注："苏《志稿》"即《河阴志稿》，苏鹏翥著。苏鹏翥，清末举人，竭平生精力撰《河阴志稿》十五卷，另有自撰年谱一卷附后，合为十六卷，未刊行，有抄本传世）。今废。《河阴县志·卷五·建置考》，民国·高廷璋等主纂，民国十三年（1924）刻本，6.

医学

医学，在县治东。见《开封府志》、申《志》（编者注："申《志》"即《河阴县志》四卷，清申奇彩修，毛泰征纂，康熙三十年（1691）刻本），顺治十四年（1657）知县范为宪重建。今废。《河阴县志·卷五·建置考》，民国·高廷璋等主纂，民国十三年（1924）刻本，6.

医学，在邑治屏墙东。顺治十四年（1657），邑令范公为宪建。今废。在衙内施药。《河阴县志·卷之一·建置公署》，清·申奇彩修，毛泰征纂，康熙三十年（1691）刻本，3.

医官阴医官　僧医官

医官，明有陈福（金山寺景泰六年（1455）钟），陈效〔金水寺弘治四年（1491）碑〕，杜汝柟（兴国寺正德十一年碑），杜汝南、张瑀、陈敏〔并见东岳庙嘉靖十四年（1535）碑〕，清有王洽（见三官庙乾隆十六年（1751）碑）。

此外，兼职者，明有护记阴医官：蒋邦贵、赵崇善（并见东岳庙，嘉靖四年（1525）碑）；阴医官：叶金、樊腾、巍庐药、樊朝乡，汤润、王惠民，任贡药文〔并见城隍庙，嘉靖二十年（1541）碑〕；僧医官：妙常〔见金山寺，万历二十一年（1593）碑〕。《河阴县志·卷十二·职官表三》，民国·高廷璋等主纂，民国十三年（1924）刻本，24-25.

医学训科

（河阴县）医学训科一员。《河南通志·卷三十八·职官志》，清·田文镜纂修，清光绪二十八年（1902）刻本，18.

河阴县……阴阳学，训术一人，医学训科一人。《开封府志·卷之二十·职官志》，清·管竭忠纂修，清同治二年（1863）刻本，32.

养疾院

养疾院，在衙西北，寇焚。顺治十一年（1654），邑令范公为宪重修。《河阴县志·卷之一·建置公署》，清·申奇彩修，毛泰征纂，清康熙三十年（1691）本，3.

育婴堂

育婴堂，在东门内，今废，仅存荒园。《河阴县志·卷五·建置考》，民国·高廷璋等主纂，民国十三年（1924）刻本，11.

养济院

养济院，见《开封府志》，在衙后西北。申《志》：明季毁，顺治十一年（1654）知县范为宪重修，并县后废。《河阴县志·卷五·建置考》，民国·高廷璋等主纂，民国十三年（1924）刻本，11

普济院

普济院，养孤院，在县治东，于兴文书院旧址，今废。《河阴县志·卷五·建置考》，民国·高廷璋等主纂，民国十三年（1924）刻本，11.

孤贫费，县属孤贫向分二类，一曰养济院孤贫十二名，每年在丁地项下动支银四十六两，奉饬改归地方开支，口粮棉衣二项共支银四十七两二钱三分九厘。一曰普济堂，孤贫二十二名，岁支口粮棉衣银八十八两，由普济堂地租并盐店生息两项动支，如有不敷，亦由地方支发。《河阴县志·卷七·民赋考》，民国·高廷璋等主纂，民国十三年（1924）刻本，25

育婴堂

兴文书院在县治东，明知县胡襄明建，布政分司遗址。清康熙时，知县申奇彩重建（见申《志》），后改为普济、养孤二院。乾隆六年（1741），知县郭蔚移建于东大街，路南有碑存，县视学旋改为育婴堂，今废。采访。《河阴县志·卷九·学校考》，民国·高廷璋等主纂，民国十三年（1924）刻本，15

漏泽园

在城外东北隅，地五分四厘五毫六丝五忽五微。清康熙二十六年（1687），知县申奇彩同典史易成名捐置。又义冢两处，一在南门外三里许，地一亩四分二厘，光绪二十五年（1899），巡检叶衍琛捐置。一再北门外西北，地一亩四分四厘九毫五丝，捐置失考。《河阴县志·卷五·建置考》，民国·高廷璋建置纂，民国十三年（1924）刻本，11.

第十节　荥泽县

医学　阴阳学

荥泽县署，在城内正中，明洪武元年（1368）建。旧治水圮。后移建今署。国朝顺治二年（1645），知县韩重辉修。康熙二十三年（1684），知县王澍，二十八年（1689），知县王琬重修……医学·阴阳学在县治东。《开封府志·卷之十·公署》，清·管竭忠纂修，清同治二年（1863）刻本，12.

医学训科

（荥泽县）医学训科一员。《河南通志·卷三十八·职官志》，清·田文镜纂修，清光绪二十八年（1902）刻本，18.

荥泽县……阴阳学，训术一人，医学训科一人。《开封府志·卷之二十·职官志》，清·管竭忠纂修，清同治二年（1863）刻本，32.

阴阳学，正术一人；医学正科一人。《荥泽县志·卷之四·职官志》，清·崔淇纂修，清乾隆十三年（1748）刻本，40.

第二章　开封市

第一节　开　封

医学　阴阳学

开封府署，明洪武元年（1368）建在城内钟楼西南隅。明末河水淹没，移署封丘县，又移延津县。国朝顺治七年（1650），知府丁时升创建今治，在布政使前大门仪门内……阴阳学，在府治东；医学，在府治东。《开封府志·卷之十·公署》，清·管竭忠纂修，清同治二年（1863）刻本，3.

机构人员设置

人员设置，清朝设有医学正科一人。开封府所属各州官职有医学典科一人，县官职中有医学训科一人。《开封府志·卷二十·职官志》，清·管竭忠纂修，清同治二年（1863）刻本，421.

阴阳学，正术一人，医学，正科一人。《开封府志·卷之二十·职官志》，清·管竭忠纂修，清同治二年（1863）刻本，27.

（开封府）医学，正科一员。《河南通志·卷三十八·职官志》，清·田文镜纂修，清光绪二十八年（1902）刻本，1.

药铺 诊所（开封县）

建国初期，开封县仅有公立医疗卫生机构两处，人员 30 人，病床 32 张，另有个体开业医生 44 人……医药方面，建国前仅朱仙镇、陈留、曲兴有中西药铺 68 家，中西医药人员 183 人……《开封简志》，开封市地方史志编纂委员会编，河南人民出版社，1988 年 10 月，539.

医药经营

开封市的医药经营分为中药和西药两大行业。中药行业历史悠久，以经营中药材和中成药为主；西药行业始于 1904 年，主要经营西药品、医疗器械、玻璃仪器和化学试剂。建国前两行业皆是私人经营，以零售为主。医药店堂最多时有 120 余家，遍布城内大街小巷，货源主要靠外埠购进。《开封简志》，开封市地方史志编纂委员会编，河南人民出版社，1988 年 10 月，126–127.

乐仁堂药店

乐仁堂药店座落在城内寺后街路北，靠近市中心鼓楼广场，是一个建店有 50 多年历史的著名老店，主营中草药，兼营中西成药，向以品种齐全、选材地道、炮制规范、服务周到闻名。该店原系天津乐仁堂于 30 年代在开封开设的分号……为全市最大的中药店，占地面积 424 平方米。前店后作，前楼对外营业，经营国内外名贵地道药材及中西成药千余种，柜台备有单方验方集锦，供顾客选用。后院炮制药品，分粉碎、炒炙、制丸、饮片加工等工序。《开封简志》，开封市地方史志编纂委员会编，河南人民出版社，1988 年 10 月，147.

保寿粹和馆

（宋）政和四年（1114）七月，宋皇宫设"保寿粹和馆"，以养宫人有疾者，为宫廷医院。《开封市志（第一册）》，开封市地方志编纂委员会编，刘施宪总编纂，中州古籍出版社，1996 年 3 月，40.

开封府惠民药局

（明）洪武十七年（1384），在小纸坊街，设开封府惠民药局，后又设施药亭一座，为贫病者施药治病。《开封市志（第一册）》，开封市地方志编纂委员会编，刘施宪总编纂，中州古籍出版社，1996 年 3 月，45.

汤药局　御药院

汴故宫，在府城内正北，本宋之大内，金人广之。明洪武十一年（1378），即其故址建周王府，今改贡院。元《杨奂记》：由严祇门东曰尚食局，尚食东曰宣徽院，北曰御药院……宫苑司西北曰尚酝局，汤药局，侍仪司。《开封府志·卷十六·古迹》，清·管竭忠纂修，清同治二年（1863）刻本，3–4.

葆豫堂药店开业

（清）康熙四十二年（1703 年），葆豫堂药店在寺后街开业，主要经营中药饮片，兼卖成药，以药品质优、类全享誉中原。《开封市志（第一册）》，开封市地方志编纂委员会编，刘施宪总编纂，中州古籍出版社，1996 年 3 月，47.

穆蔼堂

（清）道光二年（1822），因开封疾疫流行，祥符县监生高明，于城隍庙设医局，名"穆蔼堂",救治病人。《开封市志(第一册)》,开封市地方志编纂委员会编,刘施宪总编纂,中州古籍出版社,1996年3月,48.

中西大药房开张

(清)光绪二十九年(1903),开封第一家西药房——中西大药房开张营业。《开封市志(第一册)》,开封市地方志编纂委员会编,刘施宪总编纂,中州古籍出版社,1996年3月,54.

河南官医院 牛痘局

(清)宣统三年(1911),在开封山货店街,设立河南官医院,院内附设牛痘局。《开封市志(第一册)》,开封市地方志编纂委员会编,刘施宪总编纂,中州古籍出版社,1996年3月,60.

医院

清光绪三十年(1904),上海中华基督教内地会英籍医生金纯仁在南关建成第一所西医院"福音医院"。宣统三年(1911)经省城开封巡警道批准,在山货店街建立河南官医院,民国八年(1919)迁寺后街,更名为"河南官立施医院",民国十五年(1926)奉省政府令易名为"开封市立医院"。民国十七年(1928)又更名为"开封平民医院",迁至教育厅街(今河道街);民国二十年(1931)吉鸿昌在馆驿街创建"笃亭医院",同年,在开封贡院旧址,建立河南大学医学院附属医院。次年,又在寺后街成立河南大学医学院附属产科医院。民国二十三年(1934)开封平民医院升级为河南省立医院,归属民政厅领导。

日军侵占开封后,在省立医院(已西迁)旧址组建开封市同仁会医院。民国三十五年(1946)原河南省立医院迁回开封原址,更名为河南省立第一医院。同年开封天主教堂在西半截街原光豫中学内组建开封公教医院;在龙亭后新建河南省传染病院。民国三十七年(1948)因战争使一些外县医生来汴谋生,有些国民党军医也退伍行医,官办医院部分医生也有的自行开业,使城内私人医院畸形发展。至开封解放前夕,全城私人医院达30家,诊所99个。但多是设备简陋,医术不高。《开封简志》,开封市地方史志编纂委员会编,河南人民出版社,1988年10月,415.

鼓楼区医疗机构

建国前,鼓楼区有卫生试验所、卫生所、疾病防治所各1个,另有私人医院17所,私人诊所32个。《开封简志》,开封市地方史志编纂委员会编,河南人民出版社,1988年10月,490.

南关区医疗机构

建国前，辖区内有康平医院（系私人李康平开设）、福音医院（系教会所办）和圣家眼科医院8家。每家只有几人或十几人组成，医疗设备条件很差。此外，全区还有个体行医19户，共37人。《开封简志》，开封市地方史志编纂委员会编，河南人民出版社，1988年10月，505.

回族区医疗机构

建国前，辖区内仅有医院两所和私人诊所3户，另有个体行医者27人。全区医疗卫生条件极差，市民的健康没有保障。《开封简志》，开封市地方史志编纂委员会编，河南人民出版社，1988年10月，514.

河南陆军卫戍医院

民国二年（1913）10月，河南督军署军医课，在木厂街成立河南陆军卫戍医院。《开封市志（第一册）》，开封市地方志编纂委员会编，刘施宪总编纂，中州古籍出版社，1996年3月，65.

保罗医院

民国五年（1916）11月，基督教圣公会，在北土街犹太人清真寺旧址，动工兴建"保罗医院"。开工伊始，因与南关福音医院发生纠纷，经调停，迁往商丘建院。《开封市志（第一册）》，开封市地方志编纂委员会编，刘施宪总编纂，中州古籍出版社，1996年3月，68.

福音医院

（清）光绪三十三年（1907），基督教中华内地会，在开封南关创办"福音医院"（今市中西医结合医院院址）。《开封市志（第一册）》，开封市地方志编纂委员会编，刘施宪总编纂，中州古籍出版社，1996年3月，57.

开封市立医院　开封平民医院　妓女检验所

民国十五年（1926），河南省政府令，将河南官立施医院，更名为开封市立医院（1928年5月迁河道街，更名为开封平民医院）。省会公安局呈省民政厅核准，由开封市立医院主持，在第四巷鼓书业公会会址，设"妓女检验所"，办理检验、治疗性病事宜。《开封市志（第一册）》，开封市地方志编纂委员会编，刘施宪总编纂，中州古籍出版社，1996年3月，84.

民国二十七年（1938年）3月，台儿庄战役中，一批伤兵运到开封，开封各医院迎接了数百名重伤官兵予以治疗。是年，日军在省立医院旧址，开设"开封市立医院"。医务人员全是日本人。《开封市志（第一册）》，开封市地方志编纂委员会编，刘施宪总编纂，中州古籍出版社，1996年3月，102-104.

中大医院

民国二十二年（1933），中大医院在开封成立。《开封市志（第一册）》，开封市地方志编纂委员会编，刘施宪总编纂，中州古籍出版社，1996年3月，96.

河南省立医院

民国二十三年（1934），河南大学医学院附设妇女产科医院教授韩明矩，为相国寺一难产说书女艺人做剖腹产手术，术后母子平安，轰动全城，此为开封首例剖腹产手术。开封平民医院更名为河南省立医院。《开封市志（第一册）》，开封市地方志编纂委员会编，刘施宪总编纂，中州古籍出版社，1996年3月，97.

河南省医师公会 省立开封高级护士职业学校 开封公教医院

民国三十五年（1946）4月，河南省医师公会在开封成立。6月，河南省立传染病医院在开封龙亭后建立。10月，开封天主教堂将原天主堂诊所扩建为开封公教医院。是年，河南省立开封高级护士职业学校在河道街省立第一医院开办。《开封市志（第一册）》，开封市地方志编纂委员会编，刘施宪总编纂，中州古籍出版社，1996年3月，111-113.

河南制药厂

民国三十八年（1949）五月，市政府在原天中药厂、卫生实验所和圣玛利亚医院的基础上，组建河南制药厂，是年开工生产。《开封市志（第一册）》，开封市地方志编纂委员会编，刘施宪总编纂，中州古籍出版社，1996年3月，119.

医学教育

开封历史上的中医医学教育，除宋代的"太医局"和清末的"河南医学堂"等官办高等学府外，主要采取世家沿传、以师带徒和文人自学等形式。民国十四年（1925）至民国十九年（1930），在汴名医周伟呈、王合三等人曾举办过小型的中医学校。现代西方医学传入开封后，西医医学教育有较大发展。民国十七年（1928）九月，河南中山大学增设医科，民国十九年（1930）九月改为河南大学医学院，这是民国时期全省医学教育的最高学府。民国十七年（1928）三月，省民政厅受冯玉祥将军指令，创办"河南接生传习所"，同年，该传习所交中山大学医科，改组为附设助产学校。当时的开封平民医院附设有医学传习所，培养中级医务人员。民国时期，河南大学医学院、省立医院、福音医院、公教医院均设有高级护士职业学校。《开封简志》，开封市地方史志编纂委员会编，河南人民出版社，1988年10月，420.

河南官医学堂

（清）光绪三十一年（1905），九月，于开封山货店街，设立河南官医学堂，招生30名。《开封市志（第一册）》，开封市地方志编纂委员会编，刘施宪总编纂，中州古籍出版社，1996年3月，55.

河南中山大学医科

民国十七年（1928）月，河南中山大学增设医科，当月招生。民国十九年（1930）改建为河南大学医学院。《开封市志（第一册）》，开封市地方志编纂委员会编，刘施宪总编纂，中州古籍出版社，1996年3月，88.

西医公会

民国二十年（1931）七月，河南省第一个"西医公会"在开封成立。次年四月，又在开封成立"国医公会"。九月河南大学医学院在贡院旧址建立附属医院。十月吉鸿昌投资4万元，在开封馆驿街开办了"筠亭医院"。《开封市志（第一册）》，开封市地方志编纂委员会编，刘施宪总编纂，中州古籍出版社，1996年3月，93.

高级护士职业学校

民国二十一年（1932）秋，河南大学医学院附属医院，组建高级护士职业学校，学制四年，半工半读。是年，中华医学会开封支会建立。中央国医馆批准在开封成立河南国医分馆，为中医学术研究机构。《开封市志（第一册）》，开封市地方志编纂委员会编，刘施宪总编纂，中州古籍出版社，1996年3月，94-95.

河南国医分馆

民国二十二年（1933），南京国民政府中央国医馆批准在开封成立"河南国医分馆"，传授中医学术。《开封市志（第一册）》，开封市地方志编纂委员会编，刘施宪总编纂，中州古籍出版社，1996年3月，96.

河南省医学专科学校

民国三十二年（1943），部分留日华人医生在开封南关组建河南省医学专科学校，学制四年，民国三十五年（1946）由河南大学医学院接收。《开封市志（第一册）》，开封市地方志编纂委员会编，刘施宪总编纂，中州古籍出版社，1996年3月，109.

北宋医药鼎盛期

历史上开封的医疗卫生事业，以北宋时期最为鼎盛，当时有专为皇室服务的"御药院""尚药局"；全国最高医事机关"翰林医官院"和全国医学教育的最高机构"太医局"，是名家高手集中的地方。"惠民和剂局"是北宋首创的官办医药制售机构。散布于民间的医事活动也很兴盛，大小医药铺遍布里坊。同时，北宋东京的公共卫生设施也有相当规模。有明暗下水道设施，还有专管清扫街道的卫生专业行会。北宋的医疗卫生事业的繁荣，还反映在校订编纂了多部大型医学书籍，如《太平圣惠方》《圣济总录》等；尚药奉御王惟一所著《铜人腧穴针灸图经》及铸造的两具针灸铜人，为世界首创。

北宋亡后，开封医疗卫生事业经过数百年的衰落期，至明代有了恢复，大型方书《普济方》问世。明末，黄水灌城，开封的医疗事业同其经济一样，惨遭破坏，半个世纪以后才有恢复。清末，开封有驰名全省的大药店10家。《开封简志》，开封市地方史志编纂委员会编，河南人民出版社，1988年10月，411.

西方医学传入

二十世纪初，近代西方医学传入开封。光绪二十七年（1901）基督教内地会在南关创办了"福音医院"，舒俊山等人创办了"中西大药房"，1905年创办了医学教育机构——河南医学堂。经过30多年的发展，至抗战前夕，开封已形成了以河南省立医院，河南大学医学院附属医院、附属妇产科医院、南关福音医院为骨干的包括各私人小型医院、诊所在内的西医医疗系统。全城设有西药房14家。中医仍然有较为雄厚的实力，有知名中医近百名。

民国二十七年（1938）六月日军攻陷开封前夕，官办医疗机构西迁，大批医务人员离汴，医疗卫生事业惨遭破坏。抗战胜利后有所恢复。1947—1948年，在人民解放战争胜利进军的形势下，不少国民党退伍军医和外县医生来汴谋生，使开封私人医院、诊所增多，但多医术低劣，设备简陋，人民仍难免疫病之苦。解放前夕，官办医疗机构改革南迁，医药卫生事业再次衰落。《开封简志》，开封市地方史志编纂委员会编，河南人民出版社，1988年10月，411-412.

养济院

旧例，县邑各置养济院，以处无告贫孤残疾者。□间立义冢，仍禁焚尸，若贫无地者，所在官司□□□□间之□立为义冢。……系过惰不材之人，一时不得已而乞觅，本里里长及同里上中入户量为资给，候其培植成家，还复入户，所给之物，有司常加检察，毋令失所。天下军民贫病者，惠民药局，给与医药。《开封府志·卷之十二·典礼志》，清·管竭忠纂修，清同治二年（1863）刻本，8-9.

养济院，旧有二，俱在大梁门外，明末没于水。《开封府志·卷之十·公署》，清·管竭忠纂修，清同治二年（1863）刻本，3.

安济坊

（宋）崇宁元年（1102）七月，开封府设安济坊一处，有病房 10 间，是为平民医院。《开封市志（第一册）》，开封市地方志编纂委员会编，刘施宪总编纂，中州古籍出版社，1996 年 3 月，40.

养老

旧例，民间七十以上者，许一丁侍养，免其杂泛、差役，有司审看；民年八十、九十，邻里称善者，备具年甲，行实具状奏。闻贫无产业，八十以上，每人月给米五斗，肉五斤，酒三斗；九十以上，岁加给帛一匹，絮五斤，其有田产，仅足自瞻者，所给酒肉、絮帛亦如之。

又例，民间八十以上，有司给绢二匹，帛二匹，酒一斗，肉十斤，时加存恤。

又例，民间七十以上及笃废残疾者，许一丁侍养，不能自存者，有司赈给；八十以上者，仍给绢二匹，绵二斤，酒一斗，时加存问。

又例，民间七十以上，免一丁差役，有司岁给酒十瓶，肉十斤；八十以上者，加绵二斤，布二匹；九十以上者，给冠带，每岁宴待一次；百岁以上者，给板木。康熙二十七年（1688），蒙恩诏，军民七十以上者，许一丁侍养，免其杂泛差役；八十以上者，绢一匹，绵一斤，米一石，肉十斤；九十以上者，倍之。宏恩浩荡，四野沾恩，诚古今不多见之盛举也。《开封府志·卷之十二·典礼志》，清·管竭忠纂修，清同治二年（1863）刻本，8.

第二节　祥符县

医学　阴阳学

阴阳学，旧在县治西，今移大坑沿街。医学，旧在县治西，今淤。《祥符县志·卷九·建置宫室》，清·沈传义纂修，清光绪二十四年（1898）刻本，34.

阴阳学，在县治西，今淤。医学，在旧县西，今淤。《祥符县志·卷之二·建置志公署》，清·李同享纂修，清顺治十八年（1661）刻本 1987 年扫描油印，7.

祥符县署，原在府治东，明洪武元年（1368）建，成化、万历年重修，明末水没。国朝康熙三年（1664），知县聂琰修复至今治。医学、阴阳学旧在县治西，今废。《开封府志·卷之十·公署》，清·管竭忠纂修，清同治二年（1863）刻

本，3.

（祥符县）医学训科一员。《河南通志·卷三十八·职官志》，清·田文镜纂修，清光绪二十八年（1902）刻本，1.

惠民药局

惠民药局，在州桥上，今淤。《祥符县志·卷九·建置宫室》，清·沈传义纂修，清光绪二十四年（1898）刻本，34.

惠民药局，在州桥上，今淤。明李濂《施药亭记》云：嘉靖庚申春二月，开封郡守衍齐周公，立惠民药局于天汉桥之上，工既定，乃缋祀岐扁太仓以来，诸医师而落之，其寮属金谓公举久废之政以利民，宜纪其事于贞石，以垂示久远，乃问记于濂。记曰：开封旧有惠民药局，肇建于洪武甲子至成化、弘治每岁取济源县香钱若干，置办药品施济穷民，法至善也，后改为臬司分属，而局遂废，药亦不复施。久无义举之者，自公之下车也。适大水为虐，民病滋甚，而城中积水横溢，淹浸民庐至不可以居，公相度地势乃得其故。盖汴河贯于城之中比岁湮塞，水无所泻，公下令开浚之，水得通流，而天汉桥飞虹百尺，雄跨汴河之上，实为一方胜概。桥之东旧有河神庙，狭隘湫陋，靡堪妥灵，公仍故处改建神庙三楹，丹碧黝垩，焕然一新，乃于桥之西肇建惠民药局，而高广与庙垺云，公复清查郡治前官地民之傺厘者，岁可得白金若干，置办药品足供一年之需，而济源县之香钱弗之取也。爰命医官杨孟贤等典其事，日施砭剂，以济贫民之病者，议既定，乃白其事于巡抚临溪张公巡按月严孙公暨藩臬诸公，咸嘉允之，抑是局也。路当通衢，民往来络绎弗绝，凡抱病而至者，咸集栅外，而内外科各司其专业，诊脉叩原，对症役药，疾者疡者，皆有所赖，坐使四境之民咸登于寿域，公之阴德及于斯民者，可胜计哉。按周礼，疾医掌养万民之疾病，四时皆有疠疾，而疾医领之，今内科之所以司者。是已疡医掌肿疡、溃疡、金疡、折伤，祝药刮杀之剂，今外科之所以司者。是已司救，凡岁时有天患民病，则以节巡国中及郊野，而以王命施惠，今之施药，以救贫病者是已。

我皇上子惠困穷，任恩洽于四海，辇毂之下，累岁施药，普济群生，天下臣民，倾心爱戴，公仰承德，意施药于郡中，然穷簷（同"檐"）蔀屋（音 bù wū，草席盖顶之屋，泛指贫家幽暗简陋之屋）之下，荒村僻壤之氓，多有疾病，缠萦卧于床蓐，或竟夕呻吟，或经旬痛楚，欲求医药，苦乏购资，一闻施药之令，咸扶掖而起，迤逦而来，望州桥而引领，怀药果以言旋，莫不感荷皇仁，讴吟善政，欢欣鼓舞于道路之间者，盖千万其人也。昔范文正公自谓不为良相则为良医，其志盖欲济人利物云尔。公受命领郡纲纪一方，有相之责矣。施药活人，效医之能矣。一民疾病，则曰我病之也，一民夭折，则曰我毙之也，不亟起之，何以子之，不亟疗之，何以休之。心禹稷忧世之心，而广岐扁回生之术，良相良医兼而有之矣。程伯子曰，苟存心于爱物于人，必有所济，公之谓也。公嘉绩著闻超迁伊迩，尚赖后之君子谨视而即修举之，则阖郡生民之利宁有穷乎。公名爻字易，夫蜀之宜宾县人，甲辰进士，祥符县知县王堂全立右。《祥符县志·卷九·建置宫室》，清·沈传义纂修，清光绪二十四年（1898）刻本，32-34.

药店

药店，旧在小山货店，今多在布政司大街。《祥符县志·卷九·建置市集》，清·沈传义纂修，清光绪二十四年（1898）刻本，61.

和春施药局

和春施药局，在对堵庙街。《祥符县志·卷九·建置宫室》，清·沈传义纂修，清光绪二十四年（1898）刻本，35.

政先堂

政先堂，即养济院，在察院后街。今淤。《祥符县志·卷九·建置宫室》，清·沈传义纂修，清光绪二十四年（1898）刻本，35.

普济堂

普济堂，有二，一在陈桥，一在朱仙镇。《祥符县志·卷九·建置宫室》，清·沈传义纂修，清光绪二十四年（1898）刻本，35.

育婴堂

育婴堂，在第四巷，今名普育堂，在黄大王庙街。《祥符县志·卷九·建置宫室》，清·沈传义纂修，清光绪二十四年（1898）刻本，35.

保节堂

保节堂，在北门大街。《祥符县志·卷九·建置宫室》，清·沈传义纂修，清光绪二十四年（1898）刻本，35.

庇寒所

避寒所，在南门大街。《祥符县志·卷九·建置宫室》，清·沈传义纂修，清光绪二十四年（1898）刻本，35.

养济院

养济院，二旧院在大梁门外，永熙街，舍共七十二槛，新院亦在大梁门外，郑门里街，大门一座，正厅三槛，周围房二百零八间，今淤。《祥符县志·卷之二·建置志公署》，清·李同享纂修，清顺治十八年（1661）刻本1987年扫描油印，8.

赈济

雍正元年（1723），以冬日严寒，恐鳏寡孤独，贫民无以为生，将本县四门所贮积谷酌量赈济；又招辑逃荒贫民复业，核实赈济，又派大臣壹会同河南巡抚，将乏食穷黎速动常平仓谷，查明户口，按数赈济。如常平仓不敷，将分贮监谷并截留漕米赈济，其耕种无资，衣食匮乏者，酌量资给，至携眷觅食不能回籍者，再查明招复。又以河南流民有就食京师不能回籍者，五城御史清查口数，量给盘费送回本籍，议定每口每程给银陆分。其间有病不能行走者，每程加给三分。途有患病者，令地方官留养医治，俟病痊，再行转送，母令失所。又因本年夏秋以来，河南雨水过多，其有生计萧条，升斗无资，以及田地被淹不得收获，房屋倒塌，不安厥居者，即行赈恤。《祥符县志·卷儿·田赋志赈济》，清·沈传义纂修，清光绪二十四年（1898）刻本，37－38.

第三节　通许县

医学　阴阳学

医学、阴阳学、僧会司、道纪司旧具有署，久废，今以所居为之。《通许县旧志·卷之二·建置志》，清·阮龙光修，邵自祐纂，清乾隆三十五（1770）年修，民国二十三年（1934）重印本，84.

通许署，在城内东街，明洪武三年（1370年）建，崇祯九年（1636）修。国朝康熙元年（1662），知县刘樾贲重修……医学、阴阳学在县治西北……养济院，在县东关北首，路西。《开封府志·卷之十·公署》，清·管竭忠纂修，清同治二年（1863）刻本，4.

医学训科

（通许县）医学训科一员。《河南通志·卷三十八·职官志》，清·田文镜纂修，清光绪二十八年（1902）刻本，1.

通许县……阴阳学，训术一人，医学训科一人……《开封府志·卷之二十·职官志》，清·管竭忠纂修，清同治二年（1863）刻本，28.

医药卫生

清朝末期，县城内仅有太和堂、葆毓堂、大德堂等数家中药铺，乡村集镇的私人诊所也为数不多，且多集中在个别村镇，人民群众缺医少药。穷苦百姓有病无钱求医，多依靠土单验方治疗，亦有不少人求助巫婆神汉消病灭灾。

进入民国以后，医疗事业一度发展，回春堂、大德堂、天德堂、化育堂等药铺相继在县城开业，城乡私人诊所有所增加。1927年，西医传入境内。1930年，县创办平民医院。从1938年到1948年，日军的野蛮侵略和国民党反动派的残酷统治，频繁的战争和自然灾害，恶性通货膨胀，使通许社会混乱，经济凋零，饥荒不断，灾疫流行。县立医院停办，国民党县政府办的卫生院也随其流亡，县城内9家中药铺5家破产，人民缺医少药。《通许县志》，通许县地方志编纂委员会编，岳朝举主编，中州古籍出版社，1995年8月，562.

民国期间，国民党县政府第一科、民政科办理卫生事宜。《通许县志》，通许县地方志编纂委员会编，岳朝举主编，中州古籍出版社，1995年8月，561.

医院

清末县城内仅有葆毓堂、太和堂、广济堂、林和春、大德堂等中药铺，乡村集镇私人诊所为数也不多。

民国元年至二十七年（1912—1938），有葆毓堂、太和堂、广济堂、林和春、大德堂，回春堂，太德堂，天德堂、化育堂等私营中药堂店。民国二十八年至三十八年（1939—1949），有大德堂、太德堂、天德堂、蔡家药店、张经文药店、三合堂等私营中药堂店。

民国十九至三十八年，先后有裴书铭、张树棠、刘宝芳、王修堂、田广恩、陈学礼、安敬信、姚超凡、和尚妙方等中医诊所在县城开业。在农村也有些祖传中医开设中医诊所，如祁百敬、王传礼、刘国勋、李本义等。

民国十六至三十八年（1927—1949），刘玉恒（今开封县东尚庄人），在县东关基督教堂开设西医诊所，继有孟广生（杞县人）、师化启、单俊廷、陈忠良、汤宗典、于兆俭、赵继文等先后开设西医诊所。另有姚宝仁在县西大街开设同济医院。

民国十九年（1930），县长闫受典创办平民医院，次年改为县立医院，设内科、外科、眼科、妇科、小儿科、皮肤花柳科。民国二十七年（1938）六月，日军侵占通许后停办。后国民党政府组建卫生院，随县政府流亡。《通许县志》，通许县地方志编纂委员会编，岳朝举主编，中州古籍出版社，1995年8月，562.

通许医药人员

通许县在民国十六年（1927），始有一所平民医院，医务人员8名，只作门诊，没有床位。《开封简志》，开封市地方史志编纂委员会编，河南人民出版社，1988年10月，598.

传染病防治

本县历史上传染病屡有发生，为害甚烈，如明崇祯十三年（1640），大旱饥疫，民相食。清光绪三年（1877），瘟疫大作，死人无算。民国三十二年（1943），大饥，人民体质衰弱，疾病乘机发作，县城四周城壕之内，每天都增添数具乃至十数具新尸，任狗撕鸟啄，无人掩埋；邸阁街上房檐之下，死尸横躺竖卧，不少少壮夭亡者也杂于其内。《通许县志》，通许县地方志编纂委员会编，岳朝举主编，中州古籍出版社，1995 年 8 月，567.

麻疹

在境内历年均有发生，每 2 至 4 年出现一次小高峰或高峰，冬末春初为流行季节。六个月以上，5 周岁以下儿童易感染。《通许县志》，通许县地方志编纂委员会编，岳朝举主编，中州古籍出版社，1995 年 8 月，568.

百日咳

在境内历年均有发生，每 3 至 5 年出现一次流行高峰，全年均有发生，冬春为流行季节，该病接触感染率高。5 岁以下儿童易感染。防治措施：对病儿隔离治疗，服用氯霉素、中草药百日咳丸（鸡胆汁制剂），效果很好。《通许县志》，通许县地方志编纂委员会编，岳朝举主编，中州古籍出版社，1995 年 8 月，568.

黑热病

中医称"疫痞"，俗称"大肚痞"，以中华白蛉为传染媒介，由杜氏利什曼原虫引起。境内全年均有发生，以夏季为多。《通许县志》，通许县地方志编纂委员会编，岳朝举主编，中州古籍出版社，1995 年 8 月，569.

伤寒　副伤寒

伤寒、副伤寒为急性传染病，境内全年均有发生，以夏秋两季为多。发病多以片状集中分布，散发病例较少。《通许县志》，通许县地方志编纂委员会编，岳朝举主编，中州古籍出版社，1995 年 8 月，569.

旧法接生

新中国建立前，境内使用旧法接生，用不经消毒的剪刀、烂碗渣剪割脐带，常造成新生儿破伤风。若遇难产，不是下手掏，就是用剪刀剪，常使产妇因大出血而死亡，或因产不下来，而造成母子同时丧生的惨剧。侯李村西头的沙岗上，经常扔有死孩子，狗撕鸟啄，惨不忍睹。赵河村王某夫妇，先后生 11 个孩子，10 个因破伤风死亡，另 1 个也因两岁时患麻疹而夭折。《通许县志》，通许县地方志编纂委员会编，岳朝举主编，中州古籍出版社，1995 年 8 月，571.

中医

1930 至 1949 年，境内共有 26 家中医诊所先后开业，从业人员 29 人，分内科、外科、妇科、眼科、喉科、痔瘘科等，治疗一般常见病、多发病及其他杂症。有中药店堂 9 家，请有坐堂医生诊病开方。《通许县志》，通许县地方志编纂委员会编，岳朝举主编，中州古籍出版社，1995 年 8 月，573.

中医内科

新中国建立前，境内大多数内科中医，仅能诊治风寒发烧、胃痛、泄泻、痢疾等一般病症。但也有医术高明者，如张维范擅治伤寒病；赵印亭擅治温病，清光绪二十年（1894）乡里送其一“理宗儒医”匾额；于连霄擅望诊决脉，知县李廷术、崇缙分别送其“杏林独步”“医精德重”匾额；解青玉擅治妇科、儿科、喉科各症，又擅望诊决脉，有药到病除之妙，被通许、尉氏、扶沟、杞县等县人民称之为“解神仙”，清光绪三十一年（1905）乡民为其捐五品衔；侯玉圃擅治痘疹各症，全活无算，有妙手回春之誉。《通许县志》，通许县地方志编纂委员会编，中州古籍出版社，1995 年 8 月，574.

针灸

针灸疗法在境内流传已久。民国期间，境内较知名的针灸医生有韩应祥，擅治产后余血不下和疹后风气等，并有祖传“疯药”，下世后，乡人为其立碑两通；张清岭擅治四肢关节痛及杂病，下世后，乡人为其立碑一通。新中国建立后，韩成业（韩应祥之子，1887—1959）继承家学，为境内知名针灸医生。《通许县志》，通许县地方志编纂委员会编，岳朝举主编，中州古籍出版社，1995 年 8 月，574.

西医

民国十六年（1927），西医始传入境内。是年，刘玉恒（原籍开封县东尚庄）在县城东关基督教堂开设西医诊所，传教兼行医。备有听诊器、灌肠器、注射器、刀包、导尿管等器械和阿司匹林，“606”、“914”、康美纳心、红汞、碘酒等药品。主治外科，兼治内科。1930 年，县创办平民医院，翌年改称县立医院，设内科、外科、眼科、妇科、小儿科、皮肤花柳科。继后，姚宝仁在西门大街开设同济医院。孟广生、师化启、单俊亭、陈忠良、汤宗典、于兆俭、赵继文等先后在境内开设西医诊所，可治疗胃疼、肠炎、沙眼、感冒等一般疾病，还可做外伤缝合、囊肿切除、疝修补、肠梗阻等手术。《通许县志》，通许县地方志编纂委员会编，岳朝举主编，中州古籍出版社，1995 年 8 月，575.

西医内科

新中国建立前夕，境内有西医内科医生 6 人，仅能治疗一些常见病，且由于西药奇缺，价格昂贵，故就医者有限。《通许县志》，通许县地方志编纂委员会编，岳朝举主编，中州古籍出版社，1995 年 8 月，575.

西医外科

新中国建立前，外科医生孟广生备有手术刀、包及手术帐篷，可对阑尾炎、疝气、肠梗阻等手术治疗。《通许县志》，通许县地方志编纂委员会编，岳朝举主编，中州古籍出版社，1995 年 8 月，575.

眼耳鼻喉科

新中国建立前夕，全县有私人眼科诊所 2 家，可治疗沙眼等一般性眼病。《通许县志》，通许县地方志编纂委员会编，岳朝举主编，中州古籍出版社，1995 年 8 月，576.

县立医院

县立医院，民国十六年（1927），县长阎受典因□曹□旧址，改建县立医院，□式门坊，一□北屋三间，院长调剂办公处，南屋三间，外科诊断室，一间勤务室，后院北屋养病室三间，共房十间。《通许县新志·卷之二·建置志》，民国·张士杰修，侯士禾纂，民国二十三年（1934）铅印本，81-82.

县立医院　平民医院（附）

民国十九年（1930）一月，经通许县县长阎受典创办平民医院，聘任姚伯珩为该院院长。二十年（1931）八月，姚院长解职，邢院长继任。二十一年（1932）十一月，刑院长解职，孙院长达三继任。二十二年（1933）三月，孙院长解职，张院长子杰继任。是年五月，奉民政厅令，改平民医院为县立医院，八月张院长解职，李院长明甫继任。该院组织分内外科、眼科、耳鼻喉科、皮肤花柳科、小儿科、妇科，办理颇称完善。院中经费每月大洋一百元，由财政委员会支领。《通许县新志·卷之三·田赋志》，民国·张士杰修，侯士禾纂，民国二十三年（1934）铅印本，143-144.

民国十九年（1930）一月，创办平民医院，翌年改为县立医院，设内科、外科、眼科、耳鼻咽喉科，皮肤花柳科、小儿科、妇科。《通许县志》，通许县地方志编纂委员会编，岳朝举主编，中州古籍出版社，1995 年 8 月，13.

西医西药传入

民国十六年（1927）一月，西医西药传入通许。《通许县志》，通许县地方志编纂委员会编，岳朝举主编，中州古籍出版社，1995年8月，12.

卫生费

民国十七年（1928），奉令设立平民医院，年支药资洋四百八十元；卫生专员薪水，年支洋四百八十元。二十一年（1932），奉令卫生专员裁撤，归并平民医院监管。是年十一月，奉令规定改为县医院，年共支大洋一千二百元，所需药资实报实销，年约需洋六百元，由财务委员保管，公安费项下支领。《通许县新志·卷之三·田赋志》，民国·张士杰修，侯士禾纂，民国二十三年（1934）铅印本，164-165.

药铺药店

清朝末年，县城内有太和堂、葆毓堂、大德堂等数家药铺经营中草药、中成药及自制的丸、散、膏、丹等。当时，太和堂规模最大，在县城东街路北有门面楼房6间。葆毓堂自制的眼药，在县内颇负盛名。

民国元年（1912）至民国二十七年（1938），天德堂、太德堂等药铺相继开业。当时，县城内计有9家药铺，其中大德堂发展最快，开业不几年就成为首户。大德堂自制的附子理中丸、四消丸、木香顺气丸、防疫丹、虎骨壮筋丸、疟疾丸和眼药水、膏药等20余种中成药，在境内同行中独具特色。除了这些药铺外，县城内还有数家附柜诊所，乡村集镇，也散布一些药铺和附柜诊所。

以后，由于日军的侵占和国民党反动派的反复围剿，大部分药铺相继倒闭，县城内仅剩3家药铺和4家附柜诊所。《通许县志》通许县地方志编纂委员会编，岳朝举主编，中州古籍出版社，1995年8月，586.

通许县药材资源比较丰富，有药源332种，出产药材696种。但在旧中国，却很少开发利用，人民仍然缺药。

清朝末期，县城内几家中药铺经营的药品，绝大部分从外地购进，地产药材的收购仅限于鸡内金、蝉蜕等少数品种。

民国时期，医药曾一度发展，1912至1938年，县城内的药铺发展到9家，附柜诊所发展到4家。1938年6月，日军侵占通许后，商业经营萧条。1945年日军投降后，国民党顽固派对地处水东革命根据地的通许县进行数次围剿，使通许医药事业濒临崩溃边沿。从1938至1949年，中药铺大部分破产倒闭，县城内仅剩3家，幸存者经营也很不景气。如规模最大的大德堂，遭两次抢砸和一次贴黑条后，又遭恶性通货膨胀之严重打击，致使三间门面仅能开出半间，月营业额只及原来的十分之一左右。《通许县志》，通许县地方志编纂委员会编，岳朝举主编，中州古籍出版社，1995年

8月，581.

药品经营

清末和民国期间，药铺和附柜诊所的药品购进有4条渠道，一是从禹县（今禹州）购进；二是挑担药贩送货上门；三是在本地收购；四是从郑州、开封等城市购进一些中成药。为了在激烈的药品经营竞争中取胜，各药铺除了聘请有高超技艺的老药工担任"刀把"或监工，提高药材的加工质量外，还常聘请有声望的中医坐堂应诊。至于药价，素有"黄金有价药无价"之说，不论是中药铺或附柜诊所，还是西医院所，都随意浮动。特别是西药，价格更加昂贵，如一支德国生产的"606"，就需银洋三四元。《通许县志》，通许县地方志编纂委员会编，岳朝举主编，中州古籍出版社，1995年8月，586.

新中国建立前，境内药材的收购由药铺和附柜诊所各自进行，价格不一。《通许县志》，通许县地方志编纂委员会编，岳朝举主编，中州古籍出版社，1995年8月，583.

城关乡药铺

新中国建立前，县城内有私人医院、诊所、药铺十余家。《通许县志》，通许县地方志编纂委员会编，岳朝举主编，中州古籍出版社，1995年8月，56.

朱砂乡药铺

新中国建立前，有私人诊所两处。《通许县志》，通许县地方志编纂委员会编，岳朝举主编，中州古籍出版社，1995年8月，58.

长智乡药铺

新中国建立前，长智村有私人中药铺2家。《通许县志》，通许县地方志编纂委员会编，岳朝举主编，中州古籍出版社，1995年8月，60.

玉皇庙乡药铺

新中国建立前，玉皇庙一带有7家私人药铺。《通许县志》，通许县地方志编纂委员会编，岳朝举主编，中州古籍出版社，1995年8月，64.

竖岗乡药铺

新中国建立前，这里卫生医疗条件较差，只有3家小药铺。《通许县志》，通许县地方志编纂委员会编，岳朝举主编，中州古籍出版社，1995年8月，71.

孙营乡药铺

新中国成立前，孙营一带有私人中药铺 7 个，西药铺 1 个。《通许县志》，通许县地方志编纂委员会编，岳朝举主编，中州古籍出版社，1995 年 8 月，73.

医学教育

新中国建立前，境内医学医术的继承发展，主要靠袭传、医生授徒、儒士自学和家传。医生授徒即为老中医接收亲朋至友的子弟为徒，先教其炮制中药，明了药性，再让其研读医书，由汤头至脉诀、脉理，承袭"一诵、二解、三别、四明、五诊"的习医之道，并结合本人的诊治经验，予以传带。《通许县志》，通许县地方志编纂委员会编，岳朝举主编，中州古籍出版社，1995 年 8 月，577.

救济院

民国十五年（1926），县知事阎受典假吕祖庙及城隍庙后寝宫旧址改建，设立救济院。向东新修西式门坊一座，北屋院长室三间，东屋司事屋二间，南屋医药室三间，西屋勤务室二间，厨房二间。西院北屋恤老所五间，育婴所二间，南屋妇女所二间。《通许县新志·卷之二·建置志》，民国·张士杰修，侯士禾纂，民国二十三年（1934）铅印本，123.

救济院（附）

民以国为卫，国以民为本。建设伊始，对于极贫救济尤为先务，所有地方残废及鳏寡孤独，无告人民亟应设法收容教养兼施。于民国十六年（1927）十月一日，奉令组织救济院。十七年三月假老君庙旧址成立，原有房屋及添修房屋共二十余间。该院院长、县长阎受典兼任，时全忠为副院长。十八年（1929）四月一日，时院长解职，申院长光华继任。二十年（1931）四月，申院长解职，岳院长法明继任。二十二年（1933）底，岳院长解职，武院长治民继任。该院基金由平民工厂拨来。普济堂地三百亩，又庙产地二百亩。拨普济堂生息□令银折□□□一十六元，每年所□□□及生意洋□□约一千元之□，以作经费及住院残废贫民给养等用。现该院共养贫民及按月领口粮失明者，共计一百三十名。《通许县新志·卷之三·田赋志》，民国·张士杰修，侯士禾纂，民国二十三年（1934）铅印本，144-145.

养济院

养济院，旧在城北凤形岗，明洪武间，县丞范世英修，成化二年（1466），知县张侃增修，后移西门外，正房三间，东西房各三间，久废。□国初，知县贾待旌于东门外买民房一所，西楼三间，东房三间，门房一间，久圮。雍正六年（1728），知县王宪珮捐建正房三间，偏房三间，门楼一间。乾隆三十三年（1768），知县阮龙光捐奉重修。《通许县旧志·卷之三·田赋志恤政》，清·阮龙光修，邵自祐纂，清乾隆三十五年修，民国二十三年（1934）重印本，119.

普济堂

普济堂，在西门外，瓦房十一间，草房二间，门楼一座。乾隆□年，知县黄沛建。二十六年（1761）圮于水，知县阮龙光捐奉重修。《通许县旧志·卷之三·田赋志恤政》，清·阮龙光修，邵自祐纂，清乾隆三十五年修，民国二十三年（1934）重印本，119.

漏泽园

漏泽园，宋宁宗间，令郡县出常平钱置漏泽园，以葬民之死而无归者，历代因之。明成化初，巡抚张瑄申明旧制，令抚内郡县各立漏泽园，东西四十尺，南北倍东西而余八尺，缭周垣。一在邑厉坛东，一在凤形岗南，知县钱梦鳌立石。《通许县旧志·卷之三·田赋志恤政》，清·阮龙光修，邵自祐纂，清乾隆三十五年修，民国二十三年（1934）重印本，119.

第四节　杞　县

医学　阴阳学

阴阳学，在县治前，天顺三年（1459），训术孙贡创。医学，在县治前，天顺七年（1463），训科刘鼎创。《杞县志·卷之五·建置志》，清·周玑纂修，清·乾隆五十三年（1788）刊本，325.

杞县署，在城内西北，明洪武三年（1370）建，嘉靖、万历年间相继重修。康熙三十一年（1692），知县徐开锡修……医学，阴阳学，在县治前……惠民药局，在县治东。养济院，在县治东北。《开封府志·卷之十·公署》，清·管竭忠纂修，清同治二年（1863）刻本，4.

医学训科

（杞县）医学训科一员。《河南通志·卷三十八·职官志》，清·田文镜纂修，清光绪二十八年（1902）刻本，1.

杞县……阴阳学，训术一人，医学训科一人……《开封府志·卷之二十·职官志》，清·管竭忠纂修，清同治二年（1863）刻本，28.

惠民药局

惠民药局，在县治东。洪武二年（1369），训科王彬创。《杞县志·卷之五·建置志》，清·周玑纂修，清·乾隆五十三年（1788）刊本，326.

杞县医药人员

建国前，杞县不乏名医及医药世家，但人员少，布点限于城镇，农村严重缺医少药。1948年，杞县有教会医院及私营中西诊所（室）384处（中医329，西医55），多为一人班，或一师一徒开业。《开封简志》，开封市地方史志编纂委员会编，河南人民出版社，1988年10月，570-571.

养济院

养济院，在县治东北。洪武六年（1373），知县张淮创。《杞县志·卷之五·建置志》，清·周玑纂修，清·乾隆五十三年（1788）刊本，326.

广济堂

广济堂，在关帝庙东，雍正十三年（1735）奉文建。《杞县志·卷之五·建置志》，清·周玑纂修，清·乾隆五十三年（1788）刊本，327.

育英堂

育英堂，在小西门内，雍正十三年（1735）奉文建。《杞县志·卷之五·建置志》，清·周玑纂修，清·乾隆五十三年（1788）刊本，327.

第五节　尉氏县

医学　阴阳学

阴阳学，在县治东南。洪武十七年开设，基址不存。成化十七年（1481），知县刘绍建于县治之西。《尉氏县志·卷之二·建置志》，明·汪心纂修，明嘉靖二十七年（1548）刻本，1963年影印本，24.

按：旧志未载是何人于洪武十七年（1384）开设医学、阴阳学，基址不存，而于医学之后，载惠民药局，则云局在医学前。洪武十七年（1384），知县李彧建，基址不存，年岁既同，事体相类，即其人也。《尉氏县志·卷之二·建置志》，明·汪心纂修，明嘉靖二十七年（1548）刻本，1963年影印本，24.

尉氏县署，在城西北，明洪武二年（1369）建，嘉靖、万历年间增修。国朝顺治三年（1646年），知县卫绍芳重修……医学、阴阳学，在县治东南……养济院，在城隍庙西；义冢县四门具有。《开封府志·卷之十·公署》，清·管竭忠纂修，清同治二年（1863）刻本，5.

医学训科

（尉氏县）医学训科一员。《河南通志·卷三十八·职官志》，清·田文镜纂修，清光绪二十八年（1902）刻本，1.

尉氏县……阴阳学，训术一人，医学训科一人……《开封府志·卷之二十·职官志》，清·管竭忠纂修，清同治二年（1863）刻本，28.

惠民药局

惠民药局。《尉氏县志·卷四·建置志》，清·沈湉纂修，清道光十一年（1831）刻本，61.

惠民药局，原在县治东南医学前。洪武十七年（1384），知县李彧建，基址不存。成化十七年（1481），知县刘绍建于县治西。宣德三年（1428），令天下军民贫病者，惠民药局给与医药。《尉氏县志·卷之二·建置志》，明·汪心纂修，明嘉靖二十七年（1548）刻本，1963年影印本，60.

医官　阴阳官

医官，元设学正一员，今设训科一员，以医生之精其业者为之，其属有医生五名。《尉氏县志·卷之二·建置志》，明·汪心纂修，明嘉靖二十七年（1548）刻本，1963年影印本，22.

阴阳官，元设学正一员，今设训术一员，以阴阳生通其术者为之，其属有阴阳生五名。《尉氏县志·卷之二·建置志》，明·汪心纂修，明嘉靖二十七年（1548）刻本，1963年影印本，21.

医疗卫生

建国前，多是医生诊病开方，到私人药店买药，大药店请坐堂医生，边诊断边卖药。《尉氏县》，尉氏县志编委会，黄振海总编，中州古籍出版社，1991年9月，586.

历史上，本县历代都有发扬人道主义，救死扶伤的名医。仅清代名医就有15人。刘鸿恩，研究医学二十余年，著有《医门八法》流传后世。宣统二年（1910），西医西药虽传入本县，但因政治腐败，统治阶级不关心人民疾苦，医疗卫生事业发展缓慢。到民国末年，县城只有一处卫生院和几家私人诊所。缺医少药现象十分严重。

《尉氏县志》，尉氏县志编委会，黄振海总编，中州古籍出版社，1991年9月，586.

尉氏医药人员

建国前，国民党政府仅在县城办了1处卫生院，另有几处私人药房和诊所，各区、乡都没有公共医疗机构……

建国前，尉氏县有私人中药店（铺）、堂187家，从业人员288人。药物多从禹县、开封、亳县等地药行购进。经营方式为医生坐堂诊病开方，本店售药。《开封简志》，开封市地方史志编纂委员会编，河南人民出版社，1988年10月，585.

诊所

建国前，除县城有一处简陋的卫生院处。其余城乡医疗单位均系个人开设，城镇的常年营业，农村的农闲行医。1948年，县城有中、西诊所（兼药店）16家，洧川镇有8家。《尉氏县志》，尉氏县志编委会，黄振海总编，中州古籍出版社，1991年9月，588.

中医

本县历史上，多用中医中药治病。《尉氏县志》尉氏县志编委会，黄振海总编，中州古籍出版社，1991年9月，590.

本县中医历史悠久，均系儒士自学，世家沿传或收徒传授，发展缓慢。建国前夕，本县虽有三百多名中医（包括半农半医），但大部分医疗水平低，群众疾苦不能及时解除。《尉氏县志》，尉氏县志编委会，黄振海总编，中州古籍出版社，1991年9月，590.

西医

宣统二年（1910），随着天主教的传入，西医西药开始在本县推广。起初只在教堂内设立西医小诊所，备有红汞、碘酒、阿司匹林等西药，为教友治疗小伤小病。随后，许超凡、芦益群、高相臣、渠兰泉等先后开设西医诊所，在县城和永兴、张市一带行医，开创了本县西医的局面。《尉氏县志》，尉氏县志编委会，黄振海总编，中州古籍出版社，1991年9月，591.

行医人员

1949年，全县只有221人，其中中医159人，西医46人。《尉氏县志》，尉氏县志编委会，黄振海总编，中州古籍出版社，1991年9月，592.

医药机构

建国前，本县没有公营药店。民国末年，全县城乡共有私人经营的药铺、药店

154 家，其中县城 13 家，洧川镇 8 家，从业人员 322 人，既卖药又看病。县城以"明远堂"药铺为最，经营中药，还能自制丸、散、丹、膏百余种成药。祖传紫金丹、拨云散、清凉散等眼药，选料精细，配制严谨，疗效显著，驰名附近各县，远销陕、甘、新疆等地。振泰堂、保利堂以及洧川的生生堂、永贺堂等，都是当时有名药铺。《尉氏县志》，尉氏县志编委会，黄振海总编，中州古籍出版社，1991 年 9月，593.

养济院

养济院，在县治城隍庙西。《尉氏县志·卷四·建置志》，清·沈湉纂修，清道光十一年（1831）刻本，61.

养济院，道光九年（1829），邑侯刘移置城西北隅，房四十六间，旧孤贫八十五名，新增十五名，共一百名。《尉氏县志·卷四·建置志》，清·沈湉纂修，清道光十一年（1831）刻本，63.

养济院，在县治西，旧址虽存，房屋俱圮。成化十八年（1482），知县刘绍移建于城隍庙之西。《尉氏县志·卷之二·建置志》，明·汪心纂修，明嘉靖二十七年（1548）刻本，1963 年影印本，58.

洪武二年（1369），令天下置养济院，以处孤贫残疾无依者□，是院在宋谓之居养院，在元谓之孤老院，今改是名。每孤老一名，每月开支本县官仓存留小麦三斗，冬衣布花该于本县官库，无碍银钱，内照依时价，递年给领。《尉氏县志·卷之二·建置志》，明·汪心纂修，明嘉靖二十七年（1548）刻本，1963 年影印本，59.

附 洧 川

医学　阴阳学

洧川县署，在城内正东，明洪武三年（1370）建，国朝顺治九年（1652），知县鱼飞汉重修。医学　阴阳学，在县治东……养济院，在县治西；义冢。《开封府志·卷之十·公署》，清·管竭忠纂修，清同治二年（1863）刻本，5.

医学训科

（洧川县）医学训科一员。《河南通志·卷三十八·职官志》，清·田文镜纂修，清光绪二十八年（1902）刻本，1.

洧川县……阴阳学，训术一人，医学训科一人……《开封府志·卷之二十·职官志》，清·管竭忠纂修，清同治二年（1863）刻本，28.

（官制）阴阳训术一员；医学训科一员。《洧川县志·卷四·职官志》，清·何文明纂修，清嘉庆二十三年（1818）刻本，1.

惠仁堂

惠仁堂，在大街北。雍正十二年（1734），知县辛禹籍建，前后房二十余间，门二楹。招养贫民，绅士捐地三顷二十五亩，岁入其租……《洧川县志·卷二·建置志仓厫》，清·何文明纂修，清嘉庆二十三年（1818）刻本，7.

养济院

养济院，在城内西北隅，存基地二亩二分五厘，后建在北门内路西，废其基地八分。乾隆九年（1744），知县孙和相拔入洧阳书院。《洧川县志·卷二·建置志仓厫》，清·何文明纂修，清嘉庆二十三年（1818）刻本，9.

养济院，孤贫花布此项，奉裁已入丁地项下起解。《洧川县志·卷三·籍赋志》，清·何文明纂修，清嘉庆二十三年（1818）刻本，19.

第六节　兰阳县

医学　阴阳学

兰阳县署，在城内正中，明洪武元年（1368）建……医学、阴阳学，在县治西。养济院，旧在预备仓西，今在马王庙东；义冢，一在西关外，一在二里寨，一在邑历坛，一在县北。《开封府志·卷之十·公署》，清·管竭忠纂修，清同治二年（1863）刻本，7

阴阳学，在县治右，旧在城隍庙东。成化十三年（1477），知县王政迁此重建，阴阳生五名。《兰阳县志·卷之四·署制志阴阳学》，明·褚宦纂修，明嘉靖二十四年（1545）刻本影印，14.

医学，在县治右，与阴阳学并。昔元立三皇庙，以医学领之，在儒学前门内，其岁特祭祀，一视儒学。国朝因旧故，医学在三皇庙中，洪武十七年（1384）始令别建，医学惠民药局附焉。洪武二十二年（1389），典史单福迁县治左。成化十三年（1477），知县王政重修，医生五名。《兰阳县志·卷之四·署制志医学》，明·褚宦纂修，明嘉靖二十四年（1545）刻本1965年影印，16.

医学，旧在儒学前门内，后移县治右，惠民药局附焉。洪武二十三年（1390），典史单福迁县治左，成化中，知县王公政重修。《兰阳县志·卷之五·职官志》，清·高世琦纂修，康熙三十四年（1695），民国24年（1935）铅印本，21.

医学，旧在儒学前门内，后移县治右惠民药局附焉。（医学）训科，许兆兴，本县人，雍正年任。《兰阳续县志·卷四·职官志》，清·涂光范纂修，乾隆九年，民国二十四年（1935）铅印本，5

阴阳训术官

阴阳训术官六员：冯义，祥符县人，由阴阳生，洪武十八年到任。乔泰，洧川县人，由阴阳生，永乐元年（1403）到任。王英，本县人，由阴阳生，永乐十一年（1413）到任。王贤，本县人，由阴阳生，景泰五年（1454）到任。丘扁，本县人，由阴阳生，成化十四年（1478）到任、……栗尧民，本县人，由农民，嘉靖五年（1526）至任。《兰阳县志·卷之四·署制志》，明·褚宦纂修，明嘉靖二十四年（1545）刻本 1965 年影印，14-15.

（阴阳学）训术

叙曰：按虞书乃命义和钦若昊天，历象日月星辰，敬授人时，班固谓阴阳家出于古义和之官是也。月令云太史守典，法司天日月星辰之行周礼，太史正岁，以叙事，是定四时，以叙授人时之事也。故其所属，冯相氏司天文之常保，章氏司天文之变，自是传其道者，代不乏人。汉《艺文志》阴阳凡二十一家。唐《艺文志》，天文历算五行，凡一百一十六家，皆羽翼义和之道者也。国朝内设钦天监外诸司，郡县立阴阳学，即唐虞总命、分命之意，其敬天勤民者备矣。洪武间，江西解公缙上封事，有曰治历明时授民作事，但伸播植之宜，何用建除之说，方向煞神事甚无谓孤虚宜忌，亦不经东行西行之论，天德月德之云。上古之时，恐无此文所宜著者，日月之行星辰之次，仰观俯察，事合逆顺，七政之齐，正此类也。上颇采其言。汉司马造云：阴阳之术太详，而众忌讳，使人拘而多畏，然其序四时之大顺不可失也。噫，此吾邑训术者之执事欤。出丘氏旧志。《兰阳县志·卷之四·署制志训术》，明·褚宦纂修，明嘉靖二十四年（1545）刻本望本影印，13-14.

阴阳学，在县右。（阴阳学）训术，张九经，本县人，康熙五十四年（1715）八月初十日任。《兰阳续县志·卷四·职官志》，清·涂光范纂修，乾隆九年（1744），民国二十四年（1935）铅印本，5.

（医学）训科

叙曰：按《帝王世纪》云：黄帝使岐伯主典医药，以疗众疾。《吕氏春秋》云：巫彭始作医，此医药之始。《黄帝内传》云：帝升为天子，针经脉诀无不备也。故《金匮》《甲乙》之类皆祖黄帝，此方书之始。《唐会要》云：德宗令侍御医官药直掌药藏郎，并留授翰林医官。此医官之始。宋、元嘉中始诏郡县皆立医学。唐贞观初，诸府州置医学博士，此医学之始。汉《艺文志》列医于方技家，故班固谓方技者，生生之具王官之一守也。《周礼》：医师掌医之政令，凡邦之有疾者造焉，使医分而治之，太古有岐伯、俞跗，中有扁鹊、秦和，盖论病以及国，原诊以知政者也。叙其书为四科，一曰医经，二曰经方，三曰房中，四曰神仙。至唐时神仙入于道流，而医术类凡六十四家，《明堂经》脉类凡一十六家，唯房中不录，今道流亦能言之也。《兰阳县志·卷之四·署制志训科》，明·褚宦纂修，明嘉靖二十四年（1545）刻本1965年影印，14.

（兰阳县）医学训科一员。《河南通志·卷三十八·职官志》，清·田文镜纂修，清光绪二十八年（1902）刻本，2.

兰阳县……阴阳学，训术一人，医学训科一人……《开封府志·卷之二十·职官志》，清·管竭忠纂修，清同治二年（1863）刻本，29.

太医院　惠民药局

国朝（明）内设太医院，外诸司郡县各设医学，又有惠民药局。官为储药以给病者，二百年来，民免于札瘥，而咸登寿域于戏仁矣。此吾邑训科者之所当讲也。出丘氏旧志。《兰阳县志·卷之四·署制志训科》，明·褚宦纂修，明嘉靖二十四年（1545）刻本1965年影印，14-15.

医训科官员

医训科官九员：王乾福，本县人，由医生，洪武十七年（1384）到任。详见人物志。李义，本县人，由医生，洪武二十五年（1392）到任。李仿，本县人，由医生，永乐八年到任。黄和，本县人，由医生，正统元年到任。张浩，本县人，由医生，成化五年到任。毛存信，本县人，由医生，弘治十三年到任。毛泽，本县人，由农民，嘉靖四年到任。郭有常，本县人，由农民，嘉靖二十二年到任。温嘉瑞，本县人，由农民，嘉靖二十三年到任。《兰阳县志·卷之四·署制志医学》，明·褚宦纂修，明嘉靖二十四年（1545）刻本1965年影印，16.

明训科官十一员：王乾福，砀山籍，本县人，洪武十七年（1384）任。李仪，本县人，由医生洪武末任。李仿，本县人，由医生，永乐八年（1410）任。黄和，本县人，由医生，由医生，正统元年（1436）任。张浩，本县医生，成化十五年（1479）任。毛存信，本县医生，弘治十三年（1500）任。毛泽，本县医生，嘉靖四年（1525）任。郭有恒，本县农民，嘉靖二十二年（1543）任。温嘉瑞，本县农民，嘉靖二十三年（1544）任。赵之林，本县医生，崇祯四年（1631）任。戴希孔，本县人，由医生，崇祯七年（1634）任，旧志误刻阴阳官内。《兰阳县志·卷之五·职官志阴阳医学》，清·高世琦纂修，康熙三十四年（1695），民国二十四年（1935）铅印本，21.

养济院

养济院，十五名，每名花布银三钱，月支米三斗。旧在县治后预备仓西，今在马神庙东，宽十二步，长三十六步。李氏曰：唐开元五年（717），宋璟、苏□建悲田院，此是僧尼职掌。至三十三年（733），分置诸事给□养之，宋又置于僧院，名曰福田。明改设养济院，嘉惠茕独，但有司奉行有勤惰耳。仁宗诏谕礼部曰。郡邑皆有养济院，比闻率是文具室庐敝壤，粟布不以时给，未免饥寒，有司漠不留意尔。礼部即戒约之，其矜恤茕独，可谓至切周矣。《兰阳县志·卷三·建置》，清·高世琦纂修（康熙三十四年），民国二十四年（1935）铅印本，34.

养济院，旧在县治后，预备仓西，今在马神庙东。《兰阳县志·卷之三·建置志恤养》，明·褚宦纂修，明嘉靖二十四年（1545）刻本1965年影印，15.

恤养

叙曰：按，唐开元五年（717），宋璟苏□建曰悲田院，贫子养病，从长安以来，置使专知，此所称悲田，乃开释教，况此是僧尼职掌。至三十三年，乃分置于诸寺，给廪食以养之。宋朝又置于僧院，名曰福田。后亦曰悲田，国朝始名为养济院，收养无告之人，其加惠茕独，何所不至，但有司奉行有勤惰耳。睹仁宗昭皇帝谕，礼部有曰：皇考临御，数诏有司存恤鳏寡，郡邑皆有养济院，比闻率是文具居室敝坏，肉粟布絮不以时给，栖栖饥寒而守，令漠不留意尔。礼部即戒约之，令谨视遇施实惠，勿令夫所于戏，可谓至仁至明也。已今吾邑养济院之设，不无望于贤有司焉。出丘氏旧志。《兰阳县志·卷之三·建置志恤养》，明·褚宦纂修，明嘉靖二十四年（1545）刻本1965年影印，14-15.

普济堂　育婴堂

养济院，详前志。《兰阳续县志·卷七·教养志》，清·涂光范纂修，乾隆九年（1744），民国二十四年（1935）铅印本，4.

普济堂，房详建置。育婴堂。《兰阳续县志·卷七·教养志》，清·涂光范纂修，乾隆九年（1744），民国二十四年（1935）铅印本，4.

普济育二堂，共瓦房二十二间。《兰阳续县志·卷三·建置志坊表碑碣》，清·徐光范纂修，乾隆九年（1744），民国二十四年（1935）铅印本，6.

（养济）孤贫原无定额（见存孤贫五名），额支月粮花布银十九两六钱八分二厘七毫五丝，内除小建银二钱五分，实支银十九两四钱三分二厘七毫五丝，在于丁地折色项下拨给。雍正十一年（1733），一件细筹足民案内知县张□捐谷三十石，交乡地经管，每石每年二斗生息，以为孤贫冬衣之需。《兰阳续县志·卷一·田赋志养济》，清·涂光范纂修，乾隆九年（1744），民国二十四年（1935）铅印本，14.

第七节　考城县

医学　阴阳学

阴阳学，在县治前大门东。《考城县志·卷一·建置志》，清·李国亮纂修，清康熙三十七年（1698）刻本，7.

医学，在县治前大门东。《考城县志·卷一·建置志》，清·李国亮纂修，清康熙三十七年（1698）刻本，7.

杂署：医学、阴阳学，俱在县治前大门东。僧道司在葛堌寺内，明正统九年（1444）建署后，移县治西南观音寺，道会司在县治西南城隍庙内（旧志）。《考城县志·卷四·建置志公署》，民国·张之清修，田春同纂，民国十三年（1924）铅印本影印，195.

（考城县）医学训科一员。《河南通志·卷三十八·职官志》，清·田文镜纂修，清光绪二十八年（1902）刻本，4.

养济院

养济院，在南郭外，为寇毁，遗址犹存。今改城内，在旧常平仓（旧志）。

《中州杂俎》曰：唐开元五年（717），宋璟苏□建悲田院，此是尼僧职掌。至三十三年（733），分置诸寺给□养之。宋又置于僧院，名曰福田。明改设养济院，嘉惠茕独，但有司奉行有勤惰耳。仁宗昭谕曰：郡邑皆有养济院，比闻率是具文室庐敝壤，粟布不以时给，未免饥寒，有司漠不留意尔。礼部即戒约之，其矜恤茕独，可谓至周切矣。今河南官廨多成煨烬，官且露宿，其修复贫院，吾不知其何时也，况口粮亦裁，充急饷乎。按汪氏所言，皆清初情形。厥后，康乾之时天下承平，无县不有养济院，恤民之仁亦云至矣。唯考邑自徙筑新城后以迄于今，不闻有是院，亦牧吾民者之缺憾也。《考城县志·卷四·建置志》，民国·张之清修，田春同纂，民国十三年（1924）铅印本影印，217-218.

普济堂

普济堂，前在小宋集，张清恪公长子师栻，捐舍瓦房共四十间，义田一千亩，唯以收养贫民。乾隆二十六年（1761），堂圮于河。四十八年（1783），义田拨入考邑租息，仍济恤孤贫，诚富者所当师也（采访）。《考城县志·卷四·建置志》，民国·张之清修，田春同纂，民国十三年（1924）铅印本影印，219.

普济堂稞租，每年共收钱六百二十六千，折洋三百零四元。

普济堂地租，加价每亩四百文，岁收钱六百一十二千七百三十九文，划入学款。《考城县志·卷六·田赋志》，民国·张之清修，田春同纂，民国十三年（1924）铅印本影印，328.

漏泽园

漏泽园二，一在县北门外之西，周围二十百四十步，明嘉靖间，知府弘范施；一在县西五里许，计地一十八亩，万历十二年，生员宁汝捨知县杜志晦批云：行孝不愧人，道可嘉，既能芦墓以报亲，又复捨田，以泽殁，为之立碑蠲粮（陈志）。

《中州杂俎》曰：列子厉鬼灾也。左传伯有为厉，谓鬼有所归，乃不为厉。凡死非命及无后者，灵飚薰瑟草木凄其之时，孤魂无依，鲜不为厉，其漏泽园亦掩骼埋胔之意，非专为养济院之死者而设也。两河之民死于兵，死于荒，死于水，凡二十年，今走百里不见□烟者，不亦人少而鬼多乎？司牧者以室□居人，亦当以壇园居鬼，是何，可不加之意也。按汪氏之言，为司牧者当三复之。《考城县志·卷四·建置志》，民国·张之清修，田春同纂，民国十三年（1924）铅印本影印，218-219.

机构人员

阴阳训术：明，王松；大清，朱四纲，康熙六年（1667）领印一颗；谢国翰康熙二十三年（1684）管印。《考城县志·卷之四·职官志》，清·李国亮纂修，清康熙三十七年（1698）刻本，31.

医学训科：明，宋聚奎；大清，朱宗时，顺治年间委署；李庶乔康熙六年（1667）领印一颗。《考城县志·卷之四·职官志》，清·李国亮纂修，清康熙三十七年（1698）刻本，31.

第八节　仪封县

医学　阴阳学

（清）医学，在县治西，三楹一门。阴阳学，在县治东，三楹一门。《仪封县志·卷三·建置志》，清·纪黄中等纂修，民国二十四年（1935）铅印本影印，122.

仪封县署，在城内正中，明洪武三年（1370）建，弘治、正德年增修。国朝顺治十五年（1658），知县崔维雅重修……阴阳学，在县治东；医学，在县治西……养济院，在县东门外；义冢，在县北门外。《开封府志·卷之十·公署》，清·管竭忠纂修，清同治二年（1863）刻本，8.

阴阳训术　医学训科

（明）设阴阳训术一员；医学训科一员。《仪封县志·卷七·官师志》，清·纪黄中等纂修，民国二十四年（1935）铅印本影印，309.

（皇清）阴阳训术一员（七人任无俸）。医学训科一员（十一人任无俸）。《仪封县志·卷七·官师志》，清·纪黄中等纂修，民国二十四年（1935）铅印本影印，310.

（仪封县）医学训科一员。《河南通志·卷三十八·职官志》，清·田文镜纂修，清光绪二十八年（1902）刻本，3.

仪封县……阴阳学，训术一人，医学训科一人……《开封府志·卷之二十·职官志》，清·管竭忠纂修，清同治二年（1863）刻本，29.

养济院

养济院，旧在县治西南隅，顺治年间，知县崔维雅创建，今移建重道门外。《仪封县志·卷三·建置志》，清·纪黄中等纂修，民国二十四年（1935）铅印本影印，123.

本县养济院，额定孤贫三名口，每名每口日支口粮银一分，岁支冬月花布银三钱三厘，每岁共支口粮花布银一十一两六钱五分，在于地丁正银内，给发院内孤贫，除故顶新，岁终册报。《仪封县志·卷五·食货》，清·纪黄中等纂修，民国二十四年（1935）铅印本影印，238-239.

育婴堂

育婴堂一座，在西关井龙王庙前，今圮。《仪封县志·卷三·建置志》，清·纪黄中等纂修，民国二十四年（1935）铅印本影印，123.

普济堂

普济堂，在县治北岸小宋集，分作二座，共瓦房四十间，义田一千亩，系邑人张师栻捐施。每岁分租收养贫民，详见恤政。《仪封县志·卷三·建置志》，清·纪黄中等纂修，民国二十四年（1935）铅印本影印，123.

本县普济堂二座，旧存义田一千亩，每岁分租收养鳏寡孤独贫民，每名每口日支口粮谷一升，盐菜钱二文，岁支棉衣一领，于岁终册报。《仪封县志·卷五·食货》，清·纪黄中等纂修，民国二十四年（1935）铅印本影印，239.

普济堂义田一千亩，座落河北岸小程家寨高家寺，系邑人张师栻捐施，佃户杜起彩、王章、刘士举、吴刚、董学孟、孔传琦、张佩玉，每年租息，系均分八堂，支给贫民。《仪封县志·卷五·食货》，清·纪黄中等纂修，民国二十四年（1935）铅印本影印，239.

漏泽园

漏泽园，在适卫门外，老黄堤西官路有漏泽园，地十八亩。老军营迤西有漏泽园，地四亩。县东五里堡有漏泽园，地一亩。《仪封县志·卷三·建置志》，清·纪黄中等纂修，民国二十四年（1935）铅印本影印，123.

兽医

医兽一名，日支工食银二分，岁支银七两二钱，鞍屉银七两二钱。《仪封县志·卷五·食货》，清·纪黄中等纂修，民国二十四年（1935）铅印本影印，227.

第九节　陈留县

医学　阴阳学

阴阳学，在县衙前东。医学，在县衙前西。《陈留县志·卷之七·公署》，清·武从超纂修，清宣统二年（1910）本，54.

陈留县署，在城内正中，明洪武三年（1370）建……阴阳学，在县署前，医学，在县治西……惠民局在城隍庙；养济院，在县治北；义冢五……《开封府志·卷之十·公署》，清·管竭忠纂修，清同治二年（1863）刻本，4.

陈留县……阴阳学，训术一人，医学，训科一人……《开封府志·卷之二十·职官志》，清·管竭忠纂修，清同治二年（1863）刻本，28.

（陈留县）医学训科一员。《河南通志·卷三十八·职官志》，清·田文镜纂修，清光绪二十八年（1902）刻本，1.

阴阳训术　医学训科

（皇清）阴阳训术一员，土人任无俸。（皇清）医学训科一员，土人任无俸。《陈留县志·卷二十·官制》，清·钟定纂修，清康熙三十年（1691）本，4.

陈留县……阴阳学，训术一人，医学训科一人……《开封府志·卷之二十·职官志》，清·管竭忠纂修，清同治二年（1863）刻本，28.

惠民局

惠民局，旧无，今设于城隍庙，遇疾施药。《陈留县志·卷之七·公署》，清·武从超纂修，清宣统二年（1910）本，54.

养济院

养济院，县治北后街。《陈留县志·卷之七·公署》，清·武从超纂修，清宣统二年（1910）本，55.

漏泽园

漏泽园，明时，县西二里一处，县北二里一处，东关外一处，城东南十里一处，清县西三里一处，县东五里一处，知县垣立。《陈留县志·卷之七·公署》，清·钟定纂修，清康熙三十年（1691）本，3.

第三章 洛 阳 市

第一节 洛 阳

惠民药局坊

惠民药局坊，在治前。《洛阳县志·卷八·土地记下》，清·陆继辂、魏襄同纂，清嘉庆十八年（1813）刻本，17.

医学训科

（洛阳县）医学训科一员。《河南通志·卷三十八·职官志》，清·田文镜纂修，清光绪二十八年（1902）刻本，9.

医史概述

中国的传统医学以其独特的理论和诊治方法面自成体系，在世界医学史上独树一帜，以洛阳为中心的河洛大地正是中国传统医药学的主要发祥地之一。

早在数十万年前，河洛地区就是华夏先民聚居的地方。距今一万年左右，河洛地区进入新石器时代。在漫长的历史进化过程中，他们逐渐从最初的穴居发展到"构木为巢"，建造简陋房屋，从最初的"茹毛饮血"发展到熟食。房屋可有效地防御寒暑，熟食可减少肠胃疾患与寄生虫病的发生。因此，房屋的建造和熟食的出现是人类卫生保健的大进步。

传说伏羲、黄帝、帝喾相继建都河洛地区。伏羲时代，河洛地区出现了河图洛书，而阴阳思想正是河图洛书的核心。加之后来衍生的五行思想，构成中医学的理论基石。黄帝和岐伯的论医传说，更是反映了河洛医疗事业的源远流长。

距今五六千年，河洛地区的裴李岗文化发展为仰韶文化。在这个时期的古文化遗址中，发现大量的医疗工具砭石、石针等。河洛先民常用砭石、石针切开脓疱或用来刺激某一疼痛的地方，以治愈疾病，由此产生外科手术和针刺法的萌芽。河洛地区新石器时代遗址中大量出现的盥洗用具，说明当时人们已普遍有洗浴的卫生习惯。

夏商周相继都洛，三代王朝在医疗卫生领域进行了开创性的实践活动。夏都斟鄩遗址的考古证明，当时城市中已有完整的排水系统，这是城市公共卫生事业的创举。《世本》关于"伯益作井"的记载，说明人们已开始注意饮水卫生。商代宫廷已出现巫医，对疾病知识有了初步的认识。《礼记·郊特牲》还有"殷人尚声"之说，所谓"声"，实合歌、舞、乐于一体，这种舞蹈活动有利于身体健康，是商人对预防医学的贡献。至西周时，医学有了历史性的进步。《周礼》等古籍记载，周王室有"医师上士二人，下士二人，府二人，吏二人，徒二十人，学医之政令，聚毒药以供医事"。人们知道定期沐浴的必要性，认识到"头有创则沐，身有疡则浴"的治疗意义。在营养饮食中，主张饮食应与四时季节的变化相适应，即"春多酸，夏多苦，秋多辛，冬多咸"。同时指出精神因素对于人体发病的重要作用，所谓"百病怒起"，"忧郁生疾"。在优生优育方面，提出了一些合理主张，《礼记》载："三十日壮，有室"，"男三十娶，女二十嫁"，"礼不娶同姓"等。中医各科有了长足的进步，《周礼天官》载："疡医下士人人掌肿疡、溃疡、金疡、折疡"，这是伤科在国家古代文献中为时最早的记载。除疡医外，成周王廷还设有食医、疾医等，这种分科方式对祖国传统医学产生了深远的影响。

春秋战国时期，中医学的理论体系逐渐形成。反映这一时期医学成就并成为医学基础的经典著作是《黄帝内经》。这部体现河洛文化的古典医书以长期的医疗实践为基础，将阴阳五行学说具体运用于医学，提出了脏腑经络学说，揭示人的生命现象与脏腑器官组织的生理功能及其相互之间的关系。

东汉都洛时期，国家设立太医令、丞管理医药卫生事业，促进了医学的发展。在这个时期问世的药物学专著《神农本草经》，对药物的性味、功能和作用已有明确的认识，如麻黄治喘、常山治疟等，特别是提到水银治疗皮肤病，为世界医疗史上最早的记载。张仲景在洛阳写下了中国第一部临症医学专著《伤寒杂病论》（计16卷），它代表了临床医学的发展和辨证论治原则的确立。汉末著名医生华佗长期在洛阳行医，他用麻沸散进行全身麻醉，施行剖腹、扩创等外科手术，在世界医学史上具有划时代的意义。《周易参同契》等批气功理论书籍的问世，说明祖国预防医学已发展到较高的程度。

魏晋时期，洛阳脉学和针灸学发展迅速。王叔和在洛阳写下了中国现存最早的脉学专著《脉经》。该书关于24种脉象的阐述和寸关尺三部的穴位诊断，对后世影响很大。皇甫谧在洛阳写下了中国现存最早的针灸学专著《针灸甲乙经》，奠定了中医针灸学的基础。西晋时期，洛阳已出现较正式的医学教育机构，据《唐六典》载："晋代，以上手医子弟代者，令助教部教之。"

隋唐都洛时期，洛阳中医发展达到极盛。隋唐宫廷医药机构完备，分工较细：专门为帝王服务的尚药局与御药房，专为皇太子服务的药藏局和典医监，专为后宫妃女服务的医疗组织以及为王府服务的良医所等。隋唐还设有太医署，隶属太常寺，是全国医药行政及医学教育的最高机关。医疗机构的健全促进了医学的发展，帝都洛阳出现名医林立的景象。附太医博士巢元方写成中国现存第一部论述病因、症候的临床医著《诸病源候论》。唐洛阳名医张文仲写成了《疗风气诸方》等医学论著。同时，民间验方得到总结。刻于唐初的龙门石窟药方洞共记药方 140 首，可治疗的疾病有 40 例之多。这些石刻药方是祖国医学宝库里的块瑰宝，在世界上享有极高的声誉。另外，洛阳作为这个时期世界文化的交流中心，医学交流非常活跃，中医传布于新罗、日本等东亚诸国，日本仿隋唐太医署所设的典药寮，制度全仿中国。同时，"胡医"也在洛阳得到流传，中医注意吸收了其某些诊治方法。

宋元明清时期，洛阳虽失去了国都地位，但医疗事业仍有所发展。宋代洛阳儿科名医张永植著有《小儿方》等，对儿科疾病诊治有独到见解。清代洛阳名医程文周著有《程文周医案》，其中一些医案今天仍有启发意义。这个时期，洛阳地域医学的发展为祖国医学宝库增加了新的内容。

清末民国时期，洛阳医疗卫生事业表现为个特点。其一，西方医学的传入使西医逐渐为人们所认可。宣统二年（1910 年），天主教圣心医院的建立，标志着洛阳西医发展已走出了第一步。此后福音医院等相继建立。到民国二十四年（1935 年），洛阳有西医院 13 所，西医师 26 名，护士 25 名。到民国三十七年（1948 年），洛阳西医医疗机构（含西医院、诊疗所）已有 80 多家。这说明，西医已开始为人们所接受。其二，中医在艰难困苦中发展。由于北洋政府和国民政府歧视、限制中医，致使洛阳中医受到很大摧残，但以洛阳私立行都国医院和郭氏正骨专科诊所为代表的一批中医医疗机构仍然赢得了患者的信赖。其三，虽然建立了些卫生机构，但洛阳卫生保健和预防医学严重滞后，如民国二十二年（1933 年）洛阳霍乱流行，虽然进行了整治工作，但城乡死人仍以万计。《洛阳市志第·十三卷：卫生志》，洛阳市地方史志编纂委员会编，刘典立、宋克耀总纂，中州古籍出版社，1998 年 5 月，395-397.

医药交流

自成体系的中国医学，主要是汉族的医学，自战国、东汉发展到唐代，积累起丰富的经验，也陆续出现了一些优秀的著作。中医在唐代从洛阳传布于新罗、日本等东亚诸国。经过新罗、日本人民的补充和发展，从行用的地区来说中医实际上已成为"东医"。大秦、大食、波斯和天竺的医学，多有相互承袭的共同处，形成另一体系。唐人统称西域医为"胡医"。对天然极为推崇的义净，他在《南海寄归内法传·进药方法》条里说，中国的药物，针灸诊脉的方法，远胜天竺。义净认为天竺的一切（从佛法到生活习惯），都值得学习，独重视中国医学，以为"赡部洲内，无以加也"。看来，东医在当时世界上是独步的。唐朝设太医署，置医博士、针博士、按摩博士，依国子监办法，招考学生。医科学习《本草》《甲乙》《脉经》《素同》《针经》《脉经》《明堂经》《难经》传授学生，制度全仿唐朝。日本奈良朝于大学寮外，专设典药寮，置医博士、针博士、按摩博士，传授诸生。医科习《本草》《甲乙》《脉经》；针科习《素问》《黄帝针经》《明堂》《脉决》《赤神乌针》等经，所定制度基本上与唐朝相同。唐太医署有药园师、药园生，这一制度也传于日本的药学寮。此外，日本遣唐使中又多有医师随行，来中国请教。如精于医术的日本名医管原于承和五年（838）随遣唐使来中国，归国后，被命为针博士，后又为"侍医"，对日本医学的发展影响甚巨。

《隋书·经籍志》著录《龙树菩萨药方》《西域诸仙所说药方》等天竺医书7种。天竺医在北朝或隋时，当已随同佛教传入中国。唐太宗时，王玄策出使天竺，招来方士那罗迩娑婆寐，他以延年药进奉太宗，太宗吃了药，毒发不治而死。高宗时，从东天竺迎卢伽逸多来洛阳，使他求长生不老之药。中天竺僧福生和那提也先后受命往南海诸国访采异药。某些天竺佛教徒来到中国往往自称年数百岁，中国富贵人信仰佛教，同时也误信天竺真有什么延年药。据义静《南海寄归内法传》说："且如人参、获苓、当归、远志之流，神州上药，察同西国，成不见有""西方则有足诃黎勒（种天竺树果，能治渊疾，除风消食）、郁金香、阿魏、龙脑、豆蔻、丁香"。义静认为，只有这几样是唐朝所需要的，其余药物，不足收采。义静亲自审察，所说是可信的。天竺僧所谓延年或长生不老，无非是造谣骗人，与中国方士同样妖妄。

唐玄宗天宝时，高仙芝在恒罗斯兵败于大食，随军文士杜环被大食俘获。宝应初，馆商贾船回国，著《经行记》。杜环在《经行记》中说：大秦"善医眼及渊"。天竺的眼科医也曾传入中国。唐朝洛阳名诗人刘禹锡，曾由来唐的天竺医僧治眼疾，《赠眼科医婆罗门僧诗》云："三秋伤望眼，终日哭途穷。两日今先暗，中年似老翁。看朱渐成碧，羞日不禁风。师有金篦术，如何为发蒙。"去日本的名僧鉴真，在韶州（今广东曲江）时病眼，也请过"胡人"治疗。

北宋时期，西京洛阳在宋与西夏和中亚、欧洲与中国科技文化交流中，地位特殊。无论宋对这些国家的出使，还是各国对宋的出使或朝贡，洛阳是必经之路。宋朝医学等也从这条道路传到各国。

金元明清时期，洛阳科学技术逐渐失去在全国的领先地位，中外科技文化交流失去了强劲的势头。

清末，随着汴洛、洛潼铁路的兴建，特别是新式学校的建立，西方科学技术传到洛阳。西方传教士在洛阳建立西医诊所。西方工程技术人员来洛阳对中国古老的宏伟工程如龙门石窟等表现了浓厚的兴趣。其中以法国矿山工程师鲁普兰斯·兰格和日本建筑学家伊东忠方最为著名，他们回国后，发表的有关洛阳古建筑技术的介绍文章，在西方产生了反响。

民国时期，洛阳的现代科学技术有初步发展，并应用到初具规模的交通、运输、通信、广播、医疗、种植、养殖等基础行业中。在科技文化交流方面表现是单向的汲取，还不具有与外地双向交流的科技优势。《洛阳市志·第十三卷·卫生志》，洛阳市地方史志编纂委员会编，刘典立，宋克耀总纂，中州古籍出版社，1998年5

月，252-254.

民国卫生机构

民国时期，洛阳的卫生机构量少且设备简陋。医疗机构除县与行政督察专员公署的民政部门设有卫生院外，还有福音医院、圣心医院、铁路医院，专治眼疾的神州医院及个体开业的伯谋医院、行都国医院等，总计90家。

民国时，洛阳县在老城顺城街设县卫生院，有职工9人，医疗设备仅有听诊器、注射器、血压计以及消毒用的蒸笼、煮锅。国民政府河南省第十专区卫生院有职工20多人，1间手术室和20张简易病床。其他医疗机构共有病床82张，医务人员280人。其中圣心医院有1台15毫安的X光机，1台手提式高压消毒器。《洛阳市志·第十三卷·卫生志》，洛阳市地方史志编纂委员会编，刘典立、宋克耀总纂，中州古籍出版社，1998年5月，399.

洛阳正骨医院

洛阳正骨医院，该院系在平乐郭氏正骨术的基础上发展起来的集医、教、研三位一体的中医骨伤科机构。

平乐郭氏正骨术始于清嘉庆初年，六世相传。民国初，全国各地前来求医者络绎不绝。由于郭氏正骨手到病除，医德高尚，四乡民众为郭聘三、郭灿若父子立碑5通以表赞颂。民国十九年（1930）郭灿若将医术传给其妻高云峰。《洛阳市志·第十三卷·卫生志》，洛阳市地方史志编纂委员会编，刘典立、宋克耀总纂，中州古籍出版社，1998年5月，407.

洛阳市红十字会

洛阳红十字会成立于清宣统三年（1911），起初只是做些健全机构、宣传群众和防灾救灾的人道主义救援活动。民国十年（1921），红十字会机构书大，本部设在老城西北隅玉皇庙（今豫西宾馆处），主要开展战时伤兵救护、遣送，救济灾民、难民，举办社会福利事业等。在抗日战争中，多次组织救护队抢救伤病员，并掩埋死难者。民国三十四年（1945）9月，本部搬到老城九府门办公后，组织会员学习红十字会的性质和宗旨，向社会进行红十字人道救援精神和卫生宣传，训练街道红十字卫生员，建立健全基层组织。《洛阳市志·第十三卷·卫生志》，洛阳市地方史志编纂委员会编，刘典立、宋克耀总纂，中州古籍出版社，1998年5月，419.

医学分科

周代，洛阳宫廷已有食医、疾医、疡医之设；唐朝已出现包括传染病在内的专门病房；宋朝以后开始有较细的分科，临床科室由9科发展到明、清时的13科。《洛阳

市志·第十三卷·卫生志》，洛阳市地方史志编纂委员会编，刘典立、宋克耀总纂，中州古籍出版社，1998年5月，423

中医发展

洛阳中医源远流长。夏禹时，已知跳舞可以舒筋壮骨，强壮身体。同时，认识到自然的晴雨风寒热五种气候对人体的影响，因而产生了中医学金、木、水、火、土"五行"学说的萌芽。它和伏羲的"八卦"共同形成了"阴阳五行"学说，为中医学奠定了理论基础。洛阳在东周时期，不仅设有主管医药的行政机构，而且医疗分科也比较细致，除疾医、疡医、食医、兽医外，还出现了专门的老年病科（耳鼻喉医）、妇科（带医）、小儿科等。

秦汉以来，洛阳包括医学在内的文化与各地交流很活跃，秦始皇焚书坑儒，唯医书与农书得以幸免。西汉末期的收书校书活动，又为洛阳医学增加了新的内容。东汉光武皇帝重视卫生医药事业，他在位时，着手建立、充实国家的医疗卫生机构，设立太医令，掌管全国的医疗卫生工作，下设员医293人，员官19人，负责处理医疗卫生工作。还专设药丞、主药、方丞、主方各1人，负责对用药和处方进行管理和研究。重视对疾病的诊断及方药的配合，对中医整体观念的认识和对方药的合理运用，已达到成熟阶段。

曹魏时，洛阳发生了三次大规模的流行病，死者以万计，人民在同疾病的斗争中，获得了丰富的临床经验。西晋时期，针灸学的发展在医学史上居重要地位，针灸大家皇甫谧的《针灸甲乙经》在洛阳写成问世。西晋任太医令的王叔和在洛阳对中医脉学进行了深入的研究，在《内经》《难经》以及张仲景、华佗等医学理论的基础上，结合临床经验，撰成《脉经》一书。该书集晋以前脉学之大成，尤以对24种脉象的阐述和小关尺三部的穴位诊断，对后世脉学影响甚大，是中国现存最早的脉学专著。全书阐析脉理、陈述脉法，注重人体脉象与自然的关系，奠定中医脉学基础，极大地推动了脉学研究的发展。

隋唐时期，帝都洛阳的中医发展又进入新的领域。其发展特点表现在以下三个方面。首先，洛阳出现了一大批名医，并撰写了一批医学专著。洛阳籍医生张文仲、李虔纵长期担任宫廷侍御医，对中医的发展做出了突出的贡献。张文仲著的《随身备急方》、刘禹锡著的《传信方》等是这个时期的重要医学著作；其次，民间土、验方大量出现，医学活动非常活跃。刻于唐代初年的龙门石窟药方洞记载了大量民间土、验方。这140个药方治疗的疾病有40多种，分属于内科、外科、皮肤科、神经科、肛瘘科、肿瘤科、妇科、儿科、五官科、针灸科等。这些药方包括丸、散、膏、汤等。治疗方法分内服、外洗、敷、熏和针灸治疗。龙门石刻药方丰富了祖国医学宝库，在中国乃至世界医学史上都占有一定地位。再次，中外医学交流频繁。洛阳作为世界性的大都会，在隋唐时期居住着大批胡医，在中医传入世界各地的同时，天竺、西域的医学书籍和疾病疗法也传入中国，大大发展了以洛阳为中心的祖国医学事业。

宋元明清时期，洛阳中医学分科更细，临床科目已发展到 13 科，医学书籍大量印刷，学术争鸣活跃，名医辈出。宋代张永植名震中原，其《卫生家宝》《小儿方》影响到中国南方地区；郜雍致力于伤寒的研究，其《伤寒补亡论》补充了医圣张仲景原著《伤寒论》的不足，他还提出了对天花、水痘、麻疹等病的鉴别诊断理论，对传染病的防治做出了重大贡献。明代王守域、赵玉璧、何宜健的医疗水平，被誉为"弹指可决生死"。另有名医李宏要、孙应奎、昌田都为世人所称道。清代祝尧民，享有"华佗再世"之盛名。袁句关于种痘的论述《天花精言》，至今仍有参考价值。程文周所著的《程文周医案》，被选入当时国家编纂的（珍宝医书集成》和《中国医学大成》。

民国时，中医不被重视，无公立机构，中医主要来源于家传或师承。家传者多有一技之长，操持其祖传之技术或丸散背丹以济世治人。著名的有平乐的郭氏祖传正骨，象庄的秦氏祖传妇科，洛阳老城李占标膏药和李楼李八仙妇科，历史悠久，闻名省内外。为了挽救祖国医学，民国十九年（1930）洛阳成立了行都国医公会，号召团结致，争取公正平等的待遇。同年在洛阳又成立了中医研究会，定期组织会员进行业务学习和技术交流。民国二十五年（1936），洛阳的行都国医分会和洛阳中医研究会加入国医砥柱月刊社，成立国医砥柱月刊社河南洛阳行都分社，参加人员共 36 人。民国二十六年（1937）改名为洛阳中医师公会。《洛阳市志·第十三卷·卫生志》，洛阳市地方史志编纂委员会编，刘典立、宋克耀总纂，中州古籍出版社，1998 年 5月，423.

西医

光绪三十四年（1908），西医开始传入洛阳。当时清政府向比利时、法国贷款修筑汴洛铁路，在现洛阳东车站附近设立一个铁路系统的医疗室，有西医 1 名，护士 1名。宣统二年（1910），意大利天主教徒来洛阳传教，在洛阳老城南关马市街建教堂并开设诊所，民国九年（1920）迁至东车站，在天主堂内成立门诊部，名曰圣心医院（亦称天主堂医院）。民国元年（1912），美国基督教信义会纽约差会派传教士到洛阳组织基督教洛阳分会，利用差会拨款和教徒捐款在东兴隆街建教堂和福音医院，有病房 30 间，设病床 60 张，日门诊百余人。民国二十七年（1938），国际红十字会派人支援部分设备充实圣心医院。抗日战争期间，洛阳有河南省第十专区洛阳卫生院、洛阳县卫生院及私人开业的伯谋医院、陆大医院等。《洛阳市志·第十三卷·卫生志》，洛阳市地方史志编纂委员会编，刘典立、宋克耀总纂，中州古籍出版社，1998 年 5 月，428.

外科

民国时期，洛阳的私立伯谋医院、天主堂圣心医院和基督教福音医院，均设有外科，其器械消毒采用锅蒸、水煮、药泡及酒精燃烧等方法，外科治疗仅处理一般感染及清创缝合。施行阑尾切除、皮下良性肿瘤切除、腹股沟疝修补及截肢术等，术前均需由家属立"没事字据"，注明发生任何问题均与医院无关。《洛阳市志·第十三卷·卫生志》，洛阳市地方史志编纂委员会编，刘典立、宋克耀总纂，中州古籍出版社，1998年5月，430

眼科

民国二十九年（1940）以前，洛阳无正式眼科医生。民国三十年（1941），洛阳老城御路街开设神州医院，专治眼科疾病。民国三十七年（1948），该院仅可做刮沙眼、内翻矫正、内眦、赘片矫正，最大的手术为白内障摘除。《洛阳市志·第十三卷·卫生志》，洛阳市地方史志编纂委员会编，刘典立、宋克耀总纂，中州古籍出版社，1998年5月，434

镶牙

民国八年（1919），洛阳有一银匠改行开设镶牙馆镶牙。民国三十七年（1948），镶牙的个体开业户有10家，其设备仅有磨牙的脚踏车、煮牙用的铁盒及磁牙、橡皮材料等，可制作托牙和全口假牙。《洛阳市志·第十三卷·卫生志》，洛阳市地方史志编纂委员会编，刘典立、宋克耀总纂，中州古籍出版社，1998年5月，437.

行政管理

洛阳的卫生行政管理可追溯到建都洛阳的周代。据《周礼》记载，周王室专门设有"掌医之政令"者，对灭虫等清洁卫生也有人专司其事。建都洛阳的东汉王朝设有太医令、丞，掌管医药等事宜。魏晋因之。隋唐都洛时期，设有太医署，该机构为全国医药行政及医学教育的最高机关。

清末、民国初期，洛阳的卫生行政管理先后史属警察、民政部门。国民政府统治时期，河南省第十区行政督察专员公署和洛阳县政府均设有卫生专员负责卫生行政管理。《洛阳市志·第十三卷·卫生志》，洛阳市地方史志编纂委员会编，刘典立、宋克耀总纂，中州古籍出版社，1998年2月，484.

清光绪三十四年（1908），清政府民政部颁布分科办事章程，要求各地设立卫生科（处），掌管医务、卫生防疫及官立医院的具体事项，洛阳县的民政部设立相应机构，从事医政管理。

民国时期，洛阳县和河洛道（河南省第十区行政督察专员公署）的医政管理流于形式，医疗事故不断，卫生防疫工作不力，地方病和流行病的发病率长期居高不下。《洛阳市志·第十三卷·卫生志》，洛阳市地方史志编纂委员会编，刘典立、宋克耀总纂，中州古籍出版社，1998年2月，488.

西药

民国初年，西药开始进入洛阳市场，由较大的药店经营。药品主要来自上海、广州、郑州等地。日军侵华后，交通阻塞，又多转向开封、界首等地购进，且上海货居多。较大的商号为争夺市场，派出人员常驻上海，向各大药房、各大药厂联系进货。时令、急需药品则临时派员出外重点采购，紧俏药品，随身带同，一般商品则委托铁路运回。中小药房无力派人外出，则用函电要货，邮局代为收款，或者在市内大的药房购进，其结算方式多为现金交易，也有部分采取"代销产品、定期付款"（春节、端午节、中秋节）的方式结算。《洛阳市志·第九卷·商业志》，洛阳市地方史志编纂委员会编，刘典立，宋克耀总纂，中州古籍出版社，1998 年 2 月，68.

药材经营

自古迄今，洛阳地区的中药材销售就独居特色。汉唐时期，洛阳长期作为全国的政治、经济中心，随着城市居民的增加和往来客商的云集，市场上卖药者颇多，西晋时，甚至远在南方的会稽人也来洛购药，而且当时的药价颇高。

药材经营

自古迄今，洛阳地区的中药材销售就独居特色。汉唐时期，洛阳长期作为全国的政治、经济中心，随着城市居民的增加和往来客商的云集，市场上卖药者颇多，西晋时，甚至远在南方的会稽人也来洛购药，而且当时的药价颇高。

民国初期，洛阳市中药行业均系个体经营。全市共有中药店（堂）45 家，资金52500 块银元，从业人数 347 人，商品流通渠道主要在本市。批零兼营的有 29 家、零售的有 16 家（其中有家是专卖膏药的）。有些店堂为前店后场，按传统验方、秘方、配制生产膏、丹、丸、散等成药，主要品种有珍珠拔毒膏、天王补心丹、六味地黄丸、三黄散等。抗日战争时期，洛阳中药业受到严重破坏，民国三十二年（1943），侵华日军不断对洛阳进行狂轰滥炸，市民纷纷出逃，西大街的协和启、泰和丰等药店相继关闭。北大街的四知堂药店被炸起火，资产损失 80%，裕源药店被炸，损失 500 块银元，洛阳沦陷后，裕源药店又遭焚烧，损失 8000 块银元。其他各家药店被迫疏散药材、人员或临时停业。北大街的福寿长、西大街的泰和丰药店，分别迁到市郊李村、延秋等地。日本投降后，这些药店才迁回城内。国民党统治末期，中药经营方式与抗日战争时期基本相同。当时苛捐杂税多，社会上还有地痞流氓，每遇初一、十五，红、白喜事，便以道喜、致哀为借口，向各家索取钱财，使经营者受到骚扰，中药店堂都难以负担。因此，有的勉强维持，有的搬迁店址，有的相继倒闭。《洛阳市志第九卷·商业志》，洛阳市地方史志编纂委员会编，刘典立、宋克耀总纂，中州古籍出版社，1998 年 2 月，69-70.

中药店

四知堂药店，在北大街，股东（掌柜）王庆和、杨振清，有职工21人，开业起止时间：1911—1956年，后公私合营。

复兴隆药店，在西大街乡范街南口，股东（掌柜）张少勋，有职工11人，开业起止时间：1911—1942年。

永和祥药店，在西大街九府门东，股东（掌柜）李健，有职工11人，开业起止时间：1911—1936年。

泰和丰药店，在西大街乡范街口西，股东（掌柜）莫老大，有职工3人，开业起止时间：1919—1956年，后公私合营。

同泰长药店，在北大街，股东（掌柜）林陆，有职工5人，开业起止时间：1919—1948年。

德升长药店，在东门内路北，有职工3人，开业起止时间：1919—1956年，后公私合营。

万祥药店，在谷水街路南，股东（掌柜）牛玉样，有职工4人，开业起止时间：1921—1956年，后公私合营。

孙才娃药店，在谷水街路北，股东（掌柜）孙才娃，有职工2人，开业起止时间：1921—1956年，后公私合营。

中南堂药店，在西工小街路东，股东（掌柜）牛华南，有职工4人，开业起止时间：1923—1948年。

德泰祥药店，在北大街路东，股东（掌柜）姚润甫，有职工19人，开业起止时间：1925—1956年，后公私合营。

万红堂药店，在南新安街，有职工3人，开业起止时间：1926—1944年，后公私合营。

柯俞源药店，在东新安街路北，股东（掌柜）柯玉轩，有职工2人，开业起止时间：1926—1956年，后公私合营。

同泰顺药店，在南关贴啷巷路南，股东（掌柜）胡德欣，有职工5人，开业起止时间：1927—1956年，后公私合营。

裕源药店，在北大街路东，股东（掌柜）崔静一，有职工16人，开业起止时间：1928—1956年，后公私合营。

颐和药店，在西大街路北，股东（掌柜）陈巨川，有职工19人，开业起止时间：1929—1937年。

永和堂药店，在东大街鼓楼东，股东（掌柜）罗宏，有职工14人，开业起止时间：1930—1934年。

济源药店，在西大街东后道以东，股东（掌柜）焦作斌，有职工11人，开业起止时间：1930—1903 年。

泰生祥药店，在东大街鼓楼东路北，股东（掌柜）张树业，有职工 28 人，开业起止时间：1931—1953 年。

双盛公药店，在东大街鼓楼西，股东（掌柜）张开太，有职工 13 人，开业起止时间：1932—1940 年。

福寿长药店，在西大街，股东（掌柜）王公甫，有职工 13 人，开业起止时间：1931—1940 年。《洛阳市志·第九卷·商业志》，洛阳市地方史志编纂委员会编，刘典立、宋克耀总纂，中州古籍出版社，1998 年 2 月，70-72.

第二节　偃师县

医学

医学，在县西南，洪武十七年（1384）开设。《郾师县志·卷一·属司》，明·魏津纂修，宁波天一阁藏明弘治十七年（1504）抄本 1962 年影印，20.

医学，在治东南。《郾师县志·卷二·地里志下》，清·汤毓倬修，孙星衍纂，清康熙五十三年（1714）刊本，95.

阴阳学

阴阳学，在县西南，洪武十七年（1384）开设。《郾师县志·卷一·属司》，明·魏津纂修，宁波天一阁藏明弘治十七年（1504）抄本 1962 年影印，20.

阴阳学，在治西南，旧志康熙三十年（1691），知县王泽长建。《郾师县志·卷二·地里志下》，清·汤毓倬修，孙星衍纂，清康熙五十三年（1714）刊本，95.

惠民药局

惠民药局，在县治东南，洪武四年（1371）开设。《郾师县志·卷一·属司》，明·魏津纂修，宁波天一阁藏明弘治十七年（1504）抄本 1962 年影印，20.

药局在治东。《郾师县志·卷二·地里志下》，清·汤毓倬修，孙星衍纂，清康熙五十三年（1714）刊本，95.

医学训科

（偃师县）医学训科一员。《河南通志·卷三十八·职官志》，清·田文镜纂修，清光绪二十八年（1902）刻本，9.

养济院

养济院，在县治东，岁久倾颓，弘治九年（1496），知县魏津重建，北南房各五间，东西厦各五间，穷独俱得其所。《郾师县志·卷一·公署》，明·魏津纂修，宁波天一阁藏明弘治十七年（1504）抄本1962年影印，19.

养济院，旧在治北，今废，改建西郭内。旧志康熙三十八年（1699），知县王泽长改建。《郾师县志·卷二·地里志下》，清·汤毓倬修，孙星衍纂，清康熙五十三年（1714）刊本，96.

普济堂

普济堂，在西郭。旧志雍正十二年（1734），奉文建。《郾师县志·卷二·地里志下》，清·汤毓倬修，孙星衍纂，清康熙五十三年（1714）刊本，95.

普济堂，□邑绅衿士庶，共捐银一千五百一十两九钱，置买义田地三顷三十二亩三分七厘五毫，又捐地五十七亩七分。今地有塌入河中者，现存地三顷九十亩七厘五毫，每年收租银九十六两三钱二分一厘五毫，租麦仓石六石四斗三升一合七勺五□，按月发给穷民为口粮之食。《郾师县志·卷八·田赋志》，清·汤毓倬修，孙星衍纂，清康熙五十三年（1714）刊本，394.

孤贫银

孤贫银，额设二十名，每名岁支口粮银二两八分五厘五毫四丝五忽。乾隆三年（1738）奉文加增银一两五钱一分四厘四毫五丝五忽。每名口支粮银一分，岁支口粮银三两六钱外，支花布银三钱三分六厘五毫五丝。《郾师县志·卷八·田赋志》，清·汤毓倬修，孙星衍纂，清康熙五十三年（1714）刊本，381

育婴堂

育婴堂，在西郭。旧志雍正十二年（1734），奉文建。《郾师县志·卷二·地里志下》，清·汤毓倬修，孙星衍纂，清康熙五十三年（1714）刊本，96.

药铺商

药铺商，各市皆有，只卖中医草药。《偃师县风土志略》，民国·乔荣筠等撰，民国二十三年（1934）石印本，92.

药材银

药村银五两七钱。《郾师县志·卷八·田赋志》，清·汤毓倬修，孙星衍纂，清康熙五十三年（1714）刊本，374.

县立医院经费

岁出门科目第五项第三目，县立医院费全年支出预算数 1800 元，每月支出预算数 150 元。说明：二十二年（1933）奉民厅 234 号令规定，月支经费洋 100 元医药等费月支洋 50 元。《偃师县风土志略》，民国·乔荣筠等撰，民国二十三年（1934）石印本，92.

第三节　孟津县

医学　阴阳学

阴阳学，在旧察院西，今废。医学，在旧察院西，今废。《孟津县志·卷一·公署》，清·孟常裕纂修，清康熙四十七年（1708）刻本，11.

阴阳学，在新察院西，今废；医学，有旧察院西，今废。《孟津县志·卷之一·人物孝友》，清·徐元灿、赵擢彤、宋缙等纂修，清康熙四十八年（1709）、嘉庆二十一年（1816）刊本，17.

阴阳学训术

阴阳学训术一人，旧有学在旧察院西，康熙间改为乡约所，今为普济堂。《孟津县志·卷之三·建置》，清·徐元灿、赵擢彤、宋缙等纂修，清康熙四十八（1709）年、嘉庆二十一（1816）年刊本，130-131.

医学训科

医学训科一人，旧有学在旧察院西。今废。《孟津县志·卷之三·建置》，清·徐元灿、赵擢彤、宋缙等纂修，清康熙四十八年（1709）、嘉庆二十一年（1816）刊本，131.

（清）医学训科一员；阴阳学训术一员。《孟津县志·卷二·职官》，清·孟常裕纂修，清康熙四十七年（1708）刻本，2.

（孟津县）医学训科一员。《河南通志·卷三十八·职官志》，清·田文镜纂修，清光绪二十八年（1902）刻本，10.

药栈　西药房

城市有药栈五，西药房二。《孟县志·卷八·社会》，民国·阮藩济等纂修，宋立梧等纂，民国二十二年（1933）刊本，1077-1078.

药铺

药铺：城市一四，庙底三，南庄一、沇河二、东桑坡一、西桑坡一、武桥一、马附庄二、子昌二、禹寺五、孙村二、岑村四、谷旦三、赵和二、龙台三、槐树口二、冶墙二、冶戍二、西虢村二、田杖三。《孟县志·卷八·社会》，民国·阮藩济等纂修，宋立梧等纂，民国二十二年（1933年）刊本，1077—1078.

养济院

养济院，在城西北隅，后废，额恤男妇孤贫十六口，今移于育婴堂。《孟津县志·卷之三·建置》，清·徐元灿、赵擢彤、宋缙等纂修，清康熙四十八年（1709）、嘉庆二十一年（1816）刊本，133.

养济院，在后街。《孟津县志·卷一·公署》，清·孟常裕纂修，清康熙四十七年（1708）刻本，11.

育婴堂

育婴堂，在城隍庙，前门一间，房四间。《孟津县志·卷之三·建置》，清·徐元灿、赵擢彤、宋缙等纂修，清康熙四十八年（1709）、嘉庆二十一年（1816）刊本，133.

普济堂

普济堂，在察院右，本阴阳学址，雍正十三年（1735），知县吕大抱率绅士捐建。大门一间，男房十一间，女房九间，以恤男妇之鳏寡孤独、残疾无告者。内置滩地八顷三十八亩八分，又郑树元捐地三十亩，郑□捐地十三亩，郑曹氏捐地十亩，郑陈氏捐地十亩，曹马氏捐地十五亩。嘉庆十八年（1813），知县赵擢彤重修。《孟津县志·卷之三·建置》，清·徐元灿、赵擢彤、宋缙等纂修，清康熙四十八年（1709）、嘉庆二十一年（1816）刊本，133.

漏泽园

漏泽园，在城南门下，各乡堡亦有之，以葬客死及贫无茔域者。《孟津县志·卷之三·建置》，清·徐元灿、赵擢彤、宋缙等纂修，清康熙四十八年（1709）、嘉庆二十一年（1816）刊本，133.

第四节　新安县

医学　阴阳学

医学，久废。阴阳学，久废。《新安县志·卷二·营建》，民国·邱峨主修，民国三年（1914）石印本，6.

阴阳学，佟志即未载其地。医学，亦同阴阳学。《新安县志·卷二·营建》，民国·邱峨主修，民国三年（1914）石印本，8.

县立医院

县立医院，在城东街节孝祠内，置院长一人，月支洋二十元，由财委会地方款支取。

按：明洪武十七年（1384），县立惠民药局于县署。永乐二年（1404），知县张敏重修，久废。民国九年，奉省文设立施药医院；十七年（1928），改平民医院；二十三年（1934）改今名。《新安县志·卷六·民政志》，民国·张钫修，李希白纂，民国27年（1938）石印本，477.

惠民药局

惠民药局，明洪武十七年（1384）建；永乐二年（1404），知县张敏重修，今废。《新安县志·卷二·营建》，民国·邱峨主修，民国3年（1914）石印本，29.

医学训科

医学训科，明两人，清八人。阴阳学训术，明二人，清七人。……右医学训科等衔名均节旧志。《新安县志·卷四·职官志》，民国·张钫修，李希白纂，民国二十七年（1938）石印本，337.

医学训科一员。《新安县志·卷三·秩官》，清·邱峨主修，民国三年（1914年）石印本，32.

医学训科，韩志遗佟志载旧志，二人，今续八人，凡十。

（明）张瀚，成化二十二年（1486）任；郭琮；

（清）国朝，黄元吉，顺治十六年（1659）任；黄云鹤，康熙二十九年（1690）任；黄光宗，五十年（1711）任；郭象晃，雍正四年（1726）任；寨让，乾隆十四年（1749）任；李若恒，十八年（1753）任；孙逢春，二十三年（1758）任；陈玉良，三十年（1726）任。《新安县志·卷三·秩官》，清·邱峨主修，民国三年

（1914）石印本，44；《新安县志·卷二·职官》，清·乾隆三十一年刻本，4.

（新安县）医学训科一员。《河南通志·卷三十八·职官志》，清·田文镜纂修，清光绪二十八年（1902）刻本，10.

阴阳训术

阴阳训术，韩志遗佟志载旧志，一人，今据各碑（补）一人，今续四人，凡六。

（明）张宗文，成化间任；常大友，万历二十八年（1600）任，见通济桥碑。

（清）国朝，郭椿龄，康熙间任；张怀英，乾隆十年（1745）任；李林，二十二年（1757）任；陈聚卿，三十年（1765）任。《新安县志·卷三·秩官》，清·邱峨主修，民国三年（1914）石印本，44.

救济院

救济院，在城东街佟公祠内，设恤老残废婴儿各主任，民国二十一年三月，经县会表决，定每月经费二十元，恤贫费二十二元三角，每年药费八十元，育婴费二十元。

按：明时有养济院在城西关路北，后废。清雍正十年（1732），知县于学谦奉总都王士俊令，设普济院，建房二十余间，购地二百三亩五分，见旧志。光绪三年（1877），大荒，院复圮，四年知县任浩，以江浙赈余外续购地一百九十余亩，共地四百一十亩七分一厘，房屋窑院四加空地，□区基金五百三十一元六角，全年以稞租洋四百八十一元八角，孳息洋一百二十七元□角四分八厘，共计地租房稞孳息，全年收洋六百九元四分八厘。民国二十三年，院内人口不满五十，奉令取消。《新安县志·卷六·民政志》，民国·张钫修、李希白纂，民国二十七年（1938）石印本，478－479.

养济院

养济院，在城西门外大路北，前代修，废，莫考。《新安县志·卷二·营建》，清·邱峨主修，民国三年（1914）石印本，29.

漏泽园

漏泽园，即义冢，共计四区，俱有碑存，一慈涧东湾；一刘猛将军庙西；一两铁塔山路北，顺治间知县曹国卿置；一鸿山寨大路北，雍正间知县于雪谦置。《新安县志·卷二·营建》，清·邱峨主修，民国3年（1914）石印本，29.

育婴堂

育婴堂，雍正二年（1724），户部行文饬有司，劝募举行。《新安县志·卷二·

营建》，清·邱峨主修，民国三年（1914）石印本，29.

保生堂

保生堂，在城西街路南，大门西厢，共房九间。

按：清雍正二年（1724），户部行文，饬有司劝募建育婴堂，后废。见旧志。咸丰十年，知县王连塘买官房七间，改建保生堂，同治元年毁。光绪二年（1876），知县邹宁棠重建，旋圮。民国十一年（1922），县长葛邦炳募款重修，有碑。《新安县志·卷六·民政志》，民国·张钫修、李希白纂，民国二十七年（1938）石印本，481

实安慈惠孤儿院

实安慈惠孤儿院，清光绪二十二年（1896），西端典国教士刘丹芝来县，创建福音堂于城中大街南。民国初，其教士燮桂英、康若兰，见道弃婴儿，因归募得其国人实安遗产之款，来在丁家街，购地建孤儿院，取弃儿教养之。民国九年（1920），邑大饥，道路弃者众，收哺益多，院为莫容，桂英复商同牧师鲍跃渊，重募巨款，更建西式三间见方大楼，即今院。并取城市附近子女之贫窘不能生活者，抚养之，儿达二百以上，内分设男女小学暨习艺所，全活甚众。《新安县志·卷六·民政志》，民国·张钫修、李希白纂，民国二十七年（1938）石印本，482.

普济堂

普济堂，雍正十年（1732），奉总督王士俊牌饬各州县捐立，以收养孤贫。知县于学谦以额设之，养济院残破狭隘，辑补增建大门一间官厅三间，东西住房二十七间。每名孤贫日给银一分，在田地秣租生息，协拨银两三项内支销，孤贫无定额，现在五十一名。《新安县志·卷二·营建》，清·邱峨主修，民国三年（1914）石印本，30.

普济堂，地租原额二顷三亩五分，年收租六十一石五升。光绪四年（1878），江浙义赈余款购地暨陆续捐输地共四顷一亩三分，统归倡善堂保管，年收租息钱一百余串，专办孤贫恤厘埋骨，勘验拾字纸等慈善之用。民国七年（1918），归公款局经管，年收租折钱一百九十五串六百文；十六年（1927），折钱三百零五串四百文；二十一年（1932）二月，拨归救济院，增加基金洋五百三十一元六角，年收租洋四百八十一元八角，收息洋一百二十七元二角四分八厘。《新安县志·卷三·财赋志》，民国·张钫修、李希白纂，民国二十七年（1938）石印本，251–252.

第五节　宜阳县

医学　阴阳学

医学，久废。阴阳学，久废。《宜阳县志·卷之二·建置志》，清·王道成、周洵等修，清乾隆十二年（1747）刊本，5.

（宜阳县）医学训科一员。《河南通志·卷三十八·职官志》，清·田文镜纂修，清光绪二十八年（1902）刻本，10.

永济院

永济院，在城西门里，雍正十二年（1734）知县沈至德奉文创建。瓦房二十六间，劝捐地五百二十七亩，每年租粮一百七十二石一斗，劝捐银六百三十两，交盐当商每月二分起息，计每年息银一百五十一两二钱。贫民三十六名口，每名口每日支银一分，按月给发。《宜阳县志·卷之二·建置志》，清·王道成、周洵等修，清乾隆十二年（1747年）刊本，8；《宜阳县志·卷二·建置》，清·谢应起等修，刘占卿等纂，清光绪七年刊本，376.

永济院，在城西门里，雍正十二年（1734），知县沈至德奉文创建。瓦房二十六间，劝捐地五百二十七亩，每年租粮一百七十二石一斗，劝捐银六百三十两，交盐当商每月二分起息，计每年息银一百五十一两二钱。贫民三十六名口，每名口每日支银一分，按月给发。今圮。《宜阳县志·卷之二·建置志院》，民国·张浩源、林裕焘主修，河南商务印书所，民国七年（1918）铅印本，57.

产生堂

产生堂，在胜因寺前，路西。光绪二十七年（1901），县尹王郡兰建置。时因流民过境者众，往往有产妇临盆乏所栖止，风餐露宿，生命堪虞，故为之建置于此，亦善政之一端也。《宜阳县志·卷之九·建置》，民国·张浩源、林裕焘主修，河南商务印书所，民国七年（1918）铅印本，9.

育婴所

育婴所，在小街东口，雍正十三年（1735）知县沈至德创。建瓦房六间，在永济院租入顷下，劝动用发给应食口粮。按今当齐歇业盐，非商办，生息之款早经提用，无著贫民，口粮攸关，计日不足，历经捐给。《宜阳县志·卷二·建置》，清·谢应起等修，刘占卿等纂，清光绪七年（1881）刊本，377；《宜阳县志·卷之二·建置志院》，民国·张浩源、林裕焘主修，河南商务印书所，民国七年（1918）铅印本，57.

育婴堂

育婴堂，在小街东口，雍正十三年（1735），知县沈至德创。建瓦房六间，堂内度支，在永济院租息内取办。《宜阳县志·卷之二·建置志》，清·王道成、周洵等修，清乾隆十二年（1747）刊本，8.

养济院

养济院，在城西关，久废。《宜阳县志·卷二·建置》，清·谢应起等修，刘占卿等纂，清光绪七年（1881）刊本，377.

一支养济院孤贫口粮、花布常年银一十九两六钱八分三厘，闰年银二十一两一钱捌八三厘，口粮扣。《宜阳县志·卷五·税赋》，清·谢应起等修，刘占卿等纂，清光绪七年（1881）刊本，435-436.

一支养济院孤贫口粮、花布常年银十九两六钱八分三厘，闰年银二十一两一钱八分三厘，口粮扣，建解藩库。《宜阳县志·卷之三·税赋志》，民国·张浩源、林裕焘主修，河南商务印书所，民国七年（1918）铅印本，11.

广济院

广济院，在养济院东，明知县王任杰因孤贫溢额捐置，今废。《宜阳县志·卷二·建置》，清·谢应起等修，刘占卿等纂，清光绪七年（1881）刊本，377；《宜阳县志·卷之二·建置志院》，民国·张浩源、林裕焘主修，河南商务印书所，民国七年（1918）铅印本，57.

第六节　洛宁县

医疗机构

汉代始有乡间中医，清末民初，医生渐多，开铺、坐堂，遍及城乡。1934年，西医传入，河北顺德府贾西铭医师来王范开诊所，始用听诊器诊病。1936年，县建第一所公立卫生院，葛厚甫任院长，中西医各一人，较大集镇开162个中药铺，有医生的58所。同年，王范东门外山陕会馆，驻国民党军政部第十四兵站医院。1937年，医疗单位发展到184个，其中以王范晋豫生、义顺昌、和顺祥、同茂恒规模最大，顾客涉及省内外。《洛宁县志》，洛宁县志编纂委员会编，生活·读书·新知三联书店出版，1991年2月，529.

（永宁县）医学训科一员。《河南通志·卷三十八·职官志》，清·田文镜纂修，清光绪二十八年（1902）刻本，10.

医疗队伍

汉代已有中医走村串户，诊疗疾病。清代，乡村中医渐多，走乡、赶会、开铺、坐堂极为普遍。有名望的中医有下峪村尚义，竹园沟村张玉佩，寨礼村李梅林、李芝秀、蔡长杰、刘奇峰、李逢庚，西王村孙贵士、雷乘时，上戈村杨成林，东仇村张炳南，北赵村段廷鉴，范店村卫清水，经局村张遵铭，新庄村孙士超，侯坡村高谦，金家庄金正儒等二十余人。

民国初年，医疗队伍无大发展，山乡村间，依旧缺医少药。三十年代，西医传入，全县有坐堂中医58人，游乡郎中百余人。到建国前夕，从业人员达320人。较有名气的中医有李景堂、张运铣、侯好智、张玉堂、宋兰桐、戴福臣、刘鸿圭等。西医有王全生、张鉴明、王景荣等。《洛宁县志》，洛宁县志编纂委员会编，生活·读书·新知三联书店出版，1991年12月，530.

医术

民国以前，医术落后，虽有治好疑难病症的绝招，但缺乏总结推广而失传。更有些不学无术的"野医"，误诊致亡的颇多。《洛宁县志》，洛宁县志编纂委员会编，生活读书新知三联书店出版，1991年12月，533.

养济院

养济院，在县治西南隅。《洛宁县志·卷二·建置》，民国·贾毓鹗等修，王凤翔等纂，民国六年（1917）铅印本，264.

普济堂

普济堂，在县东门内，雍正十一年（1733），邑人韦整建立。捐银一百九十两。《洛宁县志·卷二·建置》，民国·贾毓鹗等修，王凤翔等纂，民国六年（1917）铅印本，264.

育婴堂

育婴堂，在城西南隅，雍正十三年（1735），知县左懋源建立。房屋七间，乳妇一名。《洛宁县志·卷二·建置》，民国·贾毓鹗等修，王凤翔等纂，民国六年（1917）铅印本，264.

漏泽园

漏泽园，在城三郭外俱置。明乡民李万相复于县东十里许，捐地起冢，左长史王家相为之记。《洛宁县志·卷二·建置》，民国·贾毓鹗等修，王凤翔等纂，民国六年（1917）铅印本，265.

第七节　伊阳县

医学　阴阳学

医学，在（县）治南。《汝州志·卷之四·公署（伊阳县）》，明·承天贵纂修，宁波天一阁藏明正德五年（1510）刻本，1963年影印，3.

阴阳学，在（县）治东南。《汝州志·卷之四·公署（伊阳县）》，明·承天贵纂修，宁波天一阁藏明正德五年（1510）刻本，1963年影印，3.

（伊阳县）医学，久废。阴阳学，久废。《汝州全志·卷三·公署三（伊阳县）》，清·白明义纂修，清道光二十年（1840）刻本，65.

医疗机构

清代及以前无县级医疗卫生机构，群众患病靠农村中医诊治。民国二十二年（1933）县政府始建伊阳县卫生院，医务人员6人，经费少，设备简陋，就诊者多为公职人员，民国二十四年（1935），县设有新生活运动促进会，由会员分期到各区镇宣传卫生要义，城内有卫生警察10名，办理清洁卫生事务。并开始应用疫苗、牛痘苗，进行预防接种。《汝阳县志》，汝阳县地方志编纂委员会编，生活·读书·新知三联出版社，1995年6月，573.

医药

建国前，汝阳经济文化落后，医疗卫生条件很差，危及人们生命的天花、霍乱时有流行，黑热病到处皆有，山区地方性甲状腺肿和克汀病尤为严重，巫婆、神汉借行医骗人，病死率甚高。县境只有几家私人医药店铺，较有名的是县城东街的"天寿堂"和蔡店的"月寿堂"。清末，全县有药铺47家，从医人员70人。民国年间，县有卫生院1所，私人诊所和药铺133家，中、西医生196人。《汝阳县志》，汝阳县地方志编纂委员会编，生活·读书·新知三联出版社，1995年6月，573.

医疗队伍

清末，县无官办医疗机构，私人医药店铺47家，从医人员70人。民国二十二年

（1933），县建立卫生院1所，医务人员6人。1941年，建立8家私人西医诊所，至1947年县有私人医药店铺和诊所133家，从医196人。《汝阳县志》，汝阳县地方志编纂委员会编，生活·读书·新知三联出版社，1995年6月，578.

中医

建国前，县内病人主要靠中医治疗，医疗方式主要靠望、闻、问、切进行诊断。内科病人多用中草药、针灸、按摩、拔火罐进行治疗；外科仅以切脓肿、贴膏药等方法治疗；农村多用土单验方，医疗水平较低，病人死亡率甚高，尤其遇到疫病流行更是死之枕藉，束手无策。清道光元年（1821）和民国五年（1916），霍乱病流行，全县死亡都在千人以上。地方病更是听其自然，人们平均寿命只有40多岁。《汝阳县志》，汝阳县地方志编纂委员会编，生活·读书·新知三联出版社，1995年6月，580.

西医

民国十四年（1925），上店人李明珊在上店始办西医诊所。民国二十二年（1933），国民党伊阳县政府建立"伊阳县卫生院"。民国三十二年（1943），县城开设西医诊所4个。1947年解放前，全县有西医诊所8个。《汝阳县志》，汝阳县地方志编纂委员会编，生活·读书·新知三联出版社，1995年6月，581.

药栈 药店

光绪二十四年（1898），禹州人任松来伊阳从事医药贩卖。三年后在上店开办一个小型药店。光绪三十二年（1906），创办伊阳第一家医药批发兼零售商店——"任春盛药栈"。开始，只有任松及其儿与任学忠二人守业，后又雇人，生意日渐兴隆。他们一方面用独轮小车从禹州运回药材出售，一方面收购本县地产药材和山货卖到禹州。上店成为一个药材集散地，全县近百个坐堂医药店和嵩县、鲁山的一些医药店都来批发药材。民国三十三年（1944），日军侵占伊阳，任永盛药栈遭到破坏，停止营业。次年，药栈掌柜任学忠和上店豪绅申汝瑛合资经营。民国三十五年（1946），猴套镇保长阎老五在上店西街开设县内第二个医药批零药店——阎景礼药店。两家药店从业人员18名，资本总额钓1.5万元（银币）。

民国十四年（1925），上店人李明珊从西安卫生教练所带回一些西药，在上店开办伊阳第一家西医诊所，经营品种有氨基比林、六〇六、吗啡、康复、阿托品、奎宁、克林、复百龙等注射液及解热止痛片，金鸡纳霜片、苏打片、硼酸软膏、凡士林软膏、红汞、碘酒、石碳酸、双氧水、胶布、绷带等，多属德国产。之后，上店、城关等地相继办起一些西医诊所，药品多从洛阳购进。《汝阳县志》，汝阳县地方志编纂委员会编，生活·读书·新知三联出版社，1995年6月，329.

卫生警察

民国二十四年（1935），县城设有新生活运动促进会。城内有卫生警察10人，办理清洁卫生事务。农村环境卫生无人过问，人们缺乏卫生知识，疫病经常流行。《汝阳县志》，汝阳县地方志编纂委员会编，生活·读书·新知三联出版社，1995年6月，590.

医学训科

（伊阳县）医学训科一员。《河南通志·卷三十八·职官志》，清·田文镜纂修，清光绪二十八年（1902）刻本，16.

（伊阳县）阴阳学训术，柴朋，本县人。《汝州志·卷之五·仕官》，明·承天贵纂修，宁波天一阁藏明正德五年（1510）刻本，1963年影印，18.

普济堂　养济院

普济堂，旧名养济院，在城西南隅。顺治五年（1648），前令张文德建，官厅一间，厦房三间，后废。雍正十年（1732），知县俞名言增修，官厅三间，大门一座，东西耳房十二间，续于后院构造十间。道光八年（1828），知县张道超因旧院之屋久废，乃就旧址捐建十间。

原客口粮二十五名，各发麦二斗，或谷三斗。道光八年（1828），知县张道超以租稞稍有赢余，重定章程，增为二十八名，又额外收养贫民八口，月各发钱二百五十文……《伊阳县志·卷二·建置》，清·张道超等修，马九功等纂，清道光十八年（1838）刊本，169-170.

（伊阳县）普济堂，旧名养济院，在城西南隅，久废。道光八年（1828），知县张道超重建，额养分贫民男妇二十八名。道光四年（1824）至今，□□添养八口。租田均详邑志。《汝州全志·卷之四·仓储六四县》，清·白明义纂修，清道光二十年（1840）刻本，40.

（伊阳县）养济院，在南街。《汝州志·卷之四·公署》，明·承天贵纂修，宁波天一阁藏明正德五年（1510）刻本，1963年影印，3.

养济院，清顺治五年（1648）知县张文德主持在城西南建"养济院"，收养丧失劳动能力的鳏、寡、孤、独、废疾者20余人。雍正十年（1732），知县俞名言对此救济机构增修大门1座，官厅3间，并捐造东西耳房20余间，捐地数十亩，改名"普济堂"。对收容人员每人每日供谷1斤，月银6分，冬季棉衣费银4钱，对病者给药，死者给棺木银7钱。乾隆二十八年（1763），每口给银3钱，县内各乡村先后捐地达738亩，收容名额为25人。道光十八年（1838），知县张道超重建房舍10间，收容孤贫名额增至36人，每人每月供生活费250文，冬季每人发棉衣费340文，对死者仍给棺木银 7 钱。《汝阳县志》，汝阳县地方志编纂委员会编，生活·读书·新知三联出版社，1995 年 6 月，601.

慈幼院

民国十九年（1930）伊阳县政府成立"慈幼院"，姬乃景任院长，收容孤儿 262 人，供给衣、食、住宿。抗日战争爆发后，此项事业随废。1939 年，日本侵略军犯豫，河南省立慈幼教养院从开封迁至伊阳，院址设城内文庙。院内设小学 4 班，200 余名学生，收容本县贫苦子女 30 余人，供给吃穿。1943 年奉命迁陕州。《汝阳县志》，汝阳县地方志编纂委员会编，生活·读书·新知三联出版社，1995 年 6 月，601-602.

漏泽园

漏泽园，东关外一处，地六亩三分一厘，例贡张毓荣捐。西关外一处，地三亩，万历间，邑民丁宣捐。东镇一处，地一亩……《伊阳县志·卷二·建置》，清·张道超等修，马九功等纂，清道光十八年（1838）刊本，174.

（伊阳县）漏泽园，四乡共设七十一处。《汝州全志·卷之四·仓储六四县》，清·白明义纂修，清道光二十年（1840）刻本，40.

第八节　嵩　县

医学　阴阳学

（清）阴阳学，今废。医学，今废。《嵩县志·卷十三·公署》，清·康基渊纂修，清乾隆三十二年（1767）刊本，296.

（嵩县）医学训科一员。《河南通志·卷三十八·职官志》，清·田文镜纂修，清光绪二十八年（1902）刻本，11.

养济院

养济院五间，在西关，知县杨□美建。收养孤贫二名，月粮花布照额支给。《嵩县志·卷二十·仓储》，清·康基渊纂修，清乾隆三十二年（1767）刊本，411.

普济堂

普济堂三十间，在高都街，知县戈锦建。堂地八顷三十六亩，租谷三百八十五石零，又生息银四百两，岁息银九十六两，并知县戈锦勤输，收养贫民五十三名。

按：堂地及生息银，岁得三百六十余两，旧例每名日支谷二升。乾隆二十八年（1763），始折给月粮三钱，冬月绵衣银四钱，身故棺木银七钱，又协济偃师银三十两，除支销外，余银解司存拨，嵩土瘠民贫废，独男妇苦不能尽收，有候缺至四年者。二十九年（1764），知县康基渊详请加增十七名，以七十名为定额，奉宪批允，遵行。《嵩县志·卷二十·仓储》，清·康基渊纂修，清乾隆三十二年（1767）刊本，412.

第四章　平顶山市

第一节　宝丰县

医学　阴阳学

医学、阴阳学，旧志载：二学昔在县治门，东西各一间，久废。《宝丰县志·卷之四·建置志上》，清·李彷梧总纂，耿兴宗、鲍桂徵分纂，清道光17年（1837年）刻本，8.

医学、阴阳学二学，在县治门，东西各一间，今俱废。《宝丰县志·卷九·建置》，清·武亿总纂，陆蓉同纂，清嘉庆二年（1797）刻本，6.

（宝丰县）医学，久废。阴阳学，久废。《汝州全志·卷三·公署三（宝丰县）》，清·白明义纂修，清道光二十年（1840）刻本，65.

（宝丰县）医学，在（县）治南。《汝州志·卷之四·公署》，明·承天贵纂修，宁波天一阁藏明正德五年（1510）刻本，1963年影印，3.

医学训科

（宝丰县）医学训科一员。《河南通志·卷三十八·职官志》，清·田文镜纂修，清光绪二十八年（1902）刻本，15.

医学训科：申四表，雍正十二年（1734）九月任。陈五严，乾隆十四年（1749）九月任。朱泰，二十一年（1756）九月任。吴鸿士，三十年（1765）二月任。李彬，五十一年（1786）八月任。《宝丰县志·卷四·阴阳学训术》，清·武亿总纂，陆蓉同纂，清嘉庆二年（1797）刻本，41.

阴阳学训术

阴阳学训术：李九义，雍正十二年（1734）十一月任。李铸干，乾隆十一年（1746）八月任。陈国立，二十二年（1757）月任。贾存理，二十八年（1763）十二月任。董思诚，四十八年（1786）十月任。张伦，五十八年（1793）十月任。《宝丰县志·卷四·阴阳学训术》，清·武亿总纂，陆蓉同纂，清嘉庆二年（1797）刻

本，41.

医药发展

至清末，有一批在杂症、喉科、外科等病症治疗中较有名气。清光绪二十一年（1895）全县有 6 家中药铺，从医人员 12 人。民国时期，治疗瘟病、蛇伤、小儿杂症和接骨等均有一定进展，尤以张钰诊治瘟病最为著名。民国十年（1921）西医西药传入县境。民国二十七年（1938），县城和闹店、大营、曹镇等地先后建立数家西医诊所。民国三十四年（1945），县境中药铺增至 49 家，从业人员 65 人。《宝丰县志》，宝丰县史志编纂委员会，杨裕主编，方志出版社，1996 年 10 月，713.

中医各科

境内历代治病，多赖中医，其医技多系祖传，各守门派，固步自封，民间奇方妙药大多失传；加之农村贫者无力延医买药，多请巫婆治病，致使中医事业发展迟缓，然医技不凡者亦不乏其人。清代，全县中医较为有名者，有同治年间城内方卫新之医杂症；光绪年间城东街傅殿喜之喉科，马辑熙之外科，庞世杰之妇科、内科；民国时期，曹镇张钰医治瘟病，陶毓珩之儿科，大营李世廉治疗蛇伤，城关叶中兴之接骨、王中华之儿科均负盛名。其中，张钰医德高尚、医术精湛，深受群众爱戴。《宝丰县志》，宝丰县史志编纂委员会，杨裕主编，方志出版社，1996 年 10 月，717.

西医传入

民国十年（1921），西医传入宝丰。民国十八年（1929），王启新于县城东衢建立"万国联盟红十字医院"。民国二十三年（1934）2 月，王枚卜于县城东街创建县立医院。民国二十五年（1936）徐顺德开办"顺德诊所"。民国二十七年（1938），国民党军第七十一兵站医院设在县城，兼管民众就诊。而后闹店、大营、曹镇、滍阳等始有西医。《宝丰县志》，宝丰县史志编纂委员会，杨裕主编，方志出版社，1996 年 10 月，718.

医药院

医药院，香山寺，明昌三年（1192）钟识。在城医药院。《宝丰县志·卷八·古迹》，清·武亿总纂，陆蓉同纂，清嘉庆三年（1798）刻本，14.

医药院，在城内，见香山寺，明昌三年（1192）钟识。《宝丰县志·卷三·舆地志下古迹》，清·李彷梧总纂，耿兴宗、鲍桂徵分纂，清道光十七年（1837）刻本，10.

药铺

境区医疗卫生事业基础比较薄弱。至清末，有一批中医在杂症、喉科、外科等病症治疗中较有名气。清光绪二十一年（1895），全县有6家中药铺，从医人员12人。民国时期，治疗瘟病、蛇伤、小儿杂症和接骨等均有一定进展，尤以张钰诊治瘟病最为著名。民国十年（1921），西医西药传入县境。民国二十七年（1938），创办县立医院。次年10月裁撤。至民国二十七年（1938），县城和闹店、大营、曹镇等地先后建立数家西医诊所。民国三十四年（1945），县境中药店铺增至49家，从业人员65人。《宝丰县志》，宝丰县史志编纂委员会，杨裕主编，方志出版社，1996年10月，713.

普济堂

普济堂，在养济街，旧名养济院，街西面东，南北二丈七尺，东西十七丈四尺，明末毁。雍正十三年（1735），知县唐永彰重建，正宇三间，两厢各五间，后女房四间，厨房二间，大门一间，总督部院王碑记。余资买田，以供口粮。又余付质库生息，以备衣服，为制周密，所以宣布。

皇仁永惠无告，原地三顷二亩六分，屈义顺捐施，当地七十七亩，瓦房七间，草房一间，筹借生息无银四百两，收养贫民男妇二十四名口。见陆志。

一堂内原存瓦房二十间。知县陆蓉、谢兴峣修；道光十二年（1832），知县李彷梧重修，新增瓦房十一间。道光四年（1824），知县谢兴峣添建，邑人柴文成施，入地三分三厘五毫，典吏姬裕仓施，入地一段。《宝丰县志·卷之五·建置志下》，清·李彷梧总纂，耿兴宗、鲍桂徵分纂，清道光十七年（1837）刻本，26.

一堂内原额收养贫民男妇二十四名口。

新增收养贫民男妇二十六名口。道光四年（1824），知县谢兴峣详增。

新增收养贫民男妇七名口。道光八年（1828），知县崔锡荣详增。

新增收养贫民男妇三名口。道光十七年（1837），知县李彷梧详增。

以上共收养贫民男妇六十名口。《宝丰县志·卷之五·建置志下》，清·李彷梧总纂，耿兴宗、鲍桂徵分纂，清道光十七年（1837）刻本，27.

普济堂，马志普济堂在养济街，旧名养济院，街西面东，南北二丈七尺，东西十七丈四尺，明末毁。雍正十二年（1734），知县唐永彰重建，正宇计宽三间，南北配房各五间，后女房四间，大门一间，南北厨房二间。总督部院王碑记，余资买田以供口粮，又余付质库生息以备衣服，为制周密，所以宣布。皇仁永惠无告，乾隆五十七年（1792），知县陆蓉捐修瓦房二十间。原额地三顷二亩六分，坐落城东张家庄，按年秪租钱二十千。《宝丰县志·卷十·建置》，清·武亿总纂，陆蓉同纂，清嘉庆二年（1797）刻本，17.

（宝丰县）普济堂，旧名养济院，额养贫民男妇二十四名，道光四年（1824）至今，三次添养三十六名口。《汝州全志·卷之四·仓储六四县》，清·白明义纂修，清道光二十年（1840）刻本，40.

（宝丰县）养济院，在（县）治西南。《汝州志·卷之四·公署》，明·承天贵纂修，宁波天一阁藏明正德五年（1510）刻本，1963年影印，3.

留养局

留养局，一所，瓦房三间。坐落南关外，道光四年，知县谢兴峣建。《宝丰县志·卷之五·建置志下》，清·李彷梧总纂，耿兴宗、鲍桂徵分纂，清道光十七年（1837）刻本，27.

漏泽园

漏泽园，马志，明嘉靖四十一年（1562）。知县袁亮以演武场前，民间取土残敝侵削，乃改于西赴汝州大路旁，立界封石，东西南北长阔俱十丈五尺，后又四郊皆设立地各二亩。《宝丰县志·卷九·建置志》，清·武亿总纂，陆蓉同纂，清嘉庆二年（1797）刻本，16.

旧志载，明嘉靖四十一年（1562），知县袁亮以演武场前，民间取土残敝侵削，乃改于西赴汝州大路旁，立界封石，东西南北长阔俱十丈五尺，后又四郊皆设立地各二亩。城南袁家庄一处，地一亩；东关一处，地一亩。俱雍正五年（1727），试用知县仇伸捐置。县西张家庄一处，地一亩二分，雍正五年，里民袁起贤施。县北泰山庙后一处，地一亩二分，雍正十三年，武生李作福施……《宝丰县志·卷之五·建置志下》，清·李彷梧总纂，耿兴宗、鲍桂徵分纂，清道光十七年（1837）刻本，28.

（宝丰县）漏泽园，四乡共置三十三处。《汝州全志·卷之四·仓储六四县》，清·白明义纂修，清道光二十年（1840）刻本，40.

第二节　郏　县

医学　阴阳学

医学，县治东，开化寺前，今废。《郏县志·卷之四·建置》，清·张熙瑞，茅恒春纂修，清同治四年（1865）刻本，4.

阴阳学，县治东，开化寺前，今废。《郏县志·卷之四·建置》，清·张熙瑞，茅恒春纂修，清同治四年（1865）刻本，4.

医学，县治东开化寺前，今废。阴阳学，县治东开化寺前，今废。《郏县志·卷之四·建置》，清·姜簴纂修，清咸丰九年（1859）刻本，4.

（郏县）医学，久废。阴阳学，久废。《汝州全志·卷三·公署三（郏县）》，清·白明义纂修，清道光二十年（1840）刻本，65.

（郏县）医学，在十字街东。《汝州志·卷之四·公署》，明·承天贵纂修，宁波天一阁藏明正德五年（1510）刻本，1963年影印，3.

医学训科

（郏县）医学训科一员。《河南通志·卷三十八·职官志》，清·田文镜纂修，清光绪二十八年（1902）刻本，15.

（郏县）阴阳学训术，周祥，本县人；周铎，本县人；周洁，本县人。医学典科，张用冲，本县人；张绍，本县人。《汝州志·卷之五·仕官》，明·承天贵纂修，宁波天一阁藏明正德五年（1510）刻本，1963年影印，13.

医药

中医长期沿用"望闻问切"诊病方法，多为自学或祖传。明清两代，境内较为有名的中医有王彬、高敬止、梁清和、周明论、李文南、段选、叶泰等。《郏县志》郏县县志办公室编，中州古籍出版社，1996年10月，577.

韦楼村叶氏骨伤科

韦楼村叶氏骨伤科，始建于道光年间，世传五代。叶家用中草药熬制的接骨膏，具有活血化瘀、止痛、固定伤位的作用。一般闭合性非粉碎性骨折，治愈率在70%以上，有效率在85%以上。《郏县志》，郏县县志办公室编，中州古籍出版社，1996年10月，577.

谢招村宁春芳喉科

谢招村宁春芳，民国五年（1916），拜师专学中医喉科，用中草药配制散剂治疗扑嘴娥、红白烂口等喉部及口腔疾病，疗效明显。后其子宁玉堂承父业，改进诊疗方法，治愈率达到80%以上，有效率在95%以上。郑州、许昌、灵宝等地患者都慕名而来就诊。《郏县志》，郏县县志办公室编，中州古籍出版社，1996年10月，577.

城关王汝霖妇儿科

城关南大街王汝霖，擅长妇科及儿科疾病的治疗，治愈率达到80%以上，民国十四年（1925），著有《中医积验》一书。《郏县志》，郏县县志办公室编，中州古籍出版社，1996年10月，577.

梁家喻外科

民国十四年（1925），县红十字会医院中医梁家喻，擅长治疗外科疾病，自制膏、散剂治疗臁疮、锁口疮、围发疽、搭手及其他疗疮，疗效颇佳。《郏县志》，郏县县志办公室编，中州古籍出版社，1996 年 10 月，577.

高延平自制散丸

民国十四年（1925），冢头东街高延平，自制"导赤散""虎潜丸""独身汤""四生丸""枣仁汤"等中药合剂，治疗前列腺炎、中风、血崩、衄血、头眩耳鸣等疾病，均能奏效。《郏县志》，郏县县志办公室编，中州古籍出版社，1996 年 10 月，577.

李恒春治疗再障

民国十四年（1925），县医院医生李恒春治疗肾虚、阴虚、脾虚、气虚、血虚引起的再生障碍性贫血。长葛、登封等地患者慕名前来就诊。《郏县志》，郏县县志办公室编，中州古籍出版社，1996 年 10 月，577.

杨奇配制散膏

民国十四年（1925），冢头东街杨奇，配制散、膏剂，治疗老鼠疮（淋巴结核）、脱骨疽（脉管炎），治愈率达到70%以上，有效率在90%以上。《郏县志》，郏县县志办公室编，中州古籍出版社，1996 年 10 月，577.

西医

民国十四年（1925），徐少松（基督教信阳信义医院医士）在县城南大街，开设"公民诊所"，用西医治疗外科疾病，为西医传入郏县之始。以后，红十字医院、县立平民医院、信义医院均开展有西医诊疗业务。《郏县志》，郏县县志办公室编，中州古籍出版社，1996 年 10 月，577.

红十字医院

民国五年（1916），县红十字分会设立红十字医院，院址在县城东大街。民国九年，迁至县城菜市街路东。平时，只有一名中医外科医生，战乱时招用数名医生，协助开展救护工作。春、秋两季兼种牛痘，预防天花流行。1947 年 11 月停业。……《郏县志》，办公室编，中州古籍出版社，1996 年 10 月，574.

平民医院

设立于民国二十一年（1932），有医生 2 人，院址在红十字会院内。民国二十三（1934）年迁至县城洪观巷北口，改称县立医院，医务人员 2 人。民国二十八年（1939）改称县卫生院，设有病床 6 张。开展常规诊疗业务。院内设有戒烟所，兼做传染病的统计报告及施种牛痘，预防天花流行等卫生防疫工作，民国三十六年

（1947）停业。《郏县志》，郏县县志办公室编，中州古籍出版社，1996年10月，574.

信义医院

民国二十四年（1935）十一月，许昌基督教信义会在本县设立，院址在县城天平街北（现县人民医院），由美籍医生申亚娜任院长，有医务人员3人。民国二十七年（1938），有医务人员16人，其中外籍医生3人；设有门诊、妇科、外科等；有病床20张，外科可做阑尾炎、疝气等手术，内科可治黑热病。民国三十三年（1944）五月，日军侵占郏县，该医院被迫停诊。《郏县志》，郏县县志办公室编，中州古籍出版社，1996年10月，574.

红十字会

红十字会是国际性救济与救护组织，郏县于民国五年（1916）成立红十字会，设会长、副会长各一人。其主要活动是宣传慈善，收治伤病员，掩埋无主尸体。1948年，有会员78人，其中医务人员20余人。《郏县志》，郏县县志办公室编，中州古籍出版社，1996年10月，582.

西药

民国五年（1916）红十字医院始用红药水、紫药水、碘酒等外用西药。以后，县城内几家私人书店代售西药，主要经营法国产的"九一四"粉剂、德国产的"六〇六"风湿药水。民国十八年（1929），县城西大街有一家"民庆西药房"，经营有"奎宁""十滴水""头痛粉"等针、片、酊、膏剂近百种。民国二十年（1931），县城东大街王成功开办"永生西药房"，经营有磺胺类及抗菌素类西药，种类近200种。到1949年，县内经营西药的店（铺）有48家。《郏县志》，郏县县志办公室编，中州古籍出版社，1996年10月，581.

药堂 药铺

解放前，有私人开办的药堂、药铺，只经营中药材。1947年，中药堂有124家，从业人员372人。东来堂为县境内最大的中药堂，清乾隆四十五年（1780）小程庄人程东成创办。初期，贩卖药材。光绪三年（1877）设坐堂医生，并在禹州、许州设药店。民国年间，在北京、天津、上海等地设药庄。县内药堂，行医售药，有人员32人，资本1.5万元（银元）年销售额10万元左右。《郏县志》，郏县县志办公室编，中州古籍出版社，1996年10月，370.

养济院

养济院，在南街。旧有瓦房三间，额设孤贫五名口，每名口日支银一分，已经收养足额，又收养额外孤贫一十五名口，因养济院房屋不敷，现住普济堂内。《郏县志·卷之四·建置》，清·张熙瑞，茅恒春纂修，清同治四年（1865）刻本，5；《郏县志·卷之四·建置》，清·姜簾纂修，清咸丰九年（1859）刻本，5.

（郏县）养济院，在（县）治东南。《汝州志·卷之四·公署》，明·承天贵纂修，宁波天一阁藏明正德五年（1510）刻本，1963年影印，3.

（郏县）养济院，邑志续载，旧在南街，设有瓦房三间，额养孤贫五名，又额外收养十五名，因房屋不敷，寄住普济堂，现查更置未详。《汝州全志·卷之四·仓储六四县》，清·白明义纂修，清道光二十年（1840）刻本，39.

普济堂

普济堂，在东街。雍正十三年（1735），知县陈公文正奉旨督建，共瓦房二十五间，官绅捐贮本谷共二百八十石二斗，每年生息谷二十八石零二升，租谷七十九石，为贫民口粮之用。交当店生息银六百五十四两，每月收息银一十三两零八分，为贫民盐菜之用。《郏县志·卷之四·建置》，清·张熙瑞，茅恒春纂修，清同治四年（1865）刻本，5；《郏县志·卷之四·建置》，清·姜簾纂修，清咸丰九年（1859）刻本，5.

孤贫月粮银十七两七钱，外棉衣银一两六钱八分三厘。每日五分，按日扣算。《郏县志·卷之五·政典》，清·张熙瑞，茅恒春纂修，清同治四年（1865）刻本，7.

漏泽园

（郏县）漏泽园，城西南皆有。《汝州全志·卷之四·仓储六四县》，清·白明义纂修，清道光二十年（1840）刻本，39.

第三节　叶　县

阴阳学　医学

叶县附阴阳学、医学，俱在城隍庙东，今废。《南阳府志·卷之二·建置志公署》，清·孔传金纂修，清嘉庆十二年（1807）刻本，27.

阴阳学，在城隍庙东，后废。道光五年（1825），郭光舍充阴阳训术，于旧址重修；医学，在城隍庙东，今废。《叶县志·卷二·建置志公署》，清·欧阳霖修，仓景恬、胡廷桢纂，清同治十年（1871）刊本影印，153.

（叶县）医学训科一员。《河南通志·卷三十八·职官志》，清·田文镜纂修，清光绪二十八年（1902）刻本，13.

中医药铺

民国以前，叶县人民医疗保健主要靠中医中药。当时的中医，或私设药店坐堂行医，或悬壶乡里普施济众。医术上由于师承不同，治病之道各有所长，在内证、外疾和妇病等的治疗方面，都不乏妙手良医。

民国期间，西医西药逐渐流入叶县，但中医中药仍很兴盛，中药店铺遍布城乡，最多时达210家，中医中药人员有427人，他们取字号，开药行，行医乡里。由于岁荒和战乱频仍，药店时有倒闭，多数医生行医时断时续。《叶县志》，叶县地方志编纂委员会编，中州古籍出版社，1995年7月，519.

内科疾病

叶县中医多擅长体疗（内科），诸多疑难杂症，经其精心调治，多痊愈康复。

民国时期，较著名者有高步青、乔登云、辛永杰、杜长芳、周贤甫等。田庄乡杨庄名医杨庆杰，精于体疗，尤擅治疗温病（伤寒）。民国三十二年（1943），县城东南沟李、堰口、徐庄、邵奉一带温病流行，杨庆杰早出晚归，深入民间医治，他以麻黄桂枝汤加减，辨证施治，谨慎立方，三个月内治愈300多人。此外，杨庆杰对感冒以柴胡葛根汤加减，对痢疾以白头翁加减，用法妥稳，疗效特佳。洪庄杨乡小庄村中医杜文卿，三代行医，医术精湛，用针灸结合治疗瘫痪，颇见奇效。杜文卿诚恳宽厚，对贫穷患者常免费治疗，行医50余年，接诊上万人次，曾多次应邀到北京、西安、兰州、郑州等地会诊瘫病患者。《叶县志》，叶县地方志编纂委员会编，中州古籍出版社，1995年7月，519.

外科疾病

叶县中医对疮肿（外科）也有独到的治疗方法。田庄乡张林庄中医林济国、善治脱骨疽及其他疮、疖，施治土方中草药，每每药至病除。邓季乡小张庄村中医张同宾，精研疮肿症疾，且乐善好施，舞阳县澧河店有一长疮12年的患者，在别处多方医治无效，后经张同宾诊治三次，病疾痊愈。龚店乡中医孙干卿，七代从医，对痔瘘病有精妙的治疗方法。孙氏医承家技并吸收现代医学疗法，在家传独特刀技的基础上，戗出止血、止疼和防腐良药，按八字挂线法，内服外用，疗效颇佳。《叶县志》，叶县地方志编纂委员会编，中州古籍出版社，1995年7月，519.

霍乱　天花

解放前，叶县流行多种烈性和地方性传染病，每年死于霍乱、天花、伤寒、疟疾等疾病的数以千计。1924年，天花流行持续5个月之久，当时城河内及附近乱墓，死亡幼儿尸体比比皆是。1932 年霍乱流行，仅坟台街一地就死亡 600 多人，占当地总人口的四分之一。缺医少药，加上巫医、迷信活动猖獗，严重危害人民的生命与健康。《叶县志》，叶县地方志编纂委员会编，中州古籍出版社，1995 年 7 月，7.

中医妇科

中医对妇科病的治疗在县内略次于内科。较著名的有任店乡袁氏妇科和邓李乡孙氏妇科，此二家均系世医。袁氏祖辈四代习医，尤擅妇女产后诸症，其辨证论治，依病人四大症：（1）高烧、头痛、盗汗；（2）痉挛抽搐；（3）恶露腹疼；（4）大便是否秘结；立方选药，多以生化汤为主，且常以发汗镇疼、敛汗镇惊、活血止血之法救治。孙氏世代行医，深谙妇疾秘宗，人称"槐树底下妇科"。

此外，县内中医对喉病、眼病等的治疗也不乏妙手。《叶县志》，叶县地方志编纂委员会编，中州古籍出版社，1995 年 7 月，520.

西医诊所

民国十一年（1922），中国红十字会叶县分会创立。次年，红十字会叶县分会西医孟子亮、李文卿、娄和生等开设诊所，采用西医疗法辨证治病，创叶县西医之始，民国十八年（1929）"县立平民医院"建立，由西医坐门诊，按理、疗、针、护诸法医治；后平民医院改称县立医院，规模渐次扩大，西医西药也逐渐增多。到四十年代，叶县城内开设有"正大医院""大众医院""福音医院""保罗诊所""也是诊所"等私人院所，西医西药在全县盛行。《叶县志》，叶县地方志编纂委员会编，中州古籍出版社，1995 年 7 月，521.

医疗队伍

解放前，县内从医者中医占绝大多数，西医较少。解放后，不仅中医得到发展，而且西医人数也迅速增加。1949 年，叶县有中医 118 人，西医师 2 人，医士 13 人，护士 2 人；其他（含化验员、药剂员等）13 人。《叶县志》，叶县地方志编纂委员会编，中州古籍出版社，1995 年 7 月，531.

医疗管理

民国初期，叶县无卫生管理机构。民国十八年（1929），县公安局兼管卫生事业。中华人民共和国建国初，县民主政府设民教科，代行卫生管理职权。《叶县志》，叶县地方志编纂委员会编，中州古籍出版社，1995 年 7 月，532.

药品经销

民国时期，药品大多由行医者兼营。叶县药商均在禹县购进中药，自行销售。西医西药传入叶县较晚，西药开始多由西医从开封、许昌等地购进使用。三十年代后，叶县的中、西药店始开展批发业务。《叶县志》，叶县地方志编纂委员会编，中州古籍出版社，1995年7月，530.

养济院

叶县养济院，在城南，顺治十一年（1654），知县许鸿□重修。《南阳府志·卷之二·建置志公署》，清·孔传金纂修，清嘉庆12年（1807）刻本，27.

养济院，旧在按察分司东，明万历十七年（1589），移建南关外，圆明寺西隙地。《叶县志·卷二·建置志公署》，清·欧阳霖修，仓景恬、胡廷桢纂，清同治十年（1871）刊本影印，153.

第四节　鲁山县

医学　阴阳学

医学，旧志谓在县治东南，洪武十七年（1384）开设。今因久废而失其处，时谓即惠民药局为是，姑存之。《鲁山县志·鲁乘四卷·建置》，明·孙铎纂修，宁波天一阁藏明嘉靖三十一年（1552）刻本，1963年影印，15.

阴阳学，在县东南街之南畔。洪武十七年（1384）开设。久废。《鲁山县志·鲁乘四卷·建置》，明·孙铎纂修，宁波天一阁藏明嘉靖三十一年（1552）刻本，1963年影印，15.

（鲁山县）医学，在（县）治东南。《汝州志·卷之四·公署》，明·承天贵纂修，宁波天一阁藏明正德五年（1510）刻本，1963年影印，3.

（鲁山县）医学，久废。阴阳学，久废。《汝州全志·卷三·公署三（鲁山县）》，清·白明义纂修，清道光二十年（1840）刻本，65.

惠民药局

惠民药局，去县治东二百七十六步。洪武八年（1375）知县氏□建，久废。《鲁山县志·鲁乘四卷·建置》，明·孙铎纂修，宁波天一阁藏明嘉靖三十一年（1552）刻本，1963年影印，15.

（鲁山县）医学，在（县）治东南，药局在治后。《汝州志·卷之四·公署》，明·孙铎纂修，宁波天一阁藏明嘉靖三十一年（1552）刻本，1963年影印，3.

医学训科　阴阳学训术

（鲁山县）医学训科一员。《河南通志·卷三十八·职官志》，清·田文镜纂修，

清光绪二十八年（1902）刻本，15.

（鲁山县）阴阳学训术，萧斌，本县人，弘治十六年（1503）到任。医学训科，贝谙，本县人，弘治十八年（1505）到任。《汝州志·卷之五·仕官》，明·承天贵纂修，宁波天一阁藏明嘉靖三十一年（1552）刻本，1963年影印，15.

（明洪武年间）医学，官，训科一员。阴阳学，官，训术一员。《鲁山县志·鲁乘四卷·建置》，明·孙铎纂修，宁波天一阁藏明嘉靖三十一年（1552）刻本，1963年影印，18-19.

阴阳学教谕：钱天祐，至正间任，通易学，知天文、地理之谊。刘忠，至正间任。曹德，至正间任。《鲁山县志·鲁乘五卷·官师》，明·孙铎纂修，宁波天一阁藏明嘉靖三十一年（1552）刻本，1963年影印，8.

医学教谕：岳显祖，至正间任。张仁卿，至正间任。杨亨，至正间任。能察脉理善誊修，理医学庙制等工。郭泰，至正间任。《鲁山县志·鲁乘五卷·官师》，明·孙铎纂修，宁波天一阁藏明嘉靖三十一年（1552）刻本，1963年影印，8.

阴阳学训术：（明洪武年间）高凤、萧斌、王鼎、翟仕荣、张惟明。

医学训科：（明洪武年间）张凤翼、贾腾、陈庆、张獬、张兰、刘约、赵衍英。《鲁山县志·鲁乘五卷·官师》，明·孙铎纂修，宁波天一阁藏明嘉靖三十一年（1552）刻本，1963年影印，22.

养济院

养济院，在县治东南，原额房屋十九间，官亭一间，楼门一间，岁久倾颓。嘉靖二十九年（1550），知县姚卿重修。《鲁山县志·鲁乘四卷·建置》，明·孙铎纂修，宁波天一阁藏明嘉靖三十一年（1552）刻本，1963年影印，23.

（鲁山县）养济院，在（县）治西南。《汝州志·卷之四·公署》，明·承天贵纂修，宁波天一阁藏明嘉靖三十一年（1552）刻本，1963年影印，3.

（鲁山县）养济院，邑志未详，今查前令郑銮捐设留养局一处，其钱交商生息，以备经费，并劝各乡捐设六处，一体收养。《汝州全志·卷之四·仓储六四县》，清·白明义纂修，清道光二十年（1840）刻本，39.

普济堂

普济堂，徐志，旧有养济院在火神庙胡同，久废。雍正十二年（1734），即旧衙神庙改建普济堂，共房四十七间，置地一顷一十六亩九毫，绅商士民共捐银五百九十二两六钱二分，收养无告贫民。《鲁山县志·卷八·建置》，清·董作栋纂修，清嘉庆元年（1796）刻本，22.

药材银

药材黄芩银四两。《鲁山县志·鲁乘二卷·徭役》，明·孙铎纂修，宁波天一阁藏明嘉靖三十一年（1552）刻本，1963 年影印，16.

漏济园

漏济园，旧在城南风云雷雨坛东南。成化十年，河南副使，陈撰檄文令添设于城北邑历坛右畔……《鲁山县志·鲁乘四卷·建置》，明·孙铎纂修，宁波天一阁藏明嘉靖三十一年（1552）刻本，1963 年影印，26.

（鲁山县）漏泽园，四乡皆有，邑志未详。《汝州全志·卷之四·仓储六四县》，清·白明义纂修，清道光二十年（1840）刻本，39.

第五节　汝　州

医学　阴阳学

阴阳学，在州治西大街之南；医学，在儒学东大街之北。……养济院，在州治西南离明街。……漏泽园，在东关外……《汝州志·卷之四·公署》，明·承天贵纂修，宁波天一阁藏明正德五年（1510）刻本，1963 年影印，2.

阴阳学训术　医学训科

阴阳学训术，滕彰本，汝州人，正德二年（1507）到任。医学典科，史简，汝州人，弘治十八年（1505）到任。《汝州志·卷之五·仕官》，明·承天贵纂修，宁波天一阁藏明正德五年（1510）刻本，1963 年影印，11.

（汝州）医学，典科一员。《河南通志·卷三十八·职官志》，清·田文镜纂修，清光绪二十八年（1902）刻本，15.

仁普堂

仁普堂，旧有养济院，在红门堂东路南，久废。雍正十二年（1734），州守赵霖奉督院王劝阖州官绅士商庶民捐修仁普堂一所，在杏坛街后路北，屋凡三十余楹。经费俱详碑记，堂中余银一百八十六两八钱三分，存育婴堂，交当生息。买到瓦窑头地三段计五十七亩五分七厘；又买季家庄地三段，房基一处，共计八十二亩六分，又买建堂基地一亩一分。……僧元秀捐基地一亩，又州守宋名立，捐银买到长营地二十一亩二分七厘；又查出卫衙基地二十六亩七分九厘；又详请鲁山县豁除首地银一百八十二两二钱二分，拨入堂内；又请将拨运江省余米银两一百四十一两二钱，添入堂内。俱交当生息，以上宋志所载。如此历年久远，经理乏人，屋宇倾圮殆尽，唯剩地基。

道光五年（1825），署州守徐铨劝捐重建于文昌庙后，功未竟。道光八年

（1832）州守董大醇移建于西门内，即旧仓，地基十八间，捐廉详办，内有东西北厦房并官厅共置三十一楹，堂内旧额。收养贫民七十一口，道光十五年（1835），州守杨兆李添养民九名，详准在案，共养贫民八十口，每名发口粮二百八十文，小建发二百七十文，其经费均取给当中生息银两，并有州同旧署地基经前牧张士果变价归堂，现仍出赁取息，以上均有卷可查，州守杨兆李碑记。《汝州全志·卷之四·仓储四》，清·白明义纂修，清道光二十年（1840）刻本，36.

冬生堂

冬生堂，在今吏目署后，旧系育婴堂。国初巡道张恻念经过，病旅需加调治，瞽目幼童须加教导，倡捐银五十两，并饬建冬生院一所，以为寒月收养贫民之处。乾隆七年（1742），州守朱名立，因育婴堂年来收养无人改为今名，捐廉一百两，各属亦量捐有差，一并交当生息，旧有门楼一座，厦房二间，官厅三间，朔望官发□□，有瓦房二十余所，每所一楹，以备贫民生产之地。嘉庆十八年（1813），岁大饥，拆毁殆尽，其残缺物料尚存，地□庙兴后之举。悉有志焉。《汝州全志·卷之四·仓储四》，清·白明义纂修，清道光二十年（1840）刻本，37.

漏泽园

旧在西城外，雍正丙午，州守武锡彤奉文劝设义冢四处，东设十里铺，监生任□施地二亩，西设二里店……《汝州全志·卷之四·仓储四》，清·白明义纂修，清道光二十年（1840）刻本，37.

第五章 安阳市

第一节 安　阳

医学　阴阳学（府）

大明洪武三年（1370），阴阳学、医学俱在府治北。《彰德府志·卷三·建置志》，明·崔铣纂修，明嘉靖元年（1522）刻本，1964年影印，4.

阴阳学、医学在府治北。《彰德府志·卷四·建置志》，清·刘谦纂修，清乾隆五年（1740）刻本，3.

府医学在府治鼓楼后三皇庙。《彰德府·卷三·建置志》，清·卢崧纂修，清乾隆五十二年（1787）刻本，6.

明洪武三年（1370），阴阳学，医学俱在府治北。《彰德府续志·卷三·建置志》，清·宋可发纂修，清顺治年间（1644—1661）刻本，4.

医学　阴阳学（县）

医学，在县治西，雍正十年（1732）增设。《安阳县志·卷八·建置志公署》，清·贵泰，武穆淳等纂，清嘉庆二十四年（1819）刊本，民国二十二年（1933）铅字重印本，228.

阴阳学，在县治西，雍正十（1732）年增设。《安阳县志·卷八·建置志公署》，清·贵泰，武穆淳等纂，清嘉庆二十四年（1819）刊本，民国二十二年（1933）铅字重印本，228.

医学、阴阳学，俱在县治西。《彰德府志·卷四·建置志》，清·刘谦纂修，清乾隆五年（1740）刻本，4.

县医学、阴阳学，俱在县治西。《彰德府·卷三·建置志》，清·卢崧纂修，清乾隆五十二年（1787）刻本，6.

医学正科

（彰德府）医学，正科一员。《河南通志·卷三十八·职官志》，清·田文镜纂修，清光绪二十八年（1902）刻本，5.

机构与职能

民国十七年（1928），安阳公安局奉民政厅训令，添设卫生专员一人，专司一县之卫生行政。兹将卫生专员分期进行，计划录左：

第一期：（1）清洁道路。（2）澡堂、饮食馆、旅店之取缔。（3）公共厕所之整理。（4）设立卫生讲演所。（5）各校添设卫生功课。

第二期：（1）设立巡回诊疗所。（2）组织防疫处。（3）取缔医药。（4）添设卫生办事分处。（5）建立平民医院。

第三期：（1）设立巡回诊疗所。（2）设立女子家庭卫生传习所。（3）办理卫生统计。（4）于局内扩充改为卫生处。（5）设立卫生化验所。

第四期：（1）建设屠宰场及兽院。（2）设立公共体育场。（3）上下水道之设立。

以上四期计划，斟酌悉当。安阳限于经费无著，尚多未能办到，唯第一期计划略有眉目，而取缔医药、创设医院，尚有可述云。《续安阳县志·卷四·民政志卫生》，民国·方策总裁，民国二十二年（1933）铅印本，1239-1240.

医生考试

医生之考试。民国十九年（1930），公安局以医生关系民命，庸医杀人，亟应取缔，即于十月通知城乡各医生，凡业医者必须来局考试，合格始许应聘疗病，否则处以相当之罚。两次考试，得有合格证书者三十余人。《续安阳县志·卷四·民政志卫生》，民国·方策总裁，民国二十二年（1933）铅印本，1240.

医药研究会

医药研究会，地址在中正街平民医院内附设，医生王瑞五为正会长，李寿昌、马芸齐为副会长，杜方外、阎希鲁等为会员，皆系考试合格医生。每日在会研究医药之效用，并出外检查各医生，各药店之治疗与炮制。《续安阳县志·卷四·民政志卫生》，民国·方策总裁，民国二十二年（1933）铅印本，1241.

医药研究会，成立于民国十九年（1930），附设在县城中正街平民医院。医生王瑞五为会长，李寿昌、马云齐为副会长，杜方外、阎希鲁为会员。研究医药效用，检查各医生的治疗，药店中药的炮制。《安阳县志》，安阳县志编纂委员会编，中国青年出版社，1990年12月，852-853.

平民医院

平民医院，成立于民国初年，系官办，设在中正街。《安阳县志》，安阳县志编纂委员会编，中国青年出版社，1990年12月，853.

西平民医院

西平民医院，成立于民国初年，也系官办，先设在县城马号街，继迁县前街，民国十八年（1929）又迁香港街。《安阳县志》，安阳县志编纂委员会编，中国青年出版社，1990年12月，853.

官办医院

官办医院，民国初年，范寿铭任县事，创立官医院，名曰平民医院。聘李可亭为院长，先在马号街，继迁至县前街。民国十八年（1929），又迁至香港街，别名为西平民医院，以公安局亦设平民医院于中正街，故别之。二者皆由官办，经费出自公款。《续安阳县志·卷四·民政志卫生》，民国·方策总裁，民国二十二年（1933）铅印本，1241.

教会医院

教会医院，耶稣教会于清季到彰传教，即设有男女医院，地址在北关铸钟街。嗣以铸钟街不能容众，专作女医院；别在北关城河北沿建设新医院，颜曰：广生医院，专作男医院，二者为慈善事业，经费出自教会。《续安阳县志·卷四·民政志卫生》，民国·方策总裁，民国二十二年（1933）铅印本，1241.

红十字会医院

红十字会医院，红十字会创于民国初年，本以慈善主义救济兵战伤亡为主旨，其他关于普通慈善事业，亦颇注意。民国七年（1918），邑人周允中充膺会长，创设男女西医院，附设男女小学校，地址在城内中正街关岳庙。《续安阳县志·卷四·民政志卫生》，民国·方策总裁，民国二十二年（1933）铅印本，1241.

红十字会医院，创办于民国初年，设在县城中正街关岳庙，以慈善主义救济兵战伤亡为主旨，后又设男女西医院。《安阳县志》，安阳县志编纂委员会编，中国青年出版社，1990年12月，853.

天主教会医院

天主教会医院，设在县城二道街，天主教堂内。《安阳县志》安阳县志编纂委员会编，中国青年出版社，1990年12月，853.

此外，天主教堂亦有医院，但不如上述三医院（官办医院、教会医院、红十字会医院）之设备完全，他如彰德医院、福华医院、农民医院、邺济医院、惠生医院、永安医院、保安医院、中山医院、保寿医院、清和女医院、民生医院、三民医院、广济医院、明环医院、观台镇中华医院、水冶镇福民医院、永寿医院等，皆医生自立名目，其性质与经商略同，无庸详叙焉。《续安阳县志·卷四·民政志卫生》，民国·方策总裁，民国二十二年（1933）铅印本，1241-1242.

彰德县立医院

彰德县立医院，民国二十七年（1938）日伪创办，设在县城三道街，先由日本人任院长，后由汉奸接任，日本人作顾问。《安阳县志》，安阳县志编纂委员会编，中国青年出版社，1990年12月，853.

安阳县卫生院

安阳县卫生院，民国三十五年（1946）1月成立，全院有12人，其中医师2人，护士2人，助产士1人，药剂生1人，卫生稽查1人，其他技术人员4人，事务员1人，病床37张。《安阳县志》，安阳县志编纂委员会编，中国青年出版社，1990年12月，853.

广生医院

广生医院，基督教会创办，清光绪十六年（1890），英属加拿大基督教会在楚旺镇南街创办"福音堂"并设医院，有内科、外科、小儿科、眼科，能做一般手术。院内使用西药粉剂、片剂、针剂，为西药传入安阳之始。二十一年（1895）"福音堂"迁来安阳一部分，在安阳北关铸钟街设教堂并设医院，名"广生"。民国四年至九年（1915—1920）间，医院扩建，将在铸钟街的医院作为女医院，另在北关护城河北沿新建男医院。安阳沦陷后，被日本窃据，破坏严重。抗日战争胜利后，由救济总署补充部分医药、器械。民国三十六年（1947）外人离安，由安阳人张宝箴等接管主持……《安阳县志》，安阳县志编纂委员会编，中国青年出版社，1990年12月，853.

农村医疗

在乡镇，仅有少数私人开办的西医诊所（兼卖药）、中药铺（有的聘有坐堂医生）；少数农村也有个人坐家行医的，间有走街串巷，摇铃卖药行医的。《安阳县志》，安阳县志编纂委员会编，中国青年出版社，1990年12月，853.

卫生

从清末至民国时期，当政者虽亦倡及卫生事业，而实际成效甚微。当时，除城关尚有几所官办及教会办的医院外，农村集镇仅有极少几家私人诊所或中药铺。据民国三十五年（1946）9月统计，全县中医、西医、药商从业人员只有185人。占人口绝大多数的农民群众，长期处于缺医少药境地，遭逢天灾人祸，疫情蔓延，或求神拜巫，或听天由命，死于疫情者不计其数。《安阳县志》，安阳县志编纂委员会编，中国青年出版社，1990年12月，852.

农村医生

境内中医，大都是自学或祖传，主要散布在农村、集镇，或自己行医，或被药铺聘去做"坐堂医生"。1949年前夕，除安阳城区外，散在乡村的医药人员共有322名。《安阳县志》，安阳县志编纂委员会编，中国青年出版社，1990年12月，876.

中医教育

旧中国……民间中医均以带徒形式传授医知识，一般分为两种：一种仅授于世家弟子；一种是广收门徒，学习无报酬，只供吃住。先学中药炮制，继读《本草纲目》《药性赋》《汤头歌》等，均为自学，难点请老师指点，学习三至四年，白天随师临床，夜里自学揣摩，期满为酬师再干一年，然后方可开业行医。还有自学成医的，先研读医术经典，然后求师指教，继而自立门户开业。《安阳县志》，安阳县志编纂委员会编，中国青年出版社，1990年12月，881.

医院学徒

旧中国，安阳县医学教育可分为带徒、自学或短期培训三种形式。清末民初年间，广生医院曾招学徒（只招学徒），学习主要以临床护理兼习西医基础理论，学习时间三至四年，学习时工资仅可维持生活，期满后，待遇同一般职员，成绩一般者可自行开业。《安阳县志》，编纂委员会编，中国青年出版社，1990年12月，881.

养济院

养济院，在县治西，弦歌坊。《安阳县志·卷八·建置志公署》，清·贵泰武，穆淳等纂，清嘉庆二十四年刊本，民国二十二年（1933）铅字重印本，229.

养济院，在城内香巷街路北，前清创建房屋数十间，盲目残废之人，在院住宿，门首悬匾曰：养济院。《续安阳县志·卷四·民政志救恤》，民国·方策总裁，民国二十二年（1933）铅印本，1247.

养济院，《贵志》在县治西，弦歌坊。按：此院在香巷路北，普济院之东。民国七年（1918），经官产清理处出售，知县戴光龄捐奉购回，重加修补，匾其门曰：养济院。《续安阳县志·卷十二·建置志机关》，民国·方策总裁，民国二十二年（1933）铅印本，1432.

养济院，孤贫一百三十名口，共实支月粮花布银，三百二十七两一钱九分五毫，闰月银二十四两六钱六分二厘三毫。《安阳县志·卷二·建置志》，清·陈锡辂主修，清乾隆三年（1738）刻本，23.

养济，院在弦歌坊；漏泽园，在县北三里安阳桥南。《彰德府志·卷三·建置志》，明·崔铣纂修，明嘉靖元年（1522）刻本，1964年影印，6.

养济院，在县治西弦歌坊。《彰德府·卷三·建置志》，清·卢崧纂修，清乾隆五十二年（1787）刻本，26.

养济院，在弦歌坊。《彰德府续志·卷三·建置志》，清·宋可发纂修，清顺治年间（1644—1661）刻本，6.

育婴堂

育婴堂，在北关外，大路旁。雍正十二年（1734），知县王屏增修，正房五间，增东、西厢房各三间，建门楼、照壁。《安阳县志·卷八·建置志公署》，清·贵泰，武穆淳等纂，清嘉庆二十四年（1819）刊本，民国二十二年（1933）铅字重印本，229.

普济堂

新建普济堂，在县西香巷。雍正十二年（1734），知县李闻懋捐建，计屋三十间。《安阳县志·卷八·建置志公署》，清·贵泰，武穆淳等纂，清嘉庆二十四年（1819）刊本，民国二十二年（1933）铅字重印本，229.

普济堂，亦在香巷街路北，与养济院相连，门首悬匾曰：普济堂。

按：以上二处（养济院、普济堂），均系官产。民国七年（1918），奉令拍卖，知县戴光龄，因孤贫瞎跛等，乞赏保存，遂出俸金买，赐与贫民。今屋舍虽大半崩坏，而妇孺乞丐，尚有栖身之所者，戴君之赐也。《续安阳县志·卷四·民政志救恤》，民国·方策总裁，民国二十二年（1933）铅印本，1247.

普济堂，在县治西香巷，雍正十二年（1734）建；《彰德府·卷三·建置志》，清·卢崧纂修，清乾隆五十二年（1787年）刻本，26.

普恩堂

新建普恩堂，在南关，八腊庙西。雍正十二年（1734），知县李闻懋捐建，计屋三十间。《安阳县志·卷八·建置志公署》，清·贵泰，武穆淳等纂，清嘉庆二十四年（1819）刊本，民国二十二年（1933）铅字重印本，230.

普恩堂，在南关，雍正十二年（1734）建。《彰德府·卷三·建置志》，清·卢崧纂修，清乾隆五十二年（1787）刻本，26.

育婴堂

育婴堂，在北关外，雍正十二年（1734）建；《彰德府·卷三·建置志》，清·卢崧纂修，清乾隆五十二年（1787）刻本，26.

救济院

救济院，在后仓街，大坑北沿，先是慈善家集资购地，建筑吕祖庙十余间，办理施医、施药、种痘、施茶等慈善事业。民国十九年（1930），奉令设立救济院。二十年二月（1931），遂借该庙地址，组织安阳救济院，由县府委任陈金鼎为正院长，魏玉为副院长，遵章设置施医、养老、孤儿、残废、育婴、贷款六所。《续安阳县志·卷四·民政志救恤》，民国·方策总裁，民国二十二年（1933）铅印本，1247.

普济院

普济院，《贵志》普济堂，在县治西香巷，雍正十二年（1734），知县李闻懋捐建，计屋三十间。

按：民国七年（1918），经官产清理处出售，知县戴光龄捐资购回，重加修补，匾其门曰：普济院。《续安阳县志·卷十二·建置志机关》，民国·方策总裁，民国二十二年（1933）铅印本，1432-1433.

漏泽园

漏泽园，在县北三里又四关共四处。《彰德府·卷三·建置志》，清·卢崧纂修，清乾隆五十二年（1787）刻本，26.

漏泽园，在县北三里安阳桥南。《彰德府续志·卷三·建置志》，清·宋可发纂修，清顺治年间（1644—1661）刻本，6.

漏泽园，在县北三里，安阳桥南。又义冢四处，康熙五十九年（1720），知县蒋曰梁捐置，一东关地六亩，坐落海潮庵；一南关地六亩，坐落三里井；一西关地六亩，坐落马市街西首；一北关地六亩，坐落大生寺南。《安阳县志·卷八·建置志公署》，清·贵泰，武穆淳等纂，清嘉庆二十四年（1819）刊本，民国二十二年（1933）铅字重印本，230.

第二节　林　县

医学　阴阳学　惠民药局

（林县）医学，在县治南；惠民药局，在县治南黄华坊。《彰德府志·卷三·建置志》，明·崔铣纂修，明嘉靖元年（1522）刻本，1964年影印，10.

（林县）阴阳学。医学，在县治东。《彰德府志·卷四·建置志》，清·刘谦纂修，清乾隆五年（1740）刻本，7.

（林县）医学在县治南；惠民药局，在县治南黄华坊；《彰德府续志·卷三·建置志》，清·宋可发纂修，清顺治年间（1644—1661）刻本，9.

（林县）

阴阳学、医学俱在县治东。《彰德府·卷三·建置志》，清·卢崧纂修，清乾隆五十二年（1787）刻本，8.

医学，缺。阴阳学，在县治东。《林县志·卷一·建置》，清·王玉麟重修，清·徐岱、熊远寄续修，清康熙三十四年（1695）刻本，22.

阴阳训术　医学训科

医学训科一员，官医生无定额。阴阳训术一员，阴阳生无定额。《林县志·卷十·秩官志》，清·杨潮观纂辑，清乾隆十七年（1752）刻本，2.

官制：阴阳学训术一员，阴阳生五名；医学训科一员，医生五名。《林县志·官师》，清·王玉麟重修，清·徐岱、熊远寄续修，清康熙三十四年（1695）刻本.

明，阴阳训术，未入流。医学训科，未入流。《林县志·卷三·职官》，民国·张凤台、李见荃修，民国二十一年（1932）石印本影印，196.

清，阴阳、医学、僧道会，清因明制皆设。《林县志·卷三·职官》，民国·张凤台、李见荃修，民国二十一年（1932）石印本影印，198.

（林县）医学训科一员。《河南通志·卷三十八·职官志》，清·田文镜纂修，清光绪二十八年（1902）刻本，5.

养济院

养济院，在预备仓西，旧有官厅三间，住房十八间。《林县志·卷一·建置》，清·王玉麟重修，清·徐岱、熊远寄续修，清康熙三十四年（1695）刻本，23.

养济院，在预备仓西，旧有官厅三间，住房十八间。今止住房六间，额设孤贫十三名。《林县志·卷二·营建》，清·杨潮观纂辑，清乾隆十七年（1752）刻本，15.

（林县）养济院，在县治西；漏泽园，在县治西北一里，旧废，王云建。《彰德府志·卷三·建置志》，明·崔铣纂修，明嘉靖元年（1522）刻本，1964年影印，10.

（林县）养济院，在预备仓西。《彰德府志·卷四·建置志》，清·刘谦纂修，清乾隆五年（1740）刻本，8.

养济院，在县治西；《彰德府续志·卷三·建置志》，清·宋可发纂修，清顺治年间（1644—1661）刻本，9.

养济院，在预备仓西。《彰德府·卷三·建置志》，清·卢崧纂修，清乾隆五十二年（1787）刻本，28.

普济堂

普济堂，三十六间，在城东龙头山，今额设贫民二十二名口。雍正十二年建，堂内义地五顷四亩。《林县志·卷二·营建》，清·杨潮观纂辑，清乾隆十七年（1752）刻本，16.

（林县）普济堂，在城东南龙头山南，雍正十二年（1734）建。《彰德府志·卷四·建置志》，清·刘谦纂修，清乾隆五年（1740）刻本，8.

普济堂，在城东南龙头山南，雍正十二年建（1734）。《彰德府·卷三·建置志》，清·卢崧纂修，清乾隆五十二年（1787）刻本，28.

育婴堂

育婴堂，七间，在养济院北，雍正十三年（1735）建，堂内义地六十七亩。《林县志·卷二·营建》，清·杨潮观纂辑，清乾隆十七年（1752）刻本，16.

（林县）育婴堂，在普济堂东，雍正十三年（1735）建。《彰德府志·卷四·建置志》，清·刘谦纂修，清乾隆五年（1740）刻本，8.

育婴堂，在普济堂东，雍正十三年（1735）建。《彰德府·卷三·建置志》，清·卢崧纂修，清乾隆五十二年（1787）刻本，28.

漏泽园

漏泽园，在县治西北一里。《林县志·卷一·建置》，清·王玉麟重修，清·徐岱、熊远寄续修，清康熙三十四年（1695）刻本，23.

（林县）漏泽园，在县治西北。雍正五年（1727）后增义冢十四所。《彰德府志·卷四·建置志》，清·刘谦纂修，清乾隆五年（1740）刻本，8.

漏泽园，在县治西北一里，旧废，王云建。《彰德府续志·卷三·建置志》，清·宋可发纂修，清顺治年间（1644—1661）刻本，9.

漏泽园，在县治西北。雍正五年（1727），后增义冢十四所。《彰德府·卷三·建置志》，清·卢崧纂修，清乾隆五十二年（1787）刻本，28.

第三节　内黄县

医学　阴阳学

医学、阴阳学，今废。《内黄县志·卷之三·建置志县署》，清·李浈纂修，清乾隆四年（1739）刻本，6.

医学、阴阳学，今废。《彰德府志·卷四·建置志》，清·刘谦纂修，清乾隆五年（1740）刻本，11.

医学、阴阳学，今废。《彰德府·卷三·建置志》，清·卢崧纂修，清乾隆五十二年（1787）刻本，10.

（内黄县）医学训科一员。《河南通志·卷三十八·职官志》，清·田文镜纂修，清光绪二十八年（1902）刻本，6.

药局

药局三间。《内黄志·卷之四·建置志公署》，明·董弦纂修，明嘉靖十六年（1537）刻本影印，26

养济院

养济院，旧在县治东。明万历三十七年（1609），知县周士显移于南关灵感寺西，年久倾颓。国朝顺治四年（1647）赵健重修，康熙元年（1662）知县张为仁重修。《内黄县志·卷之三·建置志县署》，清·李涖纂修，清乾隆四年（1739）刻本，6.

养济院，在县治东，官厅三间，孤老住房二十九间。《内黄志·卷之四·建置志公署》，明·董弦纂修，明嘉靖十六年（1537）刻本影印，27.

养济院孤贫九十名，口粮银三百一十九两五钱，闰月银二十六两一钱。乾隆三年（1738），奉文每名岁支冬衣花布银三钱三分六厘五毫五丝，共应支银三十两二钱九分，除扣口粮小建银两，随同地丁银下起解。《内黄县志·卷五·田赋现额》，清·董庆恩纂修，清光绪十八年（1892）刻本，8.

养济院，在南关。《彰德府志·卷四·建置志》，清·刘谦纂修，清乾隆五年（1740）刻本，11.

内黄县杂建置，养济院，在南关。《彰德府·卷三·建置志》，清·卢崧纂修，清乾隆五十二年（1787）刻本，29.

安怀堂

安怀堂，在南关迤西。雍正十二年（1734），知县陈锡辂奉文修建房屋十六间，置地五顷九十八亩六分一厘五毫，以收养老弱之无依者。《内黄县志·卷之三·建置志县署》，清·李涖纂修，清乾隆四年（1739）刻本，6-7.

孤贫九十名口，月粮银二百五十九两二钱，小建扣除。冬衣花布钱二十一两二钱五分，闰月银二十一两六钱。《内黄县志·卷之九·赋役志》，清·李涖纂修，清乾隆四年（1739）刻本，31.

安怀堂，在南关迤西，雍正十二年（1734）建。《彰德府志·卷四·建置志》，清·刘谦纂修，清乾隆五年（1740）刻本，11.

内黄县杂建置……安怀堂，在南关迤西，雍正十二年（1734）建。《彰德府·卷三·建置志》，清·卢崧纂修，清乾隆五十二年（1787）刻本，29.

育婴堂

育婴堂，在长庆门外。雍正十二年（1734），知县陈锡辂奉文建置。《内黄县志·卷之三·建置志县署》，清·李浈纂修，清乾隆四年（1739）刻本，7.

育婴堂，在长庆门外，雍正十二年（1734）建。《彰德府志·卷四·建置志》，清·刘谦纂修，清乾隆五年（1740）刻本，11.

内黄县杂建置……育婴堂，在长庆门外，雍正十二年（1734）建。《彰德府·卷三·建置志》，清·卢崧纂修，清乾隆五十二年（1787）刻本，29.

漏泽园

漏泽园，旧置五处，今置义冢十三处，详县志。《彰德府志·卷四·建置志》，清·刘谦纂修，清乾隆五年（1740）刻本，11.

内黄县杂建置……漏泽园，旧置五处，今置义冢十三处，详《县志》。《彰德府·卷三·建置志》，清·卢崧纂修，清乾隆五十二年（1787）刻本，29.

第四节　汤阴县

医学　阴阳学

阴阳学，在县治前，今废。《汤阴县志·卷之二·建置志》，明·沙蕴金纂修，明崇祯十年（1637）刻本，20.

阴阳学地，二分七厘五毫。《汤阴县志·卷之六·田赋志》，明·沙蕴金纂修，明崇祯十年（1637）刻本，51.

医学，在县治前，今废。《汤阴县志·卷之二·建置志》，明·沙蕴金纂修，明崇祯十年（1637）刻本，20.

医学地基，第阔弓口并四至，俱同阴阳学。《汤阴县志·卷之六·田赋志》，明·沙蕴金纂修，明崇祯十年（1637）刻本，51.

（汤阴县）阴阳学，在县治东，正德十一年（1516），知县于宗德改县治前；医学在阴阳学南。《彰德府志·卷三·建置志》，明·崔铣纂修，明嘉靖元年（1522）刻本，1964年影印，7.

阴阳学，医学俱在县治前，今废。《彰德府·卷三·建置志》，清·卢崧纂修，清乾隆五十二年（1787）刻本，7.

阴阳学、医学，俱在县治前，今废。《彰德府志·卷四·建置志》，清·刘谦纂修，清乾隆五年（1740）刻本，4.

（汤阴县）阴阳学在县治东，正德十一年（1516）知县于宗德改县志前；医学在阴阳学南。《彰德府续志·卷三·建置志》，清·宋可发纂修，清顺治年间（1644—1661）刻本，6.

（汤阴县）医学训科一员。《河南通志·卷三十八·职官志》，清·田文镜纂修，清光绪二十八年（1902）刻本，5.

惠民药局

惠民药局（裁革），知县沙蕴金捐俸赈药，在岳庙施。《汤阴县志·卷之二·建置志》，明·沙蕴金纂修，明崇祯十年（1637）刻本，21.

诊所 医院

民国初年，县城和五陵、伏道、宜沟等主要集镇有中药铺13家，从业中医中药人员22人，后又发展到47家，从业中医中药人员62人。此外，尚有一些乡村中医，走乡、赶会，进行游动医疗活动。

民国年间，西医开始传入汤阴。1924年西医生赵备才，从安阳教会医院，来汤阴与原秉钧合伙开设"博济医院"。1927年西医生郭万春等三人，在县城开设"东亚诊所"。1936年，西医生秦健民等在县城开设"民生医院"。1938年（日军浸汤后），日伪当局就秦健民之"民生医院"改建为"汤阴县平民医院"。1939年，"平民医院"又改称"汤阴县立医院"，院长一人，医员3人，护理3人，书记、勤务、炊事员各1人，有病房6间，无病床。1924年，有了2名女医生，曾设妇产科。同年，张文波等在县城开设"维康诊所"。

1930年、1935年、1943年，申仲山、郭骥瑞、刘彦卿、张国林在宜沟集分别开设诊所，1924年，马步云在菜园开设诊所。是时，全县有西医诊所16处。

1945年日本投降后，国民党汤阴县政府接收日伪汤阴县立医院，改称为"汤阴县卫生院"，内有医师1人，护士2人，助产士1人，检验员1人，卫生稽查2人，其他技术员1人，事务员1人。《汤阴县志》，汤阴县志编纂委员会编，河南人民出版社，1987年2月，441-442.

博济医院

民国十三年（1924），西医赵备才和肖□二人（原秉钧为东家）在城内开博济医院，为汤阴有西医之始。《汤阴县志》，汤阴县志编纂委员会编，河南人民出版社，

1987 年 2 月，12.

药铺人员

（清末）民国初年，县城和五陵、伏道、宜沟等主要集镇有中药铺 13 家，从业中医中药人员 22 人。后又发展到 47 家，从业中医中药人员 62 人。此外，尚有一些乡村中医，走乡、赶会，进行游动医疗活动。《汤阴县志》，汤阴县志编纂委员会编，河南人民出版社，1987 年 2 月，414.

在漫长的封建社会和半封建半殖民地社会，汤阴县内医药严重缺乏。到了 1921 后县城和各大集镇中药铺有所增加，然而广大穷苦人民很少有钱就医服药。1924 年后，西医药开始在汤阴传播，并逐步受到城镇居民信赖。1938 年日军侵汤后，人们对日伪西药持怀疑和抵制态度。日军投降后，国民党统治区内，药源缺乏，药价飞涨，注射 1 支 5 万~10 万单位的盘尼西林需 3~5 斗小米价款。《汤阴县志》，汤阴县志编纂委员会编，河南人民出版社，1987 年 2 月，446.

药铺（店栈）经营

建国前，县城和各大集镇开设的药店、药铺，主要经营中草药。药品来源有三，一是参加一年一次的辉县百泉药材交流大会，进行采购；二是从彰德府（安阳）西大街"益顺永""德和兴"等大药行进货；三是从县城内大药栈或药店进货。县城和各集镇主要药栈药铺及经营情况如下：

县城内有：

益和堂，1927 年开业，由原春章、王有贵、李焕喜等合办。

友兰堂，1930 年开业，开办人申瑞符、李保珠。

鸿生药栈，1934 年开业，开办人贺瑞，股东 4 人，股金银元 3 000 元，店员 3~5 人，从辉县百泉交易会采购，经营药材 800 余种，成药 200 余种，有门市 3 间，仓库 6 间，年经营额 4 万元。

广和堂，1935 年开业，开办人苏老和、苏天汉。

永和堂，开办人张老仁。以经营小儿科药品为主。

东方药社，开办人李香亭。

德和堂，开办人杨德中，杨廷生。

信成药栈，1942 年开业，开办人李鸿德、刘兆瑞。

买春号，开办人唐志君、刘建勋。

贵和堂，开办人张贵文、张德有、张德志。

静生堂，开办人翟子敬、翟耀清。

父子店，开办人李海全。

夫妻店，开办人张盘铭。

义和堂，1946 年开业，开办人朱和祯、殷荷卿。

菜园集有：

同和堂，1932 年开业，开办人刘楷等 3 人。聘秦老岩为堂医。

同德堂，1932 年开业，开办人刘子汉父子，店员 2 人。聘李金生为堂医。

恋依会，1039 年开业，秦成章，秦光恩开设于集南街，为日伪新民会委托开办。

同宝堂，1030 年开业，开办人张光厚父子。

同济堂，1941 年开业，开办人刘楷等 5 人，经营中药 600 余种，成药 80 余种，自制丸散膏丹 30 余种，年经营额 2 万~3 万元。

五陵集有：

荣泰祥，1896 年开业，开办人李子川等 7 人，经营中成药近千种，股金银元 4 000元，年经营额 3 万元。

保和堂，开办人张保忠弟兄 2 人

瑞太昌，开办人杨老植。

同和祥，开办人李冲。

宜沟集有：

大美堂，1930 年开业，开办人郝希贤等 3 人。

大生堂，1936 年开业，开办人绳文焕等 3 人。

德聚长，开办人靳道父子、宋占魁等，经营中成药 450 余种。

除以上所列，还有一些小店铺。这些药栈和药铺，在县城和各集镇先后开设，均以卖药为主，常有变更，人员互有流动。而农村中零星分布的小药铺，则多以行医兼卖药的方式经营。《汤阴县志》，汤阴县志编纂委员会编，河南人民出版社，1987 年 2 月，450-451.

扁鹊被刺

（战国）公元前 307 年，稍后，医学家扁鹊被刺杀于伏道店，后葬于伏道南岗。墓、祠尚存。《汤阴县志》，汤阴县志编纂委员会编，河南人民出版社，1987 年 2 月，3.

任固镇

建国前，任固一带天花、麻疹、伤寒、疟疾，几乎年年流行。集上虽有 3 家中药铺，但穷苦百姓很少就诊吃药。婴儿死亡率达 20% 以上，人均寿命在 35 岁左右。《汤阴县志》，汤阴县志编纂委员会编，河南人民出版社，1987 年 2 月，488.

五陵镇

旧社会，五陵镇上有"荣泰祥"药铺 1 家，乡间有小型中药铺 6 家，兼职中医数名。对天花、伤寒、霍乱、疟疾等恶性传染病和氟中毒地方病无可奈何。《汤阴县志》，汤阴县志编纂委员会编，河南人民出版社，1987年2月，491.

瓦岗乡

解放前，瓦岗乡内有4个小中药铺和9名兼业中医。《汤阴县志》汤阴县志编纂委员会编，河南人民出版社，1987年2月，493.

伏道乡

伏道名称，历史悠久。据清乾隆《汤阴县志》记载："殷知民怨己，遂驻兵予伏道店，以监视羑里"。另据传说，战国时秦太医令李醯因嫉恨名医扁鹊，收买刺客伏于道旁，将扁鹊刺杀于此，故名。

旧社会，伏道仅有私人中药铺和兼业中医。《汤阴县志》，汤阴县志编纂委员会编，河南人民出版社，1987年2月，494.

孙真会

据传说，唐代医学家孙思邈（县志记载为三国魏人孙登）曾在县西五岩洞（今属鹤壁市）隐居，为龙医愈疮疾。因而世代相传成为神话。清末民初，县西一带农民有人以信奉孙真为号召组织孙真会。日伪统治时期会首仝桂林利用孙真会发展武装，投降日军。后仝被日军任命为"孙真会剿共自卫队"司令，在汤阴马庄（现属鹤壁市）、王军庄以西大部分村庄设有分会并有武装中队。1945年解放鹤壁时，仝被捉，孙真会被取缔。《汤阴县志》，汤阴县志编纂委员会编，河南人民出版社，1987年2月，532-533.

养济院

养济院，在县治南。《汤阴县志·卷之二·建置志》，明·沙蕴金纂修，明崇祯十年（1637）刻本，22.

养济院，计地三亩三分七厘七毫。《汤阴县志·卷之六·田赋志》，明·沙蕴金纂修，明崇祯十年（1637）刻本，52.

养济院在县治南；漏泽园在县北三里。《彰德府志·卷三·建置志》，明·崔铣纂修，明嘉靖元年（1522）刻本，1964年影印，7.

养济院，在县治南。《彰德府志·卷四·建置志》，清·刘谦纂修，清乾隆五年（1740）刻本，5.

养济院，在县治南。《彰德府·卷三·建置志》，清·卢崧纂修，清乾隆五十二年（1787）刻本，27.

（汤阴县）养济院，在县治南。《彰德府续志·卷三·建置志》，清·宋可发纂修，清顺治年间（1644—1661）刻本，7.

普济堂

普济堂，在县治北，雍正十一年（1733）建。《彰德府志·卷四·建置志》，清·刘谦纂修，清乾隆五年（1740）刻本，5.

普济堂，在县治北，雍正十一年（1733）建。《彰德府·卷三·建置志》，清·卢崧纂修，清乾隆五十二年（1787）刻本，27.

雍正十二年（1734），杨世达主持修建普济堂一处。捐义田1.7顷，银480两（交当生息），谷1030石。堂内贫民每月每人给口粮谷五斗，盐菜钱一百文。十三年（1735）又建育婴堂一处。捐钱120两（交当生息），谷200石，雇乳母抚养婴儿，每人共给口粮谷五斗，养银五钱。重修养济院房屋19间。额定孤贫男妇29名，每名每日给口粮一份，每年给冬衣花布银5.743两。《汤阴县志》，汤阴县志编纂委员会编，河南人民出版社，1987年2月，8.

育婴堂

育婴堂，在西南门外，雍正十三年（1735）建。《彰德府志·卷四·建置志》，清·刘谦纂修，清乾隆五年（1740）刻本，5.

育婴堂，在西南门外，雍正十三年（1735）建。《彰德府·卷三·建置志》，清·卢崧纂修，清乾隆五十二年（1787）刻本，27.

漏泽园

漏泽园二，一在县北汤河南圻，一在县南大路东，俱有碑碣。《汤阴县志·卷之二·建置志》，明·沙蕴金纂修，明崇祯十年（1637）刻本，22.

漏泽园，四处，一在东门外，一在西门外，一在汤河口，一在宁家场。《彰德府志·卷四·建置志》，清·刘谦纂修，清乾隆五年（1740）刻本，5.

漏泽园，四处，一在东门外，一在西门外，一在汤河口，一在宁家场。《彰德府·卷三·建置志》，清·卢崧纂修，清乾隆五十二年（1787）刻本，27.

漏泽园，在县北三里。《彰德府续志·卷三·建置志》，清·宋可发纂修，清顺治年间（1644-1661）刻本，7.

第五节　滑　县

阴阳学　医学

医学、阴阳学，俱在县东。《滑县志·卷三·公署》，清·姚德闻纂修，清康熙二十五年（1686）刻本，7；《滑县志·卷三·公署》，清·吴乔龄纂修，清乾隆二十五（1760）年刻本，8.

养济院

养济院一所，在西南门内路东，基地前高后下前一段，东西各阔十一步，南北各长二十步，后一段东西各阔十一步，南北各长三十步，其基地二亩二分有奇内旧耳房二间，旧堂房三间，新东房七间，新门房四间，新耳房四间，知县黄李瀚重修建。《滑县志·卷三·公署》，清·姚德闻纂修，清康熙二十五年（1686）刻本，8.

养济院，在南门内路东，基地二亩二分有奇，创建失考。康熙十九年（1680），知县黄季瀚重修，共屋二十楹，后溅圮，存瓦房八间，不敷孤贫居住，乾隆十八年（1753）冬，知县吴玉麟祥请添建瓦房一十七间，共房二十五间。《滑县志·卷三·公署》，清·吴乔龄纂修，清乾隆二十五（1760）年刻本，8.

育婴堂

育婴堂，在城内清源街，雍正十三年（1735），建瓦房九间。《滑县志·卷三·公署》，清·吴乔龄纂修，清乾隆二十五（1760）年刻本，8.

普济堂

普济堂生息，系咸丰八年（1858），杞县当商刘德和等歇业，将前项生息本银五百四十两。又于光绪十八年（1892），获嘉县当商，公裕典歇业，拨发本银六百四十两，滑县当商承领，按月一分行息，闰月加增，所收息银八十三两二钱。批解藩库。《重修滑县志·卷五·财政预算》，民国·王蒲园总纂，民国二十一年（1932）石印暨铅印本，660.

普育二堂生息，系同治八年（1869），由藩宪札发银三千四百五十两，当商承领，按一分生息，闰月减半，所收息银四百三十一两二钱五分，批解藩库。《重修滑县志·卷五·财政预算》，民国·王蒲园总纂，民国二十一年（1932）石印暨铅印本，660.

广惠堂

广惠堂生息，系本县远年捐款，本银一千一百五十一两七钱，当商承领，按月一分八厘二毫生息，每年应缴息银二百七十二两六钱一分，每月由本县支发广惠堂贫民口粮应用。《重修滑县志·卷五·财政预算》，民国·王蒲园总纂，民国二十一年（1932）石印暨铅印本，664.

查向有养济院、广惠堂二处，额设贫民口粮二百，分每日支银一分。宣统元年（1909），连闰分除建六日，共支银七百六十八两，又支棉衣银六十七两二钱，共支银八百三十五两二钱，兹预算三年，亦系有闰年分，自应一律填列。唯此二处，入养济院，系由丁地留支银四百一十七两六钱，广惠堂系由发当生息银二百七十二两六钱一分。合计库平银六百九十两零二钱一分，除息数支发外，尚不敷银一百四十两零九钱九分，均系捐发出入，皆系库平。《重修滑县志·卷五·财政预算》，民国·王蒲园总纂，民国二十一年（1932）石印暨铅印本，688.

押犯医药

（司法费细目）押犯医药，全年支数六两五……查此项，人犯每月收开并无成数，所需口粮盐菜医药等费亦无一定之数……《重修滑县志·卷五·财政预算》，民国·王蒲园总纂，民国二十一年（1932）石印暨铅印本，699.

监狱医官

（监狱费细目）官医生津贴，一名，月支数零两七七一六，全年支数一零零两一二一……监犯医药，年支七两八二六……《重修滑县志·卷五·财政预算》，民国·王蒲园总纂，民国二十一年（1932）石印暨铅印本，699-700.

第六章　鹤壁市

第一节　浚　县

阴阳学医学

阴阳学、医学，张志，俱在县前。《浚县志·卷六·公署建置》，清·熊象阶纂修，清嘉庆六年（1801）刻本，16.

医学训科

（浚县）阴阳学训术一员，医学训科一员。《河南通志·卷三十八·职官志》，清·田文镜纂修，清光绪二十八年（1902）刻本，7.

傅山设帐讲学

清圣祖康熙五年（1666），著名大儒傅山（字青主）隐居浚县象山云锦寺，设帐讲学，并在民间行医。《鹤壁市大事记述》，鹤壁市地方史志编纂委员会编，中州古籍出版社，1992年9月，59.

养济院

养济院，旧志在北街西巷。道光九年（1829），知县朱凤森重修。《续浚县志·卷四·建置公署》，清·黄璟纂修，清光绪十二年（1886）刻本，9.

养济院，曾志稿，在北街西巷。雍正七年（1729），知县曾振宗重修，房屋二十间。《浚县志·卷六·建置公署》，清·熊象阶纂修，清嘉庆六年（1801）刻本，17.

养济院，额设男妇孤贫一百名口，原额孤贫月粮二百八十八两，除荒实征银二百八十八两。乾隆三年（1738），奉文每名日支银一分，共应支银三百六十两，不敷银七十二两，于丁地项下拨补。原额冬花布银二十七两五钱，除荒实征银二十七两五钱。乾隆三年（1738），奉文每名岁支冬衣花布银三钱三分六厘五毫五丝，区应支银三十三两六钱五分五厘，不敷银六两一钱五分五厘，于丁地项下拨补。《浚县志·卷五·方域田赋》，清·熊象阶纂修，清嘉庆六年（1801）刻本，28.

广仁堂

广仁堂，旧志在东后街。光绪十二年（1886），知县黄璟增房十间。《续浚县志·卷四·建置公署》，清·黄璟纂修，清光绪十二年（1886）刻本，9.

广仁堂，曾志稿，一在城内，大门一间，厅房三间，两旁房及后院房共十间，一在道路口镇，前后房共十间。《浚县志·卷六·建置公署》，清·熊象阶纂修，清嘉庆六年（1801）刻本，17.

广仁堂，额设贫民一百名，阖邑绅民捐备交当生息，本银三百五十三两三线六分七厘，每月二分起息，每岁收息银四十二两四钱，按月发给贫民口粮，并冬衣花布之资，不敷银两，在育婴堂息银中拨补。《浚县志·卷五·方域田赋》，清·熊象阶纂修，清嘉庆六年（1801）刻本，28.

育婴堂

育婴堂，旧志在城内，今存房七间。光绪十二年（1886），知县黄璟重修。《续浚县志·卷四·建置公署》，清·黄璟纂修，清光绪十二年（1886）刻本，9.

育婴堂，曾志稿，在城内，大门一间，临街房五间，二门楼一间，北房三间，南房三间，东厅三间。《浚县志·卷六·建置公署》，清·熊象阶纂修，清嘉庆六年（1801）刻本，17.

育婴堂内乳妇婴孩无定额，阖邑绅民捐备本银一千三百一十二两五钱二分五厘，交当生息，每月二分。又捐备义田地价银一千二百九两八钱八分六厘。交当生息，每月一分五厘，每年共收息银五百三十二两三钱八分四厘，按月发给乳婴孩口粮米价工价及冬衣花布被褥之需，多余拨补广仁堂贫民口粮。《浚县志·卷五·方域田赋》，清·熊象阶纂修，清嘉庆六年（1801）刻本，28.

西医始传浚县

清光绪二十二年（1896），浚县新镇人戴九成在天津结识英国人古约翰、医师雷达夫，经议在新镇开办医院并传教。西医西药始传浚县。《鹤壁市大事记述》，鹤壁市地方史志编纂委员会编，中州古籍出版社，1992年9月，68.

第二节　淇　县

阴阳学

明洪武七年（1374），淇县阴阳学在县前街东建，有房三间。正德十三年

（1518），知县杜岩改建。嘉靖二十三年（1544），知县张宜重修。《淇县志》，淇县县志总编室编，中州古籍出版社，1996年12月，656.

医学

医学在县前街西，明洪武七年（1374）创建，有房3间。正德十三年（1518），知县杜岩改建。嘉靖二十三年（1544），知县张宜重修。《淇县志》，淇县县志总编室编，中州古籍出版社，1996年12月，656.

医学训科

（淇县）医学训科一员。《河南通志·卷三十八·职官志》，清·田文镜纂修，清光绪二十八年（1902）刻本，7.

阴阳学训术一员；医学训科一员。《淇县志·卷五·官师志设官》，清·王谦吉、王南国纂修，清顺治17年（1660）刻本，7.

巫医 中医

西周时，境内出现巫医，只能治一些极简单的病。战国时期，境内巫医已初步掌握了一些中医中药医疗技术。明洪武七年（1374），县前街已有医生办学授徒，培训中医。明嘉靖二十四年（1545），淇地百姓常用境内生长的16种中草药治病。清道光十九年（1839），县城内有私医数人，用中草药治病。《淇县志》，淇县县志总编室编，中州古籍出版社，1996年12月，771.

西医传入

民国十年（1921），河北省武安县医生李纯德来淇县城内开设西医院一处，设内、外科。内科治疗常见病如感冒、天花、痢疾、鼓症（肝病、胸膜炎）、霍乱等。外科可做截肢、切除阑尾、钳取弹头等手术。如遇到疑难症，则由李纯德介绍到汲县教会医院（现新乡医学院第一附属医院前身）治疗。《淇县志》，淇县县志总编室编，中州古籍出版社，1996年12月，772.

西医诊所

民国十年（1921）武安人李纯德在朝歌设西医诊所。《鹤壁市大事记述》，鹤壁市地方史志编纂委员会编，中州古籍出版社，1992年9月，72.

药铺 名医

民国二十年（1931），城内有7家药铺，7名医生。他们是著名中医儿科大夫詹老吉、中医内科大夫王老令、李子衡、王立业、郝相生、中医外科大夫杨良臣、秦世选等。他们诊病兼营中药铺，各雇店员数人。《淇县志》，淇县县志总编室编，中州古籍出版社，1996 年 12 月，772.

淇县医院

民国二十七年（1938），日军侵占淇县城，将城内阁南康叔祠改为"淇县医院"，院内有日军医务人员 5 名，中国医务人员 6 名，门诊房 5 间，病房 2 间，病床 10 张。当时能入院治疗者多为汉奸、特务、绅士，广大劳苦民众根本不能在此处就诊。以后，汲县赵沛林在中山街创办"沛林医院"，不久停办。民国三十四年（1945），国民党县政府接收日军医院，由李纯德任院长，医院有 6 名工作人员，其中医生 3 人，学徒 2 人。设内科、外科。医疗设备有听诊器、手术刀、止血钳、注射器、外科医用盒等。主治黑热病（大肚皮）、花柳病、疥癣、外伤、疮类等，均用西药治疗。城内还有顾嘉宾、葛恒德、田沛然等私人诊所数处。并有东街的"三德"，中山街的"秦鸿斌"中药房，后又增加了宋德任、关玉希的西药房。

1943 年秋，共产党在淇县山区建立革命根据地，并开始发展根据地医疗保健事业，扶持大石岩村老中医王立业（尊称王老立），在对寺窑村中共淇县县委机关南侧设一药铺（兼门诊），专为八路军军政人员和当地人民治病。1946 年 3 月，太行五分区派吕西峰在前嘴村建立县卫生所，有医务人员 6 名，内有 1 名西医，占民房 8 间。1947 年，淇县城解放，民主政府为了发展卫生事业，鼓励私人兴办医院，城内先后建立了复华、博爱、益明、敬诚等数家诊所以及新光、和顺等 6 家药铺。他们除看病外，还负责打防疫针、接种牛痘、调查病情。1949 年 9 月 1 日，县政府设直属医院一所，有医务人员 9 人，病床 10 张。年底，全县已建诊所 4 处，中药铺 50 家，中、西医药人员 214 人。《淇县志》，淇县县志总编室编，中州古籍出版社，1996 年 12 月，772.

医药状况

据文字记载，西汉初，淇县城内始有药铺。明嘉靖二十四年（1545），药铺从城里发展到洪县少数集镇和大村，至清末无大变化。民国初期，县城内有药铺 7 家，店员 26 人，经营传统中药。民国十年（1921），河北省武安县李春德来淇县城内东街办医院，淇县始有西医，全年经营额为 1 200 石小米。日军占领淇县期间，日本人在阁南路西"康叔祠"办起一所医院，经营西医西药。

1948 年前，洪县城内有 8 家药铺，农村有 60 余家。《淇县志》，淇县县志总编室编，中州古籍出版社，1996 年 12 月，578.

万国红十字会

民国二十七年（1938）2 月，万国红十字会淇县分会成立，属日内瓦国际红十字会系统。入会者发有"会员凭证"及"佩章"。会员凭证是一块方形纸片证明书，上印图案花边，四角分别印有"博""爱""恤""兵"四个字，内印"万国联盟红十字会洪县分会会员凭证"字样。印有正副会长、名誉会长、医院正副院长、医学师的名字，证文为："×××系淇县人，赞成博爱恤兵宗旨，特捐会费，遵守会章，应推赠为本会会员，除赠佩章外，特发凭照"。《淇县志》，淇县县志总编室编，中州古籍出版社，1996年12月，318.

养济院

养济院，在县治西南。明洪武初创建，官亭三间，房一十八间。嘉靖二十三（1544）年，知县张宜改建。《淇县志·卷二·建置》，清·王谦吉，王南国纂修，清顺治十七年（1660）刻本，12.

清乾隆十年（1745），县城内有恤善堂、院5处。养济院，在中心阁西路北，明洪武初建。清乾隆时，有上房3间，东西房6间，收容孤贫残者6名。《淇县志》，淇县县志总编室编，中州古籍出版社，1996年12月，803.

恤孤房

恤孤房，十九间，在县治西南，明正德十三（1518）年，义民李深施建。《淇县志·卷二·建置》，清·王谦吉，王南国纂修，清顺治十七年（1660）刻本，12.

恤孤房，在县治西南，明正德年间建，有房19间。《淇县志》，淇县县志总编室编，中州古籍出版社，1996年12月，803.

普济堂

普济堂，在南门里路西，清雍正十二年（1734），知县袁光炜建。乾隆时有房21间，收容孤贫残者34名。《淇县志》淇县县志总编室编，中州古籍出版社，1996年12月，803.

清雍正十二年（1734），淇县知县袁光伟建普济堂、育婴堂。《鹤壁市大事记述》，鹤壁市地方史志编纂委员会编，中州古籍出版社，1992年9月，62.

育要堂

育要堂，在中心阁北路西，清雍正十二年（1734）建，有房3间。《淇县志》，淇县县志总编室编，中州古籍出版社，1996年12月，803.

漏泽园

漏泽园，在南关观音堂西，清雍正元年（1723）建，占地2亩。《淇县志》，淇县县志总编室编，中州古籍出版社，1996年12月，803.

第七章　新乡市

第一节　新　乡

医学

明洪武元年（1368），县丞于原址重建县衙，在县衙东建阴阳学，县衙西建医学。《新乡县志》，新乡县史志编纂委员会编，生活·读书·新知三联书店出版，1991年5月，10.

医学，在县治西，明洪武八年（1375），知县王统徙置临川街，今废。府志云，弘治八年（1495），知县王统徙置临川街。《新乡县志·卷十三·公署》，民国·赵开元纂修，民国三十年（1941）铅印本，7

按：医学之设，所以救生民之疾苦，无一时一地之可无也，是虽小道，所系甚切。洪武初，建此学于县治之西。弘治八年（1495），知县王统改其制于临川街，今如旧。正房三间，前房一间。《正德新乡县志·卷之二·医学》，明·储珊纂修，明正德元年（1506）蓝丝阑钞本，1963年7月影印，32-33.

阴阳学

阴阳学，在县治东新街，明洪武初年建，今废。《新乡县志·卷十三·公署》，民国·赵开元纂修，民国三十年（1941）铅印本，7.

按：阴阳学之设，所以决嫌疑而定犹豫，其术虽小，所系亦大，是学之设，实我朝之盛制也。洪武初，建置于县治之东，每因其坏而随时修饰，其学如故。正房三间，前房三间。《正德新乡县志·卷之二·阴阳学》，明·储珊纂修，明正德元年（1506）蓝丝阑钞本，1963年7月影印，32.

阴阳学训术　医学训科

明代……阴阳学训术一人，医学训科一人。

清代初年……阴阳学训术一人，医学训科一人……康熙年间（1662—1722）设……阴阳学训术一人，医学正科一人……《新乡县志》新乡县史志编纂委员会编，生活·读书·新知三联书店出版，1995年5月，323.

（新乡县）医学训科一员。《河南通志·卷三十八·职官志》，清·田文镜纂修，清光绪二十八年（1902）刻本，6.

方技。按：医所以寄死生，巫所以卜吉凶，二者皆切于民用也。国家于天下郡邑皆设以官者，使之讲明方述，各精其艺，其所以重民命、决民疑，莫善于此。新乡精医巫之士多矣，记其官名。

医官：赵珏，字延珪，本县大赵庄人，以名医任本县医学训科。赵钺，字德威，本县大赵庄人，珏之子，以世医任本县医学训科。

阴阳官：刘清，字本德，本县长兴庄，以精于推步任本县阴阳学训术。袁纶，字理之，本县在城庄人，南乐令莫之子，以精于推步任本县阴阳学训术。《正德新乡县志·卷之五·方技》，明·储珊纂修，明正德元年（1506）蓝丝阑钞本，1963年7月影印，78

医疗卫生

建国前，人民生活极度贫困，卫生事业发展缓慢，中药店铺和私人诊所仅50余家，西医寥寥无几，诊金昂贵。广大劳动人民有病无钱治，备受疾病折磨。霍乱、伤寒，天花、疟疾、鼠疫、白喉，流脑等多种传染病广为流行。民国二十七年（1938），霍乱流行全县，期公庙乡张庄村1家15口人病死13口人。《新乡县志》，新乡县史志编纂委员会编，生活·读书·新知三联书店出版，1991年5月，479.

中医行医方式

中医在新乡县历史悠久。明洪武元年（1368）县城建有医学，设医学正科和医学训科。中医行医方式为开铺、坐堂、走乡、赶会、半农半医等。《新乡县志》新乡县史志编纂委员会编，生活·读书·新知三联书店出版，1991年5月，492.

西医传入

西医于民国十年（1921）传入新乡县。同年，徐义沈在城西姜庄中街路北创办第一家西医院，名为同善医院。民国二十二年（1933）王保国在县城石榴园街路南创办国光医院。民国二十五年（1936）在姜庄街（今新华街）东段路南创办"县立医院"。民国三十四年（1945）8月，德国神父米于，在新开街（原天主教会址）创办公教医院。此外，县城设有任明（1926—1953）、圣约翰（1927—1937）、济民（1929—1954）、郡南（1931—1933）等医院。《新乡县志》，新乡县史志编纂委员会编，生活·读书·新知三联书店出版，1995年5月，492.

药房

药房有恒春大药房、五州药房等。西医以外科为主，能做截肢、刀枪伤、阑尾切除、剖腹产、植皮手术。《新乡县志》，新乡县史志编纂委员会编，生活·读书·新知三联书店出版，1991 年 5 月，492.

同善医院

民国十年（1921）……，同善医院在姜庄街路北建立。有病房 16 间，能做植皮、截肢等手术，为新乡县第一家西医院。《新乡县志》，新乡县史志编纂委员会编，生活·读书·新知三联书店出版，1991 年 5 月，16.

仁明医院

民国十五年（1926）……，周香斋在县城顺河街开设仁明医院，专治花柳病，先有病房 7 间，后发展至 15 间。《新乡县志》，新乡县史志编纂委员会编，生活·读书·新知三联书店出版，1995 年 5 月，17.

县立医院

民国三十八年（1949）3 月，县人民政府在小冀镇东街租赁民房 5 间，建县立医院，设内外两科，有医务人员 5 名，年底增至 13 名。1950 年，开设病床 10 张，接收了原七里营教会医院的血压计、听诊器、体温表、注射器、产包、扩阴器、止血钳、镊子等器械。《新乡县志》，新乡县史志编纂委员会编，生活·读书·新知三联书店出版，1995 年 5 月，479-480.

妇女接生

旧社会为妇女接生多用生锈的剪刀或"瓷片'剪割脐带，极易造成新生儿破伤风等病。加之没有防疫措施，天花、麻疹、水痘、流脑、小儿麻痹症等疾病颇多，婴儿死亡率较高，当时有民谣云：妇女产后哭儿郎，晚上寨外狗汪汪。残骨遍地有，阎王喜洋洋。《新乡县志》，新乡县史志编纂委员会编，生活·读书·新知三联书店出版，1995 年 5 月，484.

县衙开设医学正科

（明）正统元年（1436），医官赵仲德，在县衙开设医学正科，管理医药事宜。《新乡县志》，新乡县史志编纂委员会编，生活·读书·新知三联书店出版，1995 年 5 月，10.

征金花银

（明）正统元年（1436）……，奉令施行折征金花银，以税米一石折征税银二钱五分，以此征穗，示为定例。《新乡县志》，新乡县史志编纂委员会编，生活·读书

·新知三联书店出版，1995年5月，10.

"三顺公"中药铺创建

（明）崇祯四年（1631），"三顺公"中药铺，在小冀创建，医药兼营。《新乡县志》，新乡县史志编纂委员会编，生活·读书·新知三联书店出版，1995年5月，11.

"三益堂"中药铺开业

光绪二十年（1894），"三益堂"中药铺，在县城十字街开业，规模为全县之冠。《新乡县志》，新乡县史志编纂委员会编，生活·读书·新知三联书店出版，1995年5月，13

"道生长"商号开业

光绪二十五年（1899），大商号"道生长"创办开业。郭庆云为东家，王杰为经理，资本银4万两，东伙徒工250余人。经营粮食、药材、山珍海味等，于民国十八年倒闭。《新乡县志》新乡县史志编纂委员会编，生活·读书·新知三联书店出版，1995年5月，13.

恒春大药房

民国十二年（1923）……恒春大药房，在城内北大街路西开业，专营西药。《新乡县志》，新乡县史志编纂委员会编，生活·读书·新知三联书店出版，1995年5月，17.

制药

制药，建国前，新乡县中药店铺兼制丸、散、膏、丹等中成药，多是手工生产。《新乡县志》，新乡县史志编纂委员会编，生活·读书·新知三联书店出版，1995年5月，222.

救济院

社会救济历代皆有，建国前，若遇荒灾之年，官府出面赈济，豪绅出来施舍，但多是假救济为名，行中饱私囊和收买人心之实。

明代新乡县慈善事业有漏泽园，供人掩埋无嗣遗骨；畦桑园，供贫民百姓采桑养蚕；育婴堂，收养被遗弃的儿庵。

清代，县城设有养济院和普济堂等慈善事业机构。

民国时期，改普济堂为救济院，收养孤儿和残废贫民。《新乡县志》，新乡县史志编纂委员会编，生活·读书·新知三联书店出版，1995 年 5 月，518.

民国十一年（1922）9 月，县救济院在城内建立，内设孤儿、借贷、残废 3 所。《新乡县志》，新乡县史志编纂委员会编，生活·读书·新知三联书店出版，1995 年 5 月，16.

育婴堂

育婴堂，在西门内，草房三间。《新乡县志·卷十三·公署》，民国·赵开元纂修，民国三十年（1941）铅印本，6.

育婴堂，在西门内，久废，故址犹存。《新乡县续志·卷一·学校》，民国·韩邦孚纂修，民国十二年（1923）刻本，81.

养济院

养济院，旧在八蜡庙东，今改华藏寺西，草房九间。《新乡县志·卷十三·公署》，民国·赵开元纂修，民国 30 年（1941）铅印本，6.

养济院，在南街火神庙西，光绪间重修，房十余间，今废，故址犹存。《新乡县续志·卷一·学校》，民国·韩邦孚纂修，民国十二年（1923）刻本，81.

（济贫）养济院，孤贫定额八名，岁支月粮花布银三十四两零。雍正十三年（1735），总督王士俊题请增设普济堂，收养无告穷民，每名月给口粮三斗，盐菜钱六十文，各给棉衣二件。原置义田六顷七亩，系佃种，又交当生息，本银五百五十六两六钱四分四厘，知县张铖暨邑人畅于熊等捐助有差。《新乡县志·卷十七·赋役下》，民国·赵开元纂修，民国三十年（1941）铅印本，60.

普济堂

普济堂，二处，一在东关，瓦房十间，一在西门内，草房十间。国朝雍正十二年（1734），总督王士俊题请捐设。《新乡县志·卷十三·公署》，民国·赵开元纂修，民国三十年（1941）铅印本，6.

普济堂，一在东关，一在西门内，今废，故址犹存。《新乡县续志·卷一·学校》，民国·韩邦孚纂修，民国十二年（1923）刻本，81.

漏泽园

按：是园之设在本县北坛后，所掩无嗣之遗骨，前知县王素奉檄创建。年久荒芜，荆棘丛生，知县储珊命工斩刘之，四围高筑以墙，向西建立一门，且题其名于上，即古人泽及枯骨之意也。《正德新乡县志·卷之三·漏泽园》，明·储珊纂修，明正德元年（1506）蓝丝阑钞本，1963 年 7 月影印，46.

第二节　辉　县

医学　阴阳学

医学、阴阳学、僧会司、道纪司，旧具有署，久废。今各以所居为之。《辉县志·卷五·建置公署》，清·周际华纂修，清光绪二十一年（1895年）刻本，7.

（辉县）医学训科一员。《河南通志·卷三十八·职官志》，清·田文镜纂修，清光绪二十八年（1902）刻本，6.

中医药

建国前，中医多为谋求生计自由开业，开业方式有开药铺、坐堂、摆摊、赶场、走乡串户等，民间称为"先生"或"医家"。民国年间，全县城乡有110多家中医药店，医药一体82家，从业人员170余人。中医多为祖传，也有拜师学医，东关张树春、梁村孙景寒、南村赵启文、岭西赵启新等均为中医世家；城内朱锡怀、百泉张春芳、沿村郭兆，医德医术远近称颂。民国三十六年（1947），全县大部分地区解放，中医药店铺、门诊所开业140余家，从业360余人。《辉县市志》，辉县市史志编纂委员会编，中州古籍出版社，1992年9月，765.

西医药

民国十九年（1930）西医传入辉县，首名西医是"辉县平民医院"第一任院长马汉卿。民国二十年（1931），河南省立百泉乡村师范附设乡村医院，备有西药400多种，还有缝合针、接产器、血压计、五官检查器等。民国二十六年（1937），李建东、杨泽民合资在城内南大街开设第一家西药房——爱生西药房，时西药昂贵，群众又不惯用，求医者甚少，1949年，全县仅有一所县卫生院，两家私人诊所，西医10余人。《辉县市志》，辉县市史志编纂委员会编，中州古籍出版社，1992年9月，766.

卫生管理

民国三十二年（1943），抗日政府设立民教科，兼管卫生工作。《辉县市志》，辉县市史志编纂委员会编，中州古籍出版社，1992年9月，768.

县立医院

前身为豫北指挥部后方医院，民国二十五年（1936）建于南平罗，民国三十六年

（1947）1月改名利民医院，同年迁往西平罗，改为县立医院。先后随县委、县政府机关，移驻黄水、褚邱、庙岗（宪禄村）、瓦房庄（振国村）、薄壁等地。民国三十七年（1948）7月，移回龙、九峰山、石板河、薄壁。民国三十八年（1949）2月进城，接收国民党县立医院，更名为辉县卫生院，驻炭市街夏家花园（即今址），占地5.54亩，房52间（728平方米），全院医务工作者8名，病床10张。《辉县市志》，辉县市史志编纂委员会编，中州古籍出版社，1992年9月，769.

传染病

建国前，医疗卫生条件差，霍乱、天花、伤寒、流脑、疟疾等传染病流行，死者甚众，婴儿死亡率高达25%，成人平均预期寿命仅35岁。《辉县市志》，辉县市史志编纂委员会编，中州古籍出版社，1992年9月，759.

接种牛痘

民国年间，孩子4岁以后，用土法接种牛痘，预防天花。民国二十八年（1939）3月至5月，全县接种牛痘1 241人。《辉县市志》，辉县市史志编纂委员会编，中州古籍出版社，1992年9月，764.

医药店铺

民国初年，辉县医药全部由私人经营。中药店、铺83家，从业173人。县城有"大来龙""大来恒""元泰""永年堂""同兴和""蔚生恒""福生堂""景汤""济生""益寿"等10家药店，以"大来龙""大来恒""元泰"生意最为兴隆；集镇以峪河"同仁堂"规模较大，从业10人。民国十八年（1929）西药传入辉县。西药店、所22家，从业63人，县城"爱生医药店"规模较大，经营西药300余种；农村以西平罗史修林诊所为最，从业9人。此外，还有药材行栈7家。民国二十七年（1938）日军侵占辉县，大部中药店、铺停业。建国前夕，县城中药店只有"大来恒""祥泰"（原元泰）"同兴和""永年堂"4家；西药价格昂贵，群众又不习惯，药店多于民国三十二年（1943）先后停业。民国三十七年（1948）6月，辉县供销合作联社在南村建第一个合作药店，经营中药百余种，西药60余种，销售兼收购。《辉县志》，辉县市史志编纂委员会编，中州古籍出版社，1992年9月，561.

医药批发

医药批发，建国前全县医药主要由"大来恒""同兴和""祥泰""永年堂"4家药店批发。《辉县志》，辉县市史志编纂委员会编，中州古籍出版社，1992年9月，561.

中药材收购

抗日战争前，百泉"协新""协兴""玉生昌""中和昌""贵生恒""协胜勇""顺兴" 7 家药行和县城几家大药店垄断全县药材收购市场。《辉县志》，辉县市史志编纂委员会编，中州古籍出版社，1992 年 9 月，563.

"大来龙"药店

"大来龙"药店，明末清初怀庆（今沁阳县）人在辉县南关开设的第一家大型药店。房 60 余间，门面 4 间，从业 20 余人，前店后作坊，收购批零兼营。民国以来，资金日趋雄厚，除百泉药材会大宗收购中药材，还常到郑州、天津、汉口、新乡、禹县等地进货，有时还到湖广、云贵采购，经营中药 300 余种，并代客加工中成药。"大来龙"讲究真材实料，切、炒、炙，炮制工艺认真严格，自产自销"小儿惊风散""千金牛黄丸""全羊益气丸""牛黄化毒散""玉花膏"等 60 余种丸、散、膏、丹，疗效甚佳，誉满城乡。司药人员以"站柜留心，细审药方"为座右铭，态度和蔼，彬彬有礼；凡来店批发，随来随办，早晚不误；远路药商可免费食宿钱；财不足可暂赊欠。经营有方，生意兴隆，日久不衰。民国三十年（1941）4 月 15 日夜，侵辉日军火烧"大来龙"，经营 300 余年的药店化成灰烬。《辉县志》，辉县市史志编纂委员会编，中州古籍出版社，1992 年 9 月，653–564.

"大来恒"与"同兴和"

"大来龙"药店焚毁，年底掌柜宋道儒、宋道芳、王世德等人牵头集资，在原"大来龙"药店旧址又盖新房 36 间、门面 6 间，原班人马，一分为二，各占一半，同时开设"大来恒""同兴和"两家药店。传统经营，生意又渐兴隆。生产中成药有四消丸、木香槟榔丸、活血调经丸、藿香正气丸、七制香附丸、丁香丸、活血顺气丸、杜附理中丸、六味地黄丸、救急丹、生肌散、百保丹、益母膏等近百种。其中，"大来恒"生产医治黄水疮的"一扫光"、医治烧疮的"玉红膏"和医治大肚痞的"北铁丸"等药，疗效最佳，药到病除，颇负盛名。《辉县志》，辉县市史志编纂委员会编，中州古籍出版社，1992 年 9 月，564.

"祥泰"药店

"祥泰"药店，清咸丰年间由"大来龙"药店分出，名"元泰"，建于南关中路路东。除百泉会上购进"彰帮""怀帮""祁帮""太谷帮'等大药行药材，还出外采购。资金不如"大来龙"雄厚，八九十年竞争，远不及"大来龙"。民国三十年（1941）"大来龙"被日军烧毁，"元泰"生意大兴。民国三十三年（1944）"元泰"改字号为"祥泰"，成为辉县最大中药店。《辉县志》，辉县市史志编纂委员会编，中州古籍出版社，1992 年 9 月，564.

药交会起源

百泉药材大会源于百泉一个古老的庙会，庙会距今 1 000 余年。

隋大业年间，祭祀河神，在湖北岸建庙，奉灵源公，庙会始兴。唐长安年间，庙会已很兴盛，每年四月初八，"紫莺娇春，红萼笑日，祈者倏忽来往，奠祭者烟交雾集"，成定其庙会。明洪武八年（1375）皇太祖明令规定，四月初八各级官吏亲祭神明，以报神功，地方官应声而起。知府檄令知县起百泉大会，知府主祭，知县、里正依次排日祭祀，会期延长，规模扩大。"四方货物，辐射云集"。赶会客商逐年增多，范围扩向外县外省。年长日久，逐步形成全国性药材大会，以药材交易为主，同时交流土特产品，日用器物。

清乾隆十五年（1750），乾隆皇帝巡游百泉，改百泉书院为翠华行宫，大会暂移县城东关。后百泉村民在药材会期间，任意抬高房、地赁价及佣金，外地药商不满，聚议迁会。清嘉庆七年（1802）、八年（1803），大会迁址新乡。知县邀数十家药商董事及政界官员出面疏通，严立会规，并派代表赴新乡迎客，几经周折，嘉庆十年（1805）药材会又回迁百泉。清宣统三年（1911），卫辉府（今卫辉市）药商突然向全国发出文柬，诈称百泉药材大会停办，邀请各地药商到卫辉府聚会。百泉药材会主闻悉，力谋对策，急速起草宣言，广泛散发，声明百泉药材会一如既往举办，热烈欢迎各地药商与会，并许诺上会药材滞销，主会者协助销售。知县也奋力筹划，大会得以如期举行。抗日战争和解放战争时期，大会中断 12 年，1950 年 4 月恢复。《辉县市志》，辉县市史志编纂委员会编，中州古籍出版社，1992 年 9 月，565.

药交会会期

唐高宗李治时期，定每年农历四月初八，一日庙会。明洪武八年（1375）起增至10 日。清至民国年间，会期为农历三月十五至四月十三，四月初一至初十为正会期，药材交易从三月二十六到四月下旬。建国后，会期最短 15 天，1954 年长达 37天……《辉县市志》，辉县市史志编纂委员会编，中州古籍出版社，1992 年 9月，566.

药交会规模

交易场所：百泉药材会交易区历年基本固定。东街（亦称药货街）为药货区，磨盘街（亦称斜街）为京货、百货区，南街为日杂、农具区，饭店分散各街，店铺棚帐，北延苏门山麓，西伸百泉湖畔，南过马家桥……《辉县市志》，辉县市史志编纂委员会编，中州古籍出版社，1992 年 9 月，566.

与会代表：清代以前，交通不便，与会者多系本省及临省客商。民国年间，与会地区不断扩大。据民国二十年（1931）会账记载，是年与会有河南、山西、山东、河北、安徽 5 省，42 个市县，623 家客商（不含摊挑），其中，药商 178 家……《辉县市志》，辉县市史志编纂委员会编，中州古籍出版社，1992 年 9 月，566.

药材交易形式

建国前，在百泉药货街张幕立棚或租赁市房，现场交易，主要是以药换药，以物换药，少量药材现金买卖。新乡"同和裕"和辉县"大来恒""永年堂"采取兑换和托保方式交易……《辉县市志》，辉县市史志编纂委员会编，中州古籍出版社，1992 年 9 月，567.

药材交易品种

建国前，交易品种主要是药材、京货两大类，其次为日杂、农具。据民国二十三年（1934）调查，会上交易货物 80% 为药材……《辉县市志》，辉县市史志编纂委员会编，中州古籍出版社，1992 年 9 月，567.

药材交易额

民国十八年（1929）百泉药材会货物交易总值为 300 万银元……《辉县市志》，辉县市史志编纂委员会编，中州古籍出版社，1992 年 9 月，567.

药材会会费

清至民国，大会收费分会费、会捐和经纪佣钱三项。会费：根据药材商户大小，分三元、二元一角、一元二角、七角收取；担挑小药商只收五角"小贴"费。会捐：其他行业按商户大小，分三元、一元六角、一元、五角收取。经纪佣钱：交易谈成，由经纪持药王会标准称称量，抽取 3%～5% 佣钱（买二卖一或买三卖二）。建国后，取消经纪佣钱，改长期以来划分等级收取会费为交易额百分比提取会费……《辉县市志》，辉县市史志编纂委员会编，中州古籍出版社，1992 年 9 月，567.

药材会组织

庙会时期，自发到会，烧香祈祷，僧人主持。明洪武八年（1375）奠定药材大会后，由百泉居民和当地药商推选头人主持。清康熙年间到民国，先后由药王会、临时商会主持……《辉县市志》，辉县市史志编纂委员会编，中州古籍出版社，1992 年 9 月，567.

普济堂

西察院，在儒学西。旧系分守道衙署大门三间，仪门三间，左右角门各一间，大

地方志医药文献辑校·河南医事医药医迹卷

124

堂五间，左右皂隶房各三间，后堂五间，穿廊一座，左右吏舍各三间，北为内宅，前厅五间，左右翼室各二座，每座三间，后厅五间，东厢房三间。嘉靖二十年（1541），参议李梧创建，后因两院具题，移驻怀庆，因为巡行之所候，馆一所，在司东，天启间，知县陈必谦重修，日久倾圮。国朝康熙二十九年（1690），邑侯滑彬又修。久废。今为普济堂。《辉县志·卷五·建置公署》，清·周际华纂修，清光绪二十一年（1895）刻本，7.

普济堂，在西大街路北，门房三间，东西房各三间，北房五间，旧系西察院前址。雍正十三年（1735），总督王士俊题设，收养无告穷民，每名口日给银一分，遇小建扣除，遇闰加增，每名每年给棉衣银三钱三分六厘五毫五丝，系动用义田租稞，并交当商生息银两，知县徐锦有记。《辉县志·卷六·田赋恤政》，清·周际华纂修，清光绪二十一年（1895）刻本，23.

养济院

养济院，在南司右。正德十六年（1521）创建，内房十二间，外房一间。凡民老孤、残疾无依者收养其中。乾隆七年（1742），知县顾蕚又建草房三间，今其地南司借用，改建东门内大街北，额设孤贫八大名口，每名口日给银一分，遇小建扣除，遇闰加增，每名每年给棉衣银三钱三分六厘五毫五丝，共支银二两六钱九分二厘四毫，系动用丁地项下银两。《辉县志·卷六·田赋恤政》，清·周际华纂修，清光绪二十一年（1895）刻本，22-23.

育婴堂

育婴堂，坐落南关东首，灰棚六间。雍正十二年（1734），知县赵仔敦创建，旋即倾圮。《辉县志·卷六·田赋恤政》，清·周际华纂修，清光绪二十一年（1895）刻本，23.

第三节　汲　县

医学正科（训科）

（卫辉府）医学，正科一员。《河南通志·卷三十八·职官志》，清·田文镜纂修，清光绪二十八年（1902）刻本，6.

（汲县）医学训科一员。《河南通志·卷三十八·职官志》，清·田文镜纂修，清光绪二十八年（1902）刻本，6.

养济院

养济院，在府治西北，房五间，门一座，门牌一座，九郡中鳏寡孤独贫穷无告者居之，官给衣粮。今移南门内路东，有额记。《汲县志·卷三·建置上》，清·徐汝瓒纂修，清乾隆二十年（1755）刻本，7.

普济堂　育婴堂

普济堂、育婴堂，俱在南关路西。雍正十二年（1734），知县李廷秘，率绅士捐修。《汲县志·卷三·建置上》，清·徐汝瓒纂修，清乾隆二十年（1755）刻本，7.

第四节　获嘉县

阴阳学

阴阳学，旧在西城门东。明洪武十七年（1384），知县刘谌建；成化二十二年（1486），阴阳生师章重修，久废。《获嘉县志·卷三·公署》，清·吴乔龄、李栋纂修，清乾隆二十一年（1756）刻本，202.

阴阳学，旧在西城门内，明洪武十七年（1384），知县刘谌建；成化二十二年（1486），阴阳生师章重修，久废。《获嘉县志·卷三·建置志公署》，民国·邹古愚纂修，民国二十三年（1934）铅印本，14.

医学

医学，在关王庙前街东，明洪武十七年（1384），知县刘谌建；成化二十二年（1486），医生张纯重修，久废。《获嘉县志·卷三·建置志公署》，清·吴乔龄、李栋纂修，清乾隆二十一年（1756）刻本，202.

医学，在关帝庙前街东，明洪武十七年（1384），知县刘谌建；成化二十二年（1486），医生张纯重修，久废。《获嘉县志·卷三·公署》，民国·邹古愚纂修，民国二十三年（1934）铅印本，14.

（获嘉县）医学训科一员。《河南通志·卷三十八·职官志》，清·田文镜纂修，清光绪二十八年（1902）刻本，6.

平民医院

平民医院，在县治前西，偏路北，傃舍以居。《获嘉县志·卷三·建置志公署》，民国·邹古愚纂作，民国二十三年（1934）铅印本，15.

阴阳训术、医学训科

明，置阴阳学训术一人，医学训科一人。《获嘉县志·卷十·官师》，清·吴乔龄，李栋纂修，清乾隆二十一年（1756）刻本，429.

明史职官志，医学训科、阴阳学训术、僧会、道会，俱洪武十五年（1382）置，设官，不给禄。《获嘉县志·卷十·官师》，清·吴乔龄，李栋纂修，清乾隆二十一年（1756）刻本，430.

清，阴阳学训术、医学训科、僧会、司僧会、道会、司道会各一人。《获嘉县志·卷十·官师》，清·吴乔龄，李栋纂修，清乾隆二十一年（1756）刻本，434.

人验夫多寡，设百夫长以领之，后汰副使，革百夫长，医学训科，阴阳学训术，僧会道会，俱洪武十五年（1382）置，设官不给禄。《获嘉县志·卷十·职官志》，民国·邹古愚纂修，民国二十三年（1934）铅印本，2.

（清）获嘉为冲繁中缺置……阴阳学训术、医学训科……各一人。《获嘉县志·卷十·职官志》，民国·邹古愚纂修，民国二十三年（1934）铅印本，3.

广生堂

广生堂，在县东北五里，巨柏村修建，无考，民国除偶像。《获嘉县志·卷四·祠祀志》，民国·邹古愚纂修，民国二十三年（1934）铅印本，9.

养济院

养济院，旧在揆文门外。明成化二十一年（1485），知县吴裕迁于城内东南隅；万历元年，知县高应选仍迁旧地，久废。国朝康熙二十五年（1686），知县冯大奇，复创建于承恩门外。雍正六年（1728），知县寿致浦详请修建；乾隆五年（1740），知县慕震生领帑增修住房十间，每孤贫一名，日给口粮银一分，每名每岁支给冬衣花布银三钱三分六厘五毫五丝。此项于本年丁地钱粮内支给。《获嘉县志·卷三·坊表恤政》，清·吴乔龄、李栋纂修，清乾隆二十一年（1756）刻本，210.

惠济堂

惠济堂，在东关外官路南。雍正十三年（1735），奉文创建住房十三间，收养残老孤贫，大口日支银一分，小口日支银五厘，每岁大口支棉衣银四钱，小口支棉衣银二钱。此项于公捐存当生息银两内支给。《获嘉县志·卷三·坊表恤政》，清·吴乔龄、李栋纂修，清乾隆二十一年（1756）刻本，210.

漏泽园

漏泽园，在承恩门外一里内。明成化二十年（1484），知县吴裕立，久废。后又于城东二里许，添置一所，地二亩，允村南置一所，地二亩，俱四十三年本署印同知鲁廷彦立，久废。《获嘉县志·卷三·坊表恤政》，清·吴乔龄、李栋纂修，清乾隆二十一年（1756）刻本，211.

第五节　原武县

医学　阴阳学

阴阳医学，在县前，久废。《原武县志·卷二·公署》，清·吴文炘纂修，清乾隆十二年（1747）刻本，13.

原武县署，在城内西街，明洪武三年（1370）建，隆庆元年（1567）、万历九年（1581年）……医学、阴阳学，在县治前。养济院，在县南门；义冢，在城西南。《开封府志·卷之十·公署》，清·管竭忠纂修，清同治二年（1863）刻本，6.

阴阳学训术

阴阳学，训术一员。《原武县志·卷六·职官》，清·吴文炘纂修，清乾隆十二年（1747）本，2.

阴阳学训术，高于嵝，雍正八年（1730），任事现任。《原武县志·卷六·杂职》，清·吴文炘纂修，清乾隆十二年（1747）刻本，37.

医学训科

医学，训科一员。《原武县志·卷六·职官》，清·吴文炘纂修，清乾隆十二年（1747）刻本，2.

（原武县）医学训科一员。《河南通志·卷三十八·职官志》，清·田文镜纂修，清光绪二十八年（1902）刻本，9.

原武县……阴阳学训术一人，医学训科一人……《开封府志·卷之二十·职官志》，清·管竭忠纂修，清同治二年（1863）刻本，29.

医学训科，李祚，雍正七年（1729）任事；潘定坤，乾隆二年（1737）接署现任。《原武县志·卷六·杂职》，清·吴文炘纂修，清乾隆十二年（1747）刻本，37-38.

按旧志，阴、医、僧、道，只列其官，不识其人。粤稽诸古制，医药以济民生，医之为道由来久矣，至于阴阳僧道，其术不谨，适以诬民，朝廷之设是官，岂苟然而已。前志之缺二不多纪，盖从略也，今人与衔并载，无非欲其名实相副，果能□勉无忝厥职，其为劝戒，不亦多乎？爰将任内属员附之于后。《原武县志·卷六·杂职》，清·吴文炘纂修，清乾隆十二年（1747）刻本，37.

养济院

养济院，在县南门内，官厅三间，东西房各五间，后圯。乾隆二年（1737），知县吴文炘改建西门外普济堂后，正房三间。《原武县志·卷四·恤政》，清·吴文炘纂修，清乾隆十二年（1747）刻本，32.

普济堂

普济堂，在县西门外路北。雍正十三年（1735），知县吴文炘建，修正庭三间，贫民住房十二间，大门一间，贫民大小八十名。每月大口发给粮三斗，钱一百文，小口发给粮一斗五升，钱五十文。《原武县志·卷四·恤政》，清·吴文炘纂修，清乾隆十二年（1747）刻本，32.

育婴堂

育婴堂，在县西门外路南。雍正十三年（1735），知县吴文炘建，修房六间，大门一间，耳房一间，系贡生娄大训捐庄基一亩五分，并修造。《原武县志·卷四·恤政》，清·吴文炘纂修，清乾隆十二年（1747）刻本，32.

第六节　阳武县

医学　阴阳学

医学，在县治南街，久废。阴阳学，在县南街，久废。《阳武县志·卷一·公署》，民国·窦经魁等修，耿愔等纂，民国二十五年（1936）铅印本影印，113.

医学，在县治南街，今废。阴阳学，在县南街，今废。《阳武县志·卷之四·建置志》，清·谈諟曾纂修，清乾隆十年（1745）刻本，4.

阳武县署，在城内正东，明洪武三年（1370）建，正统、景泰、弘治、嘉靖、万历年修……医学、阴阳学，在县治南……养济院，在县治北隅；义冢二，一在县西三里，一在县北一里。《开封府志·卷之十·公署》，清·管竭忠纂修，清同治二年（1863）刻本，6.

医学训科

杂职附，阴阳训术，医学训科。《阳武县志·卷之八·职官志》，清·谈諟曾纂修，清乾隆十年（1745）刻本，35.

（阳武县）医学训科一员。《河南通志·卷三十八·职官志》，清·田文镜纂修，清光绪二十八年（1902）刻本，2.

阳武县……阴阳学训术一人，医学训科一人……《开封府志·卷之二十·职官志》，清·管竭忠纂修，清同治二年（1863）刻本，29.

县医院

县医院，先是公安局附设卫生科，设卫生专员一人，管理公共卫生及防疫等事。迨至民国二十年（1931）元月奉令取消卫生科，成立县医院，地址在县治东街路南。内部组织：院长一人，中西医各一人，助手一人，勤务一人，对于全县民众及监所囚犯之有疾病者，有诊断治疗之责。药科由医院备办，概不取值。每月经费一百元，有财委会就地方款项下按月拨发。《阳武县志·卷二·赈恤》，民国·窦经魁等修，耿愔等纂，民国二十五年（1936）铅印本影印，237-238.

民国二十年（1931）设立县医院。对于阖邑民众及监狱囚犯疾病，均负有诊治之责。《阳武县志·卷一·通记》，民国·窦经魁等修，耿愔等纂，民国二十五年（1936）铅印本影印，75-76.

药善局

药善局，民国九年（1920），县署收发员王会基，提倡各地方捐洋，建吕祖庙一座，附设种痘舍药、施茶敬□字纸等十善，嗣后教育局迁移吕祖庙，而事遂废。《阳武县志·卷二·赈恤》，民国·窦经魁等修，耿愔等纂，民国二十五年（1936）铅印本影印，237.

养济院

旧养济院，在县西街。乾隆九年（1744），知县谈諟曾重修，并添建房十二间。后移建小南街路东，民国十六年（1927），县长李志宪改为贫民住所，凡残疾无家可归者，令居住焉。

孤贫口粮，养济院旧有恤金二千四百串，发当生息，每月收利钱二十二串，至十二月加收棉衣钱二十四串，由县置贫民牌六十五面，分为三等，一等三十一人，领钱三百六十文，二等十五人，月领钱三百三十文，三等十九人，月领钱三百文，每月初二日发放。民国十七年（1928），当典歇业，缴出现洋四百元，仍发商生息，月清月款，办法同前。至二十五年（1936），旧历正月起，按一分二厘取息，每月收利钱四元八角，孤贫口粮增至一等，每名八分，二等七分，三等六分，由财委会，每月凭牌发给。《阳武县志·卷二·赈恤》，民国·窦经魁等修，耿愔等纂，民国二十五年（1936）铅印本影印，235.

养济院，在县西街。乾隆九年（1744），知县谈諟曾重修，添建房十二间。《阳武县志·卷之四·建置志》，清·谈諟曾纂修，清乾隆十年（1745）刻本，4.

育婴堂

育婴堂，一在城北观音寺对门；一在城内东街路北，今俱废。《阳武县志·卷二·赈恤》，民国·窦经魁等修，耿愔等纂，民国二十五年（1936）铅印本影印，236.

救济院

救济院，在旧城隍庙后院。民国十七年（1928），县长何文钧奉令成立，经费由财委会就积谷款生息项下，月拨四十七元。民国二十四年（1935）减至四十元。内部组织：院长一人，协理二人，中西医各一人。凡贫民就医者救济之，自民国二十三（1934）年起收容残疾者十二名，月各给恤金一元，每年春施种牛痘一次，约需洋三十元，亦由财委会筹拨。《阳武县志·卷二·赈恤》，民国·窦经魁等修，耿愔等纂，民国二十五年（1936）铅印本影印，237.

民国十七年（1928）设救济院，县长何文钧奉令成立。《阳武县志·卷一·通记》，民国·窦经魁等修，耿愔等纂，民国二十五年（1936）铅印本影印，74.

附　原阳县

医学训科

清代县署设医学训科，负责检查犯人疾病并稽查江湖行医者。原武县间断有人，阳武县于乾隆时已废。《原阳县志》，原阳县志编纂委员会编，张振华、段永田、陈宗昭总纂，1995年11月，574.

卫生科

民国时期，原武、阳武两县公安局均附设卫生科，负责全县卫生工作。《原阳县志》，原阳县志编纂委员会编，张振华、段永田、陈宗昭总纂，1995年11月，574.

县立医院

1931年，国民党原武、阳武两县县政府均设立县医院。阳武县医院，在阳武城内东街路南；原武县医院在城内南街路西。两县医院各有3~4人，均无病床。1938年日军侵占原、阳后，两县医院逃散。日·伪统治时，两县再设县医院，规模仍然很小，抗战胜利后解散。1946年初，两县国民党政府又各设卫生院一处。阳武县卫生院有院长、医师、护士、事务员、会计各一人，公役 2 人，病床 4 张；原武县卫生院有院长、医师、会计、司药、公役各 1 人，无病床。

1948 年 10 月，原、阳解放，原武肥卫生院长吴献之将医院药品、财产交人民政府；阳武县卫生院院长韦德琛及医生等携药械逃匿。《原阳县志》，原阳县志编纂委员会编，张振华、段永田、陈宗昭总纂，1995 年 11 月，574.

私人诊所

据民国三十五年（1946）十月统计，除两县卫生院外，阳武县还有乐善局和天主堂医院，共有 6 张病床。另有济民、博爱、新林、福民、福音、启明 6 家私人诊所。原武县有王村堂诊所和一家私立广济诊所。《原阳县志》，原阳县志编纂委员会编，张振华、段永田、陈宗昭总纂，1995 年 11 月，574.

阳武县医师公会

民国三十五年（1946）四月，阳武县曾成立医师公会，时有会员 152 人，是国民党政府标榜的"人民团体"之一。该会从来无业务活动，实为政府控制卫生界的工具，1947 年即已解散。《原阳县志》，原阳县志编纂委员会编，张振华、段永田、陈宗昭总纂，1995 年 11 月，578.

中医药

清代《原武县志》载，明代邑人阎谦"精通方脉，有著书数种"毁于兵火。"邑父老尝传其艺之神，今医家放拾残简，试之屡应"。可见其当时中医医术之高明。明代至清代，能兼治或专治内、外、妇、眼、骨、痘、疹等科医生已经不少，且有医术高明者。

民国年间，原武、阳武两县中医事业时有发展，据民国二十五年（1936 年）原武、阳武两县统计，两县共有中医药房（铺）39 处（实际 50 余处），其中有医生兼营药铺者，有药铺聘用医生者，医、药结合为其主要特点。医生中名望较高的有李久和、靳文穆、李阴圃、夏兰田、孔兆连、张怀庆等人。但药铺及医生分布很不匀，农民求医很难。《原阳县志》，原阳县志编纂委员会编，张振华、段永田、陈宗昭总纂，1995 年 11 月，578.

西医

1901 年意大利人在原武县王庄村天主堂，附设诊所，为西医传入本县之始。二十年代，原武、阳武两县有了中国人自己开办的西医诊所。马断良（外科）、董春和（内科）是较早的医生。三十年代成立了两个县医院，都以西医为主。民国三十五年（1946）九月统计，原武、阳武两县共有西医技术人员 22 人，西药房 3 处。1947—

1948 年，私立诊所增加到 20 余所，但多数是"一人诊所"（集业主、医生、司药数职于一身），两县公、私立西医技术人员（含医、护、药等）不到 30 人，无一高级技术人员。各医院、诊所设备简陋、药品奇缺。1946 年 12 月，原武县卫生院在公、私立医院调查设备一栏填写："消毒煮沸器一具，手术衣八件，橡皮手套一副。其余皆无"。阳武县卫生院未填此栏，1947 年原武县卫生院仅有药品 770 种。《原阳县志》，原阳县志编纂委员会编，张振华、段永田、陈宗昭总纂，1995 年 11 月，579 －580.

五官科

清末名医吴子祯，善治眼疾；民国时，黑龙潭村乔玉湖半医半农，主治喉科病症，常有人远道前来求治；西医外科医生马继良能做外科手术。四十年代，阳武县城西街私立启明诊所乔丹桂亦重眼科。还有社会游医赶庙会设摊拔牙，治牙疼等。但直到建国前夕，原武、阳武两县无论公立私立医院均无五官科设置。《原阳县志》，原阳县志编纂委员会编，张振华、段永田、陈宗昭总纂，1995 年 11 月，581.

卫生经费

民国二十五年（1936）出版的《阳武县志》载，县医院"对于全县民众及监所囚犯人之疾病有诊断治疗之责。药物有医院备办，概不取值。每月经费 100 元，由财委会就地方款下按月拨给"，救济院"每月施种牛痘 1 次，约需洋 300 元，亦有财委会筹拨"。但据查建国前本县既无对群众不取值的医疗，又无免费种牛痘之举。

抗战后原武、阳武两县卫生院每年经费各为法币 435 160 元，当时物价飞涨，货币贬值，数十万不值几许钱。且此时国民党政府全力进行反共反人民的内战，其卫生经费也主要为内战服务（两县卫生部院在 1947 年都以原编人员改组为战时医疗队）。

建国初期，原阳县民主政府为解决工作人员免费医疗问题，对县医院除拨发工资，还拨给部分款项，用作采购医疗器材和药品。《原阳县志》，原阳县志编纂委员会编，张振华、段永田、陈宗昭总纂，1995 年 11 月，602.

第七节　延津县

医学　医学训科

延津县署，在城内西北，明洪武三年（1370）建……医学、阴阳学，在县治东……养济院，在北门路西；义冢，一在城南，一在城东。《开封府志·卷之十·公署》，清·管竭忠纂修，清同治二年（1863）刻本，7.

（延津县）医学训科一员。《河南通志·卷三十八·职官志》，清·田文镜纂修，清光绪二十八年（1902）刻本，7.

延津县……阴阳学，训术一人，医学训科一人……《开封府志·卷之二十·职官志》，清·管竭忠纂修，清同治二年（1863）刻本，29.

附　胙城县

医学　阴阳学

医学，五间。阴阳学，五间。按：二学俱建自明洪武十七年（1384）。万历八年（1580），知县霍炳重修，在县治申明亭之西。今仅存之半，然亦茅檐倾壁，聊蔽风雨耳。《胙城县志·卷上》，清·刘纯德纂修，清顺治十六年（1659）刻本，53.

第八节　封丘县

医学　医学训科

封丘县署，在县城内正中，明洪武元年（1368）建……医学、阴阳学，在县治西……惠民局，在县治西；养济院，在北门内；义冢，在县城西门外。《开封府志·卷之十·公署》，清·管竭忠纂修，清同治二年（1863）刻本，7.

（封丘县）医学训科一员。《河南通志·卷三十八·职官志》，清·田文镜纂修，清光绪二十八年（1902）刻本，2.

封丘县……阴阳学，训术一人，医学训科一人……《开封府志·卷之二十·职官志》，清·管竭忠纂修，清同治二年（1863）刻本，29.

县立医院

在孔子庙前院，民国十九年（1930）十一月设立，初名平民医院，以邑人石锡九为院长，抵民国二十二年（1933）五月奉命改组为县医院，今迁于县治东北隅旧火神庙。《封丘县续志·卷五·建置志恤政》，民国·姚家望纂修，民国二十六年（1937）铅印本，22.

平民医院

民国初年，西医传入封丘，并有西医生在东部黄陵一带行医。民国十年

（1921），县城有平民医院，有三名西医和一名勤务员，规模甚小。民国三十四年（1945），封丘县卫生院诞生，医疗对象是国民党军政人员，平民百姓望而止步。《封丘县志》，封丘县志编纂委员会编，邵廷魁、蔡昌栋主编，中州古籍出版社，1994年8月，609.

痔瘘医术

封丘县治痔瘘医术，历史源远流长，原为祖传专科。《封丘县志》，封丘县志编纂委员会编，邵廷魁、蔡昌栋主编，中州古籍出版社，1994年8月，611.

医药

新中国成立前，中药的加工炮制，集中于一些较大的中药铺。在县城关有同和堂、同仁堂、同心堂、同春堂、忠厚堂等，聘有坐店医生，炮制各种丸、散、膏等剂型，销往本地和外地。《封丘县志》，封丘县志编纂委员会编，邵廷魁、蔡昌栋主编，中州古籍出版社，1994年8月，622.

养济院

在城外西北翟母祠遗址，溯清初，原在城内东北隅，未知何时改迁于是。入民国只存门楼一间，临街南屋一间，东屋二间，（见桥卷）其北屋西屋原有几间，塌当何时，无从考证。民国十三年（1924）六月，被官产处卖讫，今废。《封丘县续志·卷五·建置志恤政》，民国·姚家望纂修，民国二十六年（1937）铅印本，21-22.

救恤

旧有惠济常平两仓，遇饥馑则开赈贫民谷粜，其制废。今唯设赈务分会与平民医院而已。《封丘县续志·卷二·地理志风俗》，民国·姚家望纂修，民国二十六年（1937）铅印本，21.

第九节　长垣县

医学　阴阳学

阴阳学，在县前，周二十四步。房四间，门楼一座；医学，在县前，周二十四步。房四间，门楼一座。《长垣志·卷四·建置》，明·张治道纂修，宁波天一阁藏明嘉靖间刻本影印本，30.

阴阳学，（在）县治前，周二十四步；医学，（在）县治前，周二十四步。《长垣县志·卷二·建置志》，清·宗琼纂修，清康熙三十九年（1700）刻本，5.

阴阳学，在县治前，周二十四步，今废；医学，在县治前，周二十四步，今废。《长垣县志·卷之六·建置书》，清·李于垣纂修，清同治十二年（1873）刻本，5.

医学训科　阴阳训术

（明）阴阳学训术、医学训科各一人。《长垣县志·卷之三·职官表》，清·李于垣纂修，清同治十二年（1873）刻本，4.

（明，合属）宋济霖，洪武十七年（1384），任医学训科；张继，本县人，任医学训科。《长垣志·卷之五·官师》，明·张治道纂修，宁波天一阁藏明嘉靖间刻本影印本，38.

医学训科：李毅，洪武初；宋济霖，洪武十七年（1384）；李龙，天顺五年（1461）；李谨，深明医理；李镒、李药、陈宣，成化六年（1470）；王昉，正德十一年（1516）；唐虞臣、李渭，嘉靖十年（1531）毅之后；张记、李尚义、胡松、王湖，隆庆二年（1568）；王立业，康熙三十年（1691）；王山谷，乾隆十五年。《长垣县志·卷之三·职官表》，清·李于垣纂修，清同治十二年（1873）刻本，41.

（明，合属）杨溥，本县人，待缺，阴阳学训术；宋殷，本县人，待缺，阴阳学训术；周从文，本县人，待缺，阴阳学训术；李尚义，本县人，待缺，阴阳学训术；胡松，本县人，待缺，阴阳学训术；许斛，本县人，待缺，阴阳学训术；徐守义，进士，守道弟，少业儒不遂，遂精阴阳术，今为阴阳学待缺。长垣志·卷之五·官师》，明·张治道纂修，宁波天一阁藏明嘉靖间刻本影印本，38-39.

养济院

养济院，在县治北，房五十间。《长垣志·卷四·建置》，明·张治道纂修，宁波天一阁藏明嘉靖间刻本影印本，31.

养济院，在北街，房五十间，知县孙镔重修，知县胡宥增建房十五间。康熙十年（1671），知县宗琼重修。《长垣县志·卷二·建置志》，清·宗琼纂修，清康熙三十九年（1700）刻本，5.

养济院，在北街。旧志：房五十间，创建无考。明隆庆间，知县孙镔重修，知县胡宥增建房十五间。国朝康熙十年（1671），知县宗琼重修。续志稿：现房三十间，雍正二年（1724），知县赵国麟捐建。乾隆十九年（1754），知县屠祖赉重修。二十七年（162），知县吴钢重修。收养孤贫九十八名，岁支口粮花布银两，祥田赋书留支项下。《长垣县志·卷之六·建置书》，清·李于垣纂修，清同治十二年（1873）刻本，38-39.

留养局

在城留养局房七间，版丘集留养局房七间，新店集留养局房七间，旧城集留养局房七间。续志稿：乾隆二十年（1755），知县屠祖赍捐建。二十七年（1762），知县吴钢重修。经费：乾隆十八年（1753），知县严遂成暨士商捐银四百两。十九年（1754），知县屠祖赍暨士商捐银三百二十两，俱交当商生息，月息一分五厘，岁收息银一百二十九两六钱。《长垣县志·卷之六·建置书》，清·李于垣纂修，清同治十二年（1873）刻本，39.

孤贫银

岁支孤贫口粮银三百五十二两八钱，遇闰加银二十九两四钱，又冬衣花布钱二十七两二钱七分八厘，内孤贫九十八名，每名月粮银三两六钱，闰银三钱，冬花布银二钱七分八厘。《长垣县志·卷之七·田赋书》，清·李于垣纂修，清同治十二年（1873）刻本，12.

漏泽园

漏泽园，旧志：义冢地东关外五亩，明嘉靖二年（1523），在坊里邢□捐；南关外五亩，正德六年，参木里牛进捐；又三亩，正德七年（1512），指挥张□捐；又一亩，嘉靖十八年（1539），花园里张相捐；耿村四十亩，嘉靖三十八年（1559），监生胡淮捐；北关外一亩五分（1510），正德五年，孔村里孙惠捐；樊相集南三亩，嘉靖三十年（1551），乐善里胡拱辰捐。

续志稿：城西北五亩，康熙十年（1671），知县宗琮捐，有碑；东郭外七亩八分一厘二毫，南郭外二亩三分，西郭外六亩，北郭外二亩六分一厘五毫，康熙二十四年（1685），知县秦毓琦捐；西郭外一段六亩，又二亩，又五亩，康熙十七年（1678），张□捐；小屯村二亩六分，康熙二十年（1681），府学生员张握琏等捐；版丘集一亩二分二厘二毫，康熙二十年（1681），民人祝国伦捐；治冈村四亩，城北崔家庄四亩，康熙十九年（1680），举人张元美捐；常村集一亩，康熙三十五年，生员张晔捐；又三亩，康熙四十五年（1706），山西商人许升捐；竹林集地二亩五厘三毫，荆冈集地一亩，捐施姓名无考；西关外义地二段共十亩，版邱集地十亩，雍正七年（1729），知县胡承麟捐，俱有碑记；版丘集地二十亩，雍正七年（1729），监生张曛捐；小谷堆地五亩，生员张晔捐；茅庐店地二十六亩，民人周子重捐。《长垣县志·卷之六·建置书》，清·李于垣纂修，清同治十二年（1873）刻本，39-40.

第八章　焦作市

第一节　沁阳县（河内）

医学训科

（河内县）医学训科一员。《河南通志·卷三十八·职官志》，清·田文镜纂修，清光绪二十八年（1902）刻本，8.

养济院

养济院，在北郭。《河内县志·卷十六·营建志》，清·袁通纂修，方履篯编辑，清道光五年（1825）刻本影印，606.

漏泽园

漏泽园，四郭外皆有。《河内县志·卷十六·营建志》，清·袁通纂修，方履篯编辑，清道光五年（1825）刻本影印，606.

第二节　孟　县

医学　阴阳学

乔志申明亭、旌善亭、医学、阴阳学俱在县署大门外，今毁。《孟县志·卷三·建置》，民国·阮藩侪等纂修，宋立梧等编辑，民国二十二年（1933）刻本，282.

医学训科

（孟县）医学训科一员。《河南通志·卷三十八·职官志》，清·田文镜纂修，清光绪二十八年（1902）刻本，8.

平民医院

平民医院,在城内东街,民国十九年(1930)公安局设。《孟县志·卷三·建置》,民国·阮藩俦等纂修,宋立梧等编辑,民国二十二年(1933)刻本,363.

红十字会

中国红十字分会在城内东街,民国十四年(1925)设,会长姚桂庭、李靖潮。《孟县志·卷三·建置》,民国·阮藩俦等纂修,宋立梧等编辑,民国二十二年(1933)刻本,363.

养济院

养济院,在城东南隅上生寺傍,凡八间。按:养济院旧志不载,据故老言,旧在城隍庙东,邑令张德履,因建社仓移建于此,额设收养孤贫二十八名,每名日支银一分余。见田赋志,正项内领支款下。《孟县志·卷三·建置公署》,清·仇汝瑚纂修,清乾隆五十五年(1790)刻本,10.

养济院,旧址在上生寺东,今废。孤贫费原额二十八名,每名日支银一分,冬季各支棉衣费银三钱三分六厘五毫,民国七年(1918)改为每名月支钱六百文,今改归救济院。《孟县志·卷三·建置》,民国·阮藩俦等纂修,宋立梧等编辑,民国二十二年(1933)刻本,362.

普济堂

普济堂,旧址在城南街韩文公祠北,今圮。贫民口粮知县姚诗雅筹捐息本银一千四百两,知事暴式彬捐银三百三十两,又提义仓经费余银一百七十两,知县郑永贞、奎印,知县马也良先后各捐钱一百千文。韩福禄妻赵氏捐钱五百千文,又历次筹捐钱六百余千文,均发商生息,贫民粮额赠至一百八十四名,每名月支钱五百三十文。民国十四年(1925)公款局因办兵差将息本提用,每月口粮由县地方款开支,今改归救济院。《孟县志·卷三·建置》,民国·阮藩俦等纂修,宋立梧等编辑,民国二十二年(1933)刻本,362-363.

普济堂,在南关内大街,西大门一间。内分地方官到查点坐厅三间,仓房三间,贫民住房十八间,凡二十八间。按:普济堂旧志不载,今始造,无考。额设收养贫民九十二名,每名日给银一分,岁给棉衣银三十六两八钱,病故给棺木银七钱。系在交盐当商筹备公用,生息银两内支给,如有不敷,县官捐垫。《孟县志·卷三·建置公署》,清·仇汝瑚纂修,清乾隆五十五年(1790)刻本,10.

救济院

救济院,在城东街泰山庙。民国二十一年(1932)设,院长赵润原,有养济院、普济堂，经费照旧支发，每月由县地方款支钱一百一十四千三百二十文，每年收子粒钱一百零六千文。《孟县志·卷三·建置》，民国·阮藩侪等纂修，宋立梧等编辑，民国二十二年（1933）刻本，363.

第三节　温　县

医学

医学，在县治右，今废。《温县志·卷之七·建置志衙署》，清·王其华纂修，清乾隆二十四年（1759）刻本，4.

医学，在县治右。《温县志·卷之上·公署》，清·李若廙纂修，清顺治十五年（1658）刻本，27.

（温县）医学训科一员。《河南通志·卷三十八·职官志》，清·田文镜纂修，清光绪二十八年（1902）刻本，8.

阴阳学

阴阳学，在县治左，今废。《温县志·卷之七·建置志衙署》，清·王其华纂修，清乾隆二十四年（1759）刻本，4.

阴阳学，在县治左。《温县志·卷之上·公署》，清·李若廙纂修，清顺治十五年（1658）刻本，27.

养济院

养济院，在设粥寺前，明知县杨如栢建。国朝雍正五年（1727），知县刘大观捐建，官厅三间，大门三间。《温县志·卷之七·建置志衙署》，清·王其华纂修，清乾隆二十四年（1759）本，4.

恤政养济院，在县城西。《温县志·卷之上·山川志》，清·李若廙纂修，清顺治十五年（1658）刻本，27.

养济院，孤贫原额三十六名，每名日给口粮银一分，小建扣除，遇闰加增，每名冬季花布银三钱六分六厘，俱在丁地项下动支，随年奏销。雍正十三年（1735），总督王士俊题请增设普济堂，收养无告穷民，现在贫民四十八名，盐商存本银九百四十七两，每年二分生息，每名日给口粮银一分，小建扣除，遇闰加增，每名冬季棉衣银四钱，遇病故，支棺木银七钱，以上俱在息银内支给。《温县志·卷之十·田赋下》，清·王其华纂修，清乾隆二十四年（1759）本，15.

普济堂

普济堂，在钟鼓楼东。雍正十三年（1735），知县顾心锴建。乾隆二十三年（1758），知县王其华改建于卜里书院东，大门一间，街房三间，中房三间，上房三间，厢房六间。《温县志·卷之七·建置志衙署》，清·王其华纂修，清乾隆二十四年（1759）本，5.

育婴堂

育婴堂，在钟鼓楼东，雍正十三年（1735），知县顾心锴建。乾隆二十三年（1758），知县王其华改建于普济堂左，大门一间，街房二间，上房三间，厢房三间。《温县志·卷之七·建置志衙署》，清·王其华纂修，清乾隆二十四年（1759）刻本，5.

育婴堂，当铺存本银五十三两，每年二分生息，以备收养婴儿口粮之费，因现在并无收养遗弃婴儿，其本息银两归入普济堂。《温县志·卷之十·田赋下》，清·王其华纂修，清乾隆二十四年（1759）本，15.

漏泽园

漏泽园，连珠冢西二亩三分四厘，知县康四海置。买较场北一亩三分九厘七毫二丝五忽，知县王薇置。王驾所村前一亩，知县杨廷谏置。赵堡镇一段二亩五分，知县刘大观置……《温县志·卷之七·建置志衙署》，清·王其华纂修，清乾隆二十四年（1759）本，5.

漏泽园，在城北。《温县志·卷之上·山川志》，清·李若廙纂修，清顺治十五年（1658）刻本，27.

第四节　修武县

医学训科　阴阳学训术

《元史·百官志》，阴阳学训术一人，医学训科一人。《修武县志·卷之十一·职官》，清·吴映白纂修，清乾隆三十一年（1766）刻本，3.

（清）阴阳学训术一人，医学训科一人。《修武县志·卷之十一·职官》，清·吴映白纂修，清乾隆三十一年（1766）刻本，3.

（修武县）医学训科一员。《河南通志·卷三十八·职官志》，清·田文镜纂修，清光绪二十八年（1902）刻本，8.

普济堂

普济堂，旧在北门外，年久倾圮。嘉庆二十四年（1819），知县赵铭彝捐钱十千，契买僧会司净域地东西十九弓，南北十四弓，计地一亩一分九毫，移建普济堂于东关外驿路之北，大门一间，住房十九间，东墙外有杨烈女菊姐坟一座，门临大沟，建砖桥一座。道光十二年（1832），复任后又添盖住房二十七间，北门外普济堂旧址，地一亩五分四厘五毫。又乾隆四十一年（1776），官买顺城关张安地六分二，共二亩一分四厘五毫，给贫民头耕种，照管堂事，并为杨烈女坟祭扫之需……

旧收养贫民四十四名，今增添三十名，共收养贫民七十四名。每贫民一名日支口粮钱十文，共应支钱二百六十六千四百文。每贫民一名冬给棉衣钱四百文，共应支钱二十九千六百文。以上共支钱二百九十六千文，下剩钱作为贫民医药棺殓之需，如有不敷，官为捐给。《修武县志·卷四·建置志普济堂》，清·冯继照纂修，清同治七年（1868）刻本，12.

第五节　武陟县

医学　阴阳学

阴阳学，在县南，今废。医学，在县署南，今废。《武陟县志·卷十五·建置志》，清·王荣陛，方履篯纂，清道光九年（1829）刊本影印，654-655.

医学训科

（武涉县）医学训科一员。《河南通志·卷三十八·职官志》，清·田文镜纂修，清光绪二十八年（1902）刻本，8.

牛痘局

牛痘局，生息钱六十千文，由县署经收，充施种牛痘经费。《武陟县志·卷六·食货志赋役》，民国·史延寿等纂修，民国二十年（1931）刊本影印，231.

平民医院

民国二十年（1931）春……创办武陟县平民医院。春、秋两季开展种牛痘……民国二十二年（1933），是年，改平民医院为县立医院。归属县政府。《武陟县志》，武陟县地方志编纂委员会编，中州古籍出版社，1993年9月，18.

民国医疗机构

中华民国十六年（1927），武陟县救济院开设西医诊所。民国二十年（1931），民国县政府在县城东门设"武陟县平民医院"，资金 100 元，医务人员 3 人。民国二十九年（1940）停办，是年，乔庙村天主教堂设公教医院。由美国人与德国人任医，医务人员 6 人，房屋 18 间。民国三十七年（1948）停办。民国三十五年（1946），民国县政府在县城南大街建立县卫生院，医务人员 9 人。民国三十七年（1948）改为县医疗队，是年，全县私立医疗机构 97 家，从医人员 246 人，其中，中药铺（店）92 家，占总数的 94.8%，中医中药人员 239 人，占 97.1%。县城木栾店设立的中药铺有德兴成、同昌久、长春堂等 10 家。《武陟县志》，武陟县地方志编纂委员会编，中州古籍出版社，1993 年 9 月，471.

药店

明清时期，县城内和木栾店开设有中药店。中华民国十年（1921）宁郭镇设世和堂、王盛仁等中药店，民国三十七年（1948）全县私营中药店 92 家，西药店 5 家，分布在木栾店、宁郭、小董、二铺营、刘村、蒯村、谢旗营、小高、大虹桥、大封、乔庙、南贾、西陶、大司马、圪垱店等 19 个集镇。

解放后，全县中药店 134 家，西药店 21 家。1951 年中药店 213 家，西药店 32 家……《武陟县志》，武陟县地方志编纂委员会编，中州古籍出版社，1993 年 9 月，473.

留养所

留养所，养济院在县署西北，以居孤老之贫而无依者，额定一十三名口，岁给月粮、花布银，养赡之。《武陟县志·卷十五·建置志》，清·王荣陞，方履篯纂，清道光九年（1829）刊本影印，674.

普济堂

普济堂，在东门外。《武陟县志·卷十五·建置志》，清·王荣陞，方履篯纂，清道光九年（1829）刊本影印，674.

普济堂，生息银三百六十千文，由县署经收，额设孤贫口粮一百名，按口领用。《武陟县志·卷六·食货志赋役》，民国·史延寿等纂修，民国二十年（1931）刊本影印，231.

育婴堂

育婴堂，在东门外。《武陟县志·卷十五·建置志》，清·王荣陞，方履篯纂，清道光九年（1829）刊本影印，674.

第六节　济源县

医学　阴阳学

医学，在宣化街东。阴阳学，在宣化街东。《济源县志·卷三·建置》，清·萧应植纂修，清乾隆二十六年（1761）刊本，146.

医学训科

（济源县）医学训科一员。《河南通志·卷三十八·职官志》，清·田文镜纂修，清光绪二十八年（1902）刻本，8.

养济院

养济院，在东门外。明，知县路宗商创建。《济源县志·卷三·建置》，清·萧应植纂修，清乾隆二十六年（1761）刊本，150.

普济堂

普济堂，在崇宁街。雍正十二年（1734），奉文建造。《济源县志·卷三·建置》，清·萧应植纂修，清乾隆二十六年（1761）刊本，150.

育婴堂

育婴堂，在县治东。雍正十三年（1735），知县顾萼建，续经停止。乾隆二十五年（1760），邑令萧率同绅士公捐收养婴孩，并加建堂屋二重，另为之记。《济源县志·卷三·建置》，清·萧应植纂修，清乾隆二十六年（1761）刊本，150.

第九章　濮阳市

第一节　濮阳县

阴阳学　医学

阴阳学，在州治东北街，有庭有门，洪武十一年（1378）立。《开州志·卷之二·建置志》，明·王崇庆纂修，明嘉靖间刻本1964年影印本，4.

医学，与阴阳学邻，洪武十七年（1384）立。成化七年（1471）四月，同知詹靖重修，有监丞阎禹锡碑。《开州志·卷之二·建置志》，明·王崇庆纂修，明嘉靖间刻本影印本，4.

医学，在州署十字街北迤东（旧志），岁久倾圮，知州沈尧中复建，今废。《开州志·卷之二·建置志廨署》，清·李符清纂修，清嘉庆十一年（1806）刻本，5.

阴阳学，在州十字街北迤东（旧志），明万历间湮没，既久，知州谢凤建，阎禹锡有记，今废。《开州志·卷之二·建置志廨署》，清·李符清纂修，清嘉庆十一年（1806）刻本，5.

阴阳典术　医学典科

阴阳典术一人，医学典科一个，僧正一人，凡三人，阴阳主日，医掌医，僧正统缁流，率清规亦制也。《开州志·卷之五·职官志》，明·王崇庆纂修，明嘉靖间刻本影印（964年本，2.

医疗人员

建国前，县内只有私人诊所，据民国三十八年（1949）统计，全县有中医272名，西医15名。《濮阳县志》，濮阳县地方志编纂委员会编，王德英主编，华艺出版社，1989年12月，425.

医疗事业

濮阳医疗事业发展较早，据《民国志》记载，濮阳远近弛名的中医即有30余人。

宋朝李师圣的《产育保庆集》，清朝井天禽的《提镜摘要脉理精盲》、杨贤清的《中医成方三百例》，民国王凤久的《集成良方》等都是闻名的医学著作，惜已失传。民国十二年（1923）美国传教士博清洁在濮阳建立清洁医院，并附设辅仁高级护士学校，濮阳西医自此开始行医治病。

建国前，无公立医疗机构，私人诊所医药昂贵，医疗条件很差，广大劳动人民贫病交集、缺医少药，霍乱、天花，麻疹、痢疾等传染病连年不断。1938年全县死于霍乱者达两万余人，儿童患病尤甚，当时流传着"猫怕冬，狗怕夏，小儿就怕三麦罢"的民谣。《濮阳县志》，濮阳县地方志编纂委员会编，王德英主编，华艺出版社，1989年12月，423.

行医方式

西医未传入濮阳之前，医治各种疾病均用中医疗法。中医行医方式有五种：（1）医生诊病兼卖药；（2）坐堂行医，所开处方，固定到某一药铺取药，由药铺给医生报酬；（3）中医专科，医生配制中成药，不设门市；（4）良家医生，义务行医，不收费；（5）流动行医，以针灸、火罐、卖膏药者居多。《濮阳县志》，濮阳县地方志编纂委员会编，王德英主编，华艺出版社，1989年12月，427.

乡村专科

由于长期受私有制的影响，中医人员多数思想保守，阻碍了中医事业的发展。据民国二十八年（1939）统计，全县仅有中药铺262处，多集中于城镇，县城就有8家。乡村享有盛名的中医专科世家有别寨张氏喉科、七娘寨中医外科、锁城许氏妇科、徐镇陈氏外科等。《濮阳县志》，濮阳县地方志编纂委员会编，王德英主编，华艺出版社，1989年12月，427.

清洁医院

宣统三年（1911）美国基督教传教士博清洁，夫人马利亚等10人来开州，在县城东关建教堂，成立清洁会，建立清洁医院、护士学校、圣教学校……《濮阳县志》，濮阳县地方志编纂委员会编，王德英主编，华艺出版社，1989年12月，18

清洁医院，原由美籍传教士任院长，中国人胡子洁任主治大夫，后因博清洁他就，美籍人哈利接替他的职务，清洁医院遂改名为哈利医院。《濮阳县志》，濮阳县地方志编纂委员会编，王德英主编，华艺出版社，1989年12月，460.

西医

清洁医院于民国十二年（1923）建立，民国二十年（1931）创办一所育仁高级护士学校，培训出一批医务人员。这些人员在濮阳西医发展上成为骨干力量。哈利生医院是继清洁医院之后第二个外籍人在濮阳创建的西医医院。嗣后，城内相继出现了由戴金芝建"广慈医院"，郭全伦在东街建"全伦医院"；陈返朴在三义庙街建"返朴医院"；郭祥荣在西街开设"祥荣医院"。贺绳武在北街开设诊所一处，冯兰馨在西街开设苏家庭医院等。《濮阳县志》，濮阳县地方志编纂委员会编，王德英主编，华艺出版社，1989年12月，428.

耶稣教

耶稣教于清光绪末传入濮阳，但没有多大发展，直到1912年，美籍传教士博清洁携妻博玛利亚及医护人员11人来濮后，耶稣教的活动才活跃起来。

博氏等人来濮后，先在东关购地修建教堂、医院、学校（今濮阳三中、人民医院、城关一中），嗣后，又在城西街修建福音堂（今城关西完小处）。数年后，教徒发展到500多人。

耶稣教，在濮阳传教，开办"慈善"事业，（除上述医院、学校外，尚有养老院、惜婴堂）目的是在进行精神收买和文化侵略，但给濮阳培养了一些人才。特别是医务人才……《濮阳县志》，濮阳县地方志编纂委员会编，王德英主编，华艺出版社，1989年12月，460.

中药经营

（濮阳）县境土质、气温适宜多种药材生长，尤以香附为佳，素有"开香附"之称。香附野生于全县各地……此外，荆芥、薄荷、瓜蒌、莱菔子、急性子、天花粉、白芍药、牡丹皮、桃仁、紫苏、杏仁、红花等都有种植。建国前，群众采集的中药除自用外，多数卖给中药铺和药贩。《濮阳县志》，濮阳县地方志编纂委员会编，王德英主编，华艺出版社，1989年12月，433.

养济院

养济院，在州治东北巷，有庭有舍有门，景泰五年（1454）修，嘉靖戊子（1528），知州张寰重修，有养济院坊。《开州志·卷之二·建置志》，明·王崇庆纂修，明嘉靖间刻本影印本，4.

养济院，在州治东北巷（旧志），明景泰五年（1454）修，嘉靖中知州张寰、万应中，知州沈尧中重修，内养额设孤贫男妇一百四十名口，每名口日给口粮银一分，冬衣花布银二钱七分八厘三毫四丝九忽，在地丁钱粮内动支，又额外孤贫十七名口，粮花布系知州捐办。《开州志·卷之二·建置志廨署》，清·李符清纂修，清嘉庆十一年（1806）刻本，5.

养济院，在州治北大街，即前知州玉镶所建留养局。同治四年（1865），知州杨咏春重修，改额养济院。按（旧志），养济院在州治东北巷，额设孤贫男妇一百四十名口，每名口日给口粮银一分，冬衣花布银二钱七分八厘三毫四丝九忽，在地丁钱粮内动支，又额外孤贫十七名口，粮花布系知州捐办。道光十二年（1832），知州杨桂森于存留额设外，捐廉银四百两，商民桂馥、贠阜隆等捐银六百两，发商一分生息，增设孤贫三十名。咸丰十一年（1861），知州金秉忠提充勇粮。同治八年（1869），知州石元善禀明各宪筹款以制钱三千吊，发当一分五厘生息，按月支取，作为通年留养。十年（1871）知州蒋志鸿劝捐教养，拨发当商银一千两，将石在遗留成本生息，仍照通年留养外，所有十年发商成本，按十二个月二分生息，遇闰加增作为冬月留养经费。《开州志·卷二·建置志廨署》，清·陈兆麟纂修，清光绪八年（1882）刻本，6-7.

留养局

留养局，一在东关地藏庵，瓦房三楹；一在北关三官庙，土棚三楹；一在柳下屯西街，草房二楹；一在庆祖集太山庙，瓦房三楹；一在井店集关帝庙，瓦房二楹。收养贫民无定额，每名日给粟米一升，盐菜灯油钱五文，在生息银内动支。《开州志·卷之二·建置志廨署》，清·李符清纂修，清嘉庆十一年（1806）刻本，5-6.

留养局，按旧志，一在东关地藏庵，一在北关三官庙，一在柳下屯西街，一在庆祖集太山庙，一在井店集关帝庙，收养贫民，无定额，所给米盐灯油在生息银内动支。至道光十六年（1836），知州玉镇因局设四乡，查核未便，贫民难沾实惠，因详明各宪，于北大街置买空地建修房屋围垣，分作男女两院，以成本银八百两生息，照前留养。咸丰十一年（1861），知州金秉忠提充勇粮。《开州志·卷二·建置志》，清·陈兆麟纂修，清光绪八年（1882）刻本，6.

孤贫口粮银

孤贫口粮银，（赋役全书）额设孤贫一百四十名口，岁支口粮银五百四两，遇闰增银四十二两，冬衣花布银三十八两九钱六分八厘八毫六丝。《开州志·卷之三·田赋志赋役》，清·李符清纂修，清嘉庆十一年（1806）刻本，8-9.

漏泽园

漏泽园，在拱北门外。《开州志·卷之二·建置志》，明·王崇庆纂修，明嘉靖间刻本1964年影印本，5.

漏泽园，旧志，一在拱北门外，一在清河镇东街，明州判李宏文捐资市地立石。《开州志·卷之二·建置志廨署》，清·李符清纂修，清嘉庆十一年（1806）刻本，6.

第二节 清丰县

医亭

谯楼外东为阴阳学、旌善亭，西为医亭、申明亭。《清丰县志·卷之一·建置志》，清·杨燨纂修，清同治十一年（1872）刻本，5.

养济院

养济院，在县治西北隅，崇祯三年，知县宋应亭自县东南徙建于此。《清丰县志·卷之一·建置志》，清·杨燨纂修，清同治十一年（1872）刻本，8.

第三节 南乐县

阴阳学　医学

阴阳学，在旌善亭南。

医学，在阴阳学南，旧在北街，后废俱，知县杨守诚改建。《新修南乐县志·卷上·建置》，清·方元启纂修，清康熙十年（1671）刻本，67.

阴阳学，在旌善亭南。知县杨守诚创建，（旧志）久废。

医学，在阴阳学南，旧在北街，后废，知县杨守诚改建于此，（旧志）久废。《南乐县志·卷一·建置廨署》，民国·李铁珊纂修，民国三十年（1941）铅印本，17.

阴阳训术　医学训科

阴阳训术一人，医学训科一人。《南乐县志·卷之十·职官志》，清·王培宗纂修，清康熙五十年（1711）刻本，1.

养济院

养济院，在县治后，嘉靖十三年（1534），知县李朝列重修。四十四年（1565），知县杨守诚复为整饰。隆庆中，知县钱博学重修房舍十间，（旧志）久圮。《南乐县志·卷一·建置院冢》，民国·李铁珊纂修，民国三十年（1941）铅印本，20.

留养局

留养局，一在南关泰山庙西，为男留养局；一在北关真武庙北，为女留养局。俱同治十一年（1872），知县张连瑞置（增），现废。《南乐县志·卷一·建置院冢》，民国·李铁珊纂修，民国三十年（1941）铅印本，20.

漏泽园

漏泽园一处，在岳儒固村西，地十亩。义冢三，一在县西南郊，邑人监生邢河苑，一在县东郊，一在县北郊，俱叶本直建。《新修南乐县志·卷上·建置》，清·方元启纂修，清康熙十年（1671）刻本，71.

漏泽园一处，在岳儒固村西，地十亩。义冢三，一在县西南郊，邑人监生邢河施，一在县东郊，一在县北郊，俱叶本置建，历年既久，丘墟沦湮。康熙十二年（1673），知县方元启捐资重建宇舍三十间，并筑周围墙垣，官厅三间。《南乐县志·卷四·建置》，清·王培宗纂修，清康熙五十年（1711）刻本，10.

漏泽园，在岳儒固西，地十亩，旧志有碑。考旧志别有义冢三：一在县西南郊，邑人监生邢河施；一在县东郊，一在县北郊，俱知县叶本置，历年既久，丘墟湮沦；又一在韩张堡西门外南，高庄张国治施，有碑。《南乐县志·卷一·建置院冢》，民国·李铁珊纂修，民国三十年（1941）铅印本，20.

第四节　范　县

医学

医学，久废。阴阳学，久废。《范县志·卷之上·公署》，清·霍之琯纂修，清康熙十一年（1672）刻本，18.

药科

药科，路运自禹县、辉县、祁州等处，岁售约二千余金。本境货销行外境。《范县乡土志》，清·杨沂编次，清光绪三十四年（1908）石印本，26.

养济院

养济院，原设院于西南关，万历三年（1575），知县黄承恩改迁西城门里。正房三间，大门一座。《范县志·卷之上·公署》，清·霍之琯纂修，清康熙十一年（1672）刻本，19.

养济院，在县治北。《范县志·卷一·公署》，清·唐晟编修，清光绪三十三年（1907）石印本，11.

普济堂

普济堂，在县治东。《范县志·卷一·公署》，清·唐晟编修，清光绪三十三年（1907年）石印本，11.

育英堂

育英堂，在县治西。雍正十二年（1734），知县程墨暨绅衿捐资重建，置义田一顷九十亩二分。《范县志·卷一·公署》，清·唐晟编修，清光绪三十三年（1907）石印本，11.

恤孤坊

恤孤坊，养济院西，知县胡来聘建。《范县志·卷一·公署》，清·唐晟编修，清光绪三十三年（1907）石印本，12.

孤贫银

孤贫二十九名口，每名口月粮银二两五钱二分，该银七十三两八钱，照五年二闰扣算，每年摊派闰月银二两四钱三分六厘，共银七十五两五钱一分六厘。

孤贫冬衣布花等银十八两八钱。《范县志·卷之上·存留》，清·霍之琯纂修，清康熙十一年（1672）刻本，56.

漏泽院

漏泽院，在县治北。《范县志·卷一·公署》，清·唐晟编修，清光绪三十三年（1907）石印本，11.

第十章　许昌市

第一节　许　昌

阴阳学　医学

许州署，在城内正北，明洪武初建，国朝顺治四年（1647），知州韩得文修。康熙四年（1665），知州胡良弼，康熙二十四年（1685），知州许重礼重修……阴阳学，在州治东，医学，在州治西……养济院，义冢四处，在州城四关外。《开封府志·卷之十·公署》，清·管竭忠纂修，清同治二年（1863）刻本，10.

州县旧有布政分司、按察分司、开封府厅、医学、阴阳学，今俱废。《许州志·卷之二·建置官治》，清·萧元吉编撰，清道光十八年（1838）刻本，6；《许州志·卷之二·建置官治》，清·甄汝舟纂修，清乾隆十年（1745）刻本，5.

阴阳学，在州治东；医学，在州治东南。《嘉靖许州志·卷二·建置志》，明·张良知纂修，明嘉靖十九年（1540）刻本1961年影印，3.

医学典科

（许州）医学典科一员。《河南通志·卷三十八·职官志》，清·田文镜纂修，清光绪二十八年（1902）刻本，17.

医学典科：薛英，本州人，医生；薛肇，本州人，医生；王聪，本州人，医生；沈编，本州人，医生；王英，本州人，医生；李湘，本州人，医生。《许州志·卷五·官纪志》，明·张良知纂修，据明嘉靖十九年（1540）刻本1961年影印，21.

许州……阴阳学，训术一人，医学训科一人……《开封府志·卷之二十·职官志》，清·管竭忠纂修，清同治二年（1863）刻本，30.

医官，典科赵文灿、吴宗昌、廖成林、邢应元，正科赵风仪。乾隆七年（1742），府改直隶州，仍改典科，典科赵辅清、赵中道。

阴阳典术

阴阳典术：王杰，本州人，阴阳生；王廷用，本州人，阴阳生；孙贵，本州人，阴阳生。《许州志·卷五·官纪志》，明·张良知纂修，明嘉靖十九年（1540）刻本1961年影印，21.

石梁县（许昌旧称）阴阳医僧道等官：阴阳学训术，宋瑂；医学训科，魏昭……以上四官俱雍正十三年（1735）添设，乾隆七年（1742）载。《许州志·卷之五·官师职官》，清·萧元吉编撰，清道光十八年（1838年）刻本，38.

养济院

许州养济院，在州治西南，知州萧元吉重修。《许州志·卷之二·建置惠政》，清·萧元吉纂修，清道光十八年（1838）刻本，59.

养济院，在县城西南隅，养医贫三十六名，每名每日给口粮银一分。《许昌县志·卷四·民政惠政》，民国·张绍勋编撰，民国十三年（1924）石印本，50.

普济堂

（许州）普济堂，在州北关，雍正十二年（1734）建。每孤贫一名，月给口粮谷三斗，钱六十文。《许州志·卷之二·建置惠政》，清·萧元吉纂修，清道光十八年（1838）刻本，59.

普济堂，在城北关，清雍正十二年（1734）建。每孤贫一名，月给口粮谷三斗，钱六十文。到民国十二年（1923），养孤贫三百余名，每一名，日给口粮银一分，其余由普济堂月息银及稞租两项发放。《许昌县志·卷四·民政惠政》，民国·张绍勋编撰，民国十三年（1924）石印本，50.

育婴堂

（许州）育婴堂，在州北关，雍正十三年（1735）建。《许州志·卷之二·建置惠政》，清·萧元吉纂修，清道光十八年（1838）刻本，59.

育婴堂，在城北关，今废。《许昌县志·卷四·民政惠政》，民国·张绍勋编撰，民国十三年（1924）石印本，50.

孕生堂

孕生堂，在城内新街，今废。《许昌县志·卷四·民政惠政》，民国·张绍勋编撰，民国十三年（1924）石印本，50.

漏泽园

（许州）漏泽园，城外各乡，共一十四区。《许州志·卷之二·建置惠政》，清·萧元吉纂修，清道光十八年（1838）刻本，59.

第二节　长葛县

医学　阴阳学

医学，在县治西，今废。阴阳学，在县治西，今废。《长葛县志·卷二·公署》，民国·陈鸿畴纂修，民国二十年（1931）刻本，3.

医学，在县治西，久废。阴阳学，在县治西，久废。《续修长·葛县志·卷二·官治》，清·阮景咸纂修，清乾隆十二年（1747）刻本，5.

（长葛县）阴阳学，在县治；医学，在县治。《嘉靖许州志·卷二·建置志（长葛县）》，明·张良知纂修，据明嘉靖十九年（1540）刻本，1961年影印，5.

长葛县署，在城内正中，明洪武元年（1368）建，成化十五年（1479）修。国朝顺治七年（1650），署县事詹世烈，十三年（1656）知县徐升，康熙五年（1666），知县吴泰，二十四年（1658），知县李元让，二十六年（1687），知县何鼎重修……阴阳学，在县治东；医学，在县治东……惠民局，在县治南；养济院，在城隍庙西；义冢，县四关外共五处。《开封府志·卷之十·公署》，清·管竭忠纂修，清同治二年（1863）刻本，11.

医学训科

（长葛县）医学训科一员。《河南通志·卷三十八·职官志》，清·田文镜纂修，清光绪二十八年（1902）刻本，17.

（明）医学训科：崔惟志，本县人，医生；石大春，本县人，医生；常奉先，本县人，医生；尚珍，本县人，医生。《续修长葛县志·卷四·官师训科》，清·阮景咸纂修，清乾隆十二年（1747）刻本，35.

（明，医学）训科：崔惟志，本县人，医生；石大春，本县人，医生；常奉先，本县人，医生；尚珍，本县人，医生；杨恭，本县人，医生；樊缨，本县人，医生；张玮，本县人，医生。《许州志·卷五·官纪志（长葛县）》，明·张良知纂修，据明嘉靖十九年（1540）刻本1961年影印，34.

（清，医学）：训科李之茂，本县人，医生；李龙杰，本县人，医生；黄日毅，本县医生；郑百龄，本县医生。《续修长葛县志·卷四·管师训》，清·阮景咸纂修，清乾隆十二年（1747）刻本，35.

长葛县……阴阳学，训术一人，医学训科一人……《开封府志·卷之二十·职官志》，清·管竭忠纂修，清同治二年（1863）刻本，31.

阴阳训术

（明，阴阳）训术：尚志，本县人，阴阳生；尹铭，本县人，阴阳生；牛珏，本县人，阴阳生；樊镇，本县人，阴阳生；李文用，字德彰，阴阳生；张士清，阴阳生。《许州志·卷五·官纪志（长葛县）》，明·张良知纂修，明嘉靖十九年（1540）刻本1961年影印，34.

医疗机构

民国时期及其以前，长葛卫生医疗事业发展极为缓慢。

道光十九年（1839）县内仅有中医药铺7家。民国十九年（1930）8月，西北军军医王孟杰回乡，在石固开办"广仁医院"，长葛始有西医。民国二十一年（1932），佛耳岗村人薛敬奚，从陆军军医学校毕业返里，创建长葛县立医院，职工5人，后增至14人。之后，朱寿亭、黄亚民、朱益民、赵戊五、赵子和、赵丙午、逯子震等在县城，李伍在石像，朱登仁、徐玉品在南席先后开办私人诊所。1947年，县立医院停业。除县城、石固、南席、石象有几家私人西医诊所外，全县各集镇和较大的村庄有中医药铺152家，中医203人。人民群众由于缺医少药，生活贫困，健康毫无保障，每遇疫病流行，便有无数人被病魔夺去生命，尤其是婴儿死亡率，更是高得惊人，人的平均寿命只有34.8~38岁。《长葛县志》，长葛县志编纂委员会，郭宪同总纂，生活·读书·新知三联书店出版，1992年1月，571.

中医

民国十九年（1930）以前，长葛完全以中医中药防治疾病，至今仍发挥着重要作用。民国时期及其以往，中医多系祖传世医或儒林学士改习行医。他们或以针灸医技，或以处方售药治病救人。其经营方式，有的设店坐堂，有的摆摊串乡。名医多坐堂应诊，病家登门求医。一般医生同时兼营药店，立方售药，不设病房病床。诊疗费用无一定之规，以医师名望、病人病情及其家庭贫富而不同，故旧有"黄金有价药无价"之说。

清代长葛县中医较有名望者有李守先、武长岭、张会午、时光斗、胡建之、李万轴等。李守先精于针灸，兼通《内经》，著有《针灸易学》《针灸述古》。李万轴著有《奇经灵龟飞腾八法》。之后，县城主善局诊所杨子清、南席同义堂宋铁军、董村三和堂王景武、董村柳庄槐阴堂王玉凤、古桥天玉堂陈卿、县城（今老城）李恩锡、后河赵振，声誉较著。

民国时期，县境内中医药铺增加，有中医人员60余名。较著名者有：董村镇三和堂王欠成，世家出身，长于内科杂症，对妇科、针灸亦有研究，著有《医案医论》数十卷（现无存）；李河口瑞兴堂李银升，精于内科、儿科、眼科，其父李云端，尤长眼科，著有《眼科门答》；全庄中医朱恪勤，擅长内、外、妇、儿科，民国三十年（1941）8月经省府考试获得中医证书；后河镇烧盆宋村黄耀武，医治伤寒，有独到之处，曾收门徒多人。《长葛县志》，长葛县志编纂委员会，郭宪同总纂，生活·读书·新知三联书店出版，1992年1月，573.

增福庙眼科

增福庙乡……张广离，三代祖传世医。其祖父张瑞星是清末颇有名望的眼科医生，其父张国定继承父业。张广离继承和发展了家传眼科的独特医术，用祖传秘方清凉散、拔云散、珍珠散、光明散等，配合针灸、中药治疗青光眼、白内障、视神经萎缩、视网膜炎、胬肉攀睛、沙眼等眼病，疗效显著，省内外慕名求医者甚多。《长葛县志》，长葛县志编纂委员会，郭宪同总纂，生活·读书·新知三联书店出版，1992年1月，574.

西医

民国十九年（1930），长葛始有西医。民国二十九年（1940），石象私人诊所李伍为一位外伤肠管外流患者，做缝合术成功，是为长葛第一例外科手术。《长葛县志》，长葛县志编纂委员会，郭宪同总纂，生活·读书·新知三联书店出版，1992年1月，575.

医著发行

嘉庆三年（1798）时，名医李守先（今老城镇茶亭村人）所著《绘图针灸易学》一书印行出版，现河北省医学科学院存有此书。《长葛县志》，长葛县志编纂委员会，郭宪同总纂，生活·读书·新知三联书店出版，1992年1月，24.

广济医院

民国十九年（1930）8月，石固人王孟杰在石固南寨开办广济医院，以西药为主，此为西药在长葛使用之始。《长葛县志》，长葛县志编纂委员会，郭宪同总纂，生活·读书·新知三联书店出版，1992年1月，38.

疫病

民国时期，长葛县曾发生地方性甲状腺肿、大骨节病、克山病、克汀病、头癣、氟中毒症等地方病和天花、霍乱、白喉、流行性脑脊髓膜炎、百日咳、猩红热、麻疹、流感、痢疾、伤寒、乙型脑炎、疟疾、斑疹、伤寒、回归热、黑热病等传染病。《长葛县志》，长葛县志编纂委员会，郭宪同总纂，生活·读书·新知三联书店出版，1992年1月，578.

旧法接生

民国时期，长葛县仅有县城"艺圃诊所"助产士李水兰一人开展新法接生。绝大多数妇女生产由旧产婆接生，一无医疗器具，二不施行消毒，三不懂手术技术。因此，导致难产、产后出血、产后感染败血症、产褥热、新生儿破伤风而造成母婴死亡的甚多。《长葛县志》，长葛县志编纂委员会，郭宪同总纂，生活·读书·新知三联书店出版，1992 年 1 月，582.

巫医

往昔遇到流行性传染病（瘟疫）发生，多迷信为鬼神作祟，请巫婆神汉作法驱鬼。当时长葛许多乡村都有巫婆神汉，他们装神弄鬼，画符取"药"，骗人钱财，致死人命之事，时有所闻。《长葛县志》，长葛县志编纂委员会，郭宪同总纂，生活·读书·新知三联书店出版，1992 年 1 月，610.

养济院

养济院，在城隍庙西，知县徐升修，知县刘大观改建寿宁寺东。《续修长葛县志·卷二·官治》，清·阮景咸纂修，清乾隆十二年（1747）刻本，5.

养济院之外，于雍正十三年（1735），奉文建造普济院一所，共二十八间，以处无告，皆惠政也。《续修长葛县志·卷二·惠政》，清·阮景咸纂修，清乾隆十二年（1747）刻本，39.

养济院，在城隍庙西，知县徐升修，知县刘大观改建于寿宁寺。今废。《长葛县志·卷五·惠济》，民国·陈鸿畴纂修，民国二十年（1931）刻本，11.

广济院

广济院，在东门外，今废。《长葛县志·卷五·惠济》，民国·陈鸿畴纂修，民国二十年（1931）刻本，11.

广济院，在东门外，久废。《续修长葛县志·卷二·官治》，清·阮景咸纂修，清乾隆十二年（1747）刻本，5.

普济堂

普济堂，在文庙东。雍正十二年（1734），知县徐莲峰奉文建造，瓦房二十五间，草房三间，置民地四顷九亩七分八厘，拨官地二顷二十二亩六分三厘六毫，共地六顷二十三亩三分四厘四毫。系许令倡捐，绅衿富民乐助，共捐银一千三百余两置造，现在养活无告贫民七十余口，其地坐落铁芦一顷七亩八分七厘，岗刘庄一顷五亩九分一厘，五里营一顷二十二亩三分六厘七毫，唐家庄九十五亩九分五厘六毫，姑姑寺二十一亩五分九厘七毫，石庙杨家庄一顷三十六亩三分八厘三毫，石固二十五亩二分五厘三毫，五里营庄基地三亩七分二厘八毫，岗刘庄基地三亩二分八厘。《续修长葛县志·卷二·官治》，清·阮景咸纂修，清乾隆十二年（1747）刻本，5-6.

普济堂，在衙前街东首路北。清雍正十二年（1734），知县徐莲峰奉文建造，瓦房二十五间，草房三间，置民地四顷九亩七分八厘，拨官地二顷二十二亩六分三厘六毫，共地六顷二十三亩三分四厘四毫。系许令倡捐，绅衿富民乐助，共捐银一千三百两有奇，养置无告贫民，其地坐落铁芦一顷七亩八分七厘，岗刘庄一顷五亩九分一厘，五里营一顷二十二亩三分六厘七毫，唐家庄九十五亩九分五厘六毫，姑姑寺二十一亩五分九厘七毫，石庙羊庄一顷三十六亩三分八厘三毫，石固二十五亩五分三毫，五里营庄地三亩七分二厘八毫，岗刘庄地三亩二分八厘。《长葛县志·卷五·惠济》，民国·陈鸿畴纂修，民国20年（1931年）刻本，11.

主善局

主善局，在纯阳阁内设置，清宣统元年创建，杨锦涛、武克仁等极力经营，倡捐办理慈善事业，王瑞桐继充局长，逐渐扩充订定办理慈善事业章程十二条，分述于下：

一、义塾。设塾有二，每塾教员一人，学生三十余人。

二、助诊。内外两科，聘请名医二人。内科：午前在局内诊视，午后出外诊视。

三、惜字。雇工拾字，城一，乡一。

四、施药。膏丹为大宗，凡救急应用之药，二十余种。

五、五宣讲。春秋社日，每逢盛会时均演讲。

六、六祀孤。在局门外，七月二十九日晚祀孤。

七、种痘。聘医一人，每春开点，种一千七八百名。

八、掩骼。每月数次，遇骨即掩。

九、义地。在县东关外，地五亩，立有主善局碑记。

十、施茶。共设三处，一在西关玉皇庙前，一在城东薛堂庙前，一在城南三官庙前。

十一、放生。鱼鸟之类，每年数次。

十二、修路。凡城内关外有路坑坎即为修补，又倡修石桥两座，一在小河徐南，一在岳庄西。《长葛县志·卷五·惠济》，民国·陈鸿畴纂修，民国二十年（1931）刻本，11.

第三节　禹　县

医学

医学，在州署南。《禹州志·卷十一·建置志》，清·朱炜纂修，清同治九年（1870）刻本，3.

禹州署，在城内东北，明洪武元年（1368）建。国朝康熙二十四年（1685），知州胡承祖重修……阴阳学，在州治西，医学，在州治东……养济院，在州治东北隅；义冢，州东西关外俱有。《开封府志·卷之十·公署》，清·管竭忠纂修，清同治二年（1863）刻本，11.

医学训科

（禹州）典科一员。《河南通志·卷三十八·职官志》，清·田文镜纂修，清光绪二十八年（1902）刻本，17.

禹州……阴阳学，训术一人，医学训科一人……《开封府志·卷之二十·职官志》，清·管竭忠纂修，清同治二年（1863）刻本，31.

良医所

（明）良医所：良医正，正八品；任瓒、王英、徐达、任好礼、张鹏、蔡震。良医副，从八品；王忠、任镗。《禹州志·卷三·职官》，清·朱炜纂修，清同治九年（1870）刻本，15；《禹州志·卷四·职官》，清·邵大业纂修，清乾隆十二年（1747）刻本，14.

药市

（清）高宗乾隆二十七年（1762）春三月起，药市于西关。先是药市设于密县之洪山庙，十三年，州药何宏攒招来商人设于禹之南街，后因兵乱始迁西关。《禹县志·卷二下·大事记下》，民国·王琴林等纂修，民国二十年（1931）刊本，5-6.

普济堂

普济堂，在汤王庙西，雍正十三年（1735），知州梅枚修建，共房三十二间。以上二堂收养孤贫，向无销款，月给口粮，前经知州梅枚拨入老荒地一顷一十五亩四分四厘三毫，以地租为取给岁有不敷，历经陆续捐入地七十七亩二厘七毫。现共存地一顷九十二亩四分七厘，又捐入拨典生息银九百四十二两四钱，岁得租息以给口粮。道光四年（1824），知州朱炜捐廉重修。七年、十一年两奉藩宪陆札饬禀办有案。《禹州志·卷十一·建置志》，清·朱炜纂修，清同治九年（1870）刻本，10.

普济堂，在汤王庙西，雍正十三年（1735），知州梅枚修建，共房三十二间，拨入老荒地一顷一十五亩四分四厘三毫，取租秤以给口粮。《禹州志·卷二·卹政》，清·邵大业纂修，清乾隆十二年（1747年）刻本，54.

养济院

养济院，在城东北隅，共房十七间。《禹州志·卷十一·建置志》，清·朱炜纂修，清同治九年（1870）刻本，10.

养济院，始宋崇宁间置。洪武五年（1372），令天下郡邑置孤老院，寻改今名，在东北隅共房十七间。《禹州志·卷二·恤政》，清·邵大业纂修，清乾隆十二年（1747）刻本，53.

漏泽园

漏泽园，明嘉靖中，禹氏王顺刘玮苏迎公置地在西关外。国朝康熙中，知州刘国儒奉宪置地，在东关外立有碑记（旧志）。雍正中，郡庠马渥置地在西关外。乾隆中，郡庠志兴秦置地在北关外。道光四年（1824）二月，知州朱炜捐置地二亩九分四厘坐落东关外大路旁，立有碑。《禹州志·卷十一·建置志》，清·朱炜纂修，清同治九年（1870年）刻本，10.

漏泽园，明嘉靖中，禹氏王顺刘玮苏迎公置在西关外，国朝郡守刘国儒置奉，宪各立碑记在东关外。《禹州志·卷二·恤政》，清·邵大业纂修，清乾隆十二年（1747）刻本，54.

义冢，雍正中，郡庠马渥置，在西关外，乾隆中郡庠李兴秦置，在北关外。《禹州志·卷二·恤政》，清·邵大业纂修，清乾隆十二年（1747）刻本，54.

第四节　鄢陵县

医学　阴阳学

经志，医学在县治东，废。经志，阴阳学，在县治东，废。《鄢陵县志·卷六·建置志公署》，民国·靳蓉镜、晋克昌等修，苏宝谦纂，民国二十五年（1936）铅印本，625.

鄢陵县署，在城内西北，明洪武二年（1369）建，崇祯末兵毁。国朝顺治四年（1647），知县吕大图重建……医学。阴阳学在县治西……养济院，在天宁寺路南；

义冢。《开封府志·卷之十·公署》，清·管竭忠纂修，清同治二年（1863）刻本，5.

医院

县立医院在鼓楼东偏。民国二十三年（1934），县长余芸澍创修，内分医药、治疗、诊视诸室。《鄢陵县志·卷六·建置志公署》，民国·靳蓉镜、晋克昌等修，苏宝谦纂，民国二十五年（1936）铅印本，625.

阴阳学训术　医学训科

（元）县尹一员，达鲁花赤一员，秩与尹同。主簿一员，县尉一员，秩与主簿同。典史二员，儒学教谕一员，医学，阴阳学教谕各一员。蒙古字学一员，酒醋大使一员。《鄢陵县志·卷二·职官表》，民国·靳蓉镜、晋克昌等修，苏宝谦纂，民国二十五年（1936）铅印本，118.

（明）崇祯七年……阴阳学训术一员，统阴阳生五名。医学训科一员，统医生五名。《鄢陵县志·卷二·职官表》，民国·靳蓉镜、晋克昌等修，苏宝谦纂，民国二十五年（1936）铅印本，118.

（清）医学，设训科一员，统医生五名，官缺，则各考选本学精通术业者，起送铨除，近年多援例需次而术业不尽通矣。《鄢陵县志·卷四·官师志》，清·经起鹏纂修，清顺治十六年（1659）刻本，1.

鄢陵县……阴阳学，训术一人，医学训科一人……《开封府志·卷之二十·职官志》，清·管竭忠纂修，清同治二年（1863）刻本，28-29.

医疗

境内历代有名医行世。多是自发，或为沽名，或为糊口，真正为济世者甚少，脉礼医药昂贵。贫苦人家如有疾病，轻则不肯求医，重则负债累累。每遇瘟疫流行，只好听天由命。旧志中"大痉，尸籍相枕"的记载屡见不鲜。民国时期，官府虽设有县立医院，服务对象却是官吏富豪之人，贫苦人家治病仍如前代。《鄢陵县志》，鄢陵县地方志编纂委员会编，南开大学出版社，1989年12月，462.

中医药店

自明代始至民国期间，（鄢陵）境内先后有中医药店、堂150余家，分布于县城、集镇及较大的村庄。1924年，西医传入鄢陵，县城始设西医诊所。《鄢陵县志》，鄢陵县地方志编纂委员会编，南开大学出版社，1989年12月，462.

西医院

1924年，西医传入鄢陵，县城始设有西医诊所。1934年，县奉命设县立医院。

至 1947 年鄢陵解放时，县城已有医院 2 处。《鄢陵县志》鄢陵县地方志编纂委员会编，南开大学出版社，1989 年 12 月，462-463.

县立医院

县立医院，1924 年，民国鄢陵县政府设，分医药、诊视二室，时有医生 3 人。主要为政府人员医治肠道病、枪伤、花柳病。1944 年夏，日军侵占鄢陵时解散。1945年 9 月，日军投降后复设。1947 年，鄢陵县立医院解体。《鄢陵县志》，鄢陵县地方志编纂委员会编，南开大学出版社，1989 年 12 月，463.

疫病防治

民国及其以前，历代官府均不管防疫事宜。鄢陵解放后，县人民政府非常重视防疫工作。《鄢陵县志》，鄢陵县地方志编纂委员会编，南开大学出版社，1989 年 12月，465.

西医

1924 年（民国十三年），开封基督教圣安德烈教会学校毕业生任万事将西医传入本县。之后，一些略懂医术的教徒及国民党军队流散医官相继开办了私人西医诊所。当时设备简陋，医药昂贵。只能医治一些较常见多发病，如疟疾、伤寒、肠道炎症及花柳病、外伤等。服务对象主要是官吏士绅。《鄢陵县志》，鄢陵县地方志编纂委员会编，南开大学出版社，1989 年 12 月，470.

医疗管理

中医，鄢陵始有中医行医时间不详，明清两代，多有名医行世。民国及以前，处于自由开歇状态，无人管理，医术较高者多自行开办药堂，也有少数受聘于大药店坐堂；医术较次者多赶会摆摊或走村串户以求生计，还有一些持一技之长者，多居家中配制专科药剂，待人就诊，这些中医分布于县城、集镇及较大的村庄。诊治病症多是痘疹、伤寒、感冒、疮疮、整骨、眼、耳、咳嗽等常见病及妇科常见病。至 1947 年鄢陵解放，全县计有中医从业人员 200 余人，散布民间。《鄢陵志》，鄢陵县地方志编纂委员会编，南开大学出版社，1989 年 12 月，469.

郑氏眼科

马栏乡许庄村郑氏，原为扶沟县后郑村人，1938 年黄泛时，迁鄢境许庄，郑氏擅眼疾，祖传六代二百余年。其传人郑克明……《鄢陵县志》鄢陵县地方志编纂委员会编，南开大学出版社，1989 年 12 月，469.

司氏妇科

司氏妇科，马兰乡司家村司氏妇科，祖传九代二百余年。先祖司仁智受太医顾松源指教，曾供职太医院，攻妇科诸症，著有《医学便览》《妇科指阅》二书，研有专治妇女调经丸秘方，药效显著。远销新疆、青海、内蒙、陕西及周围市县。传人司赞廷……《鄢陵县志》，鄢陵县地方志编纂委员会编，南开大学出版社，1989 年 12 月，469.

李氏骨科

彭店乡曹庄村李氏骨科，祖传四代一百余年，先祖通拳术，精于整骨，医治跌打扭伤、风湿诸症。传人丙申、丙乾兄弟，前者为彭店医院医生，精于医疗关节脱位、骨折，求医者远至青海、贵州、吉林、广西、广东。《鄢陵县志》，鄢陵县地方志编纂委员会编，南开大学出版社，1989 年 12 月，469-470.

赵氏喉科

陈化店乡所村赵氏喉科，祖传五代一百余年，精医喉症，尤擅医"噎食"。传人赵长坡、赵长海继承祖技，慕名求医者远至新疆、青海、陕西及周边市县。《鄢陵县志》，鄢陵县地方志编纂委员会编，南开大学出版社，1989 年 12 月，470.

杜氏膏药

杜氏膏药，县城北大街杜氏，原为扶沟杜家庄村人，1944 年迁居鄢陵县城，祖传熬制外敷膏药四代一百三十余年。杜氏膏药主治疗痈、脓肿、腮腺炎、乳腺炎、关节疼痛、中耳炎、甲沟炎、烧伤等症，疗效甚佳。盛名陕西、四川、湖北及周边市县。《鄢陵县志》，鄢陵县地方志编纂委员会编，南开大学出版社，1989 年 12 月，470.

医学训科：

程圭，甘罗北保人；王祐，张桥北保人。俱洪武间任。

程善，宣德间任；程玘，俱甘罗南保人，天顺间任。

李训，北东保人，弘治间任。

朱时中，赵坊中保人，嘉靖间任。

张时用、李自守、李珂、谷尚仁。《鄢陵志·卷六·邑属》，明·刘讱纂修，明嘉靖十六年（1537）刻本（1963）影印，5.

养济院

施志，养济院旧在德星台侧，知县王时中徙于天宁寺前。嘉靖十四年（1535），知县史文彬重修。万历四十年（1612），知县张舜典因旧院窄小，复于天宁寺胡同路西开创一所。雍正十二年（1734），知县嵇揆重修。乾隆八年（1743），知县姜绾重修；十八年（1753），知县张绳祖重修；二十五（1760），年知县陈子桧重修；三十七年（1772）知县施诚重修。

文献志，天宁寺前养济院，道光二十八年（1848），署知县朱缵重修其门，曰孤贫院。按：民国二十一年（1932）改作救济院。《鄢陵县志·卷六·建置志》，民国·靳蓉镜、晋克昌等修，苏宝谦纂，民国二十五年（1936）铅印本，656.

社学，元在东门内德星台前，弘治八年王时中改养济院为之。《鄢陵县志·卷二·建置》，清·经起鹏纂修，清顺治十六年（1659）刻本，9.

养济院，旧在德星台侧，知县王时中徙于天宁寺前，嘉靖十四年，知县史文彬重修。

养济院旧址一处，万历壬子，知县张舜典因旧院窄小，复于天宁寺路西开创一所（增）。

（鲲）按：社学在天宁寺西，养济院在天宁寺南，两舍相望，仅隔丈余，殆前人教养竝重之意。今天宁寺重修，社学养济院房屋虽烬，遗址犹存，留心爱育者尚其念诸。《鄢陵县志·卷二·建置志》，清·经起鹏纂修，清顺治十六年（1659）刻本，10.

广济堂

施志。广济堂在城隍庙路东，系仓廒旧址。雍正十三年（1735），知县嵇揆共建房二十间。乾隆二十八年（1763），知县陈子□修；三十四年（1769），知县陈子□重修；三十七年（1772），知县施城重修。今废。《鄢陵县志·卷六·建置志》，民国·靳蓉镜、晋克昌等修，苏宝谦纂，民国二十五年（1936）铅印本，657.

救济院

救济院，在天宁寺前，系养济院旧址。民国二十一年（1932），县长徐炎改建房屋三十二间，讲堂、宿舍、施医所，办公室略备。按：救济院内分残废孤儿贷款等所，其基金系旧体广两堂，地亩九顷五十亩，所得租仍按月发给贫民，贷款基金系由平杂仓谷及编遗库券收入之款共九千余元，以五厘生息，按月向外借贷，一时农工受其利，民国二十五年贷款所归并财务委员会。《鄢陵县志·卷六·建置志》，民国·靳蓉镜、晋克昌等修，苏宝谦纂，民国二十五年（1936）铅印本，658-659

孤贫银

孤贫口粮银五十四两，遇闰加四两五钱，花布钱五两四分八厘。《鄢陵县志·卷十·政治志存支》，民国·靳蓉镜、晋克昌等修，苏宝谦纂，民国二十五年（1936）

铅印本，861.

漏泽园

施志，漏泽园，在县南五里沟前。弘治间。王时中劝说义官程凤出地周回三亩。《鄢陵县志·卷五·地理志》，民国·靳蓉镜、晋克昌等修，苏宝谦纂，民国二十五年（1936）铅印本，544.

第五节　襄城县

医学　阴阳学

医学，阴阳学俱在县（治）西北。《襄城县志·卷之二·宫室志》，明·林鸾纂修，1963年上海古籍书店据明嘉靖三十年（1551）刻本影印，2.

医学，阴阳学，以上俱在县治左右，今仅存故址。《襄城县志·卷之二·建置志》，清·陈治安纂修，清康熙年间刻本，4.

医学，阴阳学各廨，悉遭兵焚而无存，亦官治，今昔相殊也。《襄城县志·卷之二·建置志官治》，清·汪运正纂修，清乾隆十一年（1746）刊本影印，110.

（襄城县）阴阳学，以县治西；医学，在县治西。《嘉靖许州志·卷二·建置志（襄城县）》，明·张良知纂修，1961年据明嘉靖十九年（1540年）刻本影印，4.

襄城县署，在城内正东，明洪武初建……医学，阴阳学，在县治西北……养济院，在县治东；义冢，城南北各一区。《开封府志·卷之十·公署》，清·管竭忠纂修，清同治二年（1863）刻本，10.

医学训科

（襄城县）医学训科一员。《河南通志·卷三十八·职官志》，清·田文镜纂修，清光绪二十八年（1902）刻本，17.

襄城县……阴阳学，训术一人，医学训科一人……《开封府志·卷之二十·职官志》，清·管竭忠纂修，清同治二年（1863）刻本，31.

（明，医学）训科：丁敬，许州人，医生；吕福，本县人，医生；张信，本县人，医生；丁铉，本县人，医生；李敦，本县人，医生；张浦，本县人，医生；辛好贤本县人；辛好信本县人；丁求龄，本县人；辛宗武，本县人；姚璿，本县人。《许州志·卷五·官纪志》，明·张良知纂修，1961年据明嘉靖十九年（1540）刻本影印，27-28.

（明）医学训科：丁敬，许州人；张信，本县人；李敦，本县人；辛好信，本县人；辛宗武，本县人；方存心，本县人；丁重，本县人；辛好贤，本县人。《襄城县志·卷之三·人物志》，据明林鸾纂修，1963年上海古籍书店据明嘉靖三十年（1551）刻本影印，10-11.

阴阳训术

（明，阴阳）训术：李翔，本县人，阴阳生；李宣，本县人，阴阳生；李琼，本县人，阴阳生；孙瑜，本县人，阴阳生；李载，本县人，阴阳生；张拱，本县人，阴阳生；李孟，本县人，阴阳生；刘本，本县人，阴阳生。《许州志·卷五·官纪志》，明·张良知纂修，1961年据明嘉靖十九年（1540）刻本影印，27-28.

（明）阴阳训术：李翔，本县人。李宣，本县人。李载，本县人。《襄城县志·卷之三·人物志》，明·林鸾纂修，1963年上海古籍书店据明嘉靖三十年（1551）刻本影印，11.

中医

襄城县中医历史悠久，医药名家代不乏人，明清尤盛。晋代的范汪，医术精湛，治病十愈八九，元末明初的滑寿，善长针灸，著《读素问抄》《难经本义》《麻疹新书》等。元至正元年（1341）刊行的《十四经发挥》三卷，流行日本，被推崇为"习医之根本""习针灸之必修"。明代的司恭、曹义、颜守正、陈亮（字扶尧）、李兴泰等，皆系疗奇疾、起沉疴、济世人、不索酬的名儒医。清代，康（熙）雍（正）年间的赵楷，攻医书、精脉药、望色诊病，洞察脏腑，辨证施治，着手成春，著《伤寒六经纂要》《小儿科要旨》《中医脉法必读》诸书，流传至今，颇被推崇。乾隆年间的陈金铭，承曾祖陈扶尧、祖父陈瑄遗业，殚心岐黄，对于张仲景《伤寒论》深有所得，施诊屡验，十不失一。其应诊不分贫富，不论寒暑，请之必临，颂声载道。

民国年间，卫生界习中医者尤多，四十年代中期，全县开铺行医、药铺坐堂和散在家庭应诊中医184家，计352人，其医术多涉诸科或各擅专长，声望较高者如：鲍坡村余士吉，致力医学，诸医籍多得精髓，擅长针灸，尤专瘟疫、儿科，诊疗不厌其烦，施治针灸、汤剂随症并用，不拘一方，着手屡见奇效，医德为人称颂；城关阮泰昌，幼即从叔喜铭学医，涉猎岐黄群书，精谙《瘟疫论》《青囊秘诀》，擅长小儿痘科；颜殿卿获父璞玉医学真传，22岁应诊，针灸、儿科、外科、内科兼长；以及张月如、李子厚等皆系医术精、疗效奇、受人崇敬的一代名医。《襄城县志》，襄城县史志编纂委员会编，中州古籍出版社，1993年3月，523-524.

医务人员

襄城解放前，县内中医多系家传世医和从师学徒，亦有自学成才。少数居城镇开铺行医和坐堂医，多数在农村散居家中坐诊或受请病家诊治。西医多是返乡旧军医、福音堂教士及从徒开设诊所，以新药为患者治病，民国三十六年（1947）全县有中医352人，西医25人。《襄城县志》，襄城县史志编纂委员会编，中州古籍出版社，1993年3月，521.

西医

清宣统二年（1910），县城南关福音堂，英籍女传教士杜某，以西药给群众治疗眼病，为襄城县西医之始。民国四年（1915），邑人张宝三、丁成群、高金城自兰州、开封医院（校）习医返襄，在襄城南关大街办西医诊所。同年，张宝三析出在河西街另办"济民诊所"；赵光耀在县城南关河西当铺院办诊所，后迁县城北大街，易名"博爱医院"。翌年，康复兴在北大街办"康复诊所"。民国十八年（1929）县平民医院建立，至襄城解放（日军侵占襄城停办年余），有医务人员七人，病床十张。民国二十一年（1932），县医院成立，院长罗福亭，康复兴、高玉亭、赵光耀、李玉高先后任医生，解放前夕解体。此后，赵林阁在贾楼村办"弃婴（收容）所"兼行医，李天锡、王爱莲办"仁济诊所"，赖仰庚办"慈航诊所"，赵运华、何运生、王福成、胡水森、杨大伟、常怀珠、岳占山、任永生、王德修等亦相继办西医诊所。至襄城解放初，全县有诊所二十一个，医务人员三十二人，各诊所设备简陋，医疗一般病症。《襄城县志》，襄城县史志编纂委员会编，中州古籍出版社，1993年3月，525.

经费来源

民国时期，卫生事业经费由社会募捐和政府拨款，为数甚微，据民国二十五年（1936）《重修襄城县志》记载，全县卫生经费每年3 600元（银币）左右。《襄城县志》，襄城县史志编纂委员会编，中州古籍出版社，1993年3月，537.

养济院

养济院，孤贫冬月布花，原额银二十一两六钱，今除荒征熟。《襄城县志·卷之三·籍赋志》，清·陈治安纂修，清康熙年间刻本，13.

养济院，在县（治）东南。《襄城县志·卷之二·宫室志》，明·林鸾纂修，1963年上海古籍书店据明嘉靖三十年（1551）刻本影印，2.

养济院，十二间，在县城内东南。孤贫二十七名口，每岁支月粮、花布银一百一十四两三钱八分零。又乾隆七年（1742），交盐商生息银一百两，按二分息，每年收息钱二十千四百文，补给盐菜钱文，按季造报。《襄城县志·卷之二·建置志惠政》，清·汪运正纂修，清乾隆十一年（1746）刊本影印，174.

（襄城县）养济院，在县治东南。《许州志·卷之二·建置惠政》，清·萧元吉编撰，清道光18年（1838）刻本，60.

育婴堂

育婴堂，二间，在北关。《襄城县志·卷之二·建置志惠政》，清·汪运正纂修，清乾隆十一年（1746）刊本影印，175.

（襄城县）育婴堂，在北关。《许州志·卷之二·建置惠政》，清·萧元吉编撰，清道光十八年（1838）刻本，60.

广仁堂

（襄城县）广仁堂，在北关。《许州志·卷之二·建置惠政（襄城县）》，清·萧元吉编撰，清道光18年（1838）刻本，60.

广仁堂，二十一间，在北关。雍正十二年（1734）建，现在堂内贫民男妇五十余名口，堂内义地三顷六十亩七分零，每年分收籽粒不等。又城内城外城壕熟地坑地，共基地一百十七亩七分零，每年征收租稞钱十二千五百余文。又雍正十七年（1739）起，交与盐商当商各生息银共三百两，按二分行息，每年息银七十二两，皆以资养鳏寡孤独贫民，按季造册，报销在卷。《襄城县志·卷之二·建置志惠政》，清·汪运正纂修，清乾隆十一年（1746）刊本影印，174-175.

孤贫银

孤贫，岁支月粮花布银一百十四两三钱八分六厘八毫五丝。《襄城县志·卷之三·赋税志惠政》，清·汪运正纂修，清乾隆十一年（1746）刊本影印，187.

漏泽园

漏泽园，在城南城北各一区。明万历四十五年（1617），知县谭性教建筑垣竖门……《襄城县志·卷之二·惠政》，清·汪运正纂修，清乾隆十一年（1746）刊本影印，176.

（襄城县）漏泽园，在城南城北各一。《许州志·卷之二·建置惠政（襄城县）》，清·萧元吉编撰，清道光十八年（1838）刻本，60.

第十一章　漯河市

第一节　郾城县

阴阳学　医学

（郾城县）阴阳学，在县治西；医学，在县治东。《嘉靖许州志·卷二·建置志》，（郾城县）明·张良知纂修，1961年据明嘉靖十九年（1540）刻本影印，5.

郾城县署，在城内正中，明洪武初建，国朝顺治十二年（1655），知县荆其惇修。康熙四年（1665），知县梅联甲，康熙二十七年（1688），知县蔡珠重修……阴阳学，在县治西；医学，在县治东。《开封府志·卷之十·公署》，清·管竭忠纂修，清同治二年（1863）刻本，11.

医学，县治东……已废。《郾城县记·卷三·疆域篇》，民国·陈金台纂修，民国二十三年（1934）刊本影印，68.

医学，在县治东。阴阳学，在县治西。《郾城县志·卷二·公署》，清·荆其惇，傅鸿邻纂修，清顺治十六年（1659）刻本，3.

惠民药局

惠民局，止存废址。《开封府志·卷之十·公署》，清·管竭忠纂修，清同治二年（1863）刻本，11.

惠民药局，皆云已废。《郾城县记·卷三·疆域篇》，民国·陈金台纂修，民国二十三年（1934）刊本影印，68.

惠民药局……在县治西。《郾城县志·卷之二·公署》，清·荆其惇，傅鸿邻纂修，清顺治十六年（1659）刻本，3.

牛痘局

牛痘局，一在南后街白衣堂，一在新街杨家祠堂。《郾城县记·卷三·疆域篇》，民国·陈金台纂辑，民国二十三年（1934）刊本影印，62.

医学训科

（明，医学）训科：赵大猷，本县人，医生；王举，本县人，医生；张秀，本县人，医生；谢晟，本县人，医生；沈渊，本县人，医生。《许州志·卷五·选举志（郾城县）》，明·张良知纂修，1961年据明嘉靖十九年（1540）刻本影印，43.

训科：雅得所，医生；张民庆，医生现□。《郾城县志·卷之五·师儒》，清·荆其惇，傅鸿邻纂修，清顺治十六年（1659）刻本，36.

郾城县……阴阳学，训术一人，医学训科一人……《开封府志·卷之二十·职官志》，清·管竭忠纂修，清同治二年（1863）刻本，31.

阴阳训术

（明，阴阳）训术：袁平，本县人，阴阳生；刘祯，本县人，阴阳生；刘镗，本县人，阴阳生；宋隆，本县人，阴阳生；陈廷琦，本县人，阴阳生。《许州志·卷五·选举志（郾城县）》，明·张良知纂修，1961年据明嘉靖十九年（1540）刻本影印，43.

养济院

（郾城县）养济院，在县治西。《许州志·卷之二·建置惠政》，清·萧元吉编撰，清道光十八年（1838）刻本，60.

养济院，在县治西。《郾城县志·卷之二·公署》，清·荆其惇，傅鸿邻纂修，清顺治十八年（1661）刻本，5.

养济院，在县治西。《开封府志·卷之十·公署》，清·管竭忠纂修，清同治二年（1863）刻本，11.

养济院，先在城西门内路南，门楼一间，东西草房各四间，后移建于北门外，瓦房十二间。《郾城县记·卷三·疆域篇》，民国·陈金台纂修，民国二十三年（1934）刊本影印，60.

广济堂，旧归仓房经管，共地二顷三十四亩一分三厘七毫，后添万宗耀地二十四亩四分，王道隆地三亩一分，吕清秀房屋地基九亩余，每年收租钱四十三千五百七十八文，堂内贫民七十五名，每名日支口粮钱五文。《郾城县记·卷三·疆域篇》，民国·陈金台纂修，民国二十三年（1934）刊本影印，60-61.

普济堂

（郾城县）普济堂，在北关。《许州志·卷之二·建置惠政》，清·萧元吉编撰，清道光十八年（1838）刻本，60.

育婴堂

（郾城县）育婴堂，在城内西新街。《许州志·卷之二·建置惠政》，清·萧元吉编撰，清道光18年（1838）刻本，60.

普济堂，雍正十一年（1733）建，在北关外，门楼一间，东西房各六间，北房六间，共瓦房十九间。后废，移于城隍庙。后雍正十一年（1733），知县张翮置地三十四亩六分八厘七毫五丝，坐落城北。《郾城县记·卷三·疆域篇》，民国·陈金台纂修，民国二十三年（1934）刊本影印，61.

育婴堂，先在新街路东，共瓦房六间，后拨为城守营办公之所，改在西街旧养济院内，共房八间。《郾城县记·卷三·疆域篇》，民国·陈金台纂修，民国二十三年（1934）刊本影印，62.

漏泽园

（郾城县）漏泽园，在城外各乡共十一处。《许州志·卷之二·建置惠政》，清·萧元吉编撰，清道光十八年（1838）刻本，60.

义冢，县东西各一区。《开封府志·卷之十·公署》，清·管竭忠纂修，清同治二年（1863）刻本，11.

第二节　舞阳县

医学　阴阳学

舞阳县附阴阳学，在县大门西今废；医学，在县前迤西，今废。《南阳府志·卷之二·建置志》，清·孔传金纂修，清嘉庆十二年（1807）刻本，26.

中医　药铺

新中国成立前夕，全县有中医130多人，西医40多人，中药铺70余家。《舞阳县志》，河南省舞阳县志编纂委员会编，中州古籍出版社，1993年12月，387.

全县传统习惯用中医治疗疾病，中医医生、中药店（堂）遍布城乡。民国年间，曾一度下令取消中医，使县境内中医的发展遭受严重挫折……1949年前，全县有医术较高的医生130多人，其中坐堂行医的内科医生54人，外科医生2人，内、外科医生3人，眼科、喉科、妇科医生各1人……《舞阳县志》，河南省舞阳县志编纂委员会编，中州古籍出版社，1993年12月，387.

中药店

1949年前，全县有较大的中医药店（堂）70余家，县城有18家。其中较大的有广兴堂、同仁堂、同育堂等。《舞阳县志》，河南省舞阳县志编纂委员会编，中州古籍出版社，1993年12月，387.

董氏妇科

董氏妇科，始于清初，传授至今。所治病人涉及周围数百里。其世传医生董文明（1898—1984），姜店乡董寨村人，曾任县人民医院妇科主治医师，擅长妇科的经、带、胎、产症，尤长于产褥热病的治疗。《舞阳县志》，河南省舞阳县志编纂委员会编，中州古籍出版社，1993年12月，388.

杨荣先眼科

杨荣先眼科，始于清代中期，盛于民国年间。民国十二年（1923）注册"铁鹿"商标。紫金锭眼药，主治火眼；瑙砂眼药膏，主治攀眼（翼状胬肉）。其眼药远销省外。《舞阳县志》，河南省舞阳县志编纂委员会编，中州古籍出版社，1993年12月，388.

西医传入

西医传入舞阳，始于民国十九年（1930）。1946年，全县有西医生、药剂生等27人，西医药房15家。《舞阳县志》，河南省舞阳县志编纂委员会编，中州古籍出版社，1993年12月，389.

平民医院

平民医院，民国十九年（1930）县城始建一所"平民医院"（后改为县卫生院），至民国三十五年（1946），仅有病床6张。群众防治疾病，主要依靠中医中药。《舞阳县志》，河南省舞阳县志编纂委员会编，中州古籍出版社，1993年12月，385.

药材销售

中药材销售，舞阳县销售中药材由来已久。新中国成立初，销售的中药材有根茎、果实、全草、叶、花、藤、皮、动物、矿产等几大类，近500种。《舞阳县志》，河南省舞阳县志编纂委员会编，中州古籍出版社，1993年12月，396.

西药销售

西药销售，20世纪20年代末，县内始有西药，主要有"六○六"、康复纳新、维他赐保命、奎宁丸、新斯锑克及碘酊红药水、一比膏等，1947 年，全县销售西药约有 200 种。《舞阳县志》，河南省舞阳县志编纂委员会编，中州古籍出版社，1993年 12 月，396.

医学训科

（舞阳县）医学训科一员。《河南通志·卷三十八·职官志》，清·田文镜纂修，清光绪二十八年（1902）刻本，13.

孤贫院

孤贫院，在城西南隅，额收贫民十名。《舞阳县志·卷三·建置志恤政》，清·王德瑛纂修，清道光 15 年（1835 年）刻本，16.

普济堂

普济堂，在舞泉书院西。雍正十二年（1734），知县缪集建中堂三楹，瓦屋二十六间，筹备经费二百金，发当二分行息，历年入官地六顷六亩三分四厘，岁取租钱一百二十五千八百文。道光十一年（1831），知县王德瑛劝捐商人仪树桂捐钱二千串，发当二分行息，又普济堂存有空旷生息二百千，亦发当二分行息，民人晋五扬捐钱一千串，于城西南隅孤贫院西，建新普济堂七十二间。《舞阳县志·卷三·建置志恤政》，清·王德瑛纂修，清道光十五年（1835）刻本，16.

孤贫宜加意周恤，普济堂，旧收贫民二十九名。本县筹备经费，又添收一百四十名，为数不少，但境内无告之鳏寡孤独，或有耻食贫粮，不肯投报，而贫乏实难为生。尔等绅士耆老宜留心体察，或催令地保报县，或劝其亲族收养，或别议公项周济，隆冬尤宜留心。《舞阳县志·卷之六·风土志》，清·王德瑛纂修，清道光十五年（1835 年）刻本，11-12.

普济堂，雍正十二年（1734），前任知县缪集奉文创修，在旧县治西有碑记。见艺文。《舞阳县志·卷三·建置》，清·丁永琪纂修，清乾隆十年（1745）刻本，6.

养济院

养济院，县西南隅。《舞阳县志·卷三·建置》，清·丁永琪纂修，清乾隆十年（1745）刻本，6.

养济院，孤贫口粮银三十五两四钱，遇闰加银三两。孤贫棉衣银三两三钱六分六厘。不加闰。《舞阳县志·卷之四·赋役》，清·王德瑛纂修，清道光十五年（1835）刻本，10.

阴阳学；医学。……养济院，县西南隅；普济堂，雍正十二年（1734），前任知县缪集奉文创修，在旧县治西有碑记见艺文。《舞阳县志·卷三·建置》，清·丁永琪纂修，乾隆十年（1745）刻本，6.

舞阳县养济院，在县西南，今废。《南阳府志·卷之二·建置志公署》，清·孔传金纂修，清嘉庆十二年（1807）刻本，26.

第三节　临颍县

医学

临颍县署，在城内正中，明洪武三年（1370）建，正统九年（1444）、万历十二年（1584）重修。国朝顺治二年（1645），知县肖世祚，康熙元年（1662），知县李馥先重修……医学，阴阳学，在县治东南……惠民局，在县治西；养济院，在县西门内；义冢，四廓外俱有。《开封府志·卷之十·公署》，清·管竭忠纂修，清同治二年（1863）刻本，10.

医学，在县治东南。洪武十七年（1384），因元制建勇于进取三皇庙中，元立三皇庙以医师颂之，岁以三九月致祭。洪武二十九年（1396），以古帝王非郡邑所宜，借革之庙学仍旧，正统五年（1440），以学基建布政分司，移医学于惠民药局，寻废；移置祭院前，又废，作社学。今新建于县治东南，房三间，门楼一座，亦选医生一人，授业考课。

颍洍谷氏曰：周礼医师掌医之政令，凡邦之有疾者造焉，使医分而治之。刘宋元嘉中，始诏天下郡县，皆立医学。唐宋因之，汉艺文志以医列于方技家。班固曰：方技者，生生之具，王官之一守也。太古有岐伯俞跗，中古有扁鹊秦和，盖论病以及因原诊以知症者也。叙其书为四科，一曰医经，二曰经方，三曰房中，四曰神仙。至唐时，神仙入于道家类，而医术类凡六十四家，明堂经脉类一十六家，唯房中不录，道家亦难言之。《重修临颍县志·卷二·公署》，民国·陈垣纂修，民国五年（1916）刻本，1916.

（明）洪武二十九年（1396）建医学，地址在县治东南，房三间，门楼一座，选医生一人，传授医学知识，考察医生治病情况。《临颍县志》，临颍县志编纂委员会编，李留根主编，中州古籍出版社，1996年10月，16.

（临颍县）阴阳学，在县治西南；医学，在县治西南。《嘉靖许州志·卷二·建置志（临颍县）》，明·张良知纂修，1961年据明嘉靖十九年（1540）刻本影印，5.

阴阳学

阴阳学，洪武初年建，在县治东南，后废。正德四年（1509），知县叶孟举更建治西，寻废为社仓。今新建于县治东南，房三间，门楼一座，选阴阳生一人，群伊各子弟授业其中，仍以时考课之。

二皋赵氏曰：阴阳之学，即班固年谓出于古羲和之官，钦若昊天，历象日月星辰，敬授人时者也。汉《艺文志·丙部·子录》所载，天文类二十家，历算类三十六家，五行类六十家是也。司马迁曰：阴阳之术，大详而众志，时使人拘而多畏，然其序，四时之大顺不可失也。《临颍县续志·卷二·建置》，清·李馥先纂修，清顺治十七年（1660）刻本，5.

平民医院

民国十九年（1930），设立平民医院，地址在县法院东侧土地祠。1940年10月改设县卫生院，数年后迁至会馆东侧铁佛寺。《临颍县志》临颍县志编纂委员会编，李留根主编，中州古籍出版社，1996年10月，36.

惠民药局、中药店铺

临颍中医有悠久的历史，传统用中医中药医疗。明朝洪武三年（1370）设惠民药局，医官医治疾患。光绪六年（1880）有永裕堂、奎胜堂、奎胜长药店。民国年间，全县中药店最多时达33家。药堂大都有坐堂医生给病人诊病、取药。

民国二十四年（1935），全县有中医医生23人，1949年84人。《临颍县志》临颍县志编纂委员会编，李留根主编，中州古籍出版社，1996年10月，595.

惠民药局，洪武三年（1370），知县王复建在县治之西，司以医官，蓄药以医贫民。正德四年，知县孙孟举重建，立坊表之，今废。

废而犹书，志惠民之意也。《重修临颍县志·卷二·养济》，民国·陈垣纂修，民国五年（1916）铅印本，28.

西医诊所

中华民国初年，西医开始传入临颍。1925年，天津人周仲衡在县城大布市街路南开设第一家西医院，名"德隆医院"。1929年10月，设立临颍县医院，院址在城内鼓楼北，仅1名医生。1935年该院更名为"临颍县卫生院"，搬迁至城西关铁佛寺。是年初，西医付仲奇在城内设"新惠民诊所"。1946年，任吉阉开设"吉阉诊所"，张于卿开设"科发诊所"。这些诊所药品不多，仅能诊治小伤小病。1947年，西医高楷林在县城北街设立"慈惠医院"，收有徒弟2名，高医生通晓内、外、妇、儿诸科，尤精外科。1949年，全县共有西医14家，城关12家，车站2家，当时，群众习惯于中医，加之西医设备简陋，医疗水平低，药价昂贵（一针药剂往往需麦数斗），一般平民不敢问津，西医一直发展缓慢。《临颍县志》，临颍县志编纂委员会编，李留根主编，中州古籍出版社，1996年10月，596.

医学训科

（临颍县）医学训科一员。《河南通志·卷三十八·职官志》，清·田文镜纂修，清光绪二十八年（1902）刻本，17.

（明训科）李泰，本县人，以下同；安琚，宣德三年（任）；尚诚，成化四年（1468）（任）；尚璋，十八年（任）；尚琬，二十一年（任）。以上俱医生。《临颍县志·卷五·官师》，清·李馥先纂修，清顺治十七年（1660）刻本，36.

（明，医学）训科：李泰，本县人，医生；安琚，本县人，医生；尚诚，本县人，医生；尚琬，本县人，医生；尚璋，本县人，医生。《许州志·卷五·官纪志（临颍县）》，明·张良知纂修，1961年据明嘉靖十九年（1540）刻本影印，38-39.

临颍县……阴阳学，训术一人，医学训科一人……《开封府志·卷之二十·职官志》，清·管竭忠纂修，清同治二年（1863）刻本，30.

阴阳训术

（明，阴阳）训术：陈祖兴，本县人；王让，许州人；焦润，王义，本县人，阴阳生；焦景荣，本县人，阴阳生；徐通，鄢陵人，阴阳生；王麟，本县人，阴阳生；谷廷仪，本县人，阴阳生；谷钟智，本县人，阴阳生。《许州志·卷五·官纪志（临颍县）》，明·张良知纂修，1961年据明嘉靖十九年（1540）刻本影印，38-39.

养济院

养济院，在城西门内，共二处。乾隆六年（1741），知县王夔龙修草房十一间，瓦房三座，孤贫二十五名，月给粮各三钱，冬给花布银八两四钱有奇。惠民药局详旧志。漏泽园详旧志。《临颍县续志·卷二·坊表铺舍养济》，清·沈青崖纂修，清乾隆十二年（1747）刻本，4.

（临颍县）养济院，在县治西。《许州志·卷之二·建置惠政》，清·萧元吉编撰，清道光十八年（1838）刻本，60.

养济院，顺治志置养济院，以仁民也。故凡废疾疲癃老弱不能自存者，其衣食赡养之俾无失所，是以周礼恤患诗哀茕独，自古盖有。然矣，可弗虑与，至于医药以救其生，漏泽以葬其死，皆由养济之意而推之者也，志养济。

正统十年（1445），知县曹忠重修。

嘉靖六年（1527），知县庐铠重修。

天启元年（1621），知县张福臻增修，仍额外收三十四名，自给养赡，明末废。

清顺治十六年（1659），知县李馥先重修，衣食钱米俱赡给之。

王政之行，先斯无告，比岁荒歉，日不暇给，锐意轸恤，不惜余力，可谓知所重矣。《重修临颍县志·卷二·养济》，民国·陈垣纂修，民国五年（1916）铅印

本，27.

惠民堂

惠民堂，在县署西，雍正十二年（1734），知县周来馨、典史□正，绅士王以经等各捐建房二十座，地一顷十亩，每岁给养粮四十四石，生息银三百两，月支谷每名口四斗二升，盐菜钱一百文。雍正十三年（1735），晁某施谷二百石，生员王振祥施地一百亩，晁某子赵世庆施地三百八十亩。乾隆五年（1740），知县王夔龙以地亩贫瘠请变卖，价八百四十两，以三百为义学，膏火资余为堂内给用。乾隆七年（1742），月支谷每日三斗，盐菜钱六十。《临颍县续志·卷二·坊表铺舍养济》，清·沈青崖纂修，清乾隆十二年（1747）刻本，4-5.

（临颍县）惠民堂，在县治西北。《许州志·卷之二·建置惠政》，清·萧元吉编撰，清道光十八年（1838）刻本，60.

育婴堂

育婴堂，在北关内。雍正十三年（1735），知县周来馨率绅士捐建，瓦屋三座。《临颍县续志·卷二·坊表铺舍养济》，清·沈青崖纂修，清乾隆十二年（1747）刻本，5.

（临颍县）育婴堂，在北关。《许州志·卷之二·建置惠政》，清·萧元吉编撰，清道光十八年（1838）刻本，60.

漏泽园

（临颍县）漏泽园八区，在西关。《许州志·卷之二·建置惠政》，清·萧元吉编撰，清道光十八年（1838）刻本，60.

第十二章　三门峡市

医疗卫生

据史料记载，三门峡市辖区清朝之前无卫生行政机构。清雍正十三年（1735），陕县曾有育婴堂1座；清乾隆七年（1742），陕县有病旅寓，瞽目堂各1座，这些皆属卫生慈善机构，仅存很短时间即行消失，群众患病除少数富户延请民间医生诊治，多数是求神拜佛，求助于神汉、巫婆或听天由命。因此，各县不断有瘟病流行。据民国二十五年（1936）《陕县志》记载，“康熙三十年瘟病流行”“死亡枕籍，亲戚不相吊唁，存者百无一二”。

民国二十三年（1934），现市辖区各县方正式明确卫生工作归县政府第二科管理，其工作范围也仅限于查禁吸、售鸦片烟和对娼妓定期检查花柳病（性病），街道清扫则由警察局下属的警察分所管理。民国二十年（1931）开始，辖区各县先后建立了县卫生院，当时的卫生院规模极小，人员数人至十几人，仅能做小伤小病治疗。民国二十三年（1934），陕县建立卫生院，医生、勤杂人员共6人，月经费160元，尚不及当时陕州专员兼县长欧阳珍月薪380元之半。各县除官办县医院外，部分县内尚有教会医院及数量不同的私人诊所，这些医疗单位收价昂贵，只有官吏、富豪能去看病，一般人民群众不敢问律。故中华人民共和国成立之前，天花、霍乱、伤寒等传染病时有流行；产妇、婴儿死于产褥热、破伤风者比比皆是；地方性甲状腺肿、大骨节病、克山病、梅毒等病时有发生。《三门峡市志·第四册（第六卷·第七卷）》，三门峡市地方志编纂委员会，中州古籍出版社，1998年8月，299.

医疗方式

中华人民共和国成立前，市辖区早期医学以祖传身教、儒生改医、久病成医，以师带徒、自学成医的方法世代相传。民间历代行医方式：一是开药店诊病，二是开方后令病家到药店买药，三是云游流动行医，四是被聘到药店坐堂诊病。《三门峡市志·第四册（第六卷·第七卷）》，三门峡市地方志编纂委员会，中州古籍出版社，1998年8月，302.

西医治疗

民国元年（1912），豫、晋、秦、陇等省红十字会组织成立，留学生刘逵久同医士 20 人，到陕州治疗伤兵，辖区始有西医治病。

民国三年（1914），陇海铁路修通至渑池县，一些西医人员先后从外地来此开业行医。民国二十年（1931）至民国二十四年（1935），各县均建立了医院，以西医治疗为主，但医疗费用高，只有少数富人、权贵才能接受治疗。每年只向社会做一项对小儿的牛痘苗预防接种，医疗设备极差，治疗范围亦很小。《三门峡市志·第四册（第六卷·第七卷）》，三门峡市地方志编纂委员会，中州古籍出版社，1998 年 8 月，303.

中药店

三门峡市辖区中药制作历史悠久，清道光年间至民国时期（1821 至 1949 年 9 月），辖区各县私人办有行医兼配方的中药店（堂）行（栈）数百家，多是前店后厂，且汇集在县城和集镇。一般为零售，少数批零兼营，规模较大的有陕县城关的"万济堂"，会兴的"长寿堂"，灵宝县城"泰和药房"，渑池县城关的"同春堂"等。《三门峡市志·第二册（第三卷·第四卷）》，三门峡市地方志编纂委员会，中州古籍出版社，1998 年 8 月，32.

医药经营

三门峡市医药经营历史悠久，民国时期，在市辖区各县城和主要集镇分布有许多中药店、堂、铺、行。民国二年（1913），化学药品开始传入渑池县、陕县等地，品种仅有德国的"六〇六"、"九一四"注射液、红汞、碘酒等。该年，现市辖区从事药品经营的有 22 家。至 1949 年底，现市辖区有经营中西药的堂、店 180 家（中药58 家），其中陕县 39 家，渑池县 30 家，卢氏县 44 家，灵宝县和闵乡县 67 家。经营方式多为独家零售，少数批零兼营。批零兼营较有名声的堂、店，陕县有万济堂、协和、长寿堂、福兴祥等；渑池县有同仁堂、安怀堂、济生堂；卢氏县有协心城、协昌、太顺号、日新生等；灵宝县有敬顺源、合兴工、泉协玉、余庆生等。这些堂、店、铺、行还手工加工一些丸、散、膏、丹等小成药。《三门峡市志·第四册（第六卷·第七卷）》，三门峡市地方志编纂委员会，中州古籍出版社，1998 年 8 月，282.

第一节　灵宝县

阴阳学　医学

阴阳学，医学，俱在县治西，今圮。《灵宝县志·卷之二·建置》，清·周庆增纂修，清乾隆十二年（1747）刻本，3.

考旧志，有分汛营、布按分司府馆、递运所、阴阳学、僧会道会，司税稞、司育婴堂等公所，今废。《灵宝县志·卷之二·建置志》，清·周淦，方胙勋主修，清光绪二年（1876）刻本，4.

医学训科

（灵宝县）医学训科一员。《河南通志·卷三十八·职官志》，清·田文镜纂修，清光绪二十八年（1902）刻本，19.

养济院

养济院，在县西关。《灵宝县志·卷之二·建置》，清·周庆增纂修，清乾隆十二年（1747）刻本，3.

养济院，在西门外，原有地基六分九厘八毫，建葺正房三间，西房二十四间，门楼一座。《灵宝县志·卷之二·建置志》，清·周淦，方胙勋主修，清光绪二年（1876）刻本，3.

额支养济院孤贫口粮银，壹百玖拾肆两肆钱，闰年加额银拾陆两贰钱，冬衣花布银壹拾捌两壹钱柒分肆厘，月粮小建扣，随丁地解司。《灵宝县志·卷四·税赋土产》，民国·孙椿荣修，张象明等纂，民国二十四年（1935）重修铅印本，191；《灵宝县志·卷之三·赋税志》，清·周淦，方胙勋主修，清光绪二年（1876）刻本，28.

养济院，在西门外，原有地基六分九厘八毫，建葺南房三间，东西房二十四间，门楼一座。今已全数消灭，变成民居。民国二十三年（1934），创立养济院，容纳残废贫民，因旧址无存，暂借城内火神庙办理。《灵宝县志·附卷前下·古建设》，民国·孙椿荣修，张象明等纂，民国二十四年（1935）重修铅印本，1040.

养济院一座，坐落在西门外，收养孤贫五十四名口。每名日支口粮银一分，冬衣花布银三钱三分六厘五毫五丝，岁需粮银在丁地项下坐支报销，遇有病故捐发棺木一口，价银七钱，遗缺随时顶补。屋宇另祥建置。《灵宝县志·卷之三·赋税志》，清·周淦，方胙勋主修，清光绪二年（1876）刻本，32.

养济院贫民原额五十四名，每名日给口粮银一分，连冬月给花布，共银二百九两八钱七分三厘七毫，俱系下项。共银一千六百九两五钱四分七毫四丝五忽。《灵宝县志·卷之二·税赋》，清·周庆增纂修，清乾隆十二年（1747）刻本，9.

（灵宝县）养济院，在县西关；《陕州直隶州志·卷二·建置公署》，清·赵希曾主修，光绪十七至十八年（1891—1892）刻本，17.

广济堂

（灵宝县）广济堂，在县东关，《陕州直隶州志·卷二·建置公署》，清·赵希曾主修，光绪十七至十八年（1891—1892）刻本，17.

广济堂，贫民原无定额，资用□准，本县城北古牧马厂海滩地一十六顷五十三亩。每亩定收稞租银六分，年得银九十九两一钱八分，又官绅捐资，除建修房屋动支，余剩银四百两，奉文交当生息，每月二分生息，每年得银九十六两，又存剩社仓一半息谷三十三石二斗三升九合五勺，奉文均照养济院例给发。《灵宝县志·卷之二·税赋》，清·周庆增纂修，清乾隆十二年（1747）刻本，9.

育婴堂

（灵宝县）育婴堂，在县署东。《陕州直隶州志·卷二·建置公署》，清·赵希曾主修，光绪十七至十七八年（1891—1892）刻本，17；《灵宝县志·卷之二·建置》，清·周庆增纂修，清乾隆十二年（1747）刻本，4.

普济堂

普济堂，在县东关，雍正十二年（1734）建。《灵宝县志·卷之二·建置》，清·周庆增纂修，清乾隆十二年（1747）刻本，4.

普济堂，在东门外，原有地基一亩九分二厘九毫。雍正十二年（1734），建葺上房三间，厢房二十二间，门楼一座。《灵宝县志·卷之二·建置志》，清·周淦，方胙勋主修，清光绪二年（1876）刻本，3.

普济堂，在东门外，原有地址一亩九分二厘九毫。雍正十二年（1734），建葺上房三间，厢房二十二间，门楼一座。今房屋已久，行残毁，独余地址矣。《灵宝县志·附卷前下·古建设》，民国·孙椿荣修，张象明等纂，民国二十四年（1935）重修铅印本，1040.

普济堂一座，坐落东门外，收养分民四十九名口，每名日支口粮银一分，冬衣花布银四钱，岁需经费原有北河古牧马厂，海滩地一十六顷五十三亩。雍正十二年（1734）立有碑记，每亩收稞租银六分，岁收租银九十九两一钱八分；乾隆三十一年（1766），又收西留村入官地一十五亩六分七厘。每亩收稞租银四钱一分四厘，岁收租银六两四钱八分七厘，除完粮银一两五钱七厘外，实收租银四两九钱八分，以为支发堂内贫民口粮之用。不敷银两，由县捐给，贫民病故，章程悉按养济院式。屋宇另祥建置。

附：按普济堂经费，旧有发当生息本银四百两，岁收息九十六两，嗣因同治元年（1862）八月间，县境遭匪窜扰，各当铺焚毁歇业，本银无着，岁需经费不敷，历年由县捐给……《灵宝县志·卷之三·赋税志》，清·周淦，方胙勋主修，清光绪二年（1876）刻本，31-32.

第二节 陕 县

医学训科

（陕州）医学，典科一员。《河南通志·卷三十八·职官志》，清·田文镜纂修，清光绪二十八年（1902）刻本，19.

县立医院

县立医院，在陕城东南隅宝轮寺内。民国二十三年（1934），专员欧阳珍创设，置院长一人，护士数人，内外均用西药西法疗治之。《陕县志·卷四·建置》，民国·欧阳珍修，韩嘉会等纂，民国二十五年（1936）铅印本，154.

县立医院经费，（预算数）1920（元）。《陕县志·卷七·财政》，民国·欧阳珍修，韩嘉会等纂，民国二十五年（1936）铅印本，236.

县立医院每月经费预算表，民国二十四年（1935）七月一日实行：院长一人，月支定额 30（元）；医员二人，月支定额 24（元）、6（元）；助手一人，月支定额 10（元）；勤务二人，月支定额 8（元）；办公费，月支定额 24（元）；药费，月支定额 50（元）；合计 160（元）。《陕县志·卷七·财政》，民国·欧阳珍修，韩嘉会等纂，民国二十五年（1936）铅印本，240.

救济院

救济院，在城内黄土坡巷东首娘娘庙内。民国十七年（1928）六月成立，原就破庙旧址，专员欧阳珍复创，建孤儿所三间，并修葺破烂房舍，院长张克功。现从事添设工艺所，除原有织袜织裹腿等工艺外，加以制粉笔，编毛衣，织毛巾等轻手工业，按灾民年龄分配，授以自立技能焉。《陕县志·卷四·建置》，民国·欧阳珍修，韩嘉会等纂，民国二十五年（1936）铅印本，154.

按龚志，陕州养济院，额设孤贫九十九名，每名日给口粮银一分，岁给冬月花布银三钱三分六厘五毫五丝，由地丁内扣除；广济堂收养贫民无定额，清雍正十二年（1734），知州程世绥，劝绅民捐建瓦房三十七间，除置备器具外，余剩银六百八十六两。雍正十三年（1735），知州罗仪建筑育婴堂，捐银二百二十五钱，除建盖瓦房九间，门楼一座及置备器具等物外，余剩银一百二十两。时因堂内并无收养，与广济堂剩余银归并，二项共银八百六十两交盐当商，按月二分生息，又有地基租钱九千文，共为广济堂内贫民口粮之资。初设堂时，每名每月给米二斗，盐菜钱一百文，贫民如有病故者，每名给棺木银二两。

乾隆十年（1745）五月，内奉文广济堂息银不敷，嗣后堂内贫民应照养济院之例，每名每日给口粮钱一分，棺木银两按照折中七钱为率，不得浮多。至知州赵希曾修志时，贫民有七十二十名，在广济渠等租项下，按名支给口粮，事相隔百余年，不知前项银两归于何所。又乾隆七年（1742）十月，奉巡道张劄开、吕叔简先生政书中收养病旅教习瞽童诸事，堪可效法，今捐银五十两，札谕到州，知州陈锡辂随拣选磁钟镇善良贡生贾文煜、张茅镇善良民人丁福临、硖石镇善良民人贾质等，董理病旅寓事。病旅扶病而来，医痊而去，所费药资、饭食按季分发。

又设瞽目堂于城隍庙东，延请瞽师一名，每月给工银二两，撰成劝善良言数十篇，令瞽师在堂教习瞽童歌词，兼授星卜，知州陈复筹经久之计，随银一百两，灵宝县知县钟狮捐银四十两，阌乡县知县廷祖梁捐四十两，共银二百三十两，除每年以养病旅瞽目外，余银二百两交当店二分生息，为病旅瞽童永久赡养之资。至赵志，病旅寓瞽目堂俱废矣。专员欧阳珍莅陕，致力建设，百废并举，因述现在种种伟大，建置事姑将过去，陈绩存而录之，以见政之兴废，端在乎人俾来者，有所比观焉。《陕县志·卷四·建置》，民国·欧阳珍修，韩嘉会等纂，民国二十五年（1936）铅印本，155-156.

救济院经费，（预算数）394（元）。《陕县志·卷七·财政》，民国·欧阳珍修，韩嘉会等纂，民国二十五年（1936）铅印本，236.

救济院每月经费预算表，民国二十四年（1935）七月一日实行：院长一人，月支定额8（元）；办事员一人，月支定额10（元）；公役一人，月支定额5.6（元）；办事费7.2（元）。合计32.8（元）。《陕县志·卷七·财政》，民国·欧阳珍修，韩嘉会等纂，民国二十五年（1936）铅印本，239.

养济院

（陕州）养济院，本州额设孤贫九名，每名日给口粮银一分，遇闰加增，小建扣除，每名外加岁给冬月花布银三钱三分六厘五毫五丝，丁地内扣除。《陕州直隶州志·卷二·建置保息》，清·赵希曾主修，光绪十七至十八年（1891—1892）刻本，47.

一支养济院孤贫九名，月粮银三十二两四钱，又冬月花布银二两七钱九分八厘九毫五丝，遇闰加额银二两七钱。《陕县志·卷二十四·掌故》，民国·欧阳珍修，韩嘉会等纂，民国二十五年（1936）铅印本，955.

（陕州）养济院，在州治东督学行署后。《陕州直隶州志·卷二·建置公署》，清·赵希曾主修，光绪十七至十八年（1891—1892）刻本，16.

广济堂

（陕州）广济堂，在州治东督学行署左。《陕州直隶州志·卷二·建置公署》，清·赵希曾主修，光绪十七至十八年（1891—1892）刻本，16.

（陕州）广济堂，在州东街，雍正十二年（1734），知州程世绥，劝绅民捐建，共瓦房三十七间，内收养贫民名数无定额，所捐银两，除建盖房屋，置备器具外，余剩银六百八十六两。又有育婴堂归入广济堂，赡贫银一百二十两，二项共银八百零六两，交盐当商，按月二分生息，又有地基租钱九千文，共为堂内贫民口粮之资。初设堂时，每名每月给口粮米二斗，盐菜钱一百文，不扣小建，如有贫民病故者，每名给棺木银二两。乾隆十年（1745）五月，内奉文广济堂息银不敷，嗣后堂内贫民应照养济院之例，每名每日给口粮银一分，按大小建扣除，棺木银两按照折中七钱为率，不得浮多。

按：现在贫民有七十二名，在广济渠等稞租项下，按名支给口粮，育英堂一项只有其名。《陕州直隶州志·卷二·建置保息》，清·赵希曾主修，光绪十七至十八年（1891—1892）刻本，47.

育婴堂

（陕州）育婴堂，在城南柴市巷。《陕州直隶州志·卷二·建置公署》，清·赵希曾主修，光绪十七至十八年（1891—1892）刻本，16.

（陕州）育婴堂，在州城南柴市巷。雍正十三年（1735），知州罗仪建盖瓦房九间，门楼一座，共劝捐银二百二两五钱，除建堂工料，置备器具等物，余剩银一百二十两。时因堂内并无收养，将前银并归广济堂，以为贫民口粮之资。《陕州直隶州志·卷二·建置保息》，清·赵希曾主修，光绪十七至十八年（1891—1892）刻本，47-48.

病旅寓、瞽童堂

（陕州）乾隆七年（1742）十月间，奉巡道张劁开、吕叔简先生政书中收养病旅教习瞽童诸事，堪可效法，今捐银五十两，札谕到州，知州陈锡辂随拣选磁钟镇善良贡生贾文煜，张茅镇善良民人丁福临，硖石镇善良民人贾质等，董理收养病旅。扶病而来，医痊而去，所费药资、饭食按季分发。又设瞽目堂于城隍庙东，延请瞽师一名，每月给工银二两，撰成劝善良言数十篇，令瞽师在堂教习瞽童歌词，兼授星卜，知州陈复筹经久之计，随捐银一百两，灵宝县知县钟狮捐银四十两，阌乡县知县廷祖梁银四十两，共银二百三十两，除七年养病旅瞽目外，余银二百两交当店二分生息，以为病旅、教习瞽童永久赡养之资。

按：病旅寓瞽目堂，今俱废。《陕州直隶州志·卷二·建置保息》，清·赵希曾主修，光绪十七至十八年（1891—1892）刻本，48.

孤贫粮银

（陕州）一支孤贫，岁支月粮银三十四两八钱八分九厘。内除小建六日，五钱四分，遇闰加额银二两七钱。《陕州直隶州志·卷三·赋役》，清·赵希曾主修，光绪十七至十八年（1891—1892）刻本，9.

第三节　渑池县

医学　阴阳学

阴阳学，寇毁未建；医学，寇毁未建。《渑池县志·卷二·建置》，清·甘扬声主修，清嘉庆十五年（1810）刻本，3.

阴阳学、医学，明，寇毁，未建。《渑池县志·卷六·民政》，民国·陆绍治主修，英华石印馆，民国十七年（1928）石印本，3.

（渑池县）医学训科一员。《河南通志·卷三十八·职官志》，清·田文镜纂修，清光绪二十八年（1902）刻本，10.

医疗

1949 年以前，民间医事活动，主要靠为数不多的中医和游乡郎中看病，兼营中草药。长期以来，以私人行医为主，官办医疗机构很少。当时的郎中，处于自生自灭自由开业状态，行医方式多种多样。

游乡郎中，自学成才者占大多数。其中，一部分是闲时看书，自学成才；另一部分人是求医无门，立志学医成才；也有一部分是久病求医，在给自己医病时，积累了一些医病经验，加上自学，久而成医。中医王凤来、茹兰田，小儿推拿医生曹珍，针灸医生杜一云、李景贤等就是这类医生。拜师学徒，祖传世医的游乡郎中，渑池有贺道鸿、杜俊英、范连山、刘瑞潞等。学校毕业的医生，渑池较少，仅有侯国潘一人毕业于开封医学馆，本人善治杂病及妇科病。农村中主要医疗力量是半医半农的游医郎中，他们以农为主，兼作治疗，义务行医，不计报酬。另外，尚有开药行医、诊病卖药，只收药费，不收诊断费；或坐堂行医，医生收诊断费，药铺出售中药。据统计，建国前，渑池县境内较有名望的中医有 48 人。《渑池县志》，渑池县志编纂委员会编，汉语大辞典出版社，1991 年 5 月，549.

诊所

民国三年（1914）陇海铁路修至渑池，西医始由上海传入渑境。由于群众对西医治疗不习惯、不相信，多年来西医发展缓慢。民国八年（1919）县城设立治疗推销点，一面治病，一面宣传西药治疗作用。民国十九年（1930），天主教在渑池县城开办西医诊所一个，诊病服药免费。民国二十年（1931），郑惠仁在县城开办西医诊所一个，诊病售药。

民国二十七年（1938）八路军渑池兵站建立卫生室，设卫生员一名，有少量药品，专为过往兵站人员和留守人员做紧急抢救及治疗工作。

民国三十二年到三十四年（1943 至 1945），先后又有八个私人诊所开业，全是行医兼售药。主要西药有奎宁、疟疾丸、阿司匹林、消炎片、大黄、小苏打、六〇六、磺胺等药片、针剂。仅能诊治一般疾病，不能抢救危重病人和动大型手术。

八路军豫西军分区开办的"豫西公学"，于 1945 年 3 月由新安迁到渑池县杨村。"豫西公学"有医务室 1 个，工作人员 2 名。医务室只有一些零星药品，消毒用食盐，竹类镊子，听诊器和注射器等，工作人员用食盐熬制生理盐水，用棉花、稀布蒸晒做敷料和棉球，用大黄研碎、过筛做外科用的大黄粉。

1948 年，天主教在县城又开办公教诊所 1 个，有工作人员 3 名，神甫郜民援主治内外科，修女辛连珍主治眼科，学徒李安负责护理工作。以物理诊断为主，处理一般内外科和感染性疾病。《渑池县志》，渑池县志编纂委员会编，汉语大辞典出版社，1991 年 5 月，549.

红十字医院

民国十四年（1925），万国联盟中国红十字会渑池分会在县城成立。有会员 50 人，后发展到 80 人。设立渑池县红十字医院，有担架队、救护队、掩埋队。医务人员 6 名。药品由北京红十字总会发给。服务对象系灾区病人、疫区病人和战场急救。无钱交费的可以免费。《渑池县志》，渑池县志编纂委员会编，汉语大辞典出版社，1991 年 5 月，550.

县立医院

民国二十年（1931），成立渑池县立医院一所，有卫生人员 4 名，只处理一般小伤小病，医病对象主要是官僚豪绅，上层人物，偶尔也开展预防接种工作，但次数和接种人数极少。《渑池县志》，渑池县志编纂委员会编，汉语大辞典出版社，1991 年 5 月，550.

后方医院

民国二十七年（1938），国民党一二五后方医院设于渑池县，下分三个分院，有工作人员 270 人，总院设有院长办公室、副官处、军需处、药房、手术室、器械室。内外科病房十分简陋，多是地铺。治疗对象为中条山转来的伤病员。对当地群众也做少量治疗。

民国二十九年（1940），该医院搬走。《渑池县志》，渑池县志编纂委员会编，汉语大辞典出版社，1991 年 5 月，550.

中药店铺

清末民初，渑池县城关经营中药配方业务的店铺，前后有 30 多家，有兴有衰，都是医药一体的店铺。其特点是医药结合，"医知药情，药为医用"。比较有名气的有城关的"同春堂"，坡头街的"保和堂"，藕池街的"和记""兴盛斋"，他们都是建于清朝末年，民国时期继续经营。《渑池县志》，渑池县志编纂委员会编，汉语大辞典出版社，1991 年 5 月，564.

中药制剂

清末民初……药店对药材的加工炮制质量都较为重视，并能自制丸、散成药。丸、散成药因服用方便，疗效高，较为盛行。丸、散品种有蜜丸：六味地黄丸、知柏地黄丸、八味地黄丸、麦味地黄丸、金匮肾气丸、理中丸、杞菊地黄丸、桂附理中丸、天王补心丹、十全大补丸、补中益气丸、女金丹、小金丹、四神丹、黑锡丹；水丸：四消丸、木香顺气丸、烂积丸、香莲丸、香砂养胃丸、香砂和中丸、香砂六君子丸、沉香化滞丸、礞石滚痰丸和木香槟榔丸；散：食风一厘散、六一散、羊肝散、猪肝散、山甲散、胃寒散、七厘散、生肌拔毒散、红棉散、阴粉散、一扫光、拔毒膏、金蝉膏和月黄膏。《渑池县志》，渑池县志编纂委员会编，汉语大辞典出版社，1991 年 5 月，564.

西药店铺

民国八年（1919），上海西药行栈派员来豫宣传、推销西药，到渑池后与当时的渑池商会会长刘子贞商议协定，上海行栈用赊销的方式，委托刘子贞代销西药。次年春，部分西药由上海运到渑池，"老德记"西药行便由此而开业，经营的主要药品有德国的"六○六"，法国产的"九一四""奎宁""疟疾丸"等。疗效虽好，但收费昂贵，每针需银元 5~6 元。后相继又有 7 家诊所和药房开业经销西药。《渑池县志》，渑池县志编纂委员会编，汉语大辞典出版社，1991 年 5 月，565.

药材经营

用赊销方法经营业务，是民国时期渑池旧药业一种突出的经营方式。为了吸引顾主，增加营业额，各药庄、铺都对顾主实行赊销，赊销付款分秋、夏二季，允许用粮食偿还，赊销范围除渑池县外，还涉及到宜阳县的盐镇、高村，洛宁县的河底，陕县的观音堂，黄河北岸的夏县、平陆县、垣曲县等地。《渑池县志》，渑池县志编纂委员会编，汉语大辞典出版社，1991 年 5 月，565.

民国十八年（1929），渑池旱灾奇重，农业绝收，兵匪横行，民不聊生，医药经营一蹶不振。民国三十三年（1944），日军侵占渑池县后，部分店铺遭劫停业，部分店铺迁到乡下，加上铁路不通，货源奇缺，渑池药业已处于破产边缘。到建国前夕全县仅有医药店铺 30 多家。《渑池县志》，渑池县志编纂委员会编，汉语大辞典出版社，1991 年 5 月，565.

普济堂

普济堂，西门外路北，房屋二十九间。雍正十三年（1735），知县文昭倡率阖邑士民捐建；嘉庆十三年（1808），知县甘扬声捐资重修。有地二顷一十一亩九分八厘九毫，内庠生李继唐捐地十三亩。除荒地三十亩，现种成熟地一顷八十一亩九分八十一毫，岁收麦稞十石零六斗八升，谷稞十三石八斗八升。《渑池县志·卷二·建置》，清·甘扬声主修，清嘉庆十五年（1810）刻本，5.

普济堂，在西门外路北。雍正十三年（1735），知县文昭建房二十九间；嘉庆十三年（1808），甘扬声重修，有地二顷一十一亩九分；宣统二年（1910），施廷弼捐建屋房六间，一在东关外，知县黄世煦建，今废，址存。《渑池县志·卷六·民政》，民国·陆绍治主修，英华石印馆，民国十七年（1928）石印本，4.

养济院

养济院，向于城西南隅，凿土窑数处，安置孤贫，按月给粮。雍正八年（1730），知县文昭移建西门外路北，有房七间。《渑池县志·卷二·建置》，清·甘扬声主修，清嘉庆十五年（1810）刻本，5.

养济院，城西门外南侧，凿土窑数处，安置孤贫。雍正八年（1730），知县文昭又于西门外路北，创建房七间，今圮，仍在土窑中，冬月给衣米有差。《渑池县志·卷六·民政》，民国·陆绍治主修，英华石印馆，民国十七年（1928）石印本，4.

第四节　卢氏县

恩普堂

恩普堂，在县城东北隅，雍正十三年（1735），知县黄增玺奉文建立。

恩普堂，房二十一间，养瞻贫民无定额，现在贫民二十二名，每名日给银一分，有养瞻官地四百九十九亩七分一厘。《卢氏县志·卷二·地理志》，清·郭光澍总修，李春旭赞修，清光绪十八年（1892）刊本，162.

育婴堂

育婴堂，在县城东北隅，房三间，现无收养育婴儿，无义产。《卢氏县志·卷二·地理志》，清·郭光澍总修，李春旭赞修，清光绪十八年（1892）刊本，162.

养济院

养济院，在北关外路西，土窑一孔，外接瓦厦二间。定额孤贫四名，每名日给银一分，每名给花布银三钱六分二厘，在大粮内支销。《卢氏县志·卷二·地理志》，清·郭光澍总修，李春旭赞修，清光绪十八年（1892）刊本，162.

（卢氏县）养济院，在西门内，今废。《陕州直隶州志·卷二·建置公署》，清·赵希曾主修，光绪十七至十八年（1891—1892）刻本，18.

第五节　阌乡县

医学训科

（阌乡县）医学训科一员。《河南通志·卷三十八·职官志》，清·田文镜纂修，清光绪二十八年（1902）刻本，19.

平民医院

平民医院一处，西医一名，中医一名，薪饷由总局发给。《新修阌乡县志·卷六·民政》，民国·韩嘉会等纂修，民国二十一年（1932）铅印本，171.

惠民药局

（阌乡县）惠民药局接官厅，废，旧志。《陕州直隶州志·卷二·建置公署》，清·赵希曾主修，光绪十七至十八年（1891—1892年）刻本，18.

普济堂

普济堂，旧建南关，同治元年（1862）兵焚废。《新修阌乡县志·卷三·建置》，民国·韩嘉会等纂修，民国二十一年（1932）铅印本，121.

普济堂，据旧志载，在南门外东边。清雍正十三年（1735），知县程锡琮建设，计房一座，二十四间，交盐当商本银四百零肆两五钱七分，每岁收息银八十两九钱，赡养贫民一十六名，每名日给口粮银一分，清同治元年兵焚废，今则遗址亦无着矣。《新修阌乡县志·卷六·民政》，民国·韩嘉会等纂修，民国二十一年（1932）铅印本，168.

养济院

养济院，在南街，北房五间，东房三间，门东向。光绪十八年（1892），知县刘思恕创建，今亦废。《新修阌乡县志·卷三·建置》，民国·韩嘉会等纂修，民国二十一年（1932）铅印本，122.

养济院，据旧志载，清雍正十三年（1735），知县王俊于城隍庙西重修房六间，后废。清光绪十八年（1892），知县刘思恕在南街路西创建房八间，年用款银八十三两三钱二分一厘，以作养赡贫民之资，今仅遗房三间。清宣统三年（1911），改革之际卷宗焚失，款项亦无从查考，该院亦因之而废矣。《新修阌乡县志·卷六·民政》，民国·韩嘉会等纂修，民国二十一年（1932）铅印本，169.

阌乡养济院，在城内西街，光绪十八年（1892），知县刘思恕重修。《陕州直隶州续志·卷三·建置》，清·黄璟主修，清光绪十八年（1892）刻本，7.

养济院，在南街，北房五间，东房三间，门东向。光绪十八年（1892），知县刘思恕创建。旧志，在城隍庙西。雍正八年（1730），知县王俊重修，房一座共六间。□□□□□□□□□遇闰加增，小建扣除，有闰年月粮布花共银八十三两三钱三分一厘，无闰年月粮布花共银柒拾柒两柒钱叁分壹厘。《阌乡县志·卷之下·建置志》，清·刘思恕，汪鼎臣纂修，清光绪二十年（1894）刻本，12.

第十三章　南阳市

（南阳府）医学　阴阳学

阴阳学，在府治东，今废；医学，府治西，今废。《南阳府志·卷之二·建置志公署》，清·孔传金纂修，清嘉庆十二年（1807）刻本，12.

（南阳府）养济院

养济院，在城西，今废。《南阳府志·卷之二·建置志公署》，清·孔传金纂修，清嘉庆十二年（1807）刻本，13.

（南阳府）育婴堂

育婴堂，在察院西。康熙三十年（1691），知府朱璘建，自为记。《南阳府志·卷之二·建置志公署》，清·孔传金纂修，清嘉庆十二年（1807）刻本，13.

第一节　南　阳

医学　阴阳学

医学、阴阳学，旧在城内。《南阳县志·卷三·建置志》，清·潘守廉修，张嘉谋纂，清光绪三十年（1904）刊本影印，251.

南阳县，阴阳学，在县治前，今圮；医学，在县治前，今圮。《南阳府志·卷二·建置志公署》，清·朱璘纂修，清康熙三十二年（1693）刻本，15.

县卫生院

民国二十一年（1932）5月，县政府在县城中山路小关帝庙设立县卫生院。有房屋16间，病床20张，有听诊器、注射器及部分简单外科医疗器材。人员24人，其中5名医生（均为西医）护士3名，助产士2名，药剂员、卫生稽查员各一名，助理员9名，事务员2名，其他医疗人员1名。《南阳县志》，南阳县地方志编纂委员会编，河南人民出版社，1990年6月，522.

中医

县内历史上中医行医方式为私人经营，大致可分为开药铺、坐堂行医、走乡赶会、半农半医。清朝末年，县城著名的中药铺有济和堂、广成堂、育生堂、同兴堂、大德堂、义太茂、泉义和七家，中医 41 人。民国初年，中医、中药人员和中药铺（店）有所增加，但多集中在城镇，1949 年，全县有中药铺 188 个，共有中医药人员 434 人。《南阳县志》，南阳县地方志编纂委员会编，河南人民出版社，1990 年 6 月，528.

西医

英国传教士戴存义医生于清光绪十一年（1885），到赊店（今社旗县）办医院。民国八年（1919），阎志中在南阳县城开设"福顺药房"，经营"丸三洋行"日本药。之后，西药逐渐增多，民国二十四年（1935）王化甫于赊店骡马街开西医诊所。民国二十九年（1940 年），朱品三在瓦店镇开"问诊诊所"。民国三十年（1941 年），宋东远在安皋镇开"海渡医院"。1948 年，全县有各类西医人员 31 人，西医人员多为外国传教士及退伍军医。《南阳县志》，南阳县地方志编纂委员会编，河南人民出版社，1990 年 6 月，528.

西医传入：鸦片战争后，法国传教士在南阳城西北的靳岗设立天主教总堂，带来少量医务人员和药品，西方医药由此传入南阳。同治九年（1870）三月，靳岗教堂主教安西满从意大利带来"仁爱会"五位修女，在靳岗教堂内部开设诊所，是为南阳第一家西医医疗机构。当时，药品品种很少，设备简单，内服药有阿司匹林、山道年、硫酸镁、蓖麻油；外用药有红汞、碘酊等。眼科只有眼药水，做一些擦砂眼、矫治倒睫。民国初年，南阳驻军奉天留豫先锋队有随军医疗机构。民国四年（1915），奉天留豫先锋队退役军医施建恒，在南阳开设西医诊所"大同医院"。此后，驻宛军队多有医疗设施，开设西医诊所的也多是退役军医。天主教堂、红十字会也相继在城内建立医院，西医药逐渐传播开来。

内科：民国时期，西医诊所多以内科为主，但多数内科医疗人员素质较低，加之医疗设备、药物品种有限，内科医疗技术发展缓慢。

外科：自清同治年间，靳岗天主教堂设立诊所，以后的半个多世纪中，南阳外科技术一直停留在处理疖、肿、外伤包扎、换药这一水平线上。民国三十五年（1946）以后，河南大学医科毕业生高念祖等人受聘到南阳天主教堂医院，始开展阑尾炎切除和截肢术。

妇产科：民国二十五年（1936）医师稽海兰在南阳民生诊所首先开展产科业务。民国三十五年（1946），南阳天主堂医院开设妇产科门诊。

眼科：清代南阳眼科仅有眼药水，可治疗眼急性炎症。民国九年（1920），南阳天主教堂医院设立眼科门诊，治疗倒睫、麦粒肿、擦砂眼等。民国二十三年（1934），张梦和开设眼科诊所，眼科品种增多，手术可进行眼球摘除、结膜赘片转移、眼睑植皮、泪囊摘除及斜视矫正等。

口腔科：民国十七年（1928）张华堂首先开设牙科诊所。建国初期，牙科诊所发展到 8 家，能拔牙、龋洞填充和口腔内科治疗。《南阳市志》，南阳市地方志编纂委员会编，河南人民出版社，1989 年 10 月，826–827.

机构人员

南阳是"医圣"张仲景的故乡，中医、中药一向为人们所重视。到清末，仅县城内即有名老中医 41 人，较大的中药铺有济和堂等七家。民国时中药铺大增，到民国全县增加到 204 个，从医人员 434 人。清末光绪年间，始有西医传入，但发展非常缓慢，民国以后，县办卫生院一所，仅有病床 20 张，医、护、药剂及勤杂共 24 人，加之设备简陋，技术力量薄弱，远不能满足全县人民的需要。《南阳县志》，南阳县地方志编纂委员会编，河南人民出版社，1990 年 6 月，519.

医药

两汉时期，南阳针灸和中医药已发展至临床实用阶段。东汉末年，南阳人张仲景所著的《伤寒杂病论》，为中医药事业的发展做出了巨大贡献，南阳成为仲景医术的发祥地。以后各代，中医药一直是防病治病的主要手段。近代以来，西方医学随着列强对我国的侵略传入南阳。但在建国以前的近一个世纪里，西医药发展缓慢，医疗水平低下，城区仅有数家简陋医院，当数十张简易病床，百余名西医药卫生技术人员，卫生条件极差，蚊蝇等病媒昆虫密度很大，加之战争与水旱灾害，各种传染病严重地危害人民的身体健康。《南阳市志》，南阳市地方志编纂委员会编，河南人民出版社，1989 年 10 月，809.

疫病

南阳历史上传染病屡有发生，为祸甚烈。魏黄初四年（223）三月，宛大疫，死者数万。清康熙三十一年（1692），民间瘟疫，秦晋之民，流亡南阳，死者无算。嘉庆十八年（1813）大旱，多种荞麦，八月，陨霜杀荞，居民取荞花而食，又多染疫。民国三年至四年（1914—1915）间，从畜瘟疫交相流行，死者甚多。民国六至七年（1917—1918）间，伤寒大流行，患者十有六七。民国二十年（1931 年），又有瘟疫大流行。平常年景，疫病也很普遍。据民国二十四年（1935 年）不完全可以统计，全年鼠疫、霍乱、天花、伤寒、痢疾、白喉、斑疹伤寒、猩红热、流行性脑炎九种传染病共发生 2 334 例，死 445 例，死亡率为 19.5%，其中鼠疫、霍乱、天花三种烈性传染病共发生 648 例，死亡 162 例，死亡率为 25%。《南阳市志》，南阳市地方志编篡委员会编，河南人民出版社，1989年10月，810.

种痘

南阳何时开始人痘接种，失考。民国期间，人痘接种已很流行，南关的朱老六，民权街的米二棍都是当时有名的"痘医"，以种人痘为业，每年为未种痘儿童接种人痘苗。种后每隔一日进行访视，并将花痂揭下，妥善保存，次年再加入人乳研细，继续施种。民国二十五年（1936）五月，县卫生院派郭铁山参加河南省政府在开封第二营房举办的种痘人员培训班，专门学习牛痘的施种知识，并带回牛痘苗免费施种，逐渐替代了人痘接种法。在此之前，南阳五州药房、中法药房，每年春季也出售牛痘苗，由于价高和群众对牛痘苗预防天花的效果尚不了解，使用者不多……《南阳市志》，南阳市地方志编纂委员会编，河南人民出版社，1989年10月，810.

临床各科

西医传入南阳之前，中医药是唯一的医疗手段。民国时期，南阳经营中药的店、堂，多时达到30余家，开业行医的中医近百人，以内科居多，不少是妇、儿科兼治，其次是外科，其他有针灸、眼科、骨科、喉科等……

内科、妇科、儿科：南阳中医师多从事内、妇、儿科治疗，并对中医经典有较深的研究，临床经验丰富，由于中医临床著作浩如烟海，中医流派众多，许多医生都是从一而专。如内科有从金代医家李东垣重脾胃者，有隋元代医家朱丹溪重肝肾者，妇科有尊《济阴纲目》者，也有法《傅青主女科》者；儿科有崇《幼幼集成》者，也有师《万氏儿科》者。部分医生受师承家传，对某一病症有独特的见解，有行之有效的医疗方法。儿科周仁甫的"沉香散"治疗小儿疳积；妇科李静尘的"乌金散"治疗妇科产后病；孙彻千的"镇惊丸"治疗小儿急、慢惊风等，都颇有奇效。

建国前，中医内、妇、儿科的技术水平较高，治疗疾病的范围较广，李定候等著名医师闻名遐迩。《南阳市志》，南阳市地方志编纂委员会编，河南人民出版社，1989年10月，823-824.

外科、骨科、痔瘘科：南阳从事外科、骨科、痔瘘科者不多，但医技颇为精湛。外科的治疗范围广泛，除疔、痈、流痰（骨痨）和常见皮肤病有较好的疗效外，对脱骨疽、成骨肉瘤等疾病，亦有明显疗效。医师张子和以擅长治疮疡著称，通晓外科理论，博采医家之长，多有创见。承张氏所传……其他受家传师教，善治外科者，疗效也颇显著。骨科以正骨、接骨和治疗骨刺（骨持增生）为主，痔瘘科主要治疗内外痔、瘘管。治疗方法，外科多取内治与外治相结合；骨科多采取小夹板固定、膏药外敷等；痔瘘科有线扎、割治、敷药。《南阳市志》，南阳市地方志编纂委员会编，河南人民出版社，1989年10月，824.

中医院

明代藩封南阳的唐王在府内专设良医所，民间多为散医或坐堂医生。至清代，无专门中医院。民国年间，西医院多设有中医科。民国十五年（1926），由10名中医师联合建立南阳中医院，院址设白衣堂内（今新华东路与工农路交叉口南侧），秦朗斋任院长，由于种种原因政府不支持，不久解散。民国二十三年（1934），张钫率部驻宛时曾在医圣祠附近筹建仲景医院，未果。民国二十六年（1937）再建，未几更名为河南省第六区公立医院，以收治烟民，戒除鸦片为主，后合并于县卫生院。《南阳县志》，南阳县地方志编纂委员会编，河南人民出版社，1989年10月，824.

医疗机构

天主教堂医院：民国九年（1920），靳岗天主教堂内在城内县党部街（今联合街）建立。开设内、外科及眼科门诊，有病床30张，医务人员主要是外籍修女。民国三十四年（1945），增加到39间房舍，20余名人员，其中7名加拿大人，主要医生为河南大学医学院毕业生，设内外五官和妇产科，并配有化验室。病床增至45张，住院者多系权贵豪绅，以戒大烟（鸦片）者居多。

红十字会医院：民国十八年（1929），中国红十字会南阳分会开办。设有门诊和简易病床。初期规模较少，只有中医医生一名，西医医生二名和护理、药剂人员3名，院址设在长春街（今解放路）北端龙亭阙。民国三十年（1941）迁址于甘露庵，人员增至100人，其中医务人员15人，以战伤救护为主。编有担架排、掩埋排、看护排、简易病房可收容60~70名伤病员，最多收容300多名，以后规模逐渐缩小，其费用由中国红十字会拨给和地方商界捐增。在解放前夕，该院被王凌云部南迁。

南阳县卫生院：民国十九年（1930），县公安局主持开办平民医院，由五州药房经理陈明轩负责管理，有医生1人，护理、司药3人，院址设在长春街北端小关爷庙内。民国二十一年（1932）5月，改名县卫生院，开设内、外科、五官科门诊，有病房3间，但极少收治病人，主要担负戒烟事宜，院长张子新曾任南阳戒烟所副所长。以后院长屡易，解放前夕，该院被王凌云部南迁。《南阳市志》，南阳市地方志编纂委员会编，河南人民出版社，1989年10月，829.

中药制剂

清末与民国年间，南阳的中药店自设作坊，前店后作，生产中成药，加工草药，供应市场……

解放前，中药制造主要依靠私人药店，沿袭历史传统，自产自销中成药，即所谓"遵古炮制丸散膏丹"，没有统一的处方和药典，药店之间互相抄袭，作为配制中成药的依据。这种手抄方剂，分别来自《太平圣惠方》和《太平惠民方和剂局》……

较大的药店如万兴东，同仁堂、万生福、万全堂、延寿堂、济康号等，大都是炮制一些适时宜销的中成药，供应市场。主要品种有益气丸、藿香正气丸、槟榔木香丸、剩饭丸、烂积丸、拔毒散、生肌散、拔云散、益母膏、头痛膏、明目膏、天王补心丹、化食丹等近百种，万全堂的螺蛳眼药颇具盛名。各店也随时接受顾客处方，代配丸药，利用简单工具，土法操作。主要工具是乳钵、碾槽、竹箔箩、石碾等。

社会上还有属于半营业、施舍的制药人家，以"祖传秘方"，配制一、二种特效药，免费或减费供给病人，如包文典的"巴膏"；刘文焕的"万应膏""鱼药"；李麻子的"狗皮膏药"；蔺雪帆的"紫霞膏"等。包、刘两家的膏药，专治无名肿疼、消炎化瘀，适于跌打损伤、风湿痛、关节炎等症。刘文焕的"鱼药"，专治产妇病，颇有疗效，远近闻名。李麻子的狗皮膏药，虽然也比较有名，因其是摆摊叫卖，近似江湖卖当，不为人们所重视。《南阳市志》，南阳市地方志编纂委员会编，河南人民出版社，1989年10月，385.

阴阳学训术　医学训科

阴阳学训术，医学训科，均未入流。《南阳县志·卷三·建置志》，清·潘守廉修，张嘉谋纂，清光绪三十年（1904）刊本影印，309.

养济院

（南阳县）养济院，旧在城西，康熙中圮。雍正四年（1726），知县陈玉缓移建于城东泰山庙西，周四十丈，为屋十七间。光绪二十五年（1899），院半圮于水；二十七年（1901），知县潘守廉增建，有守廉自为序。《南阳县志·卷三·建置志》，清·潘守廉修，张嘉谋纂，清光绪三十年（1904）刊本影印，256.

普济堂

普济堂，在东关奎楼街。雍正十二年（1734），知县陈玉缓建。为屋四十八间，先后置膳田四百亩，有总都王士俊记。《南阳县志·卷三·建置志》，清·潘守廉修，张嘉谋纂，清光绪三十年（1904）刊本影印，256.

育婴堂

育婴堂，旧在察院西。康熙三十三年（1694），知府朱璘建，有璘自为记，今在府城隍庙内府经历主之。《南阳县志·卷三·建置志》，清·潘守廉修，张嘉谋纂，清光绪三十年（1904）刊本影印，256.

漏泽园

漏泽园，在城北。顺治初，总兵张应祥收枯骨丛葬之。《南阳县志·卷三·建置

第二节　方城县

养济院

养济院，旧在州西南，久废无存。《裕州志·卷之二·建置志》，清·董学礼纂修，清乾隆五年（1740）刻本，21.

裕州养济院，在州治西南。《南阳府志·卷之二·建置志公署》，清·孔传金纂修，清嘉庆十二年（1807）刻本，25.

普济堂

普济堂，在新街阁外路东，房舍四十间，地五百九十亩，知州金理创建，知州宋名立重修。《裕州志·卷之二·建置志》，清·董学礼纂修，清乾隆五年（1740）刻本，21.

孤贫银

本州额设孤贫十名，月粮花布原额，除荒实征银一十两四钱七分五厘。乾隆三年（1738）奉文，每名日支口粮银一分，岁支花布三钱三分六厘五毫五丝，二项共银三十八两七钱六分五厘五毫。《裕州志·卷之三·赋役志》，清·董学礼原本，宋名立增修，清康熙五十五年修，清乾隆五年（1740）补刊本，200.

药材银

存留支用款：药材银一十七两八钱五分。《裕州志·卷之三·赋役志》，清·董学礼原本，宋名立增修，清康熙五十五年（1716）修，清乾隆五年（1740）补刊本，214.

药材银一十七两八钱五分。《裕州志·卷之三·赋役志》，清·董学礼纂修，清乾隆五年（1740）刻本，27.

漏泽园

漏泽园，一在东关新街北头路东，一在西关三里河路南。义地，明知州周世科施，在南门外。《裕州志·卷之二·建置志》，清·董学礼纂修，清乾隆五年（1740）刻本，21.

第三节 南召县

医学 阴阳学

医学、阴阳学、僧会司、道会司。《南召县志·卷之一·建置》，清·陈之煖专修，清乾隆十一年（1746）修，民国二十八年（1939）重印本，39.

第四节 镇平县

医学 阴阳学

附阴阳学，在县治前，今圮；医学，在县治前，今圮。《南阳府志·卷二·建置》，清·孔传金纂修，清嘉庆十二年（1807）刻本，15.

普济堂

普济堂，文王殿一间，瓦房六间，草房二十间。《镇平县志·卷之二·公所》，清·吴联元自修，清光绪二年（1876）刻本，12.

养济院

养济院，文王殿三间，草房十七间。光绪二年（1876），院内房年久失修，半就倾圮，知县吴联元捐廉改建瓦房十一间。《镇平县志·卷之二·公所》，清·吴联元自修，清光绪二年（1876）刻本，12.

养济院，在北门内，明知县刘□翁金堂修。《南阳府志·卷之二·建置》，清·孔传金纂修，清嘉庆十二年（1807）刻本，15.

漏泽园

漏泽园，在城东。《镇平县志·卷之二·建置》，清·吴联元自修，清光绪二年（1876）刻本，26.

义冢

义冢：泽骨井在城西，漏泽园在城东，掩骼处在城北。《镇平县志·卷之二·建置》，清·吴联元自修，清光绪二年（1876）刻本，26.

第五节　内乡县

医学　阴阳学

医学，在阴阳学东，有厅三间，门楼一间，耳房三间。《内乡县志·卷二·建置志》，清·宝鼎望纂修，清康熙五十一年（1712）刻本，4.

（内乡县）医学，修建时如阴阳学，有惠民药局，设官训科一员。《邓州志·卷之九·创设志》，明·潘庭楠纂修，宁波天一阁藏明嘉靖四十三年（1564）刻本1963年影印，14.

（内乡县）附阴阳学，在察院东；医学，在阴阳学东，俱废。《南阳府志·卷之二·建置志公署》，清·孔传金纂修，清嘉庆十二年（1807）刻本，23.

阴阳学，在按察司东，有厅三间，门楼一间，耳房三间，今圮。《内乡县志·卷二·建置志》，清·宝鼎望纂修，清康熙五十一年（1712）刻本，4.

（内乡县）阴阳学，在按察司东，国朝洪武十七年（1384）设，正统三年（1438）修成，成化二十年（1484）重修，设官训术一员。《邓州志·卷之九·创设志》，明·潘庭楠纂修，宁波天一阁藏明嘉靖四十三年（1564）刻本1963年影印，13.

（内乡县）医学训科一员。《河南通志·卷三十八·职官志》，清·田文镜纂修，清光绪二十八年（1902）刻本，11.

惠民药局

有惠民药局三间，在医学前，今圮。《内乡县志·卷二·建置志》，清·宝鼎望纂修，清康熙五十一年（1712）刻本，4.

养济院

养济院，（在）县治东北隅，房二十间，门楼、过道各一间，基址周围一十六丈。成化年，知县沃頍建，万历三十七年（1609），知县尚从试重修。今废。《内乡县志·卷之二·建置》，清·宝鼎望纂修，清康熙三十二年（1693）刊本影印，150.

（内乡县）养济院，（在）县东，知县沃頍修。《邓州志·卷之九·创设志》，明·潘庭楠纂修，宁波天一阁藏明嘉靖四十三年（1564）刻本1963年影印，21.

（内乡县）养济院，在县东，今废。《南阳府志·卷之二·建置志公署》，清·孔传金纂修，清嘉庆十二年（1807）刻本，23.

菊药药材银

差徭工：菊药药材，征银五钱八分四厘。《内乡县志·卷之四·食货》，清·宝鼎望纂修，清康熙三十二年（1693）刊本影印，293.

漏泽园

（内乡县）漏泽园，旧在邑厉坛西，区域狭隘，不足以容旅墓。知县沃頖，改置桑枣园北。《邓州志·卷之九·创设志》，明·潘庭楠纂修，宁波天一阁藏明嘉靖四十三年（1564）刻本1963年影印，21.

普济园

普济堂，在小东关内。雍正十二年（1734），署知州傅亮彩奉文创建于五龙庙隙地，堂殿三间，瓦房八间，草房二十一间，门楼二座，乾隆五年被火草房俱毁，知州马□捐造草房三十间。十四年（1736），知州刘曰章易盖瓦房共二十八间。

普济堂义冢地一亩二分在新店铺，雍正十二年（1734），王景先捐生息银二百两；雍正十二年；张克明等捐。

普济堂，乾隆十九年（1754），知州蒋光祖奉文又劝捐银一千二百四十三两。《邓州志·卷之五·建置志》，清·姚子琅纂，蒋光祖修，清乾隆二十年（1755）刊本，11.

第六节　淅川县

医学　阴阳学

（淅川县）阴阳学，在县治南，设官训术一员（缺）。医学，在县治东，设官训科一员（缺）。《邓州志·卷之九·创设志》，明·潘庭楠纂修，宁波天一阁藏明嘉靖四十三年（1564）刻本1963年影印，16.

（淅川县）附医学、阴阳学、僧会司，俱废。《南阳府志·卷之二·建置志公署》，清·孔传金纂修，清嘉庆十二年（1807）刻本，24.

阴阳学堂　医学堂

（明）正德十年（1515），创建阴阳学堂和医学堂。《淅川县志》，淅川县地方志编纂委员会，王本庆主编，河南人民出版社，1990年10月，21.

实业学堂：明正德年间（1506—1521），在县治建阴阳学（主要教授天文、气象、地理等知识）、医学各一所。《淅川县志》，淅川县地方志编纂委员会，王本庆主编，河南人民出版社，1990年10月，504.

医学训科

（淅川县）医学训科一员。《河南通志·卷三十八·职官志》，清·田文镜纂修，清光绪二十八年（1902）刻本，13.

中医

淅川县中医历史悠久。中华人民共和国成立前，有中医诊所67家，均为个体开业，没有严格的科别分类，大体可分为内科、外科、儿科、眼科、妇科、针灸科等。内科医生梁乾斋（1894—1969）擅长治疗瘟疫、霍乱等病。民国二十一年（1932），埠口一带霍乱流行，救治许多危重病人。外科医生较多，不仅能治常见病，如疮、疖、疔、疽等，还能诊治一些疑难病症。上集北塘武自修医生擅治骨髓炎，老城连从盈医生擅治脑后发，均饮誉县内、外。儿科医生多数一专多能，老城北街蔡桂轩（1896—1967）尤其对小儿惊风见长。眼科医生较少，一般治疗多外用药粉，蒿坪乡（现蒿坪镇）姬治蒿较有名气，曾为国民党南阳驻军司令王凌云治过眼病。妇科医生荆紫关程书先擅长闭经症治疗。针灸有下寺李朝龙、埠口沙吉岑等。《淅川县志》，淅川县地方志编纂委员会，王本庆主编，河南人民出版社，1990年10月，551-552.

中药

中华人民共和国成立以前，中药铺一般常用药百余种，和少量自制丸、散、膏、丹、药酒等。1948年全县最大的中药铺老县城西街商号增寿堂，药品达500余种。《淅川县志》，淅川县地方志编纂委员会，王本庆主编，河南人民出版社，1990年10月，553.

西医

民国二十二年（1933）老城李化时从湖北老河口福民医院附设高级护士学校毕业回县，在老城开办第一个西医诊所，以内科为主，主要治疗一些常见病、多发病和季节性疾病。民国二十九年（1940）严寿鼎开设内科专业，能诊治一些急性病，如呼吸衰竭、休克抢救以及急性胃肠炎、肝炎等。民国三十四年（1945）县卫生院能对一些急重病人作系统观察治疗，外科开始仅能做疖、痈、脓肿切开引流。民国二十四年（1935）后始能做清疮缝合、切除小肿瘤和单纯骨折复位固定等手术。《淅川县志》，淅川县地方志编纂委员会，王本庆主编，河南人民出版社，1990年10月，552.

西药

民国八年（1919）老城西大街贾佩玉开设的上海普济大药房，为淅川县第一家经营西药的商店，经营品种19个，药品来源于上海普济药厂。民国十七年（1928）王明甫在老城开设第二家西药商店，经营药品250余种，多来源于老河口。民国二十二年（1933），李化时开办的时慈诊所，经营药品150余种，药品来源于武汉、老河口等地。1948年底，全县西药店发展到10余家，均为私营，零售为主，购药渠道扩大到郑州、西安等地。《淅川县志》，淅川县地方志编纂委员会，王本庆主编，河南人民出版社，1990年10月，277.

民国九年（1920）传入，首先由老县城西街贾佩玉经销金鸡纳霜片、驱虫片等19种。民国十七年（1928）王明在老县城西街开设西药店，经营药品250种。民国二十九年（1940）达300种。民国三十四年（1945）县卫生院西药达400余种。《淅川县志》，淅川县地方志编纂委员会，王本庆主编，河南人民出版社，1990年10月，553.

医疗机构

民国三十七年（1948）统计，全县有医务人员448名，平均每万人14.6名，公立医院仅县城一所，病床50张，平均每万人1.6张，广大农村缺医少药。《淅川县志》，淅川县地方志编纂委员会，王本庆主编，河南人民出版社，1990年10月，545.

医药人员

中华人民共和国成立以前，县内医药卫生人员，除少数西医由学校或军队培养外，中医多系祖传或从师学徒或自学成材。至1948年，全县共有西医西药人员48人，中医中药400人。《淅川县志》，淅川县地方志编纂委员会，王本庆主编，河南人民出版社，1990年10月，555.

戒烟所

戒烟所，民国二十四年（1935）三月，由淅川县政府创办，所址在老县城南街黉学院内，房20间，主任王应西，医生李化时，主要采用递减法注射吗啡针戒除烟毒。民国二十五年（1936）停办，共戒除300多名烟毒患者。《淅川县志》，淅川县地方志编纂委员会，王本庆主编，河南人民出版社，1990年10月，546.

县卫生院

县卫生院，民国三十一年（1942）春，由县政府创建，院址在老县城南街四官庙，后迁至火星庙。房 21 间，院长周跃斌，医生李化时，护士杨会清等九人，仅能诊治一般内科和做外科小手术。开始无病床，1915 年后始设，1948 年停办。《淅川县志》，淅川县地方志编纂委员会，王本庆主编，河南人民出版社，1990 年 10 月，546.

医疗器械

民国二十二年（1933）西医传入淅川县，医疗器械仅有听诊器、体温计、镊子、剪刀、注射器等。民国三十二年（1943）县卫生院有各式止血钳，手术刀、灌肠器、洗胃器、煮沸消毒器等一般医疗器械。《淅川县志》，淅川县地方志编纂委员会，王本庆主编，河南人民出版社，1990 年 10 月，550.

十二家药材行

十二家药材行：万顺行、富胜行、积运行、长胜行、兴盛行、德昌行、全盛行，新德奎行、荣盛行、林茂行、风盛行、志成行。《淅川县志》，淅川县地方志编纂委员会，王本庆主编，河南人民出版社，1990 年 10 月，267.

二十四家商号

二十四家大商号：德胜正、德胜利、正兴样、德懋恒、正兴仁、复兴美、万寿乾、松茂源、万寿昌、公兴西、裕生元、复兴祥、公义奎、合顺义、春仁和、珍发公、太和祥、聚生元、同兴仁、大德堂、公兴魁、同兴栈、庆兴公等。经营百货、布匹、药材、竹木铁器、水果、食盐、桐油、漆等。《淅川县志》，淅川县地方志编纂委员会，王本庆主编，河南人民出版社，1990 年 10 月，267.

德胜正

清末民初，淅川县较大商号有德胜正、复兴美、德胜利、正兴样等 60 余个。其中荆紫关镇陈明璋经营的德胜正商店，拥有白银 40 余万两，业务人员 104 人，西安、老河口、汉口、上海等地均设有栈房，主要经营生漆、桐油和中药材等。《淅川县志》，淅川县地方志编纂委员会，王本庆主编，河南人民出版社，1990 年 10 月，269.

药铺

清道光十年（1830），淅川县益兴隆中药铺开业，批零兼营。民国三十至三十七年（1941—1948），境内中药铺达 60 余家，其中较有名气的有老城的增寿堂，李官桥的同心堂，荆紫关的大德堂等，经营药品最多达 500 余种。药品来源除本地收购外，多由老河口购回。丸、散、膏、丹中成药类，主要从河南省禹州采购。《淅川县志》，淅川县地方志编纂委员会，王本庆主编，河南人民出版社，1990 年 10 月，277.

养济院

淅川县……养济院，在仓西。《南阳府志·卷之二·建置志公署》，清·孔传金纂修，清嘉庆 12 年（1807）刻本，24.

淅川县养济院，在仓西。《南阳府志·卷二·建置志公署》，清·朱璘纂修，清康熙 33 年（1694）刻本，24.

普济堂等

清咸丰年间（1851—1861），淅川厅设养济院 3 间，普济堂 26 间，育婴堂 3 间，民国初年俱废。民国三十一年（1942）县重设救济院，内设残废、养老、孤儿、育婴、施医等，宋祖濂主管。民国三十五年（1946）收容贫民 100 人，孤儿 200 人，省先后为救济院拨谷 2 280 石。《淅川县志》，淅川县地方志编纂委员会，王本庆主编，河南人民出版社，1990 年 10 月，455.

养济院三间，在南门内；普济堂二十六间，在东关外；育婴堂三间，在南门内。《淅川厅志·卷之一·仓厫》，清·徐光弟修，王官亮纂，清咸丰十年（1860）刊本影印，109-110.

第七节　唐河县

医学　阴阳学

医学，在旌善亭之东，今废；阴阳学，在医学之东，今废。《唐县新志·卷之六·建置志》，清·王政纂修，清康熙十二年（1673）刻本，2.

唐河县，附医学、阴阳学，在城内，俱废。《南阳府志·卷之二·建置志公署》，清·孔传金纂修，清嘉庆十二年（1807）刻本，16.

中医

清代乾隆年间，县南闽营中医涂金鳌，医术精湛，享誉乡里，有《伤寒杂症》《诊症撮要》《脉诀》《杂症指南》《妇科指途》等医著传世。民国年间，龙潭镇北曾庄村曾庆文用中医治疗角膜溃疡、青光眼、白内障、慢性泪囊炎等疾有较高造诣，并著有《眼科袖珍》一书，求医者络绎不绝，饮誉湖北襄樊、武汉等地。郭滩李鸣皋擅长虚劳，湖阳王天经长于疟疾，井楼沙克让、昝岗曲少堂、祁仪李怀远的妇科，城关张合亭、王西翰的儿科，张店陈华斋的外科，源潭王保印的骨科，宗启周的喉科，以及牛俊卿、张唤之、杨梦锦、赵中州的杂症、针灸等，或经省国医馆考核发证行医，或系历代相传，均颇有名气。至1949年，全县有中医药人员415人，中药铺353所。《唐河县志》，唐河县地方志编纂委员会编，中州古籍出版社，1993年9月，595.

西医

民国十年（1921）泌阳县饶良人郑民歌来县，在县西关福音堂开设西医诊所，西医从此传入。诊所以外科手术为主，兼治妇科、眼科疾病，治疗范围外科有外伤截肢、气管切开、骨髓炎、外科矫形、化脓性腹膜炎、肝脓肿、尿道修补、膀胱结石、疝气、肿瘤、阑尾炎等，妇科有剖腹产、子宫切除等，眼科有青光眼、白内障摘除等。随着西医的广泛传播，至1949年全县私人西医诊所发展到24家，医务人员50人。其中业务范围较大、较为著名的除郑民歌的福音堂医院外，还有城关李警吾的三民医院、赵洪图的洪光医院、陈维贤的济民医院和意大利神父木涅蒂的眼科诊所。《唐河县志》，唐河县地方志编纂委员会编，中州古籍出版社，1993年9月，595.

医药

清时，县内疾病防治仍靠中医中药，均由私人经营。民国十年（1921）西医西药传入。民国二十四年（1935），设立唐河县县立医院。中药材除县产品种外，其他多由药贩从产地运入或在集中交易地禹州购进。西药主要从上海、武汉邮购。从医者多为世代相传收徒拜师而成，医术研究和交流局限性很大。由于医疗事业发展缓慢，设备简陋，技术力量薄弱，加之药价昂贵，广大群众多无力就医，地方病漫延，传染病时有发生，且死亡率很高。1949年，有中医批发店14家，西药批发店2家，县立医院一所，医药一体的中药铺353家，西医诊所24家，从医465人（其中西医50人）占总人口的0.66%。《唐河县志》，唐河县地方志编纂委员会编，中州古籍出版社，1993年9月，579.

县立医院

民国二十四年（1935），建立唐河县立医院，有房舍25间，设医疗室、换药室和药房，有行管、勤杂4人，医师2人，护士2人，助产士1人，卫生稽查1人，司药1人，卫生员1人。《唐河县志》，唐河县地方志编纂委员会编，中州古籍出版社，1993年9月，580.

眼科诊所

民国二十六年（1937），意大利神父涅蒂，在城关开设眼科诊所。《唐河县志》，唐河县地方志编纂委员会编，中州古籍出版社，1993年9月，596.

机构人员

民国时期，医务人员除县立医院外，均为个体行医。民国二十四年（1935），有中医117人，西医3人。至民国三十八年（1949），中、西医生分别增加到415人和50人。《唐河县志》，唐河县地方志编纂委员会编，中州古籍出版社，1993年9月，585.

医学研究会

中西医结合，在疾病诊治中起着重要作用。民国二十七年（1938）西医郑民歌、中医牛俊卿、陈华斋等8人成立医学研究会，研究交流疑难病治疗经验，开始用中西医结合的方法诊治疾病。《唐河县志》，唐河县地方志编纂委员会编，中州古籍出版社，1993年9月，597.

钟庄王氏骨科

源潭镇钟庄王氏骨科，始于清康熙十九年（1680）。相传山东一卖艺老人在王氏村庄（王氏当时居住下董村）卖艺，不慎摔折了胫骨，住在王氏家中，养伤治病，把医术传给了王发周，王遂悬壶乡里，治病救人。光绪三年（1877），王之六代孙武举王兰彪，七代孙王华川，采取《医宗金鉴》外科正骨心法要旨中的摸、接、捏、按、提、摩、推、拿、端等法，利用小夹板固定，内服、外敷药并用治疗，使王氏正骨术有了新的发展，求医者远至桐柏、泌阳、方城、南阳、湖北等地。群众说："胳膊腿折断，快到钟庄看。"建国后，王氏第九代传人王宝印、王光兆先后被吸收到县医院和县中医院从事骨科工作，在继承先辈正骨医术的基础上吸收现代医学技术，医疗技术进一步提高，求医者甚众。《唐河县志》，唐河县地方志编纂委员会编，中州古籍出版社，1993年9月，597-598.

曾庄曾氏眼科

龙潭乡曾庄曾氏眼科，在清乾隆年间就享有盛名。光绪年间，秀才出身的曾庆文弃儒从医，潜心研究眼疾病，在临床上用"点、熏、洗"外治法或手术疗法直接治疗局部病变。同时，根据脏腑经络相关的理论，用内治法调整内脏和攻逐病邪，收到内外配合的治疗效果。建国后，其后代人曾祥千在苍台乡卫生院从事中医眼科，进一步丰富了先人的治疗经验，对角膜溃疡、白内障、慢性泪囊炎等医疗技术尤精，求医者远及泌阳和湖北枣阳、襄樊等地。《唐河县志》，唐河县地方志编纂委员会编，中州古籍出版社，1993年9月，598.

养济院

养济院，在县治东，菩提寺后，坊曰王政先斯。《唐县志·卷二·建置》，清·吴泰来、黄文莲纂修，清乾隆五十二年（1787）刊本影印本，150.

养济院，在县治东南，□□□□□，八蜡庙之西，旧太□□□地，今圮。《唐县新志·卷之六·建置志》，清·王政纂修，清康熙十二年（1673）刻本，2.

养济院，在城东南隅，八腊庙旧太仆寺废地，额设孤贫五十三名。《唐县志·卷五·经政》，清·陈咏纂修，清光绪四年（1878）刻本，20.

养济院，孤贫五名，口粮银十八两，遇闰加银一两五钱；养济院，孤贫花布银一两六钱八分三厘。《唐县志·卷三·赋役志》，清·吴泰来、黄文莲纂修，清乾隆五十二年（1787）刊本，193.

仁育堂

仁育堂，在大十字街东。雍正十二年（1734），知县朱漳建捐俸倡，其始进士段玉，举人李梁、李世，监生李挺、曲中礼，生员刘锽，商民和同益等，以次乐输，即右千户，废署基地，建瓦房三十九间，栖止穷民。并买地四百余亩，以资养育，额收孤贫男妇三十八名。节年有新收，有开除，其岁需粮石出入，清数给发，印薄交监生张楫，生员曲元勋管理，按季缴县稽核，后奉文清查，归县统管，按季报上。乾隆二十六年（1761），屋圮，知县宋梅重修，同以墙垣，勒碑记事，今则银两地亩，较前增加，有府捐监规银一百零四两，交典生息银五百二十两，捐买查拨地十二顷九十亩，市基二处，基地十六间，每岁额收男妇贫民六十八名，口粮之外，棉衣、药饵、棺木皆取给焉。《唐县志·卷二·建置》，清·吴泰来、黄文莲纂修，清乾隆五十二年（1787年）刊本，150.

育婴堂

育婴堂，草房五间，在仁育堂东，今废。《唐县志·卷二·建置》，清·吴泰来、黄文莲纂修，清乾隆五十二年（1787）刊本影印，150.

留养局

留养局，一在县南关，一在县东北高昌，一在县西北军城镇。《唐县志·卷五·经政》，清·陈咏纂修，清光绪四年（1878）刻本影印，20.

孤贫银

孤贫，五十三名口，冬衣布花并月粮壹百六十伍两捌钱玖分，遇闰加银拾叁两捌钱二分肆厘零。《唐县志·卷三·田赋》，清·陈咏纂修，清光绪四年（1878）刻

本，13.

漏泽园

漏泽园，一在县西南一里许家胡同南，一在县东关寿圣寺后。《唐县志·卷五·经政》，清·陈咏纂修，清光绪四年（1878）刻本，20.

第八节　新野县

医学　阴阳学

（新野县）阴阳学，在南门外街西，国朝洪武八年（1375）建，设官训术一员。《邓州志·卷之九·创设志》，明·潘庭楠纂修，宁波天一阁藏明嘉靖四十三年（1564）刻本1963年影印，16.

（新野县）医学在中关，国朝洪武八年（1375）建，设官训科一员。《邓州志·卷之九·创设志》，明·潘庭楠纂修，宁波天一阁藏明嘉靖四十三年（1564）刻本1963年影印，16.

（新野县）阴阳学、医学，俱废。《南阳府志·卷之二·建置志公署》，清·孔传金纂修，清嘉庆十二年（1807）刻本，21.

（新野县）医学训科一员。《河南通志·卷三十八·职官志》，清·田文镜纂修，清光绪二十八年（1902）刻本，11.

惠民药局

惠民药局，久废。《新野县志·卷之二·建置》，清·徐金位纂修，清乾隆十九年（1754）刊本影印，127.

中医

新野县中医，历史悠久，晋时范汪，博通百家之言，对古医书及张仲景的《伤寒论》深有研究，曾撰有《东阳方》105卷，或云176卷，《杂药方》170卷。据《河南历史医学人名录》记载：明代，有接骨缝肠被称为"老神仙"的外科名医陈风典；有善治伤寒、热病，具有药到病除之术的名医乔隆。清代，城南李岗村从医50余年的名医张文在，医术高明，著有《医学引规》《伤寒钤法》《伤寒赋》《伤寒症治》和《问诊切要》等医学书籍，流传于世；城南关名医曹孔昭，精儿科，所著《儿科宝要》，其方皆验。民国三十年（1941），全县有中医278名，比较著名的有段堡（城郊乡）的眼喉科，沙窝（歪子乡）的骨科，刘庄（樊集乡）的疡科，观音冢（歪子乡）的外科，等等。《新野县志》，新野县史志编纂委员会编纂，中州古籍出版社，1991 年 8 月，563.

西医

民国八年（1919），新野人王正喜在樊城同济医院当工友，利用闲散时间学到了用西医处理外科疾病的一般常识和简单技术，又利用探家之机，在城关摆摊售药。此为西医传入新野之始。民国九年（1920），退役军医张申堂由唐河来新野定居，在南关十字街开设福民医院，以治疗外伤为主，兼治内科常见病。民国十五年（1926），新野县基督教信谊会从教友中选送刘子林、王溪三到襄阳教区医院护士班学习。翌年又选送赵子襄、罗仙樵、孙子芳赴信阳豫南大同医院护士班学习。毕业后，刘子林、赵子襄先后在城关开设爱华医院和博济医院，经营西药百余种，医疗器械有刀、剪、钳、镊、灌肠器、洗胃器、导尿器、注射器和听诊器等。能做一般的切开排脓、外伤缝合、静脉注射、灌肠、洗胃等操作。民国十八年（1929）九月，赵子襄和罗仙樵合作，为一青年做全麻上肢截肢成功。同年，那寿山在新甸铺开设西医诊所。民国二十一年（1932），伊辛农在沙堰镇开设西医诊所。《新野县志》，新野县史志编纂委员会编纂，中州古籍出版社，1991 年 8 月，564.

县卫生院

民国二十二年（1933），县医院成立，有房舍 7 间，病床 5 张，医生、护士共 7 人。民国三十年（1941），改为卫生院筹备处。民国三十二年（1943）春，正式成立卫生院。到解放前夕，全县城乡有私人开设的医院（诊所）43 所，医务人员 53 人。《新野县志》，新野县史志编纂委员会编纂，中州古籍出版社，1991 年 8 月，564.

医药卫生

解放前，新野县医药卫生事业比较落后。据民国三十五年（1946）调查统计，全县只有中西医生 318 人，平均每万人只有 12 名医生。公立卫生院 1 所，病床 5 张，平均每 10 万人不到二张，人民群众经常处于缺医少药之中。《新野县志》，新野县史志编纂委员会编纂，中州古籍出版社，1991 年 8 月，549.

旧法接生

解放前，实行旧法接生，由于技术差和工具不消毒，致使一些产妇大出血，新生婴儿患破伤风。若遇难产，则束手无策，烧香拜佛，往往使母婴双亡。《新野县志》，新野县史志编纂委员会编纂，中州古籍出版社，1991 年 8 月，559.

中药材经营

新野县最早经营中药材的是明末县城南关的"树仁堂"药店，其后有"镇康"

"海恩大""益寿永"等中药店相继开业。民国初年,县城有中药店(堂)11家,农村较大集镇也有中药铺开业。至 40 年代初,全县经营中药材的店铺有 110 家。大药店(或行商)廉价收购土元、全虫、香附、蒺藜等地产药材,运往武汉、广州等地与南药交换。又从河南的中药材集散地禹县、内乡马山口购进紧缺药材,批零兼营。大部分药店有坐堂医生,既诊病,又售药,药价由药店自由规定,随便浮动。民国二十四年(1935)因通货膨胀,药价暴涨,一两(50 克)黄连价值 2 石(400 公斤)小麦。《新野县志》,新野县史志编纂委员会编纂,中州古籍出版社,1991 年 8 月,570.

西药经营

民国八年(1919),县内始有金鸡纳霜、十滴水、仁丹等西药的经营。民国十九年(1930)后,城镇西医诊所增多,有的以邮寄方式从武汉、上海等地购进,经营的西药达 100 余种。民国三十三年(1944),县立卫生院在新甸、沙堰、东高营等地设立附属诊所,加之其他诊所,经营的西药计有 200 余种。《新野县志》,新野县史志编纂委员会编纂,中州古籍出版社,1991 年 8 月,570.

医药管理

清代,县有"惠民药局",管理医药。民国时期,医药管理由"商务会"负责。《新野县志》,新野县史志编纂委员会编纂,中州古籍出版社,1991 年 8 月,572.

烟毒

1840 年鸦片战争后,鸦片相继从湖北、陕西、云南等地流入新野。清末和民国初,县内始有种植罂粟。民国十九年(1930),全县种罂粟万余亩。贩卖、吸食鸦片者城乡均有,仅城关就有烟馆 30 余家。民国二十四年(1935)春,县虽设有戒烟小组和戒烟所,但又让地主、巨商万洁臣,在城内开设"官膏店",大量倾销鸦片。抗日战争时期,国民党军政警宪人员,有的也参与贩运鸦片、老海(白面)等。民国三十五年(1946),据民国县政府统计,吸食鸦片者占全县总人口的 3%。有的成了"大烟鬼",甚至倾家荡产,卖妻舍子,沦为盗匪,对社会危害极大。《新野县志》,新野县史志编纂委员会编纂,中州古籍出版社,1991 年 8 月,186.

孤贫院 救济院

清咸丰七年(1857),县于南关老府馆旧址修房 10 间,设立孤贫院,收容贫民 52 人,每人每月发口食钱三百文。在县衙东北隅设立养济院,收容残废 13 人,每人每月发口食钱五百文。光绪二十八年(1902)在县城祖师庙成立育婴局,收养孤儿

50 名，每人每月发钱五百文。民国二十年（1931）将孤贫院、养济院、育婴局合并，成立救济院（院址乾明寺），内设养老、残废、孤儿、贷款 4 所，时因经费不足，仅收养贫民数十名。民国二十七年（1938），救济院迁往五瘟庙（今城关粮店三门市），采取生产自救的办法，聘请了技师，从事织毯、做鞋、编竹器等工艺，维持孤、老、残、幼的生活。民国三十二年（1943），增收贫民 70 余名，孤儿 130 余名，除将养老、残废二所移于庙西观音堂，租地 2 亩种菜外，又购织袜机、织布机各 2 部，购弹花机 1 部，从养老、残废二所中挑选有生产能力者从事生产，以补生活之需。为了使孤儿学习文化，还聘请教师，按年龄、程度编班授课。《新野县志》，新野县史志编纂委员会编纂，中州古籍出版社，1991 年 8 月，207.

民国二十年（1931），是年，县将孤贫院、养济院、育婴局合并成立救济院，院址乾明寺。《新野县志》，新野县史志编纂委员会编纂，中州古籍出版社，1991 年 8 月，25.

育婴局

光绪二十八年（1902），县育婴局成立，地址在城内祖师庙。美国人和明理由樊城到新野传布基督教。《新野县志》，新野县史志编纂委员会编纂，中州古籍出版社，1991 年 8 月，19.

养济院

（新野县）养济院，在县南，今废。《南阳府志·卷之二·建置志公署》，清·孔传金纂修，清嘉庆十二年（1807）刻本，22.

（养济院），（在）县治南。漏泽园，（在）县北门外。《邓州志·卷之九·创设志》，明·潘庭楠纂修，宁波天一阁藏明嘉靖四十三年（1564）刻本 1963 年影印，22.

养济院，在县治东。《新野县志·卷之二·建置》，清·徐金位纂修，清乾隆十九年（1754）刊本影印，126.

普济堂

普济堂，在城南三里许，雍正十二年（1734），知县万广燕奉文建修，佛堂三间，厢房二间，茶房一间，外草房三十间，贫民居住。邑人马象贤捐地七亩六分二厘，每亩租银二钱，典史潘锦营花陂田二顷二十四亩七分一厘八毫，每亩稞银一钱，又捐项银二百九十九两□，年二分行息，养济贫民。《新野县志·卷之二·建置》，清·徐金位纂修，清乾隆十九年（1754）刊本影印，126.

第九节　桐柏县

医学

医学：宋士荣，雍正九年（1731）任，乾隆十六年（1751）病故；丁华也，乾隆十七年（1752）任；程明鉴，乾隆二十年（1755）任；程明翼，乾隆二十五（1760）任；程行志，乾隆三十三年（1768）任。《桐柏县志·卷之四·官师志医学》，清·巩敬绪纂修，清乾隆十八年（1753）刻本，35.

阴阳学

阴阳学：彭述，雍正九年（1731）任，乾隆六年（1741）病故；胡朝极，乾隆六年（1741）任；马士建，乾隆二十七年（1762）任，乾隆三十四（1769）告退；吴伯友，乾隆三十五年（1770）任；舒炳阳，嘉庆十四年（1809）任。《桐柏县志·卷之四·官师志医学》，清·巩敬绪纂修，清乾隆十八年（1753）刻本，34.

医学训科

（桐柏县）医学训科一员。《河南通志·卷三十八·职官志》，清·田文镜纂修，清光绪二十八年（1902）刻本，11.

养济院

语曰：老者安之，少者怀之。圣人如天之仁不特使生者顺，且必使没者宁，故孟子以养生送死为王道之始也。夫一夫不获有引以为咎者，其视于今有不得所之物乎？于建置志举养济院等并志之。《桐柏县志·卷之三·建置志》，清·巩敬绪纂修，清乾隆十八年（1753）刻本，18.

养济院，在城东北隅，文光寺东，偏草房三间。《桐柏县志·卷之三·建置志》，清·巩敬绪纂修，清乾隆十八年（1753）刻本，18.

桐柏县养济院，明万历庚子（1600），知县黎汴重置，邑人郭可畏记。《南阳府志·卷之二·建置志公署》，清·孔传金纂修，清嘉庆十二年（1807）刻本，18.

普济堂

普济堂，在城内北街，系旧察院基址，瓦草房共三十三间。雍正十二年（1734），知县安顺理奉文创建。义田附……《桐柏县志·卷之三·建置志》，清·巩敬绪纂修，清乾隆十八年（1753）刻本，18-19.

右普济堂，共计地十一处，计亩共六顷三十九亩五分二厘二毫，除山坡沙石荒地外，实在行粮地共二顷八十九亩六分七厘。《桐柏县志·卷之三·建置志》，清·巩敬绪纂修，清乾隆十八年（1753）刻本，19.

察院行署有二，一在典史署东，后改作普济堂……《桐柏县志·卷之三·建置志》，清·巩敬绪纂修，清乾隆十八年（1753）刻本，3.

育婴堂

育婴堂，在东关淮渎庙东，草房三间，门楼一座。义田附……《桐柏县志·卷之三·建置志》，清·巩敬绪纂修，清乾隆十八年（1753）刻本，19.

漏泽园

漏泽园，北关外地一段一亩五分，西关外地一段七亩三分，以上二段，俱康熙三十五年（1696），知县高士铎捐置；南关外地一段五亩，康熙五十三年（1714），知县陈俊树置；东关外地一段三亩，康熙五十八年（1719），道会司陈清子置；黄家岗街南地一段七亩二分，康熙三十四年（1695），夏□道捐；固县西地两段二亩，康熙四十年（1701），农官魏桐捐，又街西地一段二亩，雍正十二年（1734），张维汉王成圣捐；月河店地一段四亩，康熙四十年（1701），唐宏功捐；吴城街南地一段五亩，康熙四十八年（1709），生员刘中夏捐；平氏镇街东地一段四亩，康熙五十年（1711），生员熊飞捐；街南地一段四亩五分，康熙五十年（1771），生员王俍捐；毛家集东岳庙前地一段四亩，康熙五十五年（1716），乡民陈信捐；街西又地一段十亩，康熙五十五年（1716），生员王克明捐；罗汉寺西地一段十亩，康熙四十五年（1706），陈睿捐；尚家店河东地一段六亩，康熙五十八年（1719），吏员张鸡捐；金桥镇地一段二亩，康熙六十年（1721），岳大贤捐，又街南地一段二亩，乾隆五年（1740），张光禄捐；八里铺地一段九亩四分，雍正十二年（1734），知县安顺理捐。

右漏泽园共计地一十八段计亩八十六亩九分。《桐柏县志·卷之三·建置志》，清·巩敬绪纂修，清乾隆十八年（1753）刻本，19-20.

论大小诸臣之牧其地者，更加之意焉。偶遇水旱疾疫之灾，必有以周恤之。视平民有加，可谓仁至矣。诸臣皆仰体。《桐柏县志·卷之三·建置志》，清·巩敬绪纂修，清乾隆十八年（1753）刻本，20.

第十节　邓　县

医学　惠民药局　医学训科

医学，在州门西。洪武十七年（1384）设，有惠民药局三间，设官典科一员。

《邓州志·卷之九·创设志》，明·潘庭楠纂修，宁波天一阁藏明嘉靖四十三年（1564）刻本1963年影印，10.

（邓州）医学，在州治西，洪武十七年（1384）建，今废。《南阳府志·卷之二·建置志公署》，清·孔传金纂修，清嘉庆十二年（1807）刻本，20.

（邓州）医学训科一员。《河南通志·卷三十八·职官志》，清·田文镜纂修，清光绪二十八年（1902）刻本，11.

阴阳学

阴阳学，在州门西，洪武十七年（1384）设，设官典术一员。《邓州志·卷之九·创设志》，明·潘庭楠纂修，宁波天一阁藏明嘉靖四十三年（1564）刻本1963年影印，10.

卫生事业

邓州市医疗卫生事业历史悠久，东汉涅阳（今邓州市穰东镇）人张仲景著《伤寒杂病论》，影响深远，被后人尊为"中医之圣"。明洪武十七年（1384），成立惠民药局。万历年间，"同盛堂"药店开业，医疗卫生事业有所发展。清代，医疗卫生事业发展缓慢，疫病蔓延，患者死亡率较高。民国十一年（1922），毕业于北京陆军军医学校的李春旭（字德升）回邓，于南关街（今古城路南段）设立"旭升医院"，为邓县第一所医院，西医开始传入境内。此后，私立医院、诊所相继建立，医疗事业有较大发展。民国三十六年（1947），境内有公立医院1家，私立医院、诊所20多家，中药店（铺）多家。《邓州市志》，邓州市地方志编纂委员会编，王复战主编，中州古籍出版社，1996年9月，617.

药店（铺）诊所医院

民国以前，境内城乡已有私人药店（铺），多为医生所设，既诊断疾病，又出售药品。民国年间，私人药店（铺）逐渐增多，较著名的有"同盛堂""仁和堂""济生堂"等。民国十一年（1922），李春旭开设"旭升医院"，并带7名学徒。此后私立医院逐渐增多，民国三十六年（1947），境内有私立医院、诊所20余家。《邓州市志》，邓州市地方志编纂委员会编，王复战主编，中州古籍出版社，1996年9月，617-618.

县立医院

民国二十一年（1932），成立邓县县立医院，设于旧守警公署，院长由王舫如担任。民国二十五年（1936）迁至肖曹庙（今古城路北段潘家口东）。民国三十年（1941）3月，县立医院改为邓县卫生院，以门诊治病为主，兼做防疫工作，有医护人员 9 人，病床 20 张，院长韩起之。民国三十五年（1946），卫生院附设戒烟所、花柳病防治所，有医护人员 23 人，病床 50 张。同年，发动群众献砖，于外城西北隅筹建邓县公立医院，不久，停建。《邓州市志》，邓州市地方志编纂委员会编，王复战主编，中州古籍出版社，1996 年 9 月，618.

戒烟所

民国二十八年（1939）一月，成立戒烟所，聘医生 5 人，设病床 60 张，由政警队、联保处拘烟民送所戒瘾。至 12 月，2 064 名烟民戒瘾的达 1 941 人。《邓州市志》，邓州市地方志编纂委员会编，王复战主编，中州古籍出版社，1996 年 9 月，29.

医疗队伍

民国三十六年（1947），境内有中医生 600 余人，西医生 80 余人。《邓州市志》，邓州市地方志编纂委员会编，王复战主编，中州古籍出版社，1996 年 9 月，620.

中医

中医，汉代建宁年间，涅阳（今穰东镇）人张仲景著《伤寒杂病论》一书，论述外感热病的病因、病机、拟法和用药，以辨证论治为基础，创造了一套理、法、方、药规范，被后人尊称为医圣。

清代，张泰恒著《伤寒类证解惑》四卷传世。民国时期，境内名中医生辈出。段彩庭的中医儿科，梅迅卿的中医妇科。刘云猛的中医眼科等在群众中享有较高的声誉。《邓州市志》，邓州市地方志编纂委员会编，王复战主编，中州古籍出版社，1996 年 9 月，621.

西医

西医，民国十一年（1922），李春旭办"旭升医院"，西医始传入境。民国二十一年（1932），县立医院成立。民国三十年（1941），有医护人员 9 人。民国三十四年（1945）前后，从国民党军队回邓的军医和从老河口"福民医院"学习回邓的医务人员日趋增多。《邓州市志》，邓州市地方志编纂委员会编，王复战主编，中州古籍出版社，1996 年 9 月，621.

中药经营

民国年间，中药材由私人经营。有批发、零售、批零兼营等形式。民国三十二年（1943），县城经营中药材的商店 16 家，除土产中药材外，其他中药由广东、湖南、四川、陕西、河北等省和武汉、沙市、禹县、老河口、马山口等地购进。《邓州市

志》，邓州市地方志编纂委员会编，王复战主编，中州古籍出版社，1996 年 9
月，431.

中药制剂

民国年间，有的药店自制膏、丹、丸、散等中成药 30 余种。数量较大的有六味
地黄丸、知柏地黄丸、山楂丸、补中益气丸、霍香正气丸、天王补心丹、万灵丹等。
《邓州市志》，邓州市地方志编纂委员会编，王复战主编，中州古籍出版社，1996 年
9 月，623.

西药

民国十一年（1922），日本商人从东北长春市寄戒烟丸、疟疾丸、灵宝丹、奇应
丸、人丹等西药给杨冠三试销。杨在县城内开设华盛大药房，专营西药。抗日战争时
期，从安徽省界首县购进西药，多为日货，其次为德、美等国药品。抗战胜利后，各
药店从上海、武汉等地购进药品时，西药价格昂贵，销售量少。《邓州市志》，邓州
市地方志编纂委员会编，王复战主编，中州古籍出版社，1996 年 9 月，431.

民国年间，西药多为日货，其次为德国、美国货。品种有戒烟丸、疟疾丸、灵宝
丹、奇应丸、人丹，由私人经营。《邓州市志》，邓州市地方志编纂委员会编，王复
战主编，中州古籍出版社，1996 年 9 月，623.

镶牙

民国期间，邓县仅有温少先和吴杰三照相兼镶牙业务，时断时续。《邓州市志》，
邓州市地方志编纂委员会编，王复战主编，中州古籍出版社，1996 年 9 月，434.

养济院

养济院，（在）小东关北及后园空地，官亭一间，住房二十四间，楼门一座。
《邓州志·卷之九·创设志》，明·潘庭楠纂修，宁波天一阁藏明嘉靖四十三年
（1564）刻本 1963 年影印，20.

邓州养济院，在小东关街北，知州子宽建。顺治十六年（1659），知州陈良玉重
修。《南阳府志·卷之二·建置志公署》，清·孔传金纂修，清嘉庆十二年（1807）
刻本，20.

养济院，在小东关街北，明正德年，知州于宽建。国朝顺治十六年（1659），知
州陈良玉重修，旧只草房八间。乾隆十三年（1748），知州刘曰章增建瓦房八间。
《邓州志·卷之五·建置志》，清·姚子琅纂，蒋光祖修，清乾隆二十年（1755）刊
本，10.

普济堂

普济堂，在小东关内。雍正十二年（1734），署知州傅亮彩奉文创建于五龙庙隙地，堂殿三间，瓦房八间，草房二十一间，门楼二座。乾隆五年（1740），被火草房俱毁，知州马□捐造草房三十间。十四年（1749），知州刘曰章易盖瓦房共二十八间。

普济堂义冢地一亩二分在新店铺，雍正十二年，王景先捐生息银二百两，雍正十二年，张克明等捐。

普济堂，乾隆十九年（1754），知州蒋光祖奉文又劝捐银一千二百四十三两。《邓州志·卷之五·建置志》，清·姚子琅纂，蒋光祖修，清乾隆二十年（1755）刊本，11.

难民教养院

民国二十八年（1939）八月，基督教徒王景阳与中华慈幼协会联系，成立邓县难民教养院，收养难童300人。次年，又与第五战区联系，附设妇女收养所于教养院内。《邓州市志》，邓州市地方志编纂委员会编，王复战主编，中州古籍出版社，1996年9月，29.

漏泽园

漏泽园五处，大东门外五亩，小东门外五亩，正南门外五亩，小西门外五亩五分，大西门外五亩五分。《邓州志·卷之九·创设志》，明·潘庭楠纂修，宁波天一阁藏明嘉靖四十三年（1564）刻本1963年影印，20.

药材银

牛犊药材，代淅川县办纳……本州药材菊花二十五斤，本色九分，折色一分，共银二两，俱解礼部。《邓州志·卷之十·赋役志》，明·潘庭楠纂修，宁波天一阁藏明嘉靖四十三年（1564）刻本1963年影印，23.

第十四章　商丘市

第一节　商　丘

惠民药局

惠民药局，在县治东。《商丘县志·卷之一·建置志公署》，民国·刘德昌纂修，民国二十一年（1932）石印本，18.

清，仁宗嘉庆三年（1798），城内设惠民药局。《商丘县志》，商丘县志编纂委员会编，生活·读书·新知三联书店，1991年3月，22.

医学训练

（商丘县）医学训科一员。《河南通志·卷三十八·职官志》，清·田文镜纂修，清光绪二十八年（1902）刻本，3.

中医

本县中医自古出名。北宋时期，本县籍医学家王怀隐主编《太平圣惠方》百卷。明代，本县人张三锡在经络、四诊、病机、治法、本草及运气方面造诣很深，著有《医学六要》19卷、《四诊》1卷。清乾隆二十一年（1756），本县人陈濂根据长期的医疗实践，编著《衍庆编》。

自民国三年（1914）西医传入本县，中医事业虽受西医的影响，但仍有发展。城北乡李玉碧（1830—1913）擅长痘疹专科，名扬四方，其后人著《痘疹大全》和《李氏痘疹科》。民国二十一年（1932），本县人宋克彬在祖传中医的基础上，从师名医赵中和，进一步提高了医术，在民国三十一年（1942）霍乱流行时，救治病人很多。王崇楼、刘法禹、徐家泰、王云思、王海丰等中医，分别擅长于内、外、儿、妇等科，饮誉县内外。1946年，商丘县中医师协会成立，有会员60余人。时至解放前夕，全县城乡有中医药堂（铺）49家，从业人员250名。其中中医医生82名。

解放前中医行医，一是自开药铺兼行医；二是在别人开的药铺里当"坐堂医"；三是开设家庭诊所，只看病不卖药。习医方式一则父子相传，二则从师学徒，至于进大学学医的，全县没有。民间医生有专科特长者，往往秘不外传。《商丘县志》，商丘县志编纂委员会编，生活·读书·新知三联书店，1991年3月，461-462.

医疗

建国前，本县民间医疗多以中医中药为主，大部分医生自立堂号，坐诊行医，兼营中药。民国三年（1914），西药传入本县，至1948年共有161名中西医医生，平均4900多人仅有1名医生，缺医少药现象严重。清宣统三年（1911）至民国三十七年（1948），霍乱、伤寒、猩红热等传染病流行6次，死人甚多。新生儿残亡率高。是时，人均寿命35岁。《商丘县志》，商丘县志编纂委员会编，生活·读书·新知三联书店，1991年3月，461.

西医

民国三年（1914），归德镇守使宝德全在城内当铺隔首路北（今县武装部）开办军医院，内有西医。民国四年（1915），加拿大基督教传教士在开封办的圣保罗医院迁本县城内，改为三一医院。民国八年（1919），迁往北关外，复称圣保罗医院。民国二十三年（1934），商丘医院建立，设有西医内科、外科、妇产科。民国二十九年（1940）六月，伪商丘县公署在城内刘隔首西一街路北建立县医院，设有内科、外科和妇产科门诊，无病房。民国三十四年（1945）十月，国民党商丘县政府在原伪县公署办的县立医院基础上，建立商丘县卫生院，设有内、外、妇、儿多科，亦无病房。民国三十五年（1946）十月，改为河南省第二行政区公立医院。商丘解放后，该院与圣保罗医院合并，建商丘专区人民医院，后改为商丘地区人民医院。

民国九年（1920）至民国三十七年（1948），全县先后开办私人医院和诊所51个（其中26个在城内），从业人员约180人。这些医院和诊所，设备简陋，时开时停。办得较好的有博爱医院、华北医院、德华医院、济众医院等。至1948年，全县西医从业人员230人。《商丘县志》，商丘县志编纂委员会编，生活·读书·新知三联书店，1991年3月，462-463.

商丘县医院

民国二十三年（1934），商丘县医院成立，为本地第一所县立医院。《商丘县志》，商丘县志编纂委员会编，生活·读书·新知三联书店，1991年3月，32.

圣保罗医院

民国四年（1915），加拿大基督教会的传教士，于县城开办三一西医院，到民国八年（1919），迁北关改称"圣保罗医院"。《商丘县志》，商丘县志编纂委员会编，生活·读书·新知三联书店，1991年3月，26.

民国二年（1913），加拿大基督教圣公会在开封南关开办圣保罗医院。民国四年（1915）迁本县城内西马道南二街路东，称三一医院，由加拿大医生胡××和福建籍医生陈雅阁应诊，收学徒2人，工友3人。民国六年（1917），教会在县城北关外买地48亩建新址，一年后该院由城内迁出，仍称圣保罗医院。时有20多人，病床40张，设有接产房、婴儿房、药房、实验室等。民国十年（1921），该院办归德圣保罗医院护士学校，民国十二年（1923）改为商丘圣保罗医院附设高级护士职业学校。到民国二十六年（1937），该院人员增加到70余人，床位80张，日门诊量七八十人次，以诊治常见病、地方病为主。沦陷期间，日本人将该院改为同仁归德医院，只接治日本人和高丽人（朝鲜人）。抗日战争胜利后，贝美瑞、康爱莲参与医院管理。民国三十六年（1947），贝、康回国。民国三十七年（1948），教会派人任院长，日门诊量一百二十人次。外科可做肠梗阻、剖腹产等手术；内科仍以治疗黑热病、疟疾、回归热、伤寒、梅毒病、寄生虫病为多。黑热病每天正规治疗五六十人，最多时达200人次。同年十一月，商丘解放，仍由中华圣公会河南教区管辖。1951年9月13日，经教会同意，商丘专署卫生科将该院接收，时有人员99人，在此基础上，并入原商丘行署公立医院，成立商丘专区人民医院。《商丘县志》，商丘县志编纂委员会编，生活·读书·新知三联书店，1991年3月，466.

商丘县卫生院

抗战胜利后，国民党河南省政府于民国三十四年（1945）十月，将日伪时期的县公立医院改名为县卫生院，省卫生处派郭庆风任院长。当时有工作人员17人，设有内、外、妇、儿各科。翌年10月，改为河南省第二行政区公立医院。1947年设病房，床位30张，人员增至30余人。1948年11月，易名为商丘行署公立医院，由民政科长苗泽生兼任院长。《商丘县志》，商丘县志编纂委员会编，生活·读书·新知三联书店，1991年3月，466.

中药购销

五代时，归德是河南四大药材集散地之一。清乾隆年间，本县有中药堂（铺）114家，从业人员263人。清嘉庆三年（1798），于县城建立惠民药局，从事中药购销。民国年间，城乡和朱集镇有私营中药行24家，从业人员383人，城乡有中药堂铺148家，从业人员495人。是时，外销地产药材24种，年销售金额140万元。解放初期，中药购销仍由私人经营。《商丘县志》，商丘县志编纂委员会编，生活·读书·新知三联书店，1991年3月，468.

西药购销

民国六年（1917），圣保罗医院所用西药多购于上海、天津。民国十二年

（1923），本县第一家私营西药房——华北药房开业。民国二十七年（1938）发展到3家，从业人员29人，至于四乡，除朱集有两家西药房外，均无西药房。民国二十七年（1938）以后，县城先后开设18家西药房，并有中西药寓于一体的药铺。《商丘县志》，商丘县志编纂委员会编，生活·读书·新知三联书店，1991年3月，469.

养济院

养济院，旧在东门外城下，嘉靖二十六年（1547），知府李念建，今移南门外，孙家隅首东。《商丘县志·卷之一·建置志公署》，民国·刘德昌纂修，民国二十一年（1932）石印本，18.

本县养济院孤贫76名口，实支口粮花布银二百一十二两五钱八分三厘，遇闰加额银十五两六分。《商丘县志·卷之二·赋役志》，民国·刘德昌纂修，民国二十一年（1932）石印本，25.

漏泽园

漏泽园，在城西南一里许，计地十一亩八厘，明知府刘信置。旧义冢三，一在北堤下，计地四亩一分，明知府闵材置，一在东堤下，计地八亩五厘，明知府陈洪范置。一在城西大路北，计地十亩，国朝知县胡扬俊置。《商丘县志·卷之一·建置志公署》，民国·刘德昌纂修，民国二十一年（1932）石印本，18.

第二节　永城县

医学　阴阳学

医学，在县治东南。阴阳学，在县治东南，洪武初开设，今废。《永城县志·卷之二·公署》，清·周正纪纂修，清康熙三十六年（1697）刻本，5.

医学、阴阳学，按旧志，俱洪武年间建。《永城县志·卷五·建置公署》，清·岳廷楷纂修，清光绪二十七至二十九年（1901—1903）刻本，10.

（永城县）医学训科一员。《河南通志·卷三十八·职官志》，清·田文镜纂修，清光绪二十八年（1902）刻本，3.

惠民药局

惠民药局，在县东南。洪武初年，知县陈光道建，今废。《永城县志·卷五·建置公署》，清·周正纪纂修，清康熙三十六年（1697）刻本，5.

养济院

养济院，在东关，孤民见在。《永城县志·卷五·建置公署》，清·周正纪纂修，清康熙三十六年（1679）刻本，5.

养济院，在东关，知县沈传义重修。《永城县志·卷五·建置公署》，清·岳廷楷纂修，清光绪二十七至二十九年（1901—1903）刻本，11.

第三节　虞城县

医学　阴阳学

旧县治有阴阳学，在申明亭东；医学，在旌善亭西，今俱废。《虞城县志·卷之三·建置志公署》，清·李淇修，席庆云纂，清光绪二十一年（1895）刊本影印，236.

医学训科员

万历年间（1573—1620），县署设医学训科员，主管卫生行政事宜。《虞城县志》虞城县志编委会编，生活·读书·新知三联书店，1991年7月，22.

（虞城县）医学训科一员。《河南通志·卷三十八·职官志》，清·田文镜纂修，清光绪二十八年（1902）刻本，3.

中医各科

据旧县志记载：明万历年间，本县有知名儒医杨东光，设馆讲学，兼营医疗；清顺治年间，江南名医吴鸿达，侨居本县，以药济贫；道光年间，本县监生刘茂萱，精于中医外科，擅长针灸；同治十三年至宣统末年（1874—1911），本县先后有中医55人，中药店（铺）40余家。民国期间，中医中药人员逐年增多。马牧集傅宝善擅治各科杂病；杨集高丕志祖孙三代以"银花解毒汤"及"清肺饮"治疗小儿麻疹，颇见成效；刘心荣曾以疮科闻名沙集一带，且遗有《膏、丹、丸、散录》（惜遭日军焚烧，现仅存残篇）；潘井、张永懋，对喉科诸病治疗有独到之处，所配"八宝珍珠散""青蛤散""普济清毒加减合剂"等药，具有良效；站集中医外科郑守本，在治疗疗、痈、疮等常见皮肤外科病上，用自制"生肌玉红膏""元寸丹""雄黄散""苦楝散"等，效果甚佳。《虞城县志》，虞城县志编委会编，生活·读书·新知三联书店，1991年7月，438.

广生堂药店

光绪三十二年（1906），虞城邮政代办处，在城内东大街，"广生堂"药店开设。《虞城县志》，虞城县志编委会编，生活·读书·新知三联书店，1991 年 7 月，31.

广庆堂药店

马牧集东西大街店铺众多，资金数额较大的有……"广庆堂"药店（店员 30 人）。《虞城县志》，虞城县志编委会编，生活·读书·新知三联书店，1991 年 7 月，248.

药店诊所

清同治三年（1864）县城中药店"广庆堂"开业。西药，民国六年（1917）传入本县。民国三十年（1941），全县共有中药店、西医诊所 39 家，从业 207 人，全属私人经营。《虞城县志》，虞城县志编委会编，生活·读书·新知三联书店，1991 年 7 月，261.

建国前，本县医疗队伍，历来以中医为主。民国六年（1917）始有西医传人。民国三十八年（1949），全县有中西医药店（铺）、诊所 30 余家，医务人员 167 名，平均每万人 4 名；公立医院 1 所，未设病床，多数贫苦病人就医困难，医疗卫生条件差，霍乱、鼠疫、天花、伤寒、白喉和其他传染病均有流行，死亡率较高。《虞城县志》，虞城县志编委会编，生活·读书·新知三联书店，1991 年 7 月，434.

中医中药店（铺）

中医是本县传统医疗队伍，建国前，本县中医大都为民间个体行医者，自立堂号，坐诊行医，兼营中药。有的承袭祖业，延续发展；有的投亲学徒成医；另有一些外来游医在县境内落户行医。《虞城县志》，虞城县志编委会编，生活·读书·新知三联书店，1991 年 7 月，434.

西医诊所

西医诊所，民国六年（1917），山东省金乡县人王天申，在县城开设第一家西医诊所。民国十五年（1926），山东省齐鲁大学毕业生孙绍光（原籍不祥），在马牧集大隅首路南开设一西医诊所。民国三十六年（1947），四川人李某在刘庄（今属李老家乡）开设一西医诊所。至民国三十七年（1948），全县先后开设西医诊所 10 处，从业者 26 人。《虞城县志》，虞城县志编委会编，生活·读书·新知三联书店，1991 年 7 月，434.

普济西药房附设诊疗所

民国三十三年（1944），县人杨永森、李景修、黄振声从商丘县聘请西医崔长山、崔仲华父子，在马牧集东街北侧开办。普济西药房附设诊疗所以西药为主，兼营中药，民国三十七年（1948）关闭。《虞城县志》，虞城县志编委会编，生活·读书·新知三联书店，1991年7月，434.

县立医院

民国二十五年（1936），县立医院在县城南大街建立，民国二十七年（1938）停办。《虞城县志》虞城县志编委会编，生活·读书·新知三联书店，1991年7月，36.

虞城县医院

虞城县医院，民国二十六年（1937）在县城南门里（今利民镇石棉厂处）设立，院长1人，会计1人，医生2人，民国二十七年（1938）停办。《虞城县志》，虞城县志编委会编，生活·读书·新知三联书店，1991年7月，434.

平民医院

平民医院，民国三十五年（1946）冬设立，院址在县城西大街路南，有院长1人、医师1人、护士2人、助产士1人、杂工3人。房屋8间，未设病房，服务对象大都为富户乡绅，政府职员，民国三十六年（1947）停办，次年复业。《虞城县志》，虞城县志编委会编，生活·读书·新知三联书店，1991年7月，434.

民国三十五年（1946），公立平民医院在县城建立。《虞城县志》，虞城县志编委会编，生活·读书·新知三联书店，1991年7月，40.

西医诊所

民国六年（1917）春，马牧集邮局开始使用火车邮路，山东金乡县人王天申，在县城首次开办西医诊所。《虞城县志》，虞城县志编委会编，生活·读书·新知三联书店，1991年7月，33.

中药店（铺）诊所

广庆堂，开设时间：光绪年间（1864年前后），有门面三间，地点在马牧集，有职员30人。

五福堂，开设时间：光绪年间（1890年前后），有门面二间，地点在林堂（今属张集），主持人为刘延庆，有职员3人。

五世堂，开设时间：光绪年间（1890 年前后），有门面二间，地点在店集，主持人为段明朗，有职员 5 人。

三和堂，开设时间：光绪年间，有门面二间，地点在马牧集，主持人为赵昌伦，有职员 10 人。

德聚堂，开设时间：光绪年间，有门面二间，地点在吴庄（今稍岗集），主持人为李怀邦，有职员 5 人。

保元堂，开设时间：民国元年（1912），有门面二间，地点在马牧集，主持人为葛桂轩，有职员 12 人。

广泰堂，开设时间：民国元年间，有门面一间，地点在杜集，主持人为张敬彪，有职员 4 人。

永寿堂，开设时间：民国三年（1914），有门面 1 间，地点在潘井（今属李老家），主持人为张永懋，有职员 2 人。

登仁堂，开设时间：民国五年（1916），有门面二间，地点在大侯，主持人陶凤桂，有职员 4 人。

王天申诊所，开设时间：民国六年（1917），有门面一间，地点在利民西关，主持人为王天申，有职员 2 人。

同春堂，开设时间：民国十年（1921），有门面一间，地点在利民，主持人为祁温如，有职员 4 人。

同心堂，开设时间：民国十五年（1926），有门面三间，地点在卢楼（今属郑集），主持人为卢德颂，有职员 13 人。

中和堂，开设时间：民国十五年（1926），有门面二间，地点在沙集，主持人为刘心荣，有职员 6 人。

昼锦堂，开设时间：民国十五年（1926），有门面一间，地点在界沟，主持人为韩钦明，有职员 5 人。

回生堂，开设时间：民国十五年（1926），有门面一间，地点在王集，主持人为贾孝滨，有职员 2 人。

济世堂，开设时间：民国十五年（1926），有门面一间，地点在王集，主持人为李显义，有职员 3 人。

宝和堂，开设时间：民国十六年（1927），有门面一间，地点在马牧集，主持人为傅宝善，有职员 1 人。

济华堂，开设时间：民国十九年（1930），有门面一间，地点在利民，主持人为窦贵武，有职员 5 人。

万聚堂，开设时间：民国二十年（1931），有门面二间，地点在沙集，主持人为王志典，有职员 5 人。

广和堂，开设时间：民国二十年（1931），有门面一间，地点在杜集，主持人为刘仲信，有职员 4 人。

益生堂，开设时间：民国二十年（1931），有门面二间，地点在贾寨，主持人为张宗信，有职员 3 人。

太和堂，开设时间：民国二十年（1931），有门面二间，地点在大侯，主持人为刘占训，有职员 4 人。

广会堂，开设时间：民国二十一年（1932），有门面二间，地点在李老家，主持人为李增云，有职员 5 人。

广生堂，开设时间：民国年间，有门面二间，地点在利民，主持人为杨金章，有职员 5 人。

济世堂，开设时间：民国二十一年（1932），有门面二间，地点在利民，主持人为李鹤岭，有职员 7 人。

春和堂，开设时间：民国二十四年（1935），有门面一间，地点在站集，主持人为郑守本，有职员 4 人。

志生堂，开设时间：民国二十五年（1936），有门面一间，地点在界沟，主持人为张孝其，有职员 2 人。

春生堂，开设时间：民国二十五年（1936），有门面一间，地点在黄冢，主持人为杨朝一，有职员 2 人。

德益堂，开设时间：民国二十五年（1936），有门面三间，地点在贾寨，主持人为陈俊涛，有职员 5 人。

世济堂，开设时间：民国二十六年（1937），有门面一间，地点在马牧集，主持人为赵世君，有职员 5 人。

春元堂，开设时间：民国二十六年（1937），有门面一间，地点在站集，主持人为卢魁一，有职员 3 人。

普济堂，开设时间：民国三十二年（1943），有门面一间，地点在界沟，主持人为满士秀，有职员 1 人。

普济西药房附设诊所，开设时间：民国三十三年（1944），地点在马牧集，主持人为扬永森，有职员 5 人……《虞城县志》，虞城县志编委会编，生活·读书·新知三联书店，1991 年 7 月，437.

妇幼保健

建国前，广大妇女长期受封建礼教和传统势力束缚，身心健康无人问及。生孩子时，接生技术很原始，多用剪刀或秫秸篾断脐带，造成不少的难产、死产、破伤风感染（俗称"脐风"）和产褥热。全县产妇死亡率为 15%，婴儿死亡率在 20% 左右，局部地区更高。据民国三十五年（1946）对 22 个村的 94 户调查，生婴儿 588 人，死亡 399 人，死亡率为 67.86%，其中新生儿破伤风 231 人，占出生数的 39.28%。马楼村（今属刘店乡）高龄老人黄氏，生育7胎，无一成活；郭庄（今属城郊乡）刘某之妻，生育8个孩子，6个死于破伤风感染。《虞城县志》，虞城县志编委会编，生活·读书·新知三联书店，1991年7月，445.

救济院 戒烟（毒品）所

民国三十三年（1944），县救济院，戒烟（毒品）所先后在县城设立。《虞城县志》，虞城县志编委会编，生活·读书·新知三联书店，1991年7月，39.

养济院

养济院，在县治西北，知县胡宗潴重建。《虞城县志·卷之三·建置志恤政》，清·李淇修，席庆云纂，清光绪二十一年（1895）刊本影印，266.

孤贫月粮银，七一七两二钱三分四厘三毫五丝。遇闰加额银，五两九钱三分六厘一毫八丝。《虞城县志·卷之二·地丁志》，清·李淇修，席庆云纂，清光绪二十一年（1895）刊本影印，214.

广济堂

广济堂，在县西关。雍正十二年（1734），知县张元鉴率邑士建，共屋二十五间，置地六顷一十四亩，每月给散贫民口粮，造册报上。《虞城县志·卷之三·建置志恤政》，清·李淇修，席庆云纂，清光绪二十一年（1895）刊本影印，267.

雍正十二年（1734），县署在西关建广济堂1所，收养鳏寡孤独105人。《虞城县志》，虞城县志编委会编，生活·读书·新知三联书店，1991年7月，24.

育婴堂

育婴堂，在县西关。雍正十三年（1735），知县张元倡建，邑绅江天增捐资买房一所，造屋八间，又买元村九甲小地五十亩入堂，为养赡之资。《虞城县志·卷之三·建置志恤政》，清·李淇修，席庆云纂，清光绪二十一年（1895）刊本影印，267.

雍正十三年（1735），本县士绅江天增捐款，在县城西关兴办育婴堂1所，又置地50亩，作为抚养孤儿之资。《虞城县志》，虞城县志编委会编，生活·读书·新知三联书店，1991年7月，24.

漏泽园

漏泽园，在县东南廓外半里许。义冢，在县西廓外半里许，旧有知县李仲极买地四亩。雍正二年（1724），知县张元鉴，又买地六亩八分八厘附之。《虞城县志·卷之三·建置志恤政》，清·李淇修，席庆云纂，清光绪二十一年（1895）刊本影

印，266.

第四节　夏邑县

医学　阴阳学

阴阳学、医学，俱洪武十七年（1384）开设，县治南，久废。嘉靖乙巳（1545），知县郑相改建于县治之东。《夏邑县志·卷之二·建置志》，明·郑相纂修，宁波天一阁藏嘉靖间刻本1963年影印本，3.

阴阳训术　医学训科

（官吏）阴阳训术一员，司历；医学训科一员，司药。……阴阳生五人，医生五人。《夏邑县志·卷之二·建置志》，明·郑相纂修，宁波天一阁藏嘉靖间刻本1963年影印本，4.

阴阳训术：王端，成化年任。朱端，弘治年任事，见忠烈志。班恩，正德十年（1515）任，嘉靖二十一年（1542）致仕。丁鹍，嘉靖二十四年（1545）任。《夏邑县志·卷之五·官师志》，明·郑相纂修，宁波天一阁藏嘉靖间刻本1963年影印本，14.

阴阳训术，明洪武十七年（1384）设，清顺治四年（1647）载旧志所有人员列后：王端，成化年（1488）任。朱端，弘治元年任。班恩，正德元年任。丁鹍，嘉靖二十八年（1549）任。崔体泰，附贡万历元年（1573）任。郭名仕，崇贞七年（1634）任。刘永庆，顺治四年（1647）任。《夏邑县志·卷五·师官》，民国·黎德芬等纂修，民国九年（1920）石印本影印，624-625.

（明）阴阳训术：王端，成化年任。朱端，弘治元年（1488）任。班恩，正德元年（1506）任。丁鹍，嘉靖二十四年（1545）任。《夏邑县志·卷之五·官师志》，明·郑相纂修，宁波天一阁藏嘉靖间刻本1963年影印本，14.

（明）医学训科：王淳，归德人，天顺年任。张兰，弘治十八年（1505）任，嘉靖二十三年（1544）致仕。崔凤，嘉靖二十四年（1545）任。以上行世俱不可考，待录其见闻者以俟。《夏邑县志·卷之五·官师志》，明·郑相纂修，宁波天一阁藏嘉靖间刻本1963年影印本，14.

明洪武十三年（1380），县衙设有医学训科，管理医疗事业。清袭明制，卫生事业有所发展。民国时期，本县仅有县立卫生院1所。建国前夕，县城、胡桥、马头、司道口、白庙、李集、杨集等集镇共有20个设备简陋的私人诊所。乡村仅有少数民间医生行医。《夏邑县志》，河南省夏邑县志编纂委员会编纂，河南人民出版社，

1989 年 12 月，455.

（夏邑县）医学训科一员。《河南通志·卷三十八·职官志》，清·田文镜纂修，清光绪二十八年（1902）刻本，4.

惠民药局

惠民药局，民病命医给药。县治西南。洪武十三年（1380），知县石原吉建，今废，基址尚存。《夏邑县志·卷之二·建置志》，明·郑相纂修，宁波天一阁藏嘉靖间刻本 1963 年影印本，7.

（明）洪武十三年（1380），知县石原吉建惠民医药局，为本县最早的医药机构。《夏邑县志》，河南省夏邑县志编纂委员会编纂，河南人民出版社，1989 年 12 月，9.

中医

本县历代均有中医方家。清代以来行医者渐多，从乾隆元年（1736）至中华人民共和国建立，本县比较出名的中医有 229 人，开有中药铺 156 家。

乾隆年闻温病学家杨璿，行医多年，所著《寒温条辨》，传播广泛，实用价值较高。中国当代中医学家赵锡武，著名女中医正骨专家罗有名，医技精湛，蜚声中外。杨百亮、仇长省、阎登先、陈天赐、李明渠、彭士彦、张慕曾、彭暲、李绰、李锦、曹頔、刘维忠、李铸生、杜宝山、何道芳、杨清昌均为本县一代名医。中峰乡中冯阁朱氏中医痘诊科，罗庄何阁王玉振霍乱症治疗术，营集王老家王氏眼科，业庙李河村李氏骨科，都远近闻名。《夏邑县志》，河南省夏邑县志编纂委员会编纂，河南人民出版社，1989 年 12 月，456.

西医

清宣统二年（1910），西医由大菜园村刘振德引进本县。民国期间，全县私人西医诊所 19 所，多不分科。《夏邑县志》，河南省夏邑县志编纂委员会编纂，河南人民出版社，1989 年 12 月，456.

建国前，本县医疗机构不分内外科，由于医疗技术不精，药品、药械不足，仅能做脓包切开，取弹，木板固定骨折等简单手术。

眼科，民国二十三年（1934）三月二十八日，保华诊所刘振德曾为一患者做角膜白斑术成功。民国三十六年（1949）。东关设有眼科诊所。民国三十八年（1949）八月，群力联合医院设眼科。

民国三十四年（1945），马头寺始建妇科诊所，《夏邑县志》，河南省夏邑县志编纂委员会编纂，河南人民出版社，1989 年 12 月，459.

保华诊所

（清）县城东关大菜园村刘振德，由陕西学医返里，开热保华诊所。西医医疗技术传入本县。《夏邑县志》，河南省夏邑县志编纂委员会编纂，河南人民出版社，1989 年 12 月，13.

慈善医院

民国十八年（1929），代德馨等人创建的私立医院，初名慈善医院。后由私立转为公立，易名为夏邑县卫生院。民国二十四年（1935），这所医院设院长 1 人，医生、助手各 1 人，勤务 2 人，月支经费 100 元，平均日诊 10 余人。民国二十八年（1939）八月，因日军侵占县城而关闭。民国三十五年（1946）八月，复业。民国三十七（1948）年十一月，中国人民解放军某部卫生队接管，后移交夏邑县人民政府，改名为县政府卫生所。《夏邑县志》，河南省夏邑县志编纂委员会编纂，河南人民出版社，1989 年 12 月，455.

旧法接生

建国前，本县妇幼保健极为落后，农村普遍采用旧法接生，用秫秸篾、剪刀割脐带，用破布包裹婴儿，婴儿死亡率很高。民国三十年（1941），曹集乡彭楼村出生婴儿 29 人，死亡 24 人，死亡率为 82.76%。民国三十二年（1943），马头北街出生婴儿 34 人，死亡 30 人，死亡率 88.24%。民国三十四年（1945），何营乡汤庄村，出生婴儿 12 人，死亡 11 人，死亡率 91.67%。《夏邑县志》，河南省夏邑县志编纂委员会编纂，河南人民出版社，1989 年 12 月，464.

药材银

药材，瓜蒌子银二两二钱一分。《夏邑县志·卷之三·田赋志》，明·郑相纂宁波天一阁藏嘉靖明刻本 1963 影印本，5.

卫生经费

建国前，本县卫生经费每月仅 100 元（银圆）。私营诊所，药铺的资金来源由个人或股东自筹。《夏邑县志》，河南省夏邑县志编纂委员会编纂，河南人民出版社，1989 年 12 月，470.

药品销售

明代以前，本县即有药铺，晚清至建国初期，全县有较大的药铺 13 家。民国三十五年（1946），较大铺号有县城东关的益寿堂、春生堂、豫生堂、济众堂、华亚西药房，韩镇集的魁元堂，白庙集的纯一堂，桑堌集的育春堂，会亭集的广生堂。私人开设的药铺药价不定，有"黄金有价药无价"之说。较大的药铺店堂，不仅收购、加工、炮制本地药材，配制成药，还从亳州、商丘、砀山等地购进大量药材，聘请坐堂医生。《夏邑县志》，河南省夏邑县志编纂委员会编纂，河南人民出版社，1989 年 12 月，468.

养济院

养济院，（在）县治东南。嘉庆乙巳（1545），知县郑相重修，有室、有门、有坊。凡民老无依者收养之，唯其人不限以数。每名口月支粮三斗，冬衣布二十四尺、棉一斤。病给以药，死给以棺。《夏邑县志·卷之二·建置志》，明·郑相纂修，宁波天一阁藏嘉靖间刻本 1963 年影印本，7.

第五节　宁陵县

医学

医学，三间，在旌善亭之南东向，熊秉元修，久废。《宁陵县志·卷之三·建置志公署》，清·萧济南纂修，清宣统三年（1911）刻本，3.

（宁陵县）医学训科一员。《河南通志·卷三十八·职官志》，清·田文镜纂修，清光绪二十八年（1902）刻本，3.

阴阳学

阴阳学，三间，在申明亭之南西向，熊秉元修，久废。《宁陵县志·卷之三·建置志公署》，清·萧济南纂修，清宣统三年（1911）刻本，3.

养济院

养济院。造化之缺，帝王补之，何以补之？曰：发政施仁，文王仁政，先此茕独，非加厚也。盖仁心之恻然易动者，莫先于此，忍听其怨，饥啼寒乎？是未可略也。养济院旧在旧仓之前，嘉靖二十六年（1547），知县陈炫移仓于县治内，遂以其地为养济院。四十五年（1566），知县熊秉元改为社仓，更置养济院于东关东岳庙之西。阔六丈八尺，长十三丈三尺，南至官街，西至刘甲第东北，二边俱至东岳庙，公地一亩二分八厘五毫七丝，内起房屋，贫老居住。后移东大街路北，不详何年。近自光绪十六年（1890），知县钱绳祖改移西大街路南，东至常平仓，西至旧书院遗址，北至大街，南至水坑北岸。续订。《宁陵县志·卷终·杂志》，清·萧济南纂修，清宣统三年（1911）刻本，1.

养济院。造化之缺，帝王补之？何以补之，曰：发政施仁。夫仁政之行，岂独制田里，教树畜，导妻子，使各养老哉。即剖胎杀夭，阳木阴木，计寸计纤，悉不留余憾，而孟氏指文王仁政，曰先此茕独，非加厚也、凡仁心之恻然易动者，莫先于此耳，宁文王乎，而肯使其怨饥啼寒于天地间乎，是未可略也。养济院旧在旧仓之前，嘉靖二十六年（1547），知县陈炫移仓于县治内，遂以其地为养济院。四十五年（1566），知县熊秉元改为社仓，更置养济院于东关东岳庙之西，阔六丈八尺，长十三丈三尺，南至官街，西至刘甲第东北，二边俱至东岳庙，共地一亩二分八厘五毫七丝，内起房屋，贫老居住。《宁陵县志·卷之十二·杂志》，清·王国宁纂修，清康熙三十二年（1693）刻本，1.

药局

良医之功与良相等，谓能生全，人而不至于夭伤也。虽然医非无良者，第小民艰于资用，而偶罹疾病，因循不治，以至于卒，不可疗者，不知凡几。然则施药之效，不更与帝王蠲租发粟之效，有相埒者耶。

宁陵旧有药局，在县治大门之外，旧时本县择医一名。岁给药材银三二十两，检方合剂，贫民不至于待死，而今则废焉，吏斯土者。何以得，稍有余资而修举之，亦岂非为。国家蕃育黎庶之一术耶，而不知有志焉，而克逮者之为谁也。《宁陵县志·卷终·杂志》，清·萧济南纂修，清宣统三年（1911）刻本，4-5.

漏泽园

在北门，堤外迤西百余步，地七分四厘，东至李宗善，南至刘志道，西至徐云汉，此至李永新。《宁陵县志·卷终·杂志》，清·萧济南纂修，清宣统三年（1911）刻本，2.

第六节　柘城县

医学

医学，在县署西。一所一间，南北原一丈七尺，东西原一丈三尺，今查，东边尚余六尺。《柘城县志·卷二·建置志公署》，清·李藩纂修，清光绪二十二年（1896）刻本，5.

阴阳学

阴阳学，在县署东。一所三间，今查丈，东西二丈四尺四寸，南北一丈八尺。《柘城县志·卷二·建置志公署》，清·李藩纂修，清光绪二十二年（1896）刻本，5.

惠民药局

惠民药局，旧在县城，今废。《柘城县志·卷二·建置志恤政》，清·李藩纂修，清光绪二十二年（1896）刻本，28.

阴阳训术　医学训科

明，知县一员，阴阳训术一员，统阴阳生五名，医学训科一员。《柘城县志·卷二·职官志官制》，清·李藩纂修，清光绪二十二年（1896）刻本，1.

（柘城县）医学训科一员。《河南通志·卷三十八·职官志》，清·田文镜纂修，清光绪二十八年（1902）刻本，4.

养济院

养济院，旧在南关。正德十二年（1517），知县胡世忠修，新城因重修之，在今城内北顺城街。光绪十七年（1891），知县元淮拨款，邑人牛蔚起、陈怀冉、曹崇赐、朱玉瑄等督修草房四间，门楼一间，并原存二间，共七间。南北方宽各十步，中长二十四步，成地一亩四分。东至火神庙，北至涡河涯，南至大路，西至小胡同。每名月给钱二百，有妻倍之，殁与棺葬义冢，今并入普济堂。《柘城县志·卷二·建置志恤政》，清·李藩纂修，清光绪二十二年（1896）刻本，28.

普济堂

普济堂，在北关内。堂屋三间，门楼一座，草房四十间。雍正十一年（1733），巡抚王士俊奏请创建，今移城内东顺城街基址，东西各宽二十四步，中长二十四步，成地二亩四分。北至陈瑞祥，南至大坑，西至李敬，东至大街。咸丰七年（1857）知县陈督绅重修，勒石，计房四十间。至光绪十七年（1891），仅存其半，知县元淮拨款，督绅牛蔚起、曹崇赐、朱玉瑄、陈怀冉等修葺，后堂屋三间，西屋三间，南屋二间，前东屋二间，瓦门一间，共十一间，并旧存共二十一间。按旧志，雍正年间，邑绅捐输银二百六十一两五钱六分，发当以二分生息，又捐地九顷七十八亩八分七厘三毫。每年征租银一百三十二两三钱八分四厘，嗣遭兵焚，银款无存，仅存地亩，有三庄头张呈祥、李廷宾、王连升分佃各种，每亩按六月十月纳稞，自一百至一百五十、一百八十、二百、二百二十价，凡五等，庄头按亩除饭食钱三十文。光绪十九年（1893），知县元淮查丈有四至量实数目，清册存卷。《柘城县志·卷二·建置志恤政》，清·李藩纂修，清光绪二十二年（1896）刻本，28.

漏泽园

漏泽园二，一在旧城东南郭外，为修新城掩废；一在新城东，民施，万历元年

（1573），知县张献可查拨侵占，筑垣立石，有记，今废。《柘城县志·卷二·建置志恤政》，清·李藩纂修，清光绪二十二年（1896）刻本，28.

第七节 睢 县

医学 阴阳学

所属衙门，曰阴阳学，在州治东；曰医学，在州治西……《续睢州志·卷二·建置志公署》，清·王枚纂修，清光绪十八年（1892）刻本，21.

（睢州）医学，典科一员。《河南通志·卷三十八·职官志》，清·田文镜纂修，清光绪二十八年（1902）刻本，4.

中医 药铺

清末民初，全县有中医50名，中药店37家。其中县城有中药店20家，中医30人。较早的中药店有胡斗印的"泰山堂"，冯家福的"同春堂"等。城镇中医人员也不乏名流。如清末庠生徐本运，专攻麻疹、咽喉，治疗颇具匠心。三官庙主持僧季昆，专治温病，用药多寒凉，颇有心得。

此时行医方式，多数是医者自开药铺，看病兼卖药。也有坐堂行医，和中药铺掌柜按一定比例从卖药收入中分成。《睢州志》，马俊勇主编，睢县志编辑委员会编，中州古籍出版社，1989年5月，408.

医药人员

卫生人员：建国前，睢县中医多系从师学徒，一般三年期满，孝师一年。也有自学成才者。西医多为退役旧军医，其中也有医校毕业生。1948年，全县共有医务人员237人。其中，中医145人，西医42人，中西药剂人员50人。《睢州志》，马俊勇主编，睢县志编辑委员会编，中州古籍出版社，1989年5月，418.

老药工

建国前，全县从事中药专业的老药工，约33人。《睢州志》，马俊勇主编，睢县志编辑委员会编，中州古籍出版社，1989年5月，419.

睢县平民医院

1931年，县城内设立第一家公立医院——"睢县平民医院"时，院内设立中医外科。由翟中云任中医外科医生，直至日军侵占我县。民国时期由于国民党政府对中医中药不提倡不扶植，甚至横加干涉。睢县一些颇有成就的中医人士感到前途无望，愤然"洗手"务农。《睢州志》，马俊勇主编，睢县志编辑委员会编，中州古籍出版社，1989年5月，408.

中医师公会

1940年，县城成立了"中医师公会"，会员全是中医、药知名人士。《睢州志》，马俊勇主编，睢县志编辑委员会编，中州古籍出版社，1989年5月，408.

西医

1919年，西医芦敬轩（商丘县赞子集人）到睢县白云寺，在仪普和尚的帮助下，背药箱游乡看红伤。继而在廖平海的资助下，于睢县城内开设"三一"医院，是睢县最早的西医诊所。1925年，西医杨风斋到睢县长岗一带背药箱看病。后到城内开诊所。1935年又在城内东街开设"同济医院"，有师徒四人，以治疗外科病及花柳病著称，可做外科小手术。并设病房九间，是睢县最早设病房的私人西医诊所。

1931年春，由县警察局局长徐天培兼院长，屈旭舞为医务主任，在西南门里天爷庙内正式成立"睢县平民医院"，有西医张立庭，中医外科翟申云等18人。1932年改平民医院为县医院，院址迁至城内东南角大佛寺庙内。分五个科室：内科、外科、妇产科、中医外科和戒烟科，人员约20人。1943年，日伪县政府委任李仁济为县医院院长，另有会计、医生、护士等4人，设备简陋，医疗水平甚低。到1948年，全县仅有西医32人。《睢州志》，马俊勇主编，睢县志编辑委员会编，中州古籍出版社，1989年5月，409.

医药卫生

根据地的医药卫生事业，主要是服务于革命战争，同时也为人民群众医治疾病。先后在根据地建立的卫生机构有：水东独立团卫生院，又称睢杞太后方医院，1940年1月成立，院长王可均，医务人员二十余人，主要活动在睢杞太三县边界。1946年12月，睢县民主政府设立卫生所，所长殷成，医务人员十余人。1947年2月，在睢县厚台乡阎庄成立豫皖苏军区第一卫生学校，校长王可均。截至1949年9月共办3期，每期约1年，每期学员百余人。

根据地的医疗卫生机构大部随部队活动，也为驻地群众治病防病。1946年疟疾流行，医疗卫生机构免费给群众治疗，战争年代药品奇缺，各卫生部门一度用盐水代替红汞，土布代替纱布，普通棉花代替脱脂棉给伤员治疗。抗战后期形势好转，药品供给紧张情况有所缓和，但仍远不能满足需要。

根据地的医疗卫生人员在部队经常开展卫生宣传，教育战士不喝生水，不吃生菜，饭前洗手；发生霍乱、痢疾等传染病时，要及时隔离；平时养成勤理发、剪指甲、晒被褥、用开水烫衣灭虱等良好卫生习惯。根据地的医疗卫生机构培养出了一大批医卫人才，为建国以后人民医疗卫生事业的发展打下了良好的基础。《睢州志》马俊勇主编，睢县志编辑委员会编，中州古籍出版社，1989年5月，108-109.

养济院

养济院，穷老之无归者，官收养于此，旧在襄台之右，今移南城后街。《续睢州志·卷三·建置志恤政》，清·王枚纂修，清光绪十八年（1892）刻本，70.

疫施医药

天时水旱，则有司精诚致祷，饥疫则施医药，蝗则捕，水则塞。至于掩道仅收弃子赎鬻曰是，又在仁民者，随意补救焉。此二事，仅有其名耳。举世久以具文视之，犹幸饩羊尚存，故略载其目于篇。苟实心为政者，循此而求，切以行之，则无一夫生死不得其所者矣。守土者，不以无益而忽之，州人其有赖焉（以上旧志）。《续睢州志·卷三·建置志恤政》，清·王枚纂修，清光绪十八年（1892）刻本，70.

第十五章 信阳市

第一节 信 阳

医学 阴阳学

清初有阴阳学,在州治东南;医学在其西。《重修信阳县志·卷五·公署》,民国·陈善同等纂,民国二十五年(1936)铅印本影印,196.

医学,旧在县署东,久废。《重修信阳县志·卷八·民政一》,民国·陈善同等纂,民国二十五年(1936)铅印本影印,390.

(信阳州)医学,典科一员。《河南通志·卷三十八·职官志》,清·田文镜纂修,清光绪二十八年(1902)刻本,15.

(信阳州)阴阳学,州治东南。医学,阴阳学西。养济院,北门外。惠民局,医学傍。漏泽园,州城北。《汝宁府志·卷三·建置》,清·何显祖,董永祚撰,清康熙三十四年(1695)刻本,19.

惠民局

惠民局,在州署东,医学旁,久废。《重修信阳县志·卷八·民政一》,民国·陈善同等纂,民国二十五年(1936)铅印本影印,389.

豫南大同医院

民国九年(1920),邑人薛继逢、朱浩然、刘景向等以信阳当豫鄂孔道,轮轨交通,人烟稠密,每值时疫流行,死亡枕藉,建议修一慈善医院。各界一致赞助,购买民地二百三十余方,城隍庙主持弥遐捐出北门外房地六百七十余方,共九百余方为基址,驻军靳云鹗及正阳袁绍明等倡捐巨资计共募得七万余元做建筑费。计有病室大楼、隔离病院、挂号房、候诊、施诊、发药各室,厨房、洗衣房、会餐室、接待室、中国医生住宅、西医住宅、看护学习班男生斋舍、女生斋舍、储藏花坞、董事部办公室等共房舍二百余间。女病院分医院尚在筹建中,常年经费有京汉路局包费三千六百元,省款补助一万二千元及他项收入统计两万元有奇。十二年(1933)八月开幕,施诊人数年达二万以上，院内组织分董事、医务部两部，董事部由董事长协理主持，负筹款及购置之责，医务部由院长主持，负责医药及用人之责。开办至今十有三年，成绩优良，唯以系慈善事业诊费一切从廉，省府补助不能照常拨发，故开支不免时感困难耳。历任董事长靳云鹗、薛继逢、龙敏修，院长狄士达、施更生。《重修信阳县志·卷九·民政二》，民国·陈善同等纂，民国二十五年（1936）铅印本影印，433－434.

红十字分会

民国九年（1920）六月，直皖战起，地方怵于兵祸，邑人刘景向等发起，组织红十字会，三日间，募得会员八十余人，电准沪总会，于九月开幕，十一月县南两河口，直奉二军之战，十四年陕军困城之役，敛死扶伤成绩卓著。二十年（1931），夏大水为灾，会同慈善会振务分会暨各法团各慈善家先后设立城工委员会，临时救济水灾，委员会修茸城池，工振委员会临时粥厂。委员会所有事实已散见于各委员会，内又联合慈善会按年施种牛痘，施茶施药，施馍米施棺木，散放寒衣，于必要时并办理临时防疫。本会无基金经费，全由会员捐募，嗣清准县署将附城官地划归会中，收租稍资维持。会址现借教育局街民房，历任会长朱浩然、陈其训、薛继逢。《重修信阳县志·卷九·民政二》，民国·陈善同等纂，民国二十五年（1936）铅印本影印，432－433.

信阳临时防疫委员会暨第九区防疫会信阳分会

民国二十一年（1932）春，东五县难民麇集信阳，自城关车站及三里店、两河口、十八里庙、中山铺等处，不下五六万人。是时，官绅办粥厂二处，省振会委员办理收容暨移民，先后毕事而无所归并有病不能去者，为数尚多，深恐时疫流行，传染为患。红十字会、慈善会发起组织临时防疫委员会，公推薛温伯为主席，常务三人，分总务、卫生、宣传三科，设治疗所二处。所内分中西医二部，中医部诊病施药，西医部专司注射，计自七月杪起截至八月杪日止，施诊六千余号，注射一万五千余号。所有职员除中西医士暨会计庶务酌支车马费外，概系纯粹义务，所需药品率由上海红十字总会、中国济生会、河南省振会暨本地各慈善家捐助，所需经费共七百余元，由各界分途劝募，兹将各职员姓名列后。

主席薛温伯，常务苏曼青、许绍东、何东屏，总务科长胡菊农，卫生科长刘叔豹，宣传科长周鸿仪，文牍陈延之，会计兼庶务黄子猷，中医刘次青、王哲甫，办事员冯莪青、梁少卿、王振初、李庆余、武牧师（第二诊疗所主任）叶长荣、冯良材、邹亚达、冯雨之、冯惠岑、汪式如、郭倚衡、沈均平、杨道生、朱德成。

次年七月，信阳县政府，奉豫鄂皖边区剿匪军总司令部河南第九区行政督察专员公署令饬组织分会，以防时疫，当由县府召集各机关、各慈善团体开会，公推执委十五人，互选薛温伯为主席，一切办法均照上届防疫会办理，经费按月三百元，由财务委员会筹拨。计自八月一日起至九月底止，中医部诊病二千三百五十余号，西医部注射六千一百余号，药品以红十字总会河南省振会捐助为大宗。会内各职员，除中西医士暨会计庶务致送车马费外，概系纯粹义务，兹将各员姓名列后。

主席薛温伯，常务陈雨人、施更生、周炳昌、张吉甫，执委重育民、高镇藩、余玉图、李雪舫、欧阳樾生、许绍周、边播亚、张社民、路雨苍、陈树枫，总务股长薛温伯，股员时竟存、李庆余、张吉甫、刘恩甫、刘叔豹、胡菊农，卫生股长施更生，股员刘经培、路雨苍、边播亚、张社民、曹世五、刘次青，宣传股长邢子山，股员周鸿仪、方化欧、陈树枫、沈赞五、赵企韩、王德宣。《重修信阳县志·卷九·民政二防疫会》，民国·陈善同等纂，民国二十五年（1936）铅印本影印，420-421.

信阳孤儿院

信阳地方每届冬令严寒，往往有慈善团体或私人散放寒衣及馍栗米票等，体系临时性质，向无固定收容之所。民国二十年（1931）元月，大雪经旬，天气奇冷，流离失所之难民触目皆是，而尤以孤苦儿女为最多。有客集吴石仙、黄铭可商之福音堂，武英牧师邀请军政长官暨绅商学各界开会，组织信阳临时孤苦儿女庇寒所，并通过议决案八条，推举负责委员九人，募捐办理，借义光女校大楼开办。计第一期收容孤苦儿女四十三名，至 5 月结束解散，除开支外，尚余捐款五百余元，发商生息。迨至冬季，仍假该校收容，第二期孤苦儿女五十五名，至二十一年（1932）三月照章应办结束，只以该儿女等均属无家可归，无法遣散，经武英两次向信义会募得一千五百余元，继续维持。延至是年十一月，召集各机关开会议决，改庇寒所为贫儿院，并公推施更生医为院长，负责主持现在该院，收容增至百人。又添设园艺、竹工，教贫儿以技能，因女校房屋不敷应用。又向信义会商借西关外圣经学校房屋一部分应用，已于二十二年下半年迁入，唯常年经费无着，专恃募捐较为困难，兹将负责办事人姓名列后。

院长施更生，总务股主任武英、殷子豪、叶更新副之，庶务股主任升平、朱耀亭、朱心安副之，会计股主任朱贵知、陈秀芝副之，书记谭耀卿，管理员徐汉民。《重修信阳县志·卷九·民政二地方慈善》，民国·陈善同等纂，民国二十五年（1936）铅印本影印，424-425.

普济堂

普济堂，在城南门外，瓦草房三十间，其经费指定交盐当店生息银四百七十两。典民卫地五十二亩五分，又荒地二顷七十三亩五分八毫，又续拨入堂内地一顷六十一亩七分五厘五毫，又岁收典稞二十五石五斗，又岁收佃稞六十九石一斗二升五合……凡贫民四十一口，随时收养，每名日支给口粮银一分，至冬各给棉衣银四钱。今房屋早废，尚有义田两份，一在……《重修信阳县志·卷八·民政一》，民国·陈善同等纂，民国二十五年（1936）铅印本影印，390.

普济堂，瓦草房三十间，建州城南门外。交盐当店生息银四百七十两，典民卫地五十二亩五分，荒地二顷七十三亩五分八毫，续奉文拨入堂内地一顷六十一亩七分五厘五毫，岁收佃稞六十九石一斗二升五合，岁收租钱九千八百七十文。贫民随时取养，每名每日支给口粮银一分，至冬各给棉衣银四钱。《重印信阳州志·卷之二·建置志恤政》，清·张钺纂修，汉口大新印刷公司，民国十四年（1925）铅印本，13.

养济院

养济院，在西门外，一作在北门外，草房十三间，额孤贫三十五名，每名每月口粮银三钱，小建扣除，至冬各给布衣银四钱。

按：以上普济堂，养济院见于乾隆志，唯地亩坐落何处稞租属于何项，盐当系何店号，志上均未注明，年湮代远无可稽考，今堂院久废，按月仍有瞽者首领在财委会支领口粮银十两零五钱分散。《重修信阳县志·卷八·民政一》，民国·陈善同等纂，民国二十五年（1936）铅印本影印，389.

养济院，草房十三间，建州城西门外。额设孤贫三十五名，每名每月口粮银三钱，小建扣除，至冬各给布衣银四钱。《重印信阳州志·卷之二·建置志恤政》，清·张钺纂修，汉口大新印刷公司，民国十四年（1925）铅印本，13.

孤贫银

一支孤贫月粮银一百二十六两；一支孤贫冬花布银拾一两七钱七分九厘三毫五丝。《重印信阳州志·卷之三·解支》，清·张钺纂修，汉口大新印刷公司，民国十四年（1925）铅印本，15.

医疗经费

贫民医院常年经费，应由公安经费内开支，政务服装费应由政警经费开支，自治学员费及区长训练费，应由自治经费内开支，均不准动用公款。种痘事宜已奉命由贫民医院兼办……《重修信阳县志·卷十·食货一》，民国·陈善同等纂，民国二十五年（1936）铅印本影印，466.

平民医院经费，2 400元；平民医院药料及开办费，4 800元；种痘经费，100元。《重修信阳县志·卷十·食货二》，民国·陈善同等纂，民国二十五年（1936）铅印本影印，495.

乐善局

乐善局，清光绪间，邑人严作砺等募集捐资，设乐善局于东岳庙兴办义塾义冢，宣讲惜字，施药、放生、施衣、施棺等善举。局中人半持杀戒，不茹荤且奉佛诵经，类似宗教者。《重修信阳县志·卷九·民政二》，民国·陈善同等纂，民国二十五年（1936）铅印本影印，433.

医兽银　药材银

一支本州医兽工食银七两二钱……一支本州修理……药材等项银五十八两八钱。《重修信阳县志·卷十·食货一》，民国·陈善同等纂，民国二十五年（1936）铅印本影印，461.

医学毕业

北京协和医学校甘其佩、山东齐鲁大学医学院叶鹿鸣、山东齐鲁大学医学院樊培禄、广州国立中山大学医学院刘瑞霖。《重修信阳县志·卷二十四·登庸志三》，民国·陈善同等纂，民国二十五年（1936）铅印本影印，1071.

第二节　固始县

医学　阴阳学

阴阳学，旧在宣化坊，梯移置县治东南向。医学，旧在宣化坊，梯移置县治西，南向，皆四楹。《固始县志·卷三·公署》，明·张梯纂修，宁波天一阁藏明嘉靖二十一年（1542）刻本影本，3.

阴阳学，（在）县治前东南。门楼一间，正厅三间。康熙三十一年（1692），知县杨汝楫新建。医学，（在）县前，今废。《固始县志·卷之二·建置志》，清·杨汝楫纂修，清康熙三十二年（1693）刻本，6.

医学，在宣化坊，后移置县治前。旧志，医学旧在宣化坊，知县张梯移置县治前。阴阳学在县治前，旧志阴阳学在县治前，知县杨汝楫建。

杨汝楫建阴阳学记：阴阳学自顺治丙戌，前令马木臣创建，后倾圮不可问。余下车来慨然于中者，久至癸酉春始，克捐薄俸，仍建学于县治大门之东，募民庀工，不逾月告竣。虽或曰：天官时日不若人事，何取乎？阴阳而为此迂远不切之举耶。吾尝考之定之，方中之诗曰：揆之以日，作于楚室。又曰景山与京降观于桑。盖占天卜时，望云察气。虽先王不弃，而今之阴阳讵云于斯道，有窥第朝于斯夕，于斯就其术而叠叠不倦，为吾稽犹豫祛灾眚。仰遵天道，俯修人事，而尤虞悔吝悉，于是乎泯焉。安在斯学之为足，关于县治哉，督斯役者，训术李占春也。例得书于后。《重修固始县志·卷十一·衙署》，清·谢聘纂修，清乾隆51年（1786）刻本，3-4.

（固始）医学，旧俱在宣化坊，知县张梯移置县前。养济院，县治西。惠民局，今废。漏泽园，今废。《汝宁府志·卷三·建置》，清·何显祖，董永祚撰，清康熙三十四年（1695）刻本，17.

医学训科　阴阳训术

元，阴阳学教谕一人：张允。医学教谕二人：田国瑞、刘渊。

大明，阴阳训术五人：唐祴、刘元、马骥、王延、李奎（今缺）。医学训科七人：徐仁富（见传）、王权（见传）、吴宇、吴琰、汪玄、李映、刘元科。《固始县志·卷五·职官志补遗》，明·张梯纂修，宁波天一阁藏明嘉靖二十一年（1542）刻本影本，7.

阴阳学，元，教谕一人：张允。明，训术五人：唐祴、刘元、马骥、王延、李奎。国朝：训术缺。《固始县志·卷之十·异流志科术僧道》，清·杨汝楫纂修，清康熙三十二年（1693）刻本，5-6.

医学，元，教谕二人：田国瑞、刘渊。明，训科九人：徐仁富、王权、吴宇、吴琰、汪玄、李映、刘元科、高选、薛继文。国朝：训科缺。《固始县志·卷之十·异流志科术僧道》，清·杨汝楫纂修，清康熙三十二年（1693）刻本，6.

阴阳学：李占春，康熙三十二年后，本县给劄管理。童养圣，本县给劄管理。程简，本县给劄管理。张仁济，雍正九年（1731），督院田批委署理。高德传，乾隆四年（1739），奉文给劄。《固始县续志·卷之十·异流志科术》，清·包桂纂修，清乾隆十年（1745）刻本，4.

医学：洪宣彝，康熙三十二年（1693）后，本县给劄管理。王召选，本县给劄管理。刘良久，本县给劄管理。祁玉衡，本县给劄管理。汪君章，本县给劄管理。刘孔章，本县给劄管理。沈毓灵，本县给劄管理。任修德，乾隆四年（1739）奉文给劄。《固始县续志·卷之十·异流志科术》，清·包桂纂修，清乾隆十年（1745）刻本，4-5.

（固始县）医学训科一员。《河南通志·卷三十八·职官志》，清·田文镜纂修，清光绪二十八年（1902）刻本，20.

惠民药局

赈恤……宣德三年（1428），令天下军民贫病者，惠民药局给与医药。《固始县志·卷八·赈恤》，明·张梯纂修，宁波天一阁藏明嘉靖二十一年（1542）刻本影本，12.

养济院

养济院，在东城下，南向，中有室有亭，外有门，有坊。洪武八年（1375），知县唐绍宗建，以养民之鳏寡孤独，唯其人不限，以数月有粮，岁有薪，季有布，冬有棉，病有药，死有棺。臣曰：按养济院唐悲田朱福田之遗意也，国朝令郡县访民无告者，给以衣食屋舍，即先王哀茕之意，于戏仁哉。《固始县志·卷八·赈恤》，明·张梯纂修，宁波天一阁藏明嘉靖二十一年（1542）刻本影本，12.

养济院，旧尽倾圮。康熙三十年（1691）知县杨汝楫新建。《固始县志·卷之二·建置志》，清·杨汝楫纂修，清康熙三十二年（1693）刻本，6.

养济院，在城东北隅。旧志，共瓦房二十二间，康熙三十年（1691），知县杨汝楫建。《重修固始县志·卷十一·仓廒》，清·谢聘纂修，清乾隆五十一年（1786）刻本，7.

养济院，访穷民无告者收养其间，二十二名口，原额月粮钱五十九两八分九厘七毫，除荒实征银十七两四分四厘八毫，值闰加征银一两四钱九分。《固始县志·卷之八·典礼志赈恤》，清·杨汝楫纂修，清康熙三十二年（1693）刻本，19.

养济院（房产详建置志），额收贫民二十二名，原额月粮五十九分，除荒实征银十七两二分，乾隆三年（1738）奉文口粮按日支给，共应支口粮银七十九两二钱。又每岁支冬衣银三钱三分六厘五毫五丝，共应支银七两四钱四厘，除支额征外，不敷银两于地丁项下拨补，闰月原额口粮银四两九钱二分四厘，除荒实征银一两四钱八分五厘。乾隆三年（1738）奉文按日支给，共应支银两六两六钱，除支额征外，不敷银两于丁地项下拨补，以上共应支月粮花布银九十三两二钱四厘，扣除小建银，随地丁另款批解。《重修固始县志·卷十三·赋役志》，清·谢聘纂修，清乾隆五十一年（1786）刻本，35-36.

普济院

普济院，在东关良善街。旧志，共瓦房十五间，草房七间。建造年月，旧志失载。雍正十二年（1734），捐置市房田产，岁入租息，收养贫民。乾隆四十一年（1776），署知县程志尹重修，具市房八间。四十二年（1777），知县张邦伸捐修。《重修固始县志·卷十一·仓廒》，清·谢聘纂修，清乾隆五十一年（1786）刻本，7.

普济堂

普济堂（房屋详建置志），雍正十三年（1735），详定额收贫民五十八名。乾隆三十六年（1771），因育婴堂内并无婴孩，详请并入普济堂，又续收贫民十七名，共收贫民七十五名。每名按日支给口粮一分，每名冬季支给棉衣银四钱，以上共应支口粮棉衣银三百两（遇闰加增，扣除小建）。遇有贫民患病，支给药饵银二钱，贫民病故，支给棺木银七钱。乾隆七年（1742），邑令金四德，详请将原赎普济堂田地价银一百五十六两，交当生息，岁收银三十七两四钱四分，以为贫民养瞻之资，又每年额征城关房园租银二十四两，额征三河尖地，租银一百二十四两二钱，以上共收银一百八十五两六钱四分。《重修固始县志·卷十三·赋役志》，清·谢聘纂修，清乾隆五十一年（1786）刻本，36.

育婴堂

育婴堂，在东关皮坑沿。旧志，共草房九间，倒塌无存，乾隆三十三年（1768），知县陆元鼎，因建设后并无遗弃婴孩待育，旧置田产详准入普济堂内。《重修固始县志·卷十一·仓廒》，清·谢聘纂修，清乾隆五十一年（1786）刻本，7-8.

药材银

药材杏仁五十斤，银四两。《固始县志·卷四·徭役》，明·张梯纂修，宁波天一阁藏明嘉靖二十一年（1542）刻本影本，3.

第三节　罗山县

阴阳学　医学

阴阳学，无定所；医学，无定所。《罗山县志·卷之二·建置志公署》，清·葛荃纂修，据清乾隆十一年（1746）刻版重修，清末刻本，5.

（罗山）阴阳学，医学俱县治东，今废。养济院，北门外。惠民局，今废。漏泽园，二区一在城北，一在城西北共济庄，县西五里，万历二十九年（1601）分巡汝南道黄炜创建，知县张正蒙捐助以赡孤贫，今废。《汝宁府志·卷三·建置》，清·何显祖，董永祚撰，清康熙三十四年（1695）刻本，20.

阴阳训术　医学训科

官秩（增）。阴阳学训术一员；医学训科一员。阴、医、僧、道，明初俱赴铨部，后不入铨，唯令长择其能者而授之。《罗山县志·卷之二·建置志官秩》，清·葛荃纂修，据清乾隆十一年（1746）刻版重修，清末刻本，8.

（罗山县）医学训科一员。《河南通志·卷三十八·职官志》，清·田文镜纂修，清光绪二十八年（1902）刻本，15.

（清）医学训科一员，今裁。《罗山县志·卷二·建置志官秩》，清·葛荃纂修，据清乾隆十一年（1746）刻本重修，清末刻本，8.

惠民药局

（清）惠民药局，在四关外，今废。《罗山县志·卷之二·建置志惠恤》，清·葛荃纂修，据清乾隆十一年（1746）刻版重修，清末刻本，19.

养济院　育婴堂　普济院

养济院，在北门外。

育婴堂，在朝阳门内。

普济院，在朝阳门内。以上三处俱雍正十年（1732），奉文建。《罗山县志·卷之二·建置志惠恤》，清·葛荃纂修，据清乾隆十一年（1746）刻版重修，清末刻本，19.

养济院，孤贫冬衣布花银四两五钱。《罗山县志·卷之三·食货志徭役》，清·葛荃纂修，据清乾隆十一年（1746）刻版重修，清末刻本，23.

漏泽园

漏泽园，二区，一在城北，一在城西。知县王夔龙增置，义地二区，一坐安里，一坐连城里。《罗山县志·卷之二·建置志惠恤》，清·葛荃纂修，据清乾隆十一年（1746）刻版重修，清末刻本，19.

第四节　光山县

医学　阴阳学

阴阳学，旧在县治东，正德年间废；医学，旧在县治东，正德初年废。《光山县志·卷三·建置志》，明·沈绍庆纂修，明嘉靖三十五年（1556）刻本影印本，5.

医学　阴阳学，旧俱在县治东，明万历间知县牛应元创建，今久废。《光山县志·卷九·公署》，清·杨殿梓纂修，清乾隆五十一年（1786）刻本，8.

（光山）医学，县治东，万历间知县牛应元创建。《汝宁府志·卷三·建置》，清·何显祖，董永祚撰，清康熙三十四年（1695）刻本，16.

医学训科　阴阳训术

医学训科一员，医生五名。《光山县志·卷五·官师志》，明·沈绍庆纂修，明嘉靖三十五年（1556）刻本影印本，2.

（光山县）医学训科一员。《河南通志·卷三十八·职官志》，清·田文镜纂修，

清光绪二十八年（1902）刻本，19.

阴阳训术一员，阴阳生五名。《光山县志·卷五·官师志》，明·沈绍庆纂修，明嘉靖三十五年（1556）刻本影印本，2.

惠民药局

大明洪武初，建惠民药局。置局蓄药以医贫民，择医士守之，今废。《光山县志·卷三·建置志》，明·沈绍庆纂修，明嘉靖三十五年（1556）刻本影印本，18.

（光山）惠民局，今废。《汝宁府志·卷三·建置》，清·何显祖，董永祚撰，清康熙三十四年（1695）刻本，16.

养济院

养济院，在县治北，东长十一步五分，西长十一步五分，南横十二步，北横九步五分。《光山县志·卷三·建置志》，明·沈绍庆纂修，明嘉靖三十五年（1556）刻本影印本，18.

养济院，在北门内，院地东西长二十三弓，南北横十八弓，赡养孤贫，旧由丁地项下拨给岁额。《光山县志约稿·卷一·县治志》，民国·晏兆平编辑，民国二十五年（1936）铅印本影印，58.

养济院，在北门内，院地东西长二十三，弓南北横十八弓，赡养孤贫，岁额详赋役志。《光山县志·卷九·公署》，清·杨殿梓纂修，清乾隆五十一年（1786）刻本，9.

（光山）养济院，北门外。《汝宁府志·卷三·建置》，清·何显祖，董永祚撰，清康熙三十四年（1695）刻本，16.

育婴堂

育婴堂，在北门内养济院后，雍正十二年（1734）建，房舍前后共六间。《光山县志·卷九·公署》，清·杨殿梓纂修，清乾隆五十一年（1786）刻本，9.

育儿堂，在北门内养济院后，清雍正间建，前后房屋共六间。《光山县志约稿·卷一·县治志》，民国·晏兆平编辑，民国二十五年（1936）铅印本影印，58.

普济堂

普济堂，在北门内养济院北，房舍共二十三间。雍正十二年（1734），署县常三立奉文建，倡捐购置义田二所，一在赛山里葛家庄，一在遇仙里程家庄，共田一百五十亩以为赡。给育婴普济二堂岁费，邑礼部侍郎胡煦有记，现合养济育婴普济三处为养济院，内设院长一人。《光山县志约稿·卷一·县治志》，民国·晏兆平编辑，民国二十五年（1936）铅印本影印，58.

普济堂，在北门内养济院北，房舍共二十三间。雍正十二年（1734），署县常三立奉文建，倡捐购置义田二所，一在赛山里葛家庄，一在遇仙里程家庄，共田一百五十亩以为赡。给育婴普济二堂，岁费，邑礼部侍郎胡煦有记。见艺文。《光山县志·卷九·公署》，清·杨殿梓纂修，清乾隆五十一年（1786）刻本，9.

孤贫银

孤贫五名，岁支月粮钱十八两，闰月加银一两五钱，花布银一两六钱八分三厘。月粮值小建扣除。《光山县志·卷之十二·赋役》，清·杨殿梓纂修，清乾隆五十一年（1786）刻本，25.

漏泽园

漏泽园，在县城北。《光山县志·卷三·建置志》，明·沈绍庆纂修，明嘉靖三十五年（1556）刻本影印本，18.

（光山）漏泽园，城北一里。《汝宁府志·卷三·建置》，清·何显祖，董永祚撰，清康熙三十四年刻本，16.

第五节　息　县

医学　阴阳学

（清）阴阳、医学，知县王用宾修，废。《息县志·卷二·建置》，清·刘光辉撰，清嘉庆四年（1799）刻本，4.

（清）阴阳、医学基共六间。《息县志·卷二·食货》，清·刘光辉撰，清嘉庆四年（1799）刻本，25.

阴阳、医学，（在）县治西南，知县王用宾修，今废。《息县志·卷三·建置志公署》，清·邵光胤纂修，清顺治十五年（1658）刻本，6.

（清）医学训术一员，月米一石。（清）医生五人。《息县志·卷二·建置》，清·刘光辉撰，清嘉庆四年（1799）刻本，7.

（息县）医学，县治西南。养济院，县治东，今废。惠民局，县治前。漏泽园，县城北。《汝宁府志·卷三·建置》，清·何显祖，董永祚撰，清康熙三十四年（1695）刻本，18.

医学训科

（息县）医学训科一员。《河南通志·卷三十八·职官志》，清·田文镜纂修，清光绪二十八年（1902）刻本，20.

阴阳训术一员，月米一石；医学训科一员，月米一石。《息县志·卷之三·建置志官秩》，清·邵光胤纂修，清顺治十五年（1658）刻本，9.

阴阳生五人，医生五人。《息县志·卷之三·建置志官秩》，清·邵光胤纂修，清顺治十五年（1658）刻本，10.

医士　医官

（明）太医院医士，明，吕朴、张东海、刘三杰。医学医官：邓谦、张必大、何深、邬嘉胤。《息县志·卷之八·选举志医官》，清·邵光胤纂修，清顺治十五年（1658）刻本，37.

（清）国朝：何应凰、何其义。《息县志·卷之八·选举志医官》，清·邵光胤纂修，清顺治十五年（1658）刻本，37.

医学：上官嘉，本县人康熙十七年（1678）任；邬明德，本县人；何有本，本县人；程邦瑞，江南人；孟明常，湖广人；薛重辉，陕西人；赵珩，本县人；何锡范，本县人。《息县志·卷之六·选举志医学》，清·蒋彪纂修，清康熙三十二年（1693）刻本，7.

中医

清嘉庆四年（1799年）县志载："张建磊，善医术，针砭皆用古法，前县梁公额其门曰："外科国手"。栗尚，凡治病如见肺肝。清末，夏云集（字祥白，又英白），长于儿科推拿，撰有《保赤推拿法》，又名《推拿精要保赤必备》于清光绪十一年（1885）梓行。后经许敬与（公岩）等之增释本，称为《增图考释推拿法》，于民国二十二年（1933）刊行。

民国十一年（1922），城关西街夏瑶瑚（号铁珊），承营祖传"天知堂"药店，并行医带徒传授中医内科术。周炳朝于城北街继开"同德堂药铺"兼行医。周氏善针灸、割治、拔火罐疗法，尤对小儿科疾病有丰富的临床经验。张陶"人寿堂"药店李西元（号翰卿），诊病细心入微，配方药味少剂量轻，尤对内儿科或疑难杂症的治疗颇有临床经验。张陶集"仁和堂"中药店，岳连枝（号子滨），擅长于中医外科、针灸，尤对聋哑症的治疗有独到之处。包信集"谌太生药店"谌宏模（字拂尧），擅治内科杂症，妇科的经产、崩漏、不孕症，儿科的痘疹、惊风等症。民国时期，息县中医术以内科居首，其次为儿科、外科、喉科、妇科。《息县志》，息县志编纂委员会编，河南人民出版社，1989年11月，409.

行医方式

清代以前，息县从医者分为世医、儒医、时医和游医。传统行医方式有三：一是开铺行医，系中医世家，承祖传家技执医并兼营药铺，此方式较普遍。二是坐堂执医，系药店（铺）主人为广销药物，特邀名医高手坐堂诊治。三是摆药摊，授单方，俗称"草药医"。光绪二十七年（1901）至民国三十七年（1948）间，全县从医者计 262 人，医药店（铺）共 71 家，其中有 45 家为世医，西医（药）人员 31 人。《息县志》，息县志编纂委员会编，河南人民出版社，1989 年 11 月，421.

西医

民国八年（1919），潢川人舒昶来息城西大街桂花巷，自办"大同医院"，西医始传入息县。嗣后，县立医院西医仅设一般内、外科。《息县志》，息县志编纂委员会编，河南人民出版社，1989 年 11 月，409–410.

医疗卫生学校

民国十九年（1930），中华民国红十字会息县分会，曾附设医疗卫生学校，经考试录取 15 名学员，学制一年，食宿自理。该期学员结业后，医校停办。《息县志》，息县志编纂委员会编，河南人民出版社，1989 年 11 月，365.

县立医院

民国十八年（1929）九月，"中华民国红十字会息县分会"建立，但由于分会受政界支配，很少开展赈济活动和医疗业务。民国十九年（1930），县立医院建立，但设备简陋，药品奇缺。广大劳动人民患病多无钱医治。《息县志》，息县志编纂委员会编，河南人民出版社，1989 年 11 月，409.

县立医院，亦称"平民医院"，建于民国十九年（1930）五月，医务人员 7 人，内设院长 1 人，医生 2 人，护士、助产士各 1 人，文书、事务员各 1 人。民国三十五年（1946 年）五月，人员增至 10 人，置病床 10 张，设内科、外科、中医、妇科，日诊量 10 余人次。历年春季，医院以种牛痘为主施行预防接种。民国三十七年（1948）该院停诊。《息县志》，息县志编纂委员会编，河南人民出版社，1989 年 11 月，423.

大同医院

（民国）民国八年（1919）五月，舒氏西医在县城西大街桂花巷，开办大同医院。为西医传息之始。《息县志》，息县志编纂委员会编，河南人民出版社，1989 年 11 月，19.

医药经营

息县医药经营历史悠久，开药店铺或摆摊售药，经销中草药材。清末，城关有几家私人药店，经销中药材 500 余种，有采用祖传剂方炮制丸、散、膏、丹等中成药出售。常有外来医药客商经营。

民国年间，西医（药）传入息县，在城关开设药房、医院、诊所，多为行医并兼营西药。是时，中药店铺遍布城乡集市，城关有药店 18 家，路口有药店 5 家，孙庙有药铺 2 家，杨店有药店 2 家，张陶有药店 4 家，白土店有药店 2 家，岗李店有药店 2 家，包信有药店 4 家，小茴店有药店 1 家，夏庄有药店 5 家，陈棚有药店 2 家，长陵有药店 5 家，项店有药店 4 家，临河有药店 2 家，关店有药店 5 家，乌龙集有药店 10 家。《息县志》，息县志编纂委员会编，河南人民出版社，1989 年 11 月，302.

本县对外贸易的出口商品，以农副产品为主。由私营的行、庄、店、铺经营，输往武汉、信阳加工出口。民国三年（1914），息县香稻丸、中药"息半夏"，参加美国旧金山万国商品赛会展销。《息县志》，息县志编纂委员会编，河南人民出版社，1989 年 11 月，308.

药材银

药材杏仁银，一两七钱五分二厘五毫。《息县志·卷之四·食货志徭役》，清·邵光胤纂修，清顺治十五年（1658）刻本，55.

抚恤

按：鳏寡孤独，尤天民之穷而无告者，故文王怀保小民，惠鲜鳏寡，尤于此加意焉。周官大司徒以保息六养万民，一曰护幼，二曰养老，三曰振穷，四曰恤贫，即本此□行之故。邦国乡里各有委积，以为施惠恤难之备。今县东有孤贫院，北有普济堂，凡孤贫残疾，不能自生者，许入院，官为赡养，按月支给，遇有疾病，督医疗之，而犹恐惠泽有遗也。又设有育婴堂，一应遗弃小儿，皆官为倩妇就局乳视，月给钱米，一逢大歉，各关外更设留养局，放饭赈济，较之周官保息之制，不更有加无已与。《息县志·卷之二·建置志恤政》，清·刘光辉纂修，清嘉庆四年（1799）刻本，14.

养济院

养济院，（在）东街，知县王用宾修，临李少司马宅改大寺西。《息县志·卷三·建置志恤政》，清·邵光胤纂修，清顺治十五年（1658）刻本，18.

养济院，旧在县治东大寺前，久废。康熙三十三年（1694），知县蒋彪捐资特修。月给口粮，养孤贫之无依者。《息县志·卷之二·建置志寺庙》，清·蒋彪纂修，清康熙三十二年（1693）刻本，3.

普济堂

（清）普济堂，旧在东街，知县王用宾修，今移置北关内。《息县志·卷之二·

建置志恤政》，清·刘光辉纂修，清嘉庆四年（1799）刻本，13.

育婴堂　孤贫院

育婴堂，县治北关。孤贫院，在大慈悲寺前。《息县志·卷之二·建置志恤政》，清·刘光辉纂修，清嘉庆四年（1799）刻本，13.

惠民药局

惠民药局，（在）县治东，知县王用宾修，今废。《息县志·卷三·建置志恤政》，清·邵光胤纂修，清顺治十五年（1658）刻本，13.

漏泽园

漏泽园，一在城北，见府志；一在南关外；一在城东五里，俱官立漏泽园。一在城西三里，御史黄家栋置；一在城西北四里，从仕郎黄经置；一在城东北四十里。儒官路云衢置；一在城东北三里，贡生翟玄鹤置；一在褒信镇，生员萧锦置。《息县志·卷三·建置志恤政》，清·邵光胤纂修，清顺治十五年（1658）刻本，13.

第六节　潢川县

医学

（光州）医学，今废。《汝宁府志·卷三·建置》，清·何显祖，董永祚撰，清康熙三十四年（1695）刻本，16.

医学训科

（光州）医学，典科一员。《河南通志·卷三十八·职官志》，清·田文镜纂修，清光绪二十八年（1902）刻本，19.

惠民局

（光州）惠民局，今废。《汝宁府志·卷三·建置》，清·何显祖，董永祚撰，清康熙三十四年（1695）刻本，16.

养济院

（光州）养济院，州治西。《汝宁府志·卷三·建置》，清·何显祖，董永祚撰，清康熙三十四年（1695）刻本，16.

养济院，在南城两坛口街，大小瓦房二十一间，额设孤贫二十二名，每名日支银一分，丁地扣除，岁支月粮七十九两二钱。遇闰加增。花布银七两四钱四厘。《光州志·卷之一·普育引堂》，清·杨修田纂修，清光绪十三年（1887）刊本影印本，140-141.

普济堂

普济堂，在北城西门内，大小瓦房十七间，额设贫民六十八名，每名日支银一分。育婴堂无人，知州顾心详明归并普济堂支发……普育二堂共余银三百三十两，交当典二分生息，按四季支取发用。《光州志·卷之一·普育引堂》，清·杨修田纂修，清光绪十三年（1887）刊本影印本，139.

漏泽园

漏泽园，北门外。《汝宁府志·卷三·建置》，清·何显祖，董永祚撰，清康熙三十四年（1695）刻本，16.

第七节　商城县

阴阳学　医学

阴阳、医学，旧志载，在衙前南街，共十八间，今废。《商城县志·卷三·公宇》，清·武开吉撰，清嘉庆八年（1803）刻本，22.

（商城）医学，县治南，今废。养济院，城西北隅。惠民局，今废。漏泽园，今废。《汝宁府志·卷三·建置》，清·何显祖，董永祚撰，清康熙三十四年（1695）刻本，18.

医学训科

（商城县）医学训科一员。《河南通志·卷三十八·职官志》，清·田文镜纂修，清光绪二十八年（1902）刻本，21.

养济院

养济院，在北门内，草房六间，门牌一座，嘉庆五年（1800）开吉重建。内额设孤贫五名，每名日支口粮一分，遇闰加增，冬季花布银共一两六钱八分三厘，丁地项下支销。《商城县志·卷三·公宇》，清·武开吉撰，清嘉庆八年（1803）刻本，22.

普济堂

普济堂，在东门内，瓦房十九间，嘉庆五年（1800）开吉重修。在堂贫民四十八名，日支口粮银一分，官绅公置义田，一在苏仙石，一在香官畈，上保共地一顷十六亩，岁收租谷按仓斗二百五十二石，照依年岁丰歉佑寿变价。又苏仙石园地租银二两，又存当生息银二百五十两，岁收筹备银六十两，均支给口粮报销。《商城县志·卷三·公宇》，清·武开吉撰，清嘉庆八年（1803）刻本，23.

育婴堂

育婴堂，在东门内普济堂后，瓦房七间。按旧志载，县治大门内东西收粮房各十三间，县丞宅在忠爱堂西，旌善亭、申明亭，在大门外东西金刚台，巡检司移木东寨，有厅舍。察院在儒学大街之东，共房二十九间，今皆废。《商城县志·卷三·公宇》，清·武开吉撰，清嘉庆八年（1803）刻本，23.

第十六章 周口市

第一节 项城县

医学

项城县署，在城内正东，永乐十四年（1416）建，万历三十二年（1604）修。国朝顺治十二年（1655），知县郑羽候，康熙十六年（1677）知县周起龙重修……医学、阴阳学，在县治东。《开封府志·卷之十·公署》，清·管竭忠纂修，清同治二年（1863）刻本，9.

医学训科

（项城县）医学训科一员。《河南通志·卷三十八·职官志》，清·田文镜纂修，清光绪二十八年（1902）刻本，16.

项城县……阴阳学，训术一人，医学训科一人……《开封府志·卷之二十·职官志》，清·管竭忠纂修，清同治二年（1863）刻本，30.

普济堂

普济堂，在隍庙西。雍正十二年（1734），奉文建，知县刘俶倡捐，建正房三间，群房二十间；贡生阎圣言捐地拾顷零，生员王文光捐地三顷三十亩零，岁收籽粒赡养茕独男妇数十名，有碑记载艺文。《项城县志·卷之五·建置志》，清·赵德宏编撰，清乾隆十一年（1746）刻本，31.

养济院

养济院，在县治东街南，内住孤贫十余口，每月支给官饩。《项城县志·卷之五·建置志》，清·赵德宏编撰，清乾隆十一年（1746）刻本，31.

项城县署，在城内正东，永乐十四年（1416年）建，养济院，在城治东街；义冢，一在南关外，一在北关外，一在南□镇。《开封府志·卷之十·公署》，清·管竭忠纂修，清同治二年（1863）刻本，9.

第二节　扶沟县

医学　阴阳学

医学、阴阳学，俱在县治东。今废。《扶沟县志·卷之四·建置志公署》，清·熊灿纂修，清光绪十九年（1893）刻本，6.

扶沟县署，在城内正中，明洪武三年（1370）建，后增葺。国朝康熙六年（1667年），知县高锡爵申请重修……医学、阴阳学，在县治东……养济院，在城隍庙后。《开封府志·卷之十·公署》，清·管竭忠纂修，清同治二年（1863）刻本，6.

医学训科

（扶沟县）医学训科一员。《河南通志·卷三十八·职官志》，清·田文镜纂修，清光绪二十八年（1902）刻本，2.

扶沟县……阴阳学，训术一人，医学训科一人。《开封府志·卷之二十·职官志》，清·管竭忠纂修，清同治二年（1863）刻本，29.

爱华医院

清朝末年，扶沟县尚无正式医院设立（仅有中医），直至民国七年（1918），才有王右文在县城首创一所小医院，取名"爱华医院"，能够医治结核、哮喘、肠道感染、吞金服毒、妇科难产等疾病和进行阑尾炎切除小手术。《扶沟县志》，河南省扶沟县志编纂委员会编，河南人民出版社，1986年12月，487.

医院　药铺

爱华医院的开设，使西医、西药开始传入扶沟，至1935年，西医还只有两家。1948年扶沟解放前夕，全县城乡只有官办医院一处（病床三张）和救济总署河南分署在练寺金大寺设医院一处，私人开业行医者有27家（分散在各地的中医未统计在内），另有中药店铺126家。《扶沟县志》，河南省扶沟县志编纂委员会编，河南人民出版社，1986年12月，487.

普济堂

普济堂，旧在城隍庙后。久废。雍正十三年（1735），知县周钰移建于天宁寺西路南，瓦房十四间，道光八年（1828），知县王德瑛重修，并添建二十间。《扶沟县志·卷之四·建置志·恤政》，清·熊灿纂修，清光绪十九年（1893）刻本，28-29.

普济堂，旧在城隍庙后，久废。雍正十三年（1735），知县周钰移建于天宁寺西北，坐南北向，瓦房十四间。道光八年（1828），知县王德瑛重修，并添建二十间，原交当商本银一千三百二十二两五钱，按月二分起息，收养贫民八十五名。《扶沟县志·卷之四·建置恤政》，清·王德瑛修，清道光十三年（1833）刻本，30-31.

普济堂，孤贫口粮银三两五钱五分，遇闰加银二钱九分。孤贫棉衣银三钱三分七厘，不加闰。《扶沟县志·卷之五·赋役志》，清·王德瑛修，清道光十三年（1833）刻本，11.

漏泽园

漏泽园，在北石桥西十二亩。康熙三十六年（1697），知县赵如桓又于迎春庙东置地六亩五分；五十二年（1713），知县何深又置二所，一在牛王洞前，一在七里井东。雍正间，贡生张桐叟捐地二段，一在南良村，一在西关外，监生万邦俊捐地一段，在七里井。《扶沟县志·卷之四·建置志·恤政》，清·熊灿纂修，清光绪十九年（1893）刻本，29.

漏泽园，在北石桥西，十二亩。乾隆三十六年（1771），知县赵如桓，又于迎春庙东置地六亩五分；五十二年（1787），知县何深又置地二所，一在牛王洞前，一在七里井东。雍正间，贡生张桐叟捐地二段，一在南良村，一在西关外，监生万邦俊捐地一段，在七里井。《扶沟县志·卷之四·建置恤政》，清·王德瑛修，清道光十三年（1833）刻本，31.

第三节　西华县

医学

医学，在县治西。《西华县志·卷三·建置志》，清·宋恂编撰，清乾隆十九年（1754）刻本，3.

西华县署，在城内西北，明洪武三年（1370）建，成化七年（1471）、万历二十七年（1599）重修……阴阳学，在县治东；医学，在县治西……养济院，在城隍庙东；义冢，一在小黄河北岸，一在东门外。《开封府志·卷之十·公署》，清·管竭忠纂修，清同治二年（1863）刻本，9.

医学训科

（西华县）医学训科一员。《河南通志·卷三十八·职官志》，清·田文镜纂修，

255

清光绪二十八年（1902）刻本，16.

西华县……阴阳学，训术一人，医学训科一人……《开封府志·卷之二十·职官志》，清·管竭忠纂修，清同治二年（1863）刻本，30.

卫生专员

民国十七年（1928），奉民政厅令，于公安局内添设卫生专员一员，专司一县卫生行政。其所定分期进行计划至详且尽，果能见诸实行，于卫生大有裨益，惜限于经费，一无举办该专员坐食廪饩，无所事事，所可见者，每年于清明节在城市大扫除一次而已。《西华县续志·卷五·民政志卫生》，民国·潘龙光等修，张嘉谋等撰，民国二十七年（1938）铅印本，280.

平民医院

民国二十年（1931），奉民政厅令撤销卫生专员，改设平民医院附公安局内，嗣以收效太微。于二十二年，创立官医院，仍名为平民医院，地址在县党部，旋移至警察所。二十三年（1934）奉令改为县立医院，地址在花园街，内设调剂室、诊病室，每月经费百元，购药费在外。至二十四年（1935），紧缩预算，因以停办。《西华县续志·卷五·民政志卫生》，民国·潘龙光等修，张嘉谋等撰，民国二十七年（1938）铅印本，280.

第一节，县立医院经费：2580。《西华县续志·卷六·财政志》，民国·潘龙光等修，张嘉谋等撰，民国二十七年（1938年）铅印本，326.

卫生计划

卫生分期进行计划，多可奉为典则，兹录于此：第一期，一清洁道路；二澡堂、饮食馆、旅店之取缔；三公共厕所之整理；四设立卫生讲演所；五各校添设卫生功课。第二期，一设立卫生传习所；二组织防疫处；三取缔医药；四添设卫生办事处；五建设平民医院。第三期，一设立巡回诊疗所；二设立女子家庭卫生传习所；三办理卫生统计；四于局内扩充改为卫生处；五设立卫生化验所。第四期，一设立屠宰场及兽院；二设立公共体育场；三上下水道之设立。《西华县续志·卷五·民政志卫生》，民国·潘龙光等修，张嘉谋等撰，民国二十七年（1938）铅印本，280-281.

庞氏妇人科

营岗乡（附村三），捻乱时筑土寨，旋废。民国十五年（1926），村人重修，有庞氏宗祀。庞氏世精妇人科。《西华县续志·卷二·疆域志区乡》，民国·潘龙光等修，张嘉谋等撰，民国二十七年（1938）铅印本，103.

监医

监所人犯如有疾病，有固定医生诊治，药资由县发给，无限价服药及医治不时等情弊。《西华县续志·卷九上·司法志》，民国·潘龙光等修，张嘉谋等撰，民国二十七年（1938）铅印本，440.

宜济堂

宜济堂，创始于明朝，坐落城北门内路东，乾隆志记载綦详。原有房屋二十五间，基地一顷一十一亩一分二厘，系各慈善家捐入，历由县府经管，分放于住堂及附近聋瞽残废之人，入民国改由财务机关经理，于每月十六日发放一次，名曰：孤贫口粮，分为一二三等。现在列一等者一百二十五名，每名月领钱六百文；列二等者一百名，每名月领钱四百文；列三等者二十名，每月领钱二百文，共计人数二百四十五名，月共领钱一百一十九千文。年终发双粮，全年以十三次计算，共应领钱一千五百四十七千文。此系前数十年物价最低时所定额数，不便轻易更张。迩来粮价日昂，稞租当有盈余，唯以列入地方预算，盈余均拨补救济院，大抵所谓残废者，均另有生业所领，口粮不过作为小补耳。《西华县续志·卷四·民政志救济》，民国·潘龙光等修，张嘉谋等撰，民国二十七年（1938）铅印本，282-283.

救济院

救济院，民国十七年（1928），奉民政厅转颁内政部规定，各县救济院条例，当以筹款维艰，未及举办。嗣于二十一年（1932）四月，改宜济堂为救济院，将固有旧房修葺一新，设残疾所一处，仍以旧有之款，养旧有残废之人。所有孤儿所，养老所，限于经济暂付缺如。民国二十二年（1933），从地方摊款项下，增加救济经费，设孤儿所于城西北隅，白衣阁设养老所于北门外祖司庙。及二十四年（1935），实行紧缩预算，禁止地方摊款，该院经费被减大半，因将养老所停止。残废所等仍照额具领每月口粮，仅余孤儿所三十余名撑支门面而已。该院院长二十一年（1932）由建设局长黄炎离兼任；二十二年四月九日，尤振华任；二十四年，高香斋任。《西华县续志·卷四·民政志救济》，民国·潘龙光等修，张嘉谋等撰，民国二十七年（1938）铅印本，283.

第一目，救济院经费，第一节，职员薪水：1 440；第二节，夫役工食：72；第三节，办公费：288；第四节，口粮：2 544。《西华县续志·卷六·财政志》，民国·潘龙光等修，张嘉谋等撰，民国二十七年（1938）铅印本，331.

第四节　商水县

医学　阴阳学

医学、阴阳学，俱在县治前。上二学见河南通志，今废。《商水县志·卷之九·学校志》，民国·徐家璘，宋景平等修，杨凌阁纂，民国七年（1918）刻本，487.

商水县署，在城内东北，明洪武四年（1371）建……养济院，在城隍庙西；义冢，县城东南、东北及北廓外俱有。《开封府志·卷之十·公署》，清·管竭忠纂修，清同治二年（1863）刻本，9.

医学训科

（商水县）医学训科一员。《河南通志·卷三十八·职官志》，清·田文镜纂修，清光绪二十八年（1902）刻本，16.

商水县……阴阳学，训术一人，医学训科一人……《开封府志·卷之二十·职官志》，清·管竭忠纂修，清同治二年（1863）刻本，30.

养济院

养济院，旧在城隍庙西，草房八间，堂一间，明季毁于兵燹，移在街南李省旧宅，瓦房六间，久废。《商水县志·卷之七·建置志》，民国·徐家璘，宋景平等修，杨凌阁纂，民国七年（1918）刻本，414.

养济院，广惠堂附：圣王之恤民也，至矣哉！故凡鳏寡孤独、颠连无告之民恩必及之。我国家设养济院，优恤穷黎恩至渥矣。近复设广惠堂，务使无一人不得其所，商书曰一夫不获时予之辜，其即此意也。夫敢不详志之？以识皇仁之浩荡欤。

养济院，旧在城隍庙西，草房八间，堂一间，因明季兵火焚毁，新在庙西街南，因李省旧宅，房六间。广惠堂，雍正十二年（1734），知县张淑载建，在南街路西，监生王泰峰捐地基一处，照壁、大门、二门、大堂三间，点验给谷之所；南北厢房六间，贮谷；后修瓦房三十六间，穷民居住之所。置地六顷三十九亩，每年征稞以赡穷民。《商水县志·卷之二·建置志》，清·董榕修，清乾隆四十八年（1783）刻本，24-25.

漏泽园

漏泽园，圣王之世恩膏遍穷坏矣，然生者蒙其麻，而死者不被其泽，圣人之心犹歉然也。昔文王筑灵台获枯骨或曰无主，文王恻然曰：寡人即其主也，命掩之。此其泽岂独及当时之枯骨哉。于今犹赖之矣。我国家置漏泽园俾死者不致暴露，其德泽之浩荡不与文有同心乎。故疏其地而务载之。

旧共二处，一在城南三里许，一在城北王沟桥，知县吴道观置。新置东马波一处，西马波一处，褚河南岸一处……《商水县志·卷之二·建置志》，清·董榕修，清乾隆四十八年（1783）刻本，25.

第五节　太康县

医学　阴阳学

太康县署，在城内西南，明洪武三年（1370）建……医学、阴阳学，在县治东南……养济院，在县西廓；义冢，在县西廓……《开封府志·卷之十·公署》，清·管竭忠纂修，清同治二年（1863）刻本，4-5.

医学训科

（太康县）医学训科一员。《河南通志·卷三十八·职官志》，清·田文镜纂修，清光绪二十八年（1902）刻本，1.

太康……阴阳学，训术一人，医学训科一人……《开封府志·卷之二十·职官志》，清·管竭忠纂修，清同治二年（1863）刻本，28.

平民医院

平民医院，民国十七年（1928），公安局设卫生专员。二十年（1931），奉民政厅令撤销，以卫生专款改设平民医院，附公安局内，年支洋一千七百二十元，组织简陋，救济甚鲜。二十一年（1932）奉令，经费年于警款项下支一千八百元，由院长郭芝圻商借郭公祠后院，就祠房设调剂室、中药室、西药室、外科室、养病室、药品器械亦臻粗备。院长下设中西医各一人，助手一人，司事一人，民颇称便，但地址系临时借用，非长久计，为缺憾耳。《太康县志·卷二·舆地志》，民国·郭成章编撰，民国三十一年（1942）刻本，31.

民国二十年（1931）设平民医院，有中西医各1人，助手1人，司务1人。附设戒烟所1处（戒吸食鸦片）。《太康县志》，太康县志编纂委员会，范文敏、朱晓辉、许书同总纂，中州古籍出版社，1991年8月，16.

荣春西医院

民国十一年（1922）……邑人柳荣庭，在县城南大街路东开设私人医院——荣春西医院（实为诊所）。器械简陋，药品多是进口针、片剂和上海爱华制药厂产品，西医开始传入太康。《太康县志》，太康县志编纂委员会，范文敏、朱晓辉、许书同总纂，中州古籍出版社，1991年8月，13.

施药局

施药局，创办于民国十年（1921），当经呈报县府，既公安局有案，初设于文昌宫，后移至秦堂，即以秦堂后院为永久办公地址。经费概系私人乐输，不求公家补助，局内设主任一人，办事员五人，医生二人，办施药事宜。《太康县志·卷二·舆地志》，民国·郭成章编撰，民国三十一年（1942）刻本，31.

民国十年（1921），城内设立施药局。《太康县志》，太康县志编纂委员会，范文敏、朱晓辉、许书同总纂，中州古籍出版社，1991年8月，13.

医疗机构

清末，城乡只有少量个体中医。民国十一年（1922）柳荣庭在县城首办西医诊所，后称"荣春医院"。继后，西医郑敏堂开办眼科诊所。民国二十一年（1932），国民党县政府在城内西大街郭公祠（现实验小学处）开设"平民医院"1处，医护人员6人，勤杂工10人。民国二十七年（1938），迁至大新集（现属扶沟县）。民国三十四年（1945），迁回县城，民国三十六年（1947）停办。至民国三十七年（1948），县城先后开办西医诊所9处，中药铺20余处，城乡中西医共405人。

民国二十八年（1939），中共抗日根据地淮、杞、太中心县委（后改为豫东特委）派地下工作人员王延庆在河坡村建立诊所，后来发展为后方医院（随军医院），王可均任院长。民国三十四年（1945），改为军分区卫生处。它历经抗日战争和解放战争，在淮、杞、太地区10年之久。主要为军队伤病员服务，并帮助当地群众种牛痘，服药防治天花、疟疾、蛔虫等。《太康县志》，太康县志编纂委员会，范文敏、朱晓辉、许书同总纂，中州古籍出版社，1991年8月，542.

中医

清代和民国时期，中医多系世代相传，各具专长。高贤乡小郭村刘家的四代痘疹科；马头乡刘城村刘家的喉科；王集乡黄岗村李家的三代妇科，皆享盛名。行医均属个体经营，方式多种多样。或专业行医或以农为主兼行医；有自开药店，独立开诊；有借别人药店开诊，由店主付给报酬；还有云游四方，流动行医的。但发展缓慢，城乡严重存在缺医少药现象。《太康县志》，太康县志编纂委员会，范文敏、朱晓辉、许书同总纂，中州古籍出版社，1991年8月，544.

救济院

救济院，系三官庙故址。民国十七年（1928），改建西式门一座，东屋五间，为院长和事务员室；堂屋九间，南屋六间，为老幼残废人住所；西屋三间为第二平民工厂。分院在此迤西，系玉帝庙故址内，东西屋各四间，南屋六间，北屋十间，两院共贫民一百一十名，多系普育两堂之人，由是普育两堂费。《太康县志·卷二·舆地志》，民国·郭成章编撰，民国三十一年（1942）刻本，23.

养济院

养济院，旧志云，在县西，今久废。《太康县志·卷二·舆地志》，民国·郭成章编撰，民国三十一年（1942）刻本，30.

普济堂

普济堂，旧在南门外，草房三十三间。雍正十二年（1734），生员柳国柱捐地七亩九分，知县吴本涵捐建。乾隆十年（1745）、十六年（1751）、二十年（1755），知县宋士庄、张足法、傅辉文，节次捐修；乾隆二十二年（1757），知县武昌国捐修；乾隆二十六年（1761），被黄水冲塌；乾隆二十七年（1762），移于城内。嘉庆十九年（1814），知县高崧捐修墙垣及草房十二间。《太康县志·卷二·舆地志》，民国·郭成章编撰，民国三十一年（1942）刻本，30.

育婴堂

育婴堂，城内瓦房二间，草房七间，阖邑绅士捐买地基。雍正十二年（1734），知县吴本涵奉文建立；乾隆十六年（1751），知县张足法捐修；二十五年（1760），知县武公重建草房，修葺瓦房，普育二堂共地十四顷三十一亩三分零七毫……交当二分生息银八百两，为赡恤老幼贫民之需……《太康县志·卷二·舆地志》，民国·郭成章编撰，民国三十一年（1942）刻本，30.

漏泽园

漏泽园，旧在县西。雍正五年（1727），知县程秉礼捐买义地三亩，在县三里岔后，立有石碑。乾隆二十四年（1759），候选经历王九仪捐地二亩二厘五毫，在东门外立有界石。《太康县志·卷二·舆地志》，民国·郭成章编撰，民国三十一年（1942）刻本，30.

第六节　鹿邑县

医学　阴阳学

医学、阴阳学，许志，在县治东，今已废，无迹。《鹿邑县志·卷三·建置志署解》，清·于沧澜，马家彦修，清光绪二十二年（1896）刻本，8.

阴阳学，（在）县治东，明洪武七年（1374）建，今废。旧县志。《鹿邑县志·卷三·建置志署解》，清·许焱修，清康熙十八年（1679）刻本，3.

医学，（在）县治东，明洪武七年（1374）建，今废。新增。《鹿邑县志·卷三·建置志署解》，清·许焱修，清康熙十八年（1679）刻本，3.

（鹿邑县）医学训科一员。《河南通志·卷三十八·职官志》，清·田文镜纂修，清光绪二十八年（1902）刻本，3.

惠民药局

惠民药局，明洪武二年（1369），知县韩献置。官蓄良药，择良医司之。以惠贫乏，久废。《鹿邑县志·卷三·建置志署解》，清·于沧澜，马家彦修，清光绪二十二年（1896）刻本，20.

养济院

其见于恤政者，曰养济院，在县治东，明洪武五年（1372）立，知县韩献、王翰相继修，国朝知县吕士彼重修。定额六人，人月给米三斗，薪三十斤，冬夏布一匹，小口给三之二，后皆以折色。同治七年（1868），知县任恺，光绪十七年（1891），知县于沧澜相继重建。《鹿邑县志·卷三·建置志署解》，清·于沧澜，马家彦修，清光绪二十二年（1896）刻本，19.

养济院，在县治东，明洪武间，知县韩献建，正德十一年，知县王翰重修，国朝知县吕士彼重修。凡民间废疾茕独不能自存者，有司收养，人月给米三斗，薪三十斤，冬夏布一匹，小口给三之二，后皆以折色，孤贫岁支月粮花布银二十五两四钱一分九厘零（新增）。《鹿邑县志·卷三·建置志署解》，清·许焱修，清康熙十八年（1679）刻本，12.

惠济堂

惠济堂，在西关。雍正十二年（1734），知县宋铎建，邑人张璞捐地一顷十三亩一分有奇，草舍二十四间，王携捐地二顷，收养无告，岁无定额。按：许志，其时收五十八人。光绪十七年（1891），知县于沧澜重葺。现收养贫民八十五人，又三十五人，地租不足，捐廉瞻之。《鹿邑县志·卷三·建置志署解》，清·于沧澜，马家彦修，清光绪二十二年（1896）刻本，20.

雍正十二年（1734），知县宋铎建惠济堂于西关外，邑人张璞，捐地一顷十三亩一分五厘，又草房二十四间，王携捐地二顷，……按养济院孤贫定额六人，缺出乃补。惠济堂贫民本无定额，今收五十八人，并记于此。《鹿邑县志·卷三·建置志署解》，清·许焱修，清康熙十八年（1679）刻本，12.

孤贫月粮花布银二十三两二钱五分九厘，遇闰加一两七钱四分。许志此下有，乡饮酒量礼银六两四钱一厘有奇，现归地丁项下解司。以上共符前数。《鹿邑县志·卷六上·民赋志》，清·于沧澜，马家彦修，清光绪二十二年（1896）刻本，15.

育婴堂

育婴堂，在惠济堂侧，邑人张璞建，以育遗弃婴稚。买宅基一亩四分，草舍六间。《鹿邑县志·卷三·建置志署解》，清·于沧澜，马家彦修，清光绪二十二年（1896）刻本，20.

张璞又于堂之旁买宅一亩四分，草舍六间建育婴堂。有弃小儿者，雇乳母收养焉（新增）。《鹿邑县志·卷三·建置志署解》，清·许荻修，清康熙十八年（1679）刻本，12.

漏泽园

漏泽园，陈志云：始于宋崇宁三年（1104），在城西北。明正德十三年（1518），县丞陈纲置，长八十步，广十八步，今废。《鹿邑县志·卷三·建置志署解》，清·于沧澜，马家彦修，清光绪二十二年（1896）刻本，20.

第七节　淮阳县

陈州（淮阳）署，在城内东北，明洪武元年（1368）建。成化八年（1472）重建……医学、阴阳学，俱在州治西……惠民局，在州治前；养济院，一在州城北，一在大北关；义冢，州四乡俱有。《开封府志·卷之十·公署》，清·管竭忠纂修，清同治二年（1863）刻本，8.

医学训科

（陈州）医学，典科一员。《河南通志·卷三十八·职官志》，清·田文镜纂修，清光绪二十八年（1902）刻本，16.

陈州……阴阳学，训术一人，医学训科一人……《开封府志·卷之二十·职官志》，清·管竭忠纂修，清同治二年（1863）刻本，30.

医疗机构

清以前，县内多为个人开业行医，无官办医院。清光绪三十四年（1908），文风岗在城当铺街开办"歆生医院"。民国初，私立医院有所发展。民国十四年（1925），民国县政府创办"平民医院"（院址在今盐业仓库对面），房四间，医务人员 6 人。

民国十六年（1927），"平民医院"迁前尚武街，改称县立医院……。同年，何继山、何云山在县城创办"广济医院"，置门诊三间。《淮阳县志》，邵士杰、王守德主编，河南人民出版社，1991年12月，796.

县立医院，地址在清廉街。民国二十年（1931），由公安局长申鸿宝奉令设立，院长一人，聘任中医士、西医士各一，庶务一人，看护人二名，常年经费一千五百一十二元，由财政局自公安警捐项下拨付。《淮阳县志·卷四·民政上》，民国·甄纪印纂修，民国二十三年（1934）刻本，17.

中国红十字会淮阳分会

临时慈善事业，中国红十字会淮阳分会，地址现在江浙会馆西院，自民国十六年（1927）成立，十九年（1930）改选，内设正会长一员，副会长二员，议长一员，理事长一员，主任医一席，救护队正副队长各一人，掩埋队正副队长各一人，会员一百三十余人。经费由会员入会捐，及会员临时乐输两项维持。战事发生时，由地方军事支应处及军事给养代办所补助之。《淮阳县志·卷四·民政上》，民国·甄纪印纂修，民国二十三年（1934）刻本，17.

中医

境内中医事业源远流长，从太昊伏羲"制九针"至清末西医传入，数千年间官民医病，皆靠中医、中药。清代，县中医事业进入鼎盛时期，中药堂铺遍布城乡。医治范围、医疗水平均有较大发展，医林高手不断涌现，仅民国五年（1916）《淮阳县志》收录的名医便多达七十余人。丁朝栋施医五十年，名扬乡里，众人赠匾额百方。刘德成六世业医，广集方书，活人无数，其子刘书珍时称神技，每医险病多奇效，王来同著《医门简要》、傅苍振著《七十二病论》、孙鹤鸣著《脉经精益》、郑嘉祥著《郑氏妇科》、张乃来著《瘟疫条辨》、黄清堪著《四言秘诀》等，均有精辟见解，多传于世。民国时期，县内虽西医传入，但中医仍占主导地位，据民国三十六年（1947）统计，全县开铺中医241家，坐堂开方23家，摆摊看病18家，在家行医98家，走村串户开方27家；仅城关就有中医铺（堂）25家（见表）邵应武、李守义、宋仰之、樊启元时称县四大名医。罗品山著《罗氏秘集》《妇科摘要》，孙宪曾著《四诊备要》，皆被珍传。新站祝家中医正骨亦颇具名声。《淮阳县志》，邵士杰、王守德主编，河南人民出版社，1991年12月，800.

医药发展

相传伏羲都宛丘，"制九针"，始用"汤、液醪醴"（药酒），为医疗事业之先导；神农氏都陈，"尝百草，一日逾七十毒"，用中医药疗民疾，后有《神农本草经》传世。为我国较早的医药学文献。东晋时，邑人名医殷仲堪著《殷荆州要方》流传至今。宋时，大科学家沈括在陈施药疗疾，为世人称颂。清代，县医疗事业兴旺，医林名人辈出：王来同著《医门简要》、傅苍振著《七十二病论》、刘德成著《妇科指南》及《眼科辨要》，张乃来著《瘟疫条辨》，均为传世之作。民国时期，县有中医2 002人，邵应武、李守义、宋仰之、樊启元众称"四大名医"。据民国三十七年（1948）调查，时县有中医药店铺219家，行医者402家，并设有公、私立医院数家。境内虽不乏名医，药材遍地，但由于统治者不顾及劳动民众的疾苦，加之战火及自然灾害的侵袭等原因，每大疫死者相枕的惨景屡有出现。仅民国七年至三十六年（1918—1947）的二十九年间，境内传染病大流行多达11次，其中霍乱5次，天花3次，死者无法计算。《淮阳县志》，邵士杰、王守德主编，河南人民出版社，1991年12月，795.

经营方式

据民国三十六年（1947）统计，全县中医人员共计407人。其中，开铺行医有241人，坐堂开方的有23人，摆摊看病的有18人，居室行医的有98人，游医27人。《淮阳县志》，邵士杰、王守德主编，河南人民出版社，1991年12月，801.

新站祝家骨科

新站祝家骨科已传十代，远近闻名。《淮阳县志》，邵士杰、王守德主编，河南人民出版社，1991年12月，802.

中医药堂

据《淮阳县志》，淮阳县私人开办的中医药堂，直到解放后仍在营业的有：永和堂，地址在蔡河桥北，经营方式为批发，经营时间为1782年至1969年；南义盛，在新华三街，经营主批发零售，开业于1879年至1956年；德济堂，在新华一街，主行医、药品批发零售，开业于1882年至1942年；人民堂，在文化街，主行医、药品批发零售，开业于1905年至1936年；北义堂，在新华三街，主药品批发零售，开业于1908年至1953年……《淮阳县志》，邵士杰、王守德主编，河南人民出版社，1991年12月，802.

西医

清光绪三十四年（1908），文风岗在城内开办"歆生医院"治疗一般病症，为县西医之始。民国十四年（1925），民国淮阳县政府创办"平民医院"有西医2人，护理2人。民国十六年（1927），"平民医院"改为县立医院，有医护人员13人，设病房5间，简易病床20张。主要医疗器械有听诊器、体温表、血压计、注射器等。同年，创办的"广济医院"，能治疗一般内科病症和外伤。民国二十二年（1933），县第一个西医师尹腾霄创办"半济医院",设诊断室、药房、简易病床。民国三十年（1941），日伪县政府所建"淮阳县立医院"，配西医二名，司药、护士各一人，设备简陋，西医只能治疗常见病及做简单的外科处理。民国三十五年（1946），民国河南省政府派中校军医邵长庚任县立医院院长，医院服务对象多为公务人员，虽设病房，但只允许军队伤员住院。民国三十五年（1946），县卫生院有西医医务人员14人。《淮阳县志》，邵士杰、王守德主编，河南人民出版社，1991年12月，804.

养济院

养济院，在北大关。明知州杨堪建，顺治十七年（1660），知州王士麟重建，草房九间，客养孤贫十八名。康熙二十九年（1690），知州王清彦，乾隆十年（1745），知县冯奕宿历修。《淮阳县志·卷四·民政上》，民国·甄纪印纂修，民国二十三年（1934）刻本，17.

广济堂

广济堂，一在城东门内大街，草房三十八间；一在旧县署街，草房三十三间，共养贫民一百五十六名。雍正十二年建于东大街，草房三十间，邑绅捐银一千一百两，交当生息；捐置地三十三亩零，佃种。乾隆十七年（1752），知县冯奕宿捐银一千四百三十两，除银一千两交当生息，余银在学宫后，置地建房五十一间，为广济堂之二。二十六年（1761），复交当剩息作本银四百两；二十七年（1762），知县汪圻移建于旧县属北。《淮阳县志·卷四·民政上》，民国·甄纪印纂修，民国二十三年（1934）刻本，17.

救济院

救济院，地址在党化街。民国十八年（1929）奉令设立，原无底款，纯由募捐。二十年由调查吏治委员吴寿昌，在县署开财政会议，议决常年经费定为每月三百六十元，在财政局支领。内设正院长一人，副院长一人，各所主任四人，会计一人。俾贫民常住院中，内分男养老所，女养老所，残废所，孤儿所，共在册老幼男女废疾一百二十名。《淮阳县志·卷四·民政上》，民国·甄纪印纂修，民国二十三年（1934）刻本，17.

救济院院长：王文田、樊大溦、雷秉哲。《淮阳县志·卷二·职官表》，民国·甄纪印纂修，民国二十三年（1934）刻本，26.

育婴堂

育婴堂，在城内东大街。雍正十二年（1734）建，邑绅置地十七亩，为乳妇工食。乾隆元年（1736），归广济堂。今废。《淮阳县志·卷四·民政上》，民国·甄纪印纂修，民国二十三年（1934）刻本，17.

第八节 沈丘县

医学 阴阳学

沈丘县署，在城内西北，明弘治十一年（1498）建……阴阳学，在县治东；医学，未设……惠民局，在县治西；养济院，在□□□□□□□□。《开封府志·卷之十·公署》，清·管竭忠纂修，清同治二年（1863）刻本，9.

旧志，阴阳学，在治东宋公祠。《沈丘县志·卷之三·建置志公署》，清·何源洙，冯澎纂修，清乾隆十一年（1746）刻本，18.

医学训科

（沈丘县）医学训科一员。《河南通志·卷三十八·职官志》，清·田文镜纂修，清光绪二十八年（1902）刻本，16.

沈丘县……阴阳学，训术一人，医学训科一人……《开封府志·卷之二十·职官志》，清·管竭忠纂修，清同治二年（1863）刻本，30.

中医

沈丘中医历史悠久，历代医学发达，清代称盛。曾任广东道监管御史、山东济南府提刑的李鼎玉，晚年弃官旋里从医，著有《伤寒》《痘疹》诸书，缮刻成集。贡生出身的刘璞，精于医理，有求诊者，雨雪无阻，家贫者，免费施药，著有《医学集要》六卷，行于世。为康熙治病受封的刘璐，更是四海闻名。其弟刘玕，从兄学医，精于医术，治愈患者无数。刘璲，字苍佩，庠生，精岐黄术，人无论贫富，时不论寒暑，医疾并施之药，被四方称之为"盛德君子"。其他如张录、唐橘医术医德高尚。嘉庆年间，三大夫营村富户陶大经获接骨秘方，当场折断鸡腿敷药试验，鸡履行如健。由此，陶姓膏药接骨名扬百里。陶家义务行医三代，声名大震，第四代因家贫始收费，至今盛行不衰，验方犹存。《沈丘县志》，沈丘县志编纂委员会编，河南人民出版社，1987年7月，519.

民国时期，中医享有很高声誉。内、外、妇、儿、喉、眼、骨、精神病、针灸、按摩等科，均有发展。解放前夕，据不完全统计，全县有中医内科诊室33处、外科12处、妇科6处、眼科3处、喉科2处、骨科1处，医生200人，80%患者，投中医药治疗。《沈丘县志》，沈丘县志编纂委员会编，河南人民出版社，1987年7月，519.

西医

民国十八年（1929），沈丘人国民党军医李松安返里，在老城西关开西医诊所，为沈丘西医之始。民国二十二年（1933），沈丘设县立医院，直到民国三十五年（1946）连院长在内，医院仅有九人，病床10张。民国三十年（1941），天主教堂在老城开设教会医院，三个神甫看病，三个修女护理，配八百倍显微镜一台，是当时最新的医疗设备。至建国前夕，全县有西医院（所）十九个，医务人员46人，设有内科、外科、眼科、儿科、妇科。病床很少，设备简陋，医疗水平甚低。《沈丘县志》，沈丘县志编纂委员会编，河南人民出版社，1987年7月，520.

医药

沈丘医药发达，名医辈出。清代有著名医生十多人，刘璐治愈康熙帝疾，声闻海内，号称刘御大夫；李鼎玉、刘璞著有《伤寒》《痘疹》、《医学集要》行世。清末，西医西药传入沈丘。民国时期，设立县医院、教会医院，有显微镜等较先进设施，多为官府职员、教徒看病，广大群众仍靠私人诊所就医。1946年，全县有医生246人，占总人口的0.53%。民国期间，灾疫交加，民不聊生，药费高昂，患者难以就医。民国八年（1919）、十六年（1927）、二十八年（1939）、三十年（1941）、三十五年（1946）五次霍乱、回归热大流行，死者甚众，全家死绝者屡见不鲜。《沈丘县志》，沈丘县志编纂委员会编，河南人民出版社，1987年7月，518.

官医

患病就医，药费自负，为历代常规。民国二十二年（1933）县医院固定一名医生（群众叫官医），为公务人员看病，享者寥寥，且不足二年医院裁撤。《沈丘县志》，沈丘县志编纂委员会编，河南人民出版社，1987年7月，520.

医学训导

阴阳学术一员，今废；医学训导一员，今缺。《沈丘县志·卷八·秩官志职守》，清·李芳春，赵之璇编撰，清顺治十五年（1658）刻本，1.

惠民药局

惠民药局，在治西，房一间半。《沈丘县志·卷之三·建置志公署》，清·何源洙，冯澎纂修，清乾隆十一年（1746）刻本，18.

养济院

旧志，养济院，立于治东南隅，地势洼下。正德六年（1511），刘贼烧毁。嘉靖七年（1528），知县李宗元，劝谕乡民孟克成，舍僧院一所建立。嘉靖四十年

（1561），知县王鉴迁徙西关北首，童养蒙宅基一所建立。官厅三间，两旁通后连房二十间，大门一座，今止存地基一片。今按雍正十二年（1734），奉旨建立广惠堂，养济贫民，承建在西关半边街之街东，堂基共二亩四分九厘。买卢姓地基二亩三分四厘，贡生刘劳捐地基一分五厘。共门面九间，长二十余间，内房二十六间，门坊一座，此乃诸令齐贤倡捐银一百三十两，又劝谕官绅士商，捐银捐地建置。捐银人姓名、银数多寡载在碑记……

鳏寡之恤，自古为然要，未如我朝之仁恩普被也。宗宪皇帝好生为心，于京师建立普济、育婴两堂，广育无告之穷民，永为定例，岁月活者，以数万计哉。况复各置义田，垂诸永久，仁恩广播，直与天地同，其悠远矣。《沈丘县志·卷之三·建置志养济》，清·何源洙，冯澎纂修，清乾隆十一年（1746）刻本，29-30.

第十七章　驻马店

第一节　遂平县

医学

（遂平）医学，县治西。

养济院，县治北。

惠民局，县治南。

漏泽园，城北一里。《汝宁府志·卷三·建置》，清·何显祖、董永祚撰，清康熙三十四年（1695）刻本，14.

医学，今废。阴阳学，今废。《遂平县志·卷上·建置志》，清·张鼎新纂修，清顺治十六年（1659）刻本，52.

医学训科

（遂平县）医学训科一员。《河南通志·卷三十八·职官志》，清·田文镜纂修，清光绪二十八年（1902）刻本，14.

医学训科一员。领医生六名。阴阳学训术一员，领阴阳生六名。《遂平县志·卷之二·建置志官秩》，清·金忠济纂修，清乾隆二十四年（1759）刻本，4.

惠民药局（附）

惠民药局。按，药局在县治前，明洪武三年（1370）建，令蓄药以医贫民，择医之明者守之。今废久无考。《遂平县志·卷之二·建置志公署》，清·金忠济纂修，清乾隆二十四年（1759）刻本，7.

济民药局，明洪武三年（1370）建。惠民药局，在县治前，置居蓄药以医贫民，择医之明守之。《遂平县志·卷上·利泽志》，清·张鼎新纂修，清顺治十六年（1659）刻本，35.

普济堂（附）

普济堂，南街，共房屋二十一间，收养贫民。乾隆二十二年（1757）冬，知县金忠济捐奉修建，□□岁歉，投养日众，增建屋六间，口粮不敷，悉为□□。《遂平县志·卷之二·建置志公署》，清·金忠济纂修，清乾隆二十四年（1759）刻本，7.

养济院（附）

养济院，额设孤贫三名，口粮花布银两，在丁地银内扣支，如有病故，普济堂贫民顶补。《遂平县志·卷之二·建置志公署》，清·金忠济纂修，清乾隆二十四年（1759）刻本，7.

养济院，在县治建，明制凡流移茕独及老疾弗能自存者，咸收养之。每月给米三升，钱十五文，每岁冬衣棉布各一匹，幼者给米一升，钱十文，冬仍给棉衾一床，席一领，草荐一件。知县翟孟道重修。《遂平县志·卷上·利泽志》，清·张鼎新纂修，清顺治十六年（1659）刻本，35.

第二节　西平县

医学　惠民局　共济庄

（西平）医学，俱城西南今废。

养济院，县治前。

惠民局，县治前。

漏泽园，北门外。万历二十二年（1594）知县李孟春于□□厅各置一处；二十七年（1599），知县张应化复建二十一处。

共济庄，地三顷房舍二十七楹，万历二十九年（1601），分巡汝南道黄炜创建，知县张应化捐助以赡孤贫今废。《汝宁府志·卷三·建置》，清·何显祖，董永祚撰，清康熙三十四年（1695）刻本，14.

医学，俱在城西南隅，寇毁。通志云，治东。阴阳学，今无存。《西平县志·卷之二·建置志》，清·沈菜纂修，清康熙三十一年（1692）刻本重印，2.

医学训科

（西平县）医学训科一员。《河南通志·卷三十八·职官志》，清·田文镜纂修，清光绪二十八年（1902）刻本，14.

张氏骨科

杨庄乡合水张氏骨科始于清乾隆年间，张氏祖籍山西，明洪武四年（1371）迁上蔡，后迁合水，其后裔浩然文武兼备，嗜读医书，在合水开中药铺行医。清乾隆四十年（1775），山东镖师染伤寒就医于张家，月余痊愈。二人切磋武功，结为知己。镖师将正骨术和验方传于浩然。浩然将所学技法绘制成图，琢磨练习，求治者日增，名扬百里，为念镖师之义改药铺为"义盛堂"。直至1954年，四世孙玉川、同川，五世孙照风医术更精，安徽、河北、山东、北京、天津、新疆等地患者常慕名求治。清光绪年间，舞阳邮差商某被车碾碎胫骨，经玉川整复调治，两月痊愈上路。其接骨膏方剂及制法如下：当归、川芎、红花、荆芥、防风、申筋草、川乌、草乌、木瓜、川断、青皮、五加皮、陈皮、棉芪、土元、地龙、全虫、穿山甲、杜仲、西茴、狼眼、白芍、丹皮、川楝子、桂枝、肉桂、毛姜、苏木、檀香、补骨脂、大活、羌活、皂刺、白芷、木通、威灵仙、乌蛇、乳香、没药、血竭、儿茶、透骨草、龙骨、虎骨、犀角、象皮、三七、自然铜、白花蛇各30克，冰片15克，麝香1.2克，香油5公斤，广丹250克，松香1.5公斤。诸药除麝香外，皆粉碎过罗备用。先将香油、广丹、松香混合搅匀，边大火熬边搅，直至灰色，满锅起泡时离火，继续搅拌，使泡消散，向锅内喷水三四口中，边扇风边搅拌以散烟除泡。泡消后再熬，直至变黑离火。冷至糊状倒入备之药粉搅匀即可。《西平县志》，西平县志编纂委员编，中国财政经济出版社1990年9月，439-450.

胡氏喉科

城郊乡五里庙杨庄胡氏喉科，源于汤买赵村张氏喉科。清代，汤买赵村张含光见长喉科，所著《喉病治疗要旨》系统地介绍了喉科病针、烙治法和部分验方。其中喉科生肌散（即吹喉散）疗效甚佳，长子伯俭受其业，施术稳妥，总结出"见紫出，禁针刀，若术则出血不止"之经验。次子伯纯将医术传于婿和外孙，以五里庙杨庄胡家受业最佳。胡氏兄弟竞相钻研，使针、割、烙术不断创新，求治者日多。民国十六年（1927），北伐军某团长之妻患急性喉痛，经胡文秀针药并施，4日痊愈。《西平县志》，西平县志编纂委员编，中国财政经济出版社，1990年9月，450.

养济院

养济院，在县南关路东，创建年代无考。民国十四年（1925），县知事王鸣义捐奉施济，民为立碑。《西平县志·卷三·舆地志建置》，民国·陈铭鉴纂修，民国二十三年（1934）刻本，6.

漏泽园

漏泽园，在城北门外，明万历二十二年，知县李孟春于四关厢各置一处，二十七年，知县张应化捐资劝施，共置二十一处。《西平县志·卷三·舆地志建置》，民国·陈铭鉴纂修，民国二十三年（1934）刻本，5.

药铺

清朝末年，县城"全仁堂""广升堂"药铺兴隆一时。民国时期，县城有"敦本恒""敦本堂""德本堂""信昌恒""福文德"等中药铺20余家，中华人民共和国成立前夕尚存15家。民国十二年（1923），西药在西平始售。1948年，在县城经营西药者30余家。1949年底有西药房、诊所25家。《西平县志》，西平县志编纂委员编，中国财政经济出版社1990年9月，221.

第三节　上蔡县

阴阳学　医学

阴阳学，今废；医学，今废。《上蔡县志·卷之二·建置志公署》，清·杨廷望纂修，清康熙二十九年（1690）刊本影印，205.

（上蔡）医学，在县治西。《汝宁府志·卷三·建置》，清·何显祖，董永祚撰，清康熙三十四年（1695）刻本，12.

医学训科

（上蔡县）医学训科一员。《河南通志·卷三十八·职官志》，清·田文镜纂修，清光绪二十八年（1902）刻本，14.

卫生院

卫生院（县医院），民国二十三年（1934），建立上蔡县医院。民国三十二年（1943），改称上蔡县卫生院，置有院长、医师、助产士、药剂员等共计11人，主要做一些常见病的治疗，以及每年少量的牛痘苗接种。1948年停办。1949年春，全县解放，原卫生院院长翟书麟将药物、器械移交县人民政府。《上蔡县志》，上蔡县地方史志编纂委员会编，生活·读书·新知三联书店出版，1995年6月，575.

县立医院

民国二十三年（1934）成立上蔡县立医院，杨晓白任院长，并举办新医学校，学制二年。《上蔡县志》上蔡县地方史志编纂委员会编，生活·读书·新知三联书店出版，1995年6月，20.

天主堂医院

民国二十四年（1935），天主教信阳教区派遣雷医生（女、广东人）来上蔡，吸收本县 5 名人员，在县城南街黉学巷（今红旗路）开办天主堂医院。民国二十五年（1936），雷离职去商丘，圣神会德籍修女陶喜善、白鸿芳等接替。陶喜善为院长，白鸿芳、费慕义坐诊，医院有门诊 4 间，病房 14 间。主治一些常见病如感冒，胃、肠道疾病等，每日就诊者 50 人次。常用药物有阿司匹林、西安（磺胺嘧啶）、大安（磺胺噻唑）、德国 606 等。医院备有普通医疗器械，能做脓肿切开，割眼皮等手术。民国二十七年（1938），医院扩建，有房屋 50 余间。1948 年底，县城解放，人员撤走，医院停办。《上蔡县志》，上蔡县地方史志编纂委员会编，生活·读书·新知三联书店出版，1995 年 6 月，576.

仁德堂眼药

明清时期，上蔡的工业，多由外地人至蔡开办，且主要是个体手工业和私人作坊。明万历三十三年（1605），陕西人首先在县城开办私营工业"仁德堂"眼药厂。《上蔡县志》上蔡县地方史志编纂委员会编，生活·读书·新知三联书店出版，1995 年 6 月，335.

明万历三十三年（1605），陕西省籍陈某来蔡开办"仁德堂"眼药厂，始有私营工业。1949 年，上蔡全境解放，仅有"仁德堂"眼药厂 1 家继续生产经营，人员 18 人，年产值 2.5 万元。《上蔡县志》，上蔡县地方史志编纂委员会编，生活·读书·新知三联书店出版，1995 年 6 月，339.

"仁德昌"眼药

万历三十三年（1605），陕西大荔县人来上蔡开设"仁德昌"眼药店，生产竹杆牌紫金锭眼药。《上蔡县志》，上蔡县地方史志编纂委员会编，生活·读书·新知三联书店出版，1995 年 6 月，16.

中医各科

中医在上蔡历史悠久，宋代宣和年间（1119—1125），本县医生杨大钧就以"治学严谨""用药精当"而闻名。明代袁忱、程宗道，清代的刘荆璧、胡志行等都以独到的医术和高尚的医德被后人久为传颂。民国时期，民间治病全赖中医。民国三十七年（1948），全县除少数儒医只看病不售药外，有中医开业医生 438 人；城关及各乡镇有较大的药店（铺）270 余家，较有名气的有擅长治疗伤寒、瘟病的樊希轲，精于妇科及幼儿病症的武铭阁，专治疗毒的李希贤，长于治疗小儿惊风的景新功，精于治疗哮喘的王殿玺、精于治疗妇科的韩登科，精于治疗外科的白文炳等。《上蔡县志》，上蔡县地方史志编纂委员会编，生活·读书·新知三联书店出版，1995 年 6 月，577.

阎刘喉科

党店乡阎刘村中医刘玉坤，擅长治疗梅核气和乳蛾等喉症，采用割、烙与内服，外敷药物相结合，疗效显著。《上蔡县志》，上蔡县地方史志编纂委员会编，生活·读书·新知三联书店出版，1995 年 6 月，577.

岳洼妇科

洙湖镇岳洼村岳氏中医妇科，从其宗师岳益元始，主治妇科杂症，擅长治疗妇女产前产后风。临床常以生血四物汤和凉血四物汤为主加减，疗效甚高，方圆百十里求医者络绎不绝。《上蔡县志》，上蔡县地方史志编纂委员会编，生活·读书·新知三联书店出版，1995 年 6 月，577.

崇礼外科

崇礼乡中医外科医生李希贤，对各种疔、毒、疮、疡善于辨证求因；尤精于疗毒的诊治，自配的推足散，用以治疗疮不敛口，效果显著。《上蔡县志》，上蔡县地方史志编纂委员会编，生活·读书·新知三联书店出版，1995 年 6 月，577.

个体诊所

1949 年，全县有中、西医务人员 563 名，在城乡各地开设个体诊所行医。《上蔡县志》，上蔡县地方史志编纂委员会编，生活·读书·新知三联书店出版，1995 年 6 月，576.

西医传入

光绪二十九年（1903），美国籍米勒尔牧师传教至蔡，在县城北组建教会，称"安息日会"。他一面传教，一面行医。从此，西医传入上蔡。光绪三十四年（1908），弥陀会首领姜本阳，托名行医，制黄旗令箭，组织反清力量，事泄露后姜被捕遇害。《上蔡县志》，上蔡县地方史志编纂委员会编，生活·读书·新知三联书店出版，1995 年 6 月，18.

西医

清光绪二十九年（1903），基督教复临安息日会牧师米勒尔（美国人）来蔡，传教兼行医，为县内西医传人之始。民国十四年（1925），赵子斌（冯玉祥部的军医）回县，在县城北街开设永来西医院；民国十五年（1926），王锡章、张勋臣分别在县城东、西街开设西医诊所；申子俊夫妇在城内西街开设济生诊所。民国二十三年（1934），成立县医院。之后，县内西医虽然陆续增多，但城乡仍以中医为主。《上蔡县志》，上蔡县地方史志编纂委员会编，生活·读书·新知三联书店出版，1995 年 6

月，578.

环境卫生

建国前，城乡大街小巷，村内村外，粪便遍地，垃圾成堆，人畜混居，环境卫生极差。民国二十八年（1939），县政府制订《夏令卫生办法》宣传防疫，并在城内修建公共厕所及路侧阴沟等。民国三十年（1941），县政府组建卫生运动委员会，制订《清洁检查办法》，但并无具体实施。《上蔡县志》，上蔡县地方史志编纂委员会编，生活·读书·新知三联书店出版，1995年6月，583.

养老

旧例，民间七十之上者，许一丁待养，免其杂泛差役，有司审看。民年八十、九十，邻里称善者，备具年甲，行实具状奏。

闻民无产业，八十以上，每人月给米五斗，肉五斤，酒三斗；九十以上，岁加给帛一匹，絮五斤，其有田产仅足自赡者，所给酒肉絮帛亦如之。

民间八十以上，有司给绢二匹，帛二匹，酒一斗，肉十斤，时加存恤。

民间七十以上及笃废残疾者，许一丁侍养，不能自存者，有司赈给；八十以上者，仍给绢二匹，绵二斤，酒一斗，时加存问。

凡民年七十以上免一丁差役，有司岁给酒十□，肉十斤；八十以上才加棉二斤，布二匹；九十以上者给冠带，每岁宴待一次；百岁以上者，给□□。《上蔡县志·卷之五·典礼志养老》，清·杨廷望纂修，清康熙二十九年（1690）刊本影印，453-454.

恤孤

旧例，县邑各置养济院，以处贫孤、残疾无倚者，民间立义冢仍禁焚尸。若贫无地者，所在官司择近城宽闲之地，立为义冢。

城市乡村若有身无残疾，老幼少壮，男子妇女，不系游惰不材之人，一时不得已而乞。觅本里，里长及同里上中人户量为资给，候其培植成家，还复人户，所给之物。有司常常加检察，毋令失所，天下军民贫病者，惠民药局，给与医药。《上蔡县志·卷之五·典礼志恤孤》，清·杨廷望纂修，清康熙二十九年（1690）刊本影印，455-456.

养济院

养济院，在关王庙巷东首，路南。今废。《上蔡县志·卷之二·建置志仓庾》，清·杨廷望纂修，清康熙二十九年（1690）刊本影印，287.

（上蔡）养济院，县治北。《汝宁府志·卷三·建置》，清·何显祖，董永祚撰，清康熙三十四年（1695）刻本，12.

惠民局

惠民局，在县治西，明末寇毁。《上蔡县志·卷之二·建置志仓庾》，清·杨廷望纂修，清康熙二十九年（1690）刊本影印，287.

（上蔡）惠民局，县治西。《汝宁府志·卷三·建置》，清·何显祖，董永祚撰，清康熙三十四年（1695）刻本，12.

漏泽园

（上蔡）漏泽园，县城南一里。《汝宁府志·卷三·建置》，清·何显祖，董永祚撰，清康熙三十四年（1695）刻本，12.

第四节　新蔡县

医学　漏泽园

（新蔡）医学，俱县治西。

养济院，东门外。

惠民局，附医学内。

漏泽园，西门外。《汝宁府志·卷三·建置》，清·何显祖，董永祚撰，清康熙三十四年（1695）刻本，13.

阴阳、医学，在县治西，共一所。《新蔡县志·卷二·县治》，清·莫玺章等修，王增等纂，清乾隆六十年（1795）修，民国二十二年（1933）重刊本影印，89.

养济院

养济院，明初置，县东南隅，后移城东门外。经乱后，知县谭宏宪于顺治十三年（1656）复置县后，心民之鳏寡者收养之，称为孤贫然必申请复实。每口月给米三斗，外捐奉给花布，病给药，死给棺，周恤如制。《新蔡县志·卷二·行署》，清·莫玺章等修，王增等纂，清乾隆六十年（1795）修，民国二十二年（1933）重刊本影印，92.

惠民药局

惠民药局，县治西，即阴阳、医学，今废。《新蔡县志·卷二·行署》，清·莫玺章等修，王增等纂，清乾隆六十年（1795）修，民国二十二年（1933）重刊本影

印，92.

医学训科

（新蔡县）医学训科一员。《河南通志·卷三十八·职官志》，清·田文镜纂修，清光绪二十八年（1902）刻本，14.

第五节　平舆县

药铺　民间医生

1950年以前，平舆只有100多家私人药铺和200多个民间医生，地方病、传染病不断发生，蔓延，威胁着人民的健康。《平舆县志》，平舆县史志编纂委员会编，中州古籍出版社，1995年11月，470.

西医传入

1945年，平舆始有西医西药，最早开业者是曾在汝南县城一家医学堂当过学徒的贾会民。当时西药品种不多，价格昂贵。1951年各区有中西医联合诊所27处，医务人员280人。

县医院初建西医外科时，只有3名医生，仅能做脓包、疝气手术。《平舆县志》，平舆县史志编纂委员会编，中州古籍出版社，1995年11月，475.

第六节　汝南县

医学　阴阳学

医学，鼓楼街西，今废。《汝宁府志·卷三·建置》,清·金镇撰，清康熙元刻本，10.汝宁府志·卷三·建置》，清·何显祖，董永祚撰，清康熙二十四年刻本，10.

阴阳学，在鼓楼街东，洪武三十五年（1402）置，废。医学、阴阳学直对，废。《汝阳县志·卷之三·廨署》，清·邱天英撰，清康熙二十九年（1690）刻本，138.

医学训科　阴阳训术

阴阳训术一员。《汝阳县志·卷之三·官秩》，清·邱天英撰，清康熙二十九年

（1690）刻本，148.

医学训术一员。《汝阳县志·卷之三·官秩》，清·邱天英撰，清康熙二十九年（1690）刻本，148.

阴阳生，四人。医生，五人。《汝阳县志·卷之三·官秩》，清·邱天英撰，清康熙二十九年（1690）刻本，149.

阴阳学基一处。医学基一处。《汝阳县志·卷之三·税稞》，清·邱天英撰，清康熙二十九年（1690）刻本，261.

汝宁府（汝阳县）医学训科一员。《河南通志·卷三十八·职官志》，清·田文镜纂修，清光绪二十八年（1902）刻本，13.

注：汝宁府汝阳县即今汝南县。

惠民药局

惠民药局，洪武三年（1370）建，废。《汝阳县志·卷之三·廨署》，清·邱天英撰，清康熙二十九年（1690）刻本本，143.

惠民局，府医学内。《汝宁府志·卷三·建置》，清·何显祖、董永祚撰，清康熙三十四年（1695）刻本，12.

汝南县医院

县医院，在医院街，共有瓦草房三十八间。内分办公室、药剂室、手术室、养病室，接待室，诊疗室，计占十五间，养病室折置为普通、特别两处，产科亦分为男女两室。又附设戒烟所，男妇戒烟两室，沐浴室，夜班学校室，院中房舍于民国二十年（1931）间，经省府刘主席倡捐洋一百元，连同募款重新翻修，颇为整饬。《重修汝南县志·卷四·建置志》，民国·陈伯嘉修，李成均等纂，民国二十七（1938）年石印本影印，254.

县立医院之缘起

国家民族之蕃，滋由于休养生息者丰，由于调和营卫者丰，前清烟禁大开，益以强邻恶意之毒化，鸦片、吗啡、海洛因，诸麻醉品源源而来。乐之者，而贫中之者死，汝南自亦难越例外，历奉中央严令，锐意禁绝。于民国二十一年（1932）元月，组设平民医院于公安局，内设戒烟所，经费由警款所裁，卫生员项下，每月一百八十元拨充，不足时由收回牛痘局、红十字会两处公地二百余亩，稞金内补支。二十二年（1933）五月，奉第八区专员兼汝南县长陈改为县立医院，经费每月二百元，至二十五年七月，将公地征归财委会，每月经费改为一百八十元，以三分之二为薪，公费三分之一，为购药费，至二十六年（1937），均按照此数开支，具院址分配诊治时间，医科训练内部组织，分列于下：

1. 院址分配，全院共有瓦房三十八间，内分办公、药、割病及诊疗接待等，空余分为普通特别病室，产科，男女病室，附戒烟所，男女戒烟室及夜班学校室。

按：查该院于二十二年（1933）六月后之增拨，房间破漏不堪，适省政府主席刘巡视莅院，嘉勉之余，慨捐银洋一百元，并呈准以募捐各款竣工另建新式大门，翻修前后房间，粉泥泊漆，裱糊一新，并置备一切器具，至九月始告工竣。

2. 诊治时间，每日上午八时至十一时半，下午二时至六时，在本院诊疗□□□□□□□□□□□□□，治居民有服毒危险等症。

3. 医□□□，本院二十三年（1934）□□□□□，助产传习所一班，及民众夜班学校，卫生警察训练班，十区保健员训练班。

4. 内部组织，本院院长兼医师一员，医员一员，女助产医员一员，并戒烟所医员一员，司药兼文牍一员，看护三人，勤务二人，均按职责努力工作。

附表：院长兼医师、戒烟所所长，董耀武；医员，王智杰。县立医院戒烟所医员，任吉升。女助产医员，丁瑞兰；看护，傅省三。司药兼文牍，朱文典。勤务，陶世贤、韩开乾。看护，董鸿雁、金□宗。《重修汝南县志·卷七·民政志》，民国·陈伯嘉修，李成均等纂，民国二十七（1938）年石印本影印，380-382.

平民医院经费

查该院二十年（1931）春始行成立，每月经常费200元，向由财政局支领，自裁局并科后改由财委会发给，全年共支洋2400元，由地方公款开支。《重修汝南县志·卷八·财政志》，民国·陈伯嘉修，李成均等纂，民国二十七（1938）年石印本影印，437.

种痘医药费

种痘医药费向置地120亩，常年聘有官医，待平民医院成立，该地已拨归管理所，有租稞作为医药费。如不敷时，则由地方公益捐筹拨。另由三角地方公款项下，年拨洋200元作为种痘费。《重修汝南县志·卷八·财政志》，民国·陈伯嘉修，李成均等纂，民国二十七（1938）年石印本影印，437.

西医医药师公会

查汝南县西医医药师公会创立，于民国二十六年（1937）二月七日组织成立，兹将会内编组人员开列于后（附表）：

会长，董耀武。副会长，赵□浓。医务股主任，□亚来。□务股主任，任吉升。总务股主任，李寿轩。医员，王智杰。《重修汝南县志·卷七·民政志》，民国·陈伯嘉修，李成均等纂，民国二十七（1938）年石印本影印，382.

卫生

全县卫生行政以县立医院为发创，机至和立医院诊疗所，城乡约计一二十处，经县府令饬各区达照管理，医院规则初实履行，以求完备。二十六年（1937），令为推行种痘之明，曾于县立医院附设种痘讲习所，通饬五区选送各该区医院诊疗所之西医士，及完全小学教员一人或二人入所受训，完毕仍回原处，实施医院种痘工作，并定期举行防疫种痘宣传大会，促人注意。他如公共厕所，城关已检设多处，每日由卫生警察督饬打扫二次，垃圾箱亦择要添设，饭馆、浴堂、理发处及各娱乐场所，自提倡新生活。宣传卫生以来，市民讲求清洁，渐知重要，所望自动兴起清除街道，整理水沟，无得潜沟而病足，不碍于交衢，绳营远途于此户，卫生之效力乃日益扩展矣。《重修汝南县志·卷七·民政志》，民国·陈伯嘉修，李成均等纂，民国二十七（1938）年石印本影印，382-383.

养济院

养济院，北门内，旧在城东南二里，月米银布锦如例。《汝阳县志·卷之三·廨署》，清·邱天英撰，清康熙二十九年（1690）刻本，143.

宁府养济院，县治西，今奉文属县，因并载。《汝阳县志·卷之三·廨署》，清·邱天英撰，清康熙二十九年（1690）刻本，143.

养济院，北门内。洪武八年（1375），令天下郡县访穷民无靠者收养其间，每名口月给米三斗，柴薪银五分，岁给棉一斤，冬夏布各一匹，死给棺木银三钱。《汝宁府志·卷三·建置》，清·何显祖，董永祚撰，清康熙三十四年（1695）刻本，12.

共济庄

共济庄，城西三里。万历二十九年（1601），兵巡道黄公炜发赎钱五十金，王万祚捐三十余金，置地三顷四十亩，以赡孤贫。旁为庐舍十五间，墙下树桑榆，给牛六头，徭费议派概县发。《汝阳县志·卷之三·廨署》，清·邱天英撰，清康熙二十九年（1690）刻本，143.

汝南县救济院

县救济院，在城内西南隅，县□□内，共房三百余间，地二十七顷零八亩。每年收租稞洋三千余元，以为办公经费，内设院长室及养老、残废、孤儿、贷款四所，各设主任一人，养教兼施，贫民收容现共一百六十名。贷款基金已筹足八百二十元，贫民请贷经审核确系正当营业者，附具担保，方行贷予，息金规定八厘，现已悉数贷出。《重修汝南县志·卷四·建置志公署》，民国·陈伯嘉修，李成均等纂，民国二十七年（1938）石印本影印，256.

救济院（附赈灾），慈幼于废赈贫，所以体天心之仁爱，挽人道之扼穷，俾得免于死亡。以后，民胞物与之量者也。本县当清雍正间，知府蒋国祥，知县王士铨，创立成鳏院于天中山之阳，鳏寡孤独咸遂具生，河东总督王士俊为之记，令废已。大清末设养济院专恤废民（在西城根），十六年十二月救济院奉令成立（在城内西南隅□□观）。连前并入养济院，暨新筹庙产地计共二十七百二十，兹房三百九十间。年共收租三千余元，为该院经费，置正副院长各一员专司管理，内分养老、残废、孤儿、贷款四所，收容贫民一百六十名，附设平民义校一处，教授院内孤儿作业。划分院内院外，内部院内设工厂一处，分裂鞋、编制两科，院外作业有园艺、养鱼两科，就院内贫民性之所近，分别教以培植果木蔬菜，结网捕鱼等技能。贷款所基金已筹拨八百二十元，现已悉数贷出……穷民将不延颈企踵，而登诸康乐矣（附表列后）。《重修汝南县志·卷七·民政志》，民国·陈伯嘉修，李成均等纂，民国二十七（1938）年石印本影印，384-385.

救济院经费

查该院自民国十八年（1929）成立，经费系该院由稞租项下统筹支拨，每月贫民口粮三五九元零三分二厘，职员生活费及办公费，每月一五六元二角九分，全年共支洋六一八三元八角六分四厘，与其收入部分不符甚多，现该院正自行设法核减弥补中。《重修汝南县志·卷八·财政志》，民国·陈伯嘉修，李成均等纂，民国二十七（1938）年石印本影印，436.

漏泽园

漏泽园，城北门外，南门外，西门外，东门外。《汝阳县志·卷之三·廨署》，清·邱天英撰，清康熙二十九年（1690）刻本，143.

漏泽园，北门外。《汝宁府志·卷三·建置》，清·何显祖，董永祚撰，清康熙三十四年（1695）刻本，12.

第七节　正阳县

医学　阴阳学

阴阳学、医学，旧县治西，废。《正阳县志·卷三·旧迹》，清·彭良弼纂修，清嘉庆元年（1796）刻本，6.

（正阳县）医学训科一员。《河南通志·卷三十八·职官志》，清·田文镜纂修，清光绪二十八年（1902）刻本，14.

（正阳县）医学，在县治西，今废。《汝宁府志·卷三·建置》，清·何显祖，董永祚撰，清康熙三十四年（1695）刻本，15.

惠民局

惠民局，（在）旧县治东，废。《重修正阳县志·卷一·建置旧迹》，民国·魏松声等纂，民国二十五年（1936）铅印本，123.

（正阳县）惠民局，县治东。《汝宁府志·卷三·建置》，清·何显祖，董永祚撰，清康熙三十四年（1695）刻本，15.

慈善局

清光绪时，城绅刘钰鼎，素精医术，目击城关贫病，多因医药无资，每致失救，商同刘嘉俊、阮佩亭、刘锡爵、袁子善等义绅，共同捐款，就药王庙地点，创设慈善局，购备需要药品，普施诊疗，不受谢报，救活甚众。民国以来，有绅耆阮昆山、刘俊夫、李协五等率同众善士，继续施诊赠药，袁绅俊伯，尝助款接济。民国十一年（1922），城陷后停止。城西增益店，清光绪时，曾设八善局，施舍茶、药、粥、棺、义冢，赠善书，敬惜字纸，宣讲善道，由贡生王鸿轩，劝同一方善家善士，捐资任劳，共维义举，救度群伦。《重修正阳县志·卷三·大事记》，民国·魏松声等纂，民国二十五年（1936）铅印本影印，385.

县卫生院

民国二十九年（1940）一月，县城设立卫生院一所，有医务人员8人。《正阳县志》，正阳县地方志编纂委员会编，方志出版社，1996年12月，20.

民国二十九年（1940）一月，国民党县政府创办一所公立卫生院（西医院），这所公立卫生院有房舍7间，有医务人员8人。卫生院院长由城关私营"大中医院"的主管人胡云亭兼任。隶属于县政府民政科管理，除开展治疗业务外，有时候也代行民政科发放一些救济药品。民国三十八年（1949）春，国民党政府南逃，医院解散。《正阳县志》，正阳县地方志编纂委员会编，方志出版社，1996年12月，521.

中医　药铺

清朝末期，全县比较有名的中医45人，其中善喉科者2人，眼科3人，中医外科4人，内科杂症19人，小儿痘疹6人，针灸2人，其他杂症7人。民国三十七年（1948）县城内及汝南埠、寒冻、陡沟、铜钟几个较大的集镇中，有个体中药铺、药房38家，从医人员101人；个体药摊11个，从业人员11人。《正阳县志》，正阳县地方志编纂委员会编，方志出版社，1996年12月，526.

西医药

西医技术于清宣统元年（1909），由西方传教士传入县内，经过30多年的缓慢发展，到民国三十七年（1948），全县实有西医从业人员48人，其中个体行医人员40人。《正阳县志》，正阳县地方志编纂委员会编，方志出版社，1996年12月，526.

养济院

养济院，城西北隅，房屋四间，收养孤贫四名口，岁需口粮棉衣支销正项。《正阳县志·卷二·建置》，清·彭良弼纂修，清嘉庆元年（1796）刻本，9.

养济院，旧志载城西北隅，房屋四间，收养孤贫四名口，岁需口粮棉衣支销正项。近年停废。又旧志凡例载邑旧俗，有孝义社，入社者不问贫富，每朔望会于社，各醵金若干，以谨厚一人出入，社中人有丧，出醵金助之，此举义重送终，与养济院之恤老相同，并志之，以见民俗之厚，古道常存。《重修正阳县志·卷三·大事记》，民国·魏松声等纂，民国二十五年（1936）铅印本影印，388.

（正阳县）养济院，县治西。《汝宁府志·卷三·建置》，清·何显祖，董永祚撰，清康熙三十四年（1695）刻本，15.

普济堂

普济堂，城西北隅，房屋三十间，大门一间，收养贫民，四十五名口，岁需口粮棉衣棺木支销息银地租。《正阳县志·卷二·建置》，清·彭良弼纂修，清嘉庆元年（1796年）刻本，9-10.

普济堂，地八顷八十三亩七分三厘。《正阳县志·卷二·建置》，清·彭良弼纂修，清嘉庆元年（1796）刻本，10.

普济堂，在黄公祠西。清末的旧建草房二十余间，近半就倾塌，危险万分，亟须筹划修缮。《重修正阳县志·卷一·建置》，民国·魏松声等纂，民国二十五年（1936）铅印影印本，121.

普济堂，地八顷，八十八亩七分三厘。阮述岑采访，为九百七十亩七分三厘。《重修正阳县志·卷二·财务杂项》，民国·魏松声等纂，民国二十五年（1936）铅印本，227.

普济堂，旧志载，是堂房屋三十间，基本银四百两，交典铺岁纳息银九十六两，遇闰纳息银一百零肆两，基本地八顷八十三亩七分三厘，岁租银一百一十一两一钱八分，收养贫民四十五名口，岁需口粮棉布棺木，支销息银地租。旧志官办，迨民国改为绅办，仅有此项基本地亩，未闻银两，所收失目贫民若干名口，外需口粮等费，只资地租支销。《重修正阳县志·卷三·大事记》，民国·魏松声等纂，民国二十五年（1936）铅印影印本，337-388.

育婴堂

育婴堂，交普济堂贫妇收育，另无房屋，岁需养费，支销地租。

交店铺银四百两，岁纳息银九十六两，遇闰纳息银一百四两。《正阳县志·卷二·建置》，清·彭良弼纂修，清嘉庆元年（1796）刻本，10.

育婴堂，地四十亩，岁共纳租银一百一十一两一钱八分，除纳丁赋外，余充养费及堂房岁修。《正阳县志·卷二·建置》，清·彭良弼纂修，清嘉庆元年（1796）刻本，10.

育婴堂，地四十亩，在八里桥。《重修正阳县志·卷二·财务杂项》，民国·魏松声等纂，民国二十五年（1936）铅印影印本，227.

育婴堂，旧志载，是堂，有基本地四十亩，无房屋，收婴交普济堂贫妇养育，岁需费支销地租，清季停办。《重修正阳县志·卷三·大事记》，民国·魏松声等纂，民国二十五年（1936年）铅印本，388.

漏泽园

（正阳县）漏泽园，有四俱在城外。《汝宁府志·卷三·建置》，清·何显祖，董永祚撰，清康熙三十四年（1695）刻本，15.

第八节　确山县

医学　惠民局

（确山）医学，在县治东。养济院，西门外。惠民局，县治东。《汝宁府志·卷三·建置》，清·何显祖，董永祚撰，清康熙三十四年（1695）刻本，15.

阴阳学训术　医学训科

阴阳学训术一人，医学训科一人。《确山县志·卷七·职官志》，民国·张缙璜纂修，民国二十年（1931）铅印本，10.

（确山县）医学训科一员。《河南通志·卷三十八·职官志》，清·田文镜纂修，清光绪二十八年（1902）刻本，14.

普济堂

普济堂，十八间，雍正十三年（1735）修，东西二察院，俱兵毁。新察院在东门大街，孙京修。《确山县志·卷之一·建置》，清·周之瑚纂修，清乾隆十一年

（1746）刻本，56.

养济院

养济院，原在西关，兵毁，孙京迁建。《确山县志·卷之一·建置》，清·周之瑚纂修，清乾隆十一年（1746）刻本，56.

养济院，西门外。《汝宁府志·卷三·建置》，清·何显祖，董永祚撰，清康熙三十四年（1695）刻本，15.

共济庄

共济庄，城北五里，万历二十九年（1601），分巡汝南道黄炜创立，知县张凤翔捐助以赡孤贫，今废。《汝宁府志·卷三·建置》，清·何显祖，董永祚撰，清康熙三十四年（1695）刻本，15.

漏泽园

（确山）医学，在县治东。养济院，西门外。惠民局，县治东。漏泽园，北门外。共济庄，城北五里，万历二十九年（1601），分巡汝南道黄炜创立，知县张凤翔捐助以赡孤贫今废。《汝宁府志·卷三·建置》，清·何显祖，董永祚撰，清康熙三十四年（1695）刻本，15.

第九节　泌阳县

医学　阴阳学

泌阳县，附医学、阴阳学，共一所，在县治西。今废。《南阳府志·卷之二·建置志公署》，清·孔传金纂修，清嘉庆十二年（1807）刻本，17.

阴阳、医学，旧志云，共一所，在县治西。今废。《泌阳县志·卷之四·营建志公署》，清·倪明进修，栗郅纂，清道光四年（1824）刊本影印，218.

中医药店铺

千百年来，泌阳医界皆以中医中药为本。清代后期，始有西药传入，并逐步发展一些西医。民国三十六年（1947）泌阳解放时，境内计有中医药店铺200余处，小型医院数处。西医诊疗所20多处，从业者总共五六百人，约占总人口的1.5‰，缺医少药现象严重，居民卫生条件很差，健康水平很低。《泌阳县志》，泌阳县地方志编纂委员会编，中州古籍出版社，1884年10月，616.

民国时期，医治疾病几乎全用中医中药。民国三十五年（1946）境内私人开设中医药铺者200多家，西药经营者31家。药铺一般只有房舍若干间，药橱一两个。羊册街家秀斋开办的"仁康"医院曾设6张观察病床，设备也极为简陋，所售西药只有红汞、碘酒、朝发夕安等10多个品种。《泌阳县志》，泌阳县地方志编纂委员会编，中州古籍出版社，1884年10月，618.

民国期间，群众医病，主要赖于中医中药或土单方。西医诊疗所和医院，数量少，设备简陋，医务人员水平不高，技术力量不配套，仅可处理一般外伤和治疗轻微疾病。《泌阳县志》泌阳县地方志编纂委员会编，中州古籍出版社，1884年10月，629.

民国时期，医院、诊所、药铺，均属商业性经营，以赚钱为目的。劳动人民政治、经济地位低下，就医非常困难，患病者得不到及时诊治，造成死亡率高。《泌阳县志》，泌阳县地方志编纂委员会编，中州古籍出版社，1884年10月，631.

平民医院

民国二十七年（1938），县始办平民医院，院址在后寺坑西沿，有草房数间，医护人员7名，到民国三十年（1941）因缺经费停办。民国三十二年（1943），又在清代县衙监狱院（今公安局处）建县立医院，有医生、护士、助产员各3人，司药1人。民国三十六年（1947），泌阳解放时解体。《泌阳县志》，泌阳县地方志编纂委员会编，中州古籍出版社，1884年10月，617.

卫生队伍

民国三十六年（1947），全县中西医从业人员约600人。除县卫生院11名职员外，其余全是私营。《泌阳县志》，泌阳县地方志编纂委员会编，中州古籍出版社，1884年10月，619.

以师带徒

解放前，从医多为生计，术不轻授他人，其传本家子弟，甚至授男不授女，县内名医李仲昆、郜子和、陈德三，医术均祖传三四代。亦有因长辈为痼疾折磨，拜于名医门下发愤习医者。《泌阳县志》，泌阳县地方志编纂委员会编，中州古籍出版社，1884年10月，621.

传染病防治

民国时期，对传染病防治无策，正常年景亦有"麦荏烂，没好汉"之说，如遭自然灾害，必伴疫病流行。民国十八年（1929）自然灾害严重，伤寒流行，时仅有千口人左右的古城寨，一日内曾死亡十七八人。民国三十一年（1942），城南焦新庄全村 154 人，因灾成疫，死亡 85 人。还有一些村庄因大家病（即传染病流行），找不到健康人，死了人没人埋殡。《泌阳县志》，泌阳县地方志编纂委员会编，中州古籍出版社，1884 年 10 月，623.

种痘

民国年间，有"种花先生"，专为幼儿点种牛痘，由于科学落后，生物制品奇缺，点种的是代用品——"人浆痘"，即点种后伤口结疙痂，免疫效果不佳。况且每人份收小麦约 30 公斤，多数贫苦人家因嫌价高不种，根本得不到免疫。因此，屡有天花发生，甚至造成流行。患者死亡率高，即使保全性命，也造成周身疤痕。《泌阳县志》，泌阳县地方志编纂委员会编，中州古籍出版社，1884 年 10 月，623.

养济院

泌阳县，养济院，在西关，今废。《南阳府志·卷之二·建置志》，清·孔传金纂修，清嘉庆十二年（1807）刻本，18.

泌阳县，养济院，县西。《南阳府志·卷二·建置志公署》，清·朱璘纂修，清康熙三十三年（1694）刻本，18.

第二部分

医药

河南府

药类

地黄，出河内者佳；山药，河内最著；麻黄，中牟出；甘菊，南阳出；枸杞、香附、菟丝子，安阳出，孟县亦有之；蛇床，柘城出；艾叶，出汤阴扁鹊墓旁最著；防风，河内出汤阴县、涉县皆出；黄芪、柴胡、杏仁，陈州出；黄芩，裕州出；桔梗，嵩高山出，济源亦有；白芍、紫苑，河内出；苍术，济源出；柏仁，辉县出，陕州亦有之；瓜蒌，夏邑、永城出，胙城亦有之；葛根，安阳出，修武亦有之；益母草，出鹿邑者佳；车前，河内出；丹参、苦参，修武出；百合，河内出；杜仲，镇平出；连翘，安阳出；黄精，各府州多有出，嵩山者佳。

菖蒲，出嵩山五渡水中，一名尧韭，一名昌阳。《神仙传》曰：汉武帝登嵩山见仙人长二长，耳垂肩，帝礼而问之，仙人曰吾九疑人也，闻中岳有石上菖蒲一寸九节，食之可也长生，故来采之，言讫遂不见。石斛，光州出、河内亦有之；茱萸，光州出；麦门冬，出河内济源；紫苏、荆芥、牵牛，鹿邑出；元参、半夏、射干、牛蒡子，内乡出，鲁山亦有之；何首乌，出汝州，出嵩山者亦佳；威灵仙，尉氏出；酸枣仁、刘寄奴，孟县出；仙灵脾，林县出；桑寄生、款冬花，洛阳出；葶苈，扶沟出；斑蝥，商城出；全蝎，陈留出；皂角，河内出；知母，河内出，安阳、辉县亦有之；牛膝，河内出，汝州亦有之，《图经》云：有二种茎节紫而大者为雄，青而小者为雌；草薢，河内出；山楂，济源出；远志，祥符出，俗传产于夷门者佳，又出温县凤凰台下；茯苓，永宁嵩县有之；葫芦巴，河内出；木贼，出固始南山；贯众，安阳出，武安皆有；牛黄，林县出；仙茅，新乡出；通草，辉县出，汝南亦有之；芎䓖，河内出；赤箭，出登封少室山，此草无风自动，又名独摇草；鹿茸，卢氏出；栀子，汝阳出；五倍子，各地多有出，罗山者佳；白花蛇，南阳出，医家用以疗大疯；飞生急灵皮，内乡出；羊蹄根，出陈留坡泽中；鹤虱，出唐县，又名豨莶。《河南通志·卷二十九·物产》，清·田文镜纂修，清光绪二十八年（1902）刻本，4-5.

药部

石菖蒲，《神仙传》曰：汉武帝上嵩山见，仙人曰：闻中岳有石上菖蒲一寸九节，食之可也长生，故来采之，忽然不见。

茯苓，《嘉佑本草》范子计然言：茯苓出嵩山，松脂入地千岁，为茯苓。

黄精，唐《地理志》河南府贡黄精，《本草纲目》以得坤土之精粹故名黄精，又名戊己芝仙人余粮生嵩山佳。

术，《图经本草》以茅山嵩山者为佳，按：《尔雅》术山蓟，《本草衍义》曰：本经止言术，不分苍、白二种，亦宜两审。

何首乌，《图经本草》在处有之以西洛嵩山为胜，唐李翱有《何首乌传》。

麦门冬，《别录生》函谷、川谷。

天门冬，《抱朴子》在东岳名淫羊藿，在中岳名天门冬。

苍耳，《图经本草》，诗卷耳《尔雅》谓之苍耳。《广雅》谓之菜耳。康成以为胡菜。《博物志》云洛，中有人驱羊入蜀，胡菜子多刺粘缀羊毛遂至中国故名羊负来。按：苍耳俗呼权科。

车前，《诗周南》。采采芣苢，《陆玑疏》今车前子。

益母《诗王风》中谷有蓷，《陆玑疏》方茎白华，华生节间，今益母也。

细辛，《山海经》福戏之山上多少辛，郭注细辛也。

远志，《本草纲目》苗名小草河洛州郡有之。

升麻，《开宝本草》嵩高生者色青。

桔梗，《别录》生嵩高山谷。二月采根。

款冬，《述征记》，洛水至岁末凝厉。则款冬花茂于层冰之中。

茱萸，《晋宫阁》，名华林园茱萸三十六株。

贯众，《别录》，生少室，山二月八日采根。

赤箭，生少室山，三月、四月、八月采根。

天雄，《别录》，生少室山；谷二月采根。

尧花，《本草衍义》，京洛间甚多。

蓍实，《别录》蓍生少室山谷。八月、九月采实。按：蓍神草也，生便条直异于蒿，秋后花出枝端红紫色状似菊结实，如艾实。张华《博物志》以末大于本者为蓍。

楮实，《别录》，生少室山。八月、九月采实。按：《西阳杂俎》，有瓣曰楮，无曰构，今俗通名构实，曰构桃。

瓜蒂，《别录》，瓜蒂生嵩高平泽，七月七日采之。《图经本草》，甜瓜蒂入药，用早青为良。

冬葵子，《别录》，生少室山。陶注秋葵覆养经，冬至春作子谓之冬葵子。

南烛草木，《图经本草》，其种时木而似草，故号南烛草，木生嵩高少室。

草石蚕，《食物本草》，草食蚕称甘露子，生嵩山石上。

防葵，《本草经》，生嵩山。

白头翁，《本草经》，生嵩山山谷及田野。

石钟乳，《别录》，生少室山谷。按：《河图玉版》，少室有白玉膏抱朴子，嵩山石户有石蜜芝。《嵩高记》，嵩山石室前承露盘中，有石脂皆钟乳之类。

石，《别录》生少室山，采无时。《河南府志·卷二十七·物产志》，清·施诚纂修，清同治六年（1867）刻本，4-6.

彰德府

（彰德府）安阳出，《唐书·地理志》：相州土贡知母。《揽辔录》：扁鹊墓旁，伏道艾，医家贵之。《嘉庆重修一统志（十二）·彰德府·土产》，清·嘉庆重修本，749

药品

林虑、天平药物颇盛，虽于用有粗有良，今备录载之资博求者：紫石英、方解石、赤石脂、白石脂、自然铜、磁石、滑石、贾润石、云母、熊胆、麝香、鹿茸、虎骨、牛黄、五灵脂、人参、天门冬、麦门冬、黄精、地黄、枸杞、茈胡、前胡、五味子、远志、甘草、益母草、白芷、牛膝、菖蒲、苍术、茺蔚子、菟丝子、草龙胆、薏苡仁、升麻、卷蒲黄、蛇床子、茜根、当归、黄芩、芍药、藁本、葛根、知母、贝母、苦参、狗脊、萆薢、瞿麦、射干、紫苑、白薇、百合、仙灵脾、款冬花、牡丹、地榆、柳叶茅、杏叶茅、重楼茅、恶实、艾、红蓝花、山蓣萝、茅香、天麻、大黄、桔梗、大戟、芫花、旋覆花、葶苈、藜芦、乌头、贯众、半夏、茛菪子、青葙子、白芨、白蔹、连翘、兰茹、夏枯草、虎杖、马勃、牵牛子、狼毒、萹蓄、天南星、谷精草、马兜铃、青木香、地松、威灵仙、何首乌、锦三棱、萱草、木贼、地椒、槐实、五加皮、楮实、猪苓、秦皮、合欢、郁李仁、天蓼、椿花、木槿、黄栌、车前子、凌霄花、紫河车、顽荆山、皮子、狼牙草、高良姜、瓜蒌、樟柳、木通、蔓荆子、石花、龙牙草、无心草、薄荷、紫苏、荆芥、金刚骨、巨胜子、胡山丹、茴香、带三草、仙人、艾、承露、盘箭、扣草、山芝麻、蛤蟆、亚麻、大叶萹藤、小叶萹藤、便得繄、马树、马肠蔓、狼把草、山荏子、白蒺藜、蜈蚣。《彰德府志·卷八·杂记》，明嘉靖元年（1522）刻本，30-31.

花类

牡丹、芍药、丁香、桂、荷、菊、木香、百合。《彰德府·卷十二·物产》，清·卢崧纂修，清乾隆五十二年（1787）刻本，5.

货类

红花、椒，出林涉；艾，出汤阴扁鹊墓旁；药物各种，出林县天平山；蜜；硝。《彰德府·卷十二·物产》，清·卢崧纂修，清乾隆五十二年（1787）刻本，5.

药属

□□□□天平药物颇盛，虽于□有且有良，今备□□之资□求者：紫石英、方解石、赤石脂、白石脂、自然铜、磁石、滑石、贾润石、云母、熊胆、麝香、鹿茸、虎骨、牛黄、五灵脂、人参、天门冬、麦门冬、黄精、地黄、枸杞、茈胡、前胡、五味子、远志、甘草、益母草、白芷、牛膝、菖蒲、苍术、茺蔚子、菟丝子、草龙胆、薏苡仁、升麻、卷蒲黄、蛇床子、茜根、当归、黄芩、芍药、藁本、葛根、知母、贝母、苦参、狗脊、草薢、瞿麦、射干、紫苑、白薇、百合、仙灵脾、款冬花、牡丹、地榆、柳叶茅、杏叶茅、重楼茅、恶实、艾、红蓝花、山蒋萝、茅香、天麻、大黄、桔梗、大戟、芫花、旋覆花、葶苈、藜芦、乌头、贯众、半夏、莨菪子、青葙子、白及、白蔹、连翘、兰茹、夏枯草、虎杖、马勃、牵牛子、狼毒、萹蓄、天南星、谷精草、马兜铃、青木香、地松、威灵仙、何首乌、锦三棱、萱草、木贼、地椒、槐实、五加皮、□实、猪苓、秦皮、合欢、郁李仁、天蓼、椿花、木槿、黄栌、车前子、凌霄花、紫河车、顽荆山、皮子、狼牙草、高良姜、瓜蒌、樟柳、木通、蔓荆子、石花、龙牙草、无心草、薄荷、紫苏、荆芥、金刚骨、巨胜子、胡山丹、茴香、带三草、仙人、艾、承露、盘箭、扣草、山芝麻、蛤蟆、亚麻、大叶蒿藤、小叶蒿藤、便得繁、马树、马肠蔓、狼把草、山荏子、白蒺藜、蜈蚣。《彰德府续志·卷八·艺文志》，清·宋可发纂修，清顺治年间（1644-1661），30.

开封府

薯蓣、芜菁，诸县皆有。红花，鄢陵出。药：远志，祥符出。麻黄，中牟龙脊山出。威灵仙，尉氏出。全蝎，陈留出。《嘉庆重修一统志（十二）·开封府·土产》，清·嘉庆重修本，339.

陈州府

明《统志》：枸杞子、香附子、瓜蒌仁、何首乌、蟾酥、半夏、天南星、天花粉、茱萸、麦门冬、菟丝子、地骨皮各县俱出。《嘉庆重修一统志（十二）·陈州府·土产》，清·嘉庆重修本，637.

卫辉府

明《统志》：瓜蒌根，胙城县出。仙茅，新乡县鲁包村出。知母，辉县出。按：明《统志》：汲县苍山出青钱。淇县出锡、青瓷。浚县善化山出紫斑石。谨附记。《嘉庆重修一统志（十二）·卫辉府·土产》，清·嘉庆重修本，888.

怀庆府

各县出，元和《志》：怀州贡牛膝。明《统志》：河内出地黄、山药，济源出天门冬。按：明《统志》：济源县产铁，河内、修武二县俱有磁窑，孟县产硝。府《志》：武陟县产白蜡，附注于此。《嘉庆重修一统志（十二）·怀庆府·土产》，清·嘉庆重修本，1043.

第一章　郑州市

第一节　郑　县

药类

香附、益母草（即茺蔚子）、紫花地丁、菟丝子、艾叶、苦参、薄荷、酸枣仁、地黄、葛根、牵牛（黑白二丑）、荆芥、苍耳、蒲黄、桃仁、杏仁、羊蹄根、甘菊（野名苦薏，当辨）、豨莶、小茴、薏苡、红花、凤仙。

花类

牡丹，芍药，丁香，木香，百合。《郑县志·卷之三·建置志》，民国·周秉彝、刘瑞璘等纂，民国二十年（1931）重印本，290-292.

第二节　巩　县

药属

药：木通、芍药、防风、远志、半夏、连翘、地黄、杏仁、青木香、枸杞、香附子、天门冬、葛根、米壳、甘草、柴胡、前胡、益母、茺蔚子、芫花、车前子。《巩县志·卷之三·土产》，明·周泗修，康绍第纂，民国二十四年（1935）刻本，2.

木通

药味，木通三十斤折银四两。《巩县志·卷之三·药味》，明·周泗修，康绍第纂，民国二十四年（1935）刻本，5.

药之属

桔梗、木通、苍术、防风、半夏、地黄、薄荷、茴香、瓜蒌、枣仁、芍药、丹皮、射干、五加皮、天仙子、何首乌。《巩县志·卷之七·物产》，清·李述武撰，清乾隆五十四年（1789）本，57.

花属

莲、菊、牡丹、芍药、鸡冠花、丁香。草属：芦、蒲、茨、蓬、蓼、浮萍、仙人掌、菅茅。《巩县志·卷七·民政·物产》，民国·刘莲青，张仲友撰修，民国二十六年（1937）刻本，17.

药属

桔梗、木通、苍术、防风、半夏、地黄、薄荷、茴香、瓜蒌、枣仁、芍药、丹参、射干、蝉蜕、五加皮、天仙子、何首乌（旧志）、金银花、天花粉、白及、车前子、艾、远志、蒲公英、王不留行、紫苏、桑螵蛸、马兜铃、芫花、扁畜、木贼、苍耳子、淫羊藿、牵牛、地骨皮、斑蝥、土鳖、稍瓜、柴胡、葶苈、茜草、葛根（新增）。

生产中唯药为盛，采山之夫，非谙练已久不能辨其种类，若防风、若远志、若枣仁、银花等数种，尤属生产名地、兹特择要选录，以示梗概，篇数之累，百不能尽。《巩县志·卷七·民政·物产》，民国·刘莲青，张仲友撰修，民国二十六年（1937）刻本，18.

芝生石上

（金）大定五年（1165）六月，河南府进芝草十三本，云得于芝田石上（金史五行志）。《巩县志·卷五·大事记》，民国·刘莲青，张仲友撰修，民国二十六年（1937）刻本，45.

柿霜、柿饼

制柿为饼，可生霜，复制霜为饼，名曰霜饼，一物而具二用，县中产柿颇多，尤以东南为最，而制霜饼式工则出自回廓镇罗庄等处、前清霜饼为河南贡品，由祥符县筹办，每年招致巩匠制造。《巩县志·卷七·民政志实业》，民国·刘莲青，张仲友撰修，民国二十六年（1937）刻本，13.

第三节　荥阳县

药类

药类、防风、苍术、柴胡、前胡、黄芩、荆芥、马勃、桔梗、半夏、斑蝥、远志、枸杞、薄荷、地黄、细辛、葛根、寄生、艾、香附、天门冬、章柳、黄芪、杏仁、葛花、蜡、蜜、麦门冬、蓖麻子、车前子、鹿茸、菟丝子、郁李仁、金银花、小茴香、鹿角、老鹳草、何首乌、蝉蜕、蓝、苄苣。《荥阳县志·卷之二·地理》，清·李煦撰，民国十三年（1924）本，12.

种植……花类以金银花为大宗，然唯近山有之，平原则否……葛花仅可为菜，亦不甚多。《续荥阳县志·卷四·食货》，民国·卢以洽纂修，民国十三年（1924）本，16.

物产

农产物，（有）柿饼、柿霜、瓜子、银花……《续荥阳县志·卷二·舆地志物产》，民国·卢以洽纂修，民国十三年（1924）本，11.

地产中药材

荥阳南、西、北部为山区，岭多、沟多，气候温和，适宜多种药材生长和种植，且资源丰富。史载，荥阳野生药材93种。其中，柿子、柿霜、柿蒂、防风、金银花、柴胡、远志、生地、枣仁等享誉省内外。金银花、枣仁、生地年收购量都在1万公斤以上；防风、远志亦都在1 000公斤以上。

荥阳中药一向遵古炮制，极重质量，部分药工对中药炮制颇有研究。《荥阳市志》程远荃、花金委主编，荥阳市志总编辑室编，新华出版社，1996年12月，855.

单方验方

妇女通经丸

药物组成：大黄500克、藿香60克，斑蝥15克。

制法：细末水丸。

主治：月经不调、手足发烧、经来腹痛、产后淤血不尽等症。

禁忌：生冷，鸡、鱼肉、大荤10余日。虚症、孕妇忌服。

用法：每日两次，每次1丸，温开水送下。服药多感肚疼、下沉，发烧约3小时。服药后大小便排出红、白色排泄物。服药不久即病除。

珍珠散

药物组成：乳香30克、没药30克、五倍子150克、龙骨30克、橡皮30克、血竭30克、儿茶90克、珍珠0.6克、牛黄0.6克、琥珀1.2克、冰片15克、硇砂15克。

制法：研为细末备用。

主治：扁桃腺炎、口腔炎。

用法：饭前半小时撒于患处。若扁桃腺已有脓性分泌物或化脓，用银针刺破化脓处，脓液排出后，喷撒效果更好。

治疗绦虫病方

药物组成：大白 30 克、厚朴 12 克、枳实 10 克、大黄 10 克。

用法：水煎服，于早晨将药煎两次，兑 1 处，空腹分两次（间隔约 1 小时）服下。小儿酌减。

治疗肚痛方

药物组成：丁香、木香、香附、巴豆霜等份。

主治：胃寒、腹疼。

制法：共为细末，调糊制成丸，如黄豆大。

用法：每日 1 次，成人每次 2 至 3 粒，小儿酌减，牙皂送下。

治疗腹泻方

药物组成：车前子 30 克、炒小米 60 克。

用法：水煎服。

治疗烧、烫伤方

药物组成：大黄、耍子粉各 30 克、乳香、没药各 10 克。

用法：共为细面，香油调敷。

治疗骨折方

药物组成：牛角炭 12 克、沙包头炭 12 克、头发炭 12 克、土元 7 个。

用法：共为细面，陈醋为丸，每服 1 克，1 日 1 次，连服 2 日。

治疗淋巴结核方

药物组成：狼毒 1 000 克、大枣 1 500 克。

制法：狼毒入锅加水，大枣放笼箅儿上，共蒸两小时（以锅滚记时）。

用法：开始每顿饭前吃 8 至 10 个枣，以后根据反应（恶心）情况增减。

禁忌：忌刺激性食物，不可与其他药物同服。

治疗酒渣鼻方

药物组成：大枫子仁 10 克、核桃仁 10 克、樟脑 10 克、水银 10 克、大魁枣 10 克。

制法：先将大枣煮熟去皮核为泥，加入水银搅拌，水银不见为度，用细砂布包裹扎口。

用法：每日拿药包照患处摩擦两次即可。

皮癌静油膏

药物组成：红砒 50 克、大枣肉 31 克、头发 5 克、指甲 2 克、碱发白面 172 克。

制法：将红砒研细面，头发、指甲剪碎分包在枣肉内，再用碱发白面包 1 层，桑柴火烧成炭，剥开内有黏丝为度。

用法：研为细面，用香油调和敷患处。《荥阳市志》，程远荃、花金委主编，荥阳市志总编辑室编，新华出版社，1996年12月，852~853.

医案选例

奔豚气。

赵××，女，70岁，腹痛已2年，发作时腹中如有物奔跑，四肢发凉，1日数发，舌红、苔燥、两脉虚滑。

方药：奔豚汤。当归15克、白芍15克、川芎15克、黄芩10克、葛根10克、半夏15克、生姜10克、甘草10克、甘李根白皮20克。

水煎服，1日1剂。

经2诊，诸症痊愈。

狂症。

赵××，男，26岁，性情暴躁月余，常与乡邻争吵。某日，突受外伤昏倒，醒后成狂，语无伦次，打人骂人，家人将其绑锁在室内，患者挣断绳索跳窗逃跑。贪凉喜水，日夜不眠5日。面红、目赤、六脉虚大。

治疗：用芫巴散3克，茶叶水冲服。服后3小时，泻下黏液如胶漆。患者神志渐清，但仍烦躁不寐，用龙胆泻肝汤和温胆汤加磁石、珍珠母、生铁落，服10剂后恢复正常。

瘀血发热

王××，午后发热，心中烦躁不安，数小时后不治自愈。次日复发，用血府逐瘀汤加黄芩、鳖甲，1剂热退，2剂痊愈（此病多误诊为疟疾）。

辰时头痛

李××，男，44岁，头痛年余，每日7时左右开始头痛，持续3小时左右，痛时心烦意乱，全身不适。

处方：川芎31克、辛夷10克、细辛3克、白芷3克，水煎服。服药5剂，病痊愈。

心悸（心律紊乱）

宋××，男，27岁，淋雨受凉，致发热恶寒，胸闷心慌，后逐渐加重，发作频繁。常感胸闷、气短、心悸、烦躁、失眠、多梦。此乃寒湿内阻、心气不能鼓动血行所致。治当温通心阳、益气活瘀、除痰通络。

处方：桂枝10克、石菖蒲10克、远志10克、薤白10克、葶苈子10克、川芎10克、红花10克、三七3克、生牡蛎10克、生龙骨10克、夜交藤30克、琥珀1.5克、茯苓2克、太子参20克、炙甘草3克，服6剂后病情好转，继进9剂。

换方：太子参30克、麦冬15克、黄精30克、赤芍15克、石菖蒲10克、远志30克、全瓜蒌20克、百合30克、三七3克、生牡蛎15克、生龙骨15克、炙甘草5

克，服药 20 剂，心神舒畅，饮食增加，痊愈后已上班工作。《荥阳市志》，程远荃、花金委主编，荥阳市志总编辑室编，新华出版社，1996 年 12 月，853-854.

第四节　登封县

玉膏

玉膏，《山海经》：少室之山多玉。郭璞注：山巅有白玉膏，得服即得仙道，世人不能上也。《登封县志·卷二十·物产志》，清·洪亮吉、陆继萼等纂，清康熙五十二年（1713）刊本，579.

丹砂

丹砂，旧志，少室有丹砂峰，相传出朱砂。见楼异赋注。《登封县志·卷二十·物产志》，清·洪亮吉、陆继萼等纂，清康熙五十二年（1713）刊本，580.

石流水

石流水，嵩书一名石流丹，《抱朴子》曰：石之赤精，亦名流黄之类，五岳皆有，而箕山为多，巢许服之，即石流丹之类。《登封县志·卷二十·物产志》，清·洪亮吉、陆继萼等纂，清康熙五十二年（1713）刊本，581.

石蜜芝

石蜜芝，《抱朴子》：石蜜之生少室石户中。《登封县志·卷二十·物产志》，清·洪亮吉、陆继萼等纂，清康熙五十二年（1713）刊本，581-582.

石脂

石脂，陶宏景曰：黄石脂生嵩山，色如莹雏，黑石脂生颖川、阳城。吴普曰：五色石脂，一名五色符，黄符生嵩山，白符赤符俱生少室。《登封县志·卷二十·物产志》，清·洪亮吉、陆继萼等纂，清康熙五十二年（1713）刊本，582.

石钟乳

石钟乳，《名医别录》：石钟乳生少室山谷。《登封县志·卷二十·物产志》，清·洪亮吉、陆继萼等纂，清康熙五十二年（1713）刊本，582.

麦饭石

麦饭石，《本草纲目》：麦饭石，象形也，众石团聚成块，处处山溪有之，嵩高尤

第二部分　医药

299

多。又曰：麦饭石膏治发背，乃中岳山人吕子华秘方。《登封县志·卷二十·物产志》，清·洪亮吉、陆继萼等纂，清康熙五十二年（1713）刊本，582.

封石

封石，陶弘景曰：封石生常山及少室，主治消渴。《登封县志·卷二十·物产志》，清·洪亮吉、陆继萼等纂，清康熙五十二年（1713）刊本，583.

石面

石面，旧志，少室山洞中有石面，遇大饥，百姓取作饼食之。《登封县志·卷二十·物产志》，清·洪亮吉、陆继萼等纂，清康熙五十二年（1713）刊本，583.

寿荣草

寿荣草，《本草纲目》曰：典术云寿草，出少室，服之，可通百世，令人不老。《登封县志·卷二十·物产志》，清·洪亮吉、陆继萼等纂，清康熙五十二年（1713）刊本，583.

芪

芪，《本草经》曰：芪生少室山谷。《登封县志·卷二十·物产志》，清·康熙五十二年（1713）刊本，589.

菖蒲

菖蒲，旧志，生中岳石上，一寸九节，服之可以长生，许逸人传。《登封县志·卷二十·物产志》，清·洪亮吉、陆继萼等纂，清康熙五十二年（1713）刊本，591.

术

术，《图经》曰：今处处有之，以嵩山者为佳，盖术得土气，其益在脾，中岳故土位也。《登封县志·卷二十·物产志》，清·洪亮吉、陆继萼等纂，清康熙五十二年（1713）刊本，591.

黄精

黄精，《通志》陶弘景：名为仙人余粮；《别录》曰：今南北皆有之，以嵩山者为佳。《登封县志·卷二十·物产志》，清·洪亮吉、陆继萼等纂，清康熙五十二年（1713）刊本，591.

何首乌

何首乌，《旧志》《神农本草》无名，自宋开宝时始入方书。《图经》曰：在处有之，以西洛嵩山为胜。《登封县志·卷二十·物产志》，清·洪亮吉，陆继萼等纂，清康熙五十二年（1713）刊本，591-592.

天门冬

天门冬，《抱朴子》曰：在东岳名淫羊藿，在西岳名菅松，在南岳名百部，在北岳名无不愈，在中岳则名天门冬。传梅曰：惟中岳之名通行古今者，亦以见物土之相宜也。《登封县志·卷二十·物产志》，清·洪亮吉、陆继萼等纂，清康熙五十二年（1713）刊本，592.

芍药

芍药，《本草经》云：生在中岳州谷及口陵。《登封县志·卷二十·物产志》，清·洪亮吉、陆继萼等纂，清康熙五十二年（1713）刊本，592.

桔梗

桔梗，《本草经》曰：生嵩高山谷。《登封县志·卷二十·物产志》，清·洪亮吉、陆继萼等纂，清康熙五十二年（1713）刊本，592.

赤箭

赤箭，陶弘景曰：亦是芝类，其茎如箭，干赤色。《本草经》曰：生少室。《登封县志·卷二十·物产志》，清·洪亮吉、陆继萼等纂，清康熙五十二年（1713），592-593.

防葵

防葵，《本草经》曰：生嵩高少室。唐苏恭曰：根叶似葵，香气似防风，故名。《登封县志·卷二十·物产志》，清·洪亮吉、陆继萼等纂，清康熙五十二年（1713）刊本，593.

天雄

天雄，《本草经》曰：生少室山谷中。《抱朴子》曰：康风子丹法，用羊乌鹤卵、雀血合少室天雄汁，和丹内鹄卵中漆之，内云母水中，百日化为赤水，服一合辄益寿十岁，服一升千岁也。《登封县志·卷二十·物产志》，清·洪亮吉、陆继萼等纂，清康熙五十二年（1713）刊本，593-594.

辛夷

辛夷，《旧志》出少室山，花似玉兰而色紫。《登封县志·卷二十·物产志》，清·洪亮吉、陆继萼等纂，清康熙五十二年（1713）刊本，594.

白头翁

白头翁，《旧志》药名，本草生嵩山山谷及田野。《登封县志·卷二十·物产志》，清·洪亮吉、陆继萼等纂，清康熙五十二年（1713）刊本，594.

草食蚕

草食蚕，《食物本草》称甘露子。唐陈藏器曰：生嵩山石上。《登封县志·卷二十·物产志》，清·洪亮吉、陆继萼等纂，清康熙五十二年（1713）刊本，594.

细辛

细辛，《山海经》：蛇谷之上有少辛。郭璞注曰：细辛也。《登封县志·卷二十·物产志》，清·洪亮吉、陆继萼等纂，清康熙五十二年（1713）刊本，595.

嵩山药石（麦饭石）

"药石"是有一定医疗作用的岩石（岩石是多种矿物的集合体）。嵩山药石种类较多，已知的有风化的片麻岩、花岗岩、蚀变斜长角闪岩、角闪岩等，按其 SiO_2 的百分含量为酸性药石和基性药石两种。酸性药石 $SiO_2>60\%$，反之为基性药石。

嵩山药石出露于君召水磨湾至登封城西飞机场一带。分布范围广，埋藏深度小，交通方便，易开采，有较好的开采利用价值，现按种类分述之。

矿区主要地层为太古界登封群变质岩，第四系坡、冲、洪积物。其次为元古界混合花岗岩和角闪岩、灰绿岩及元古石矿石。

黑云二长混合片麻岩：该岩石具有一定药效，属"麻石"麦饭石，矿石呈片料状晶结物，片麻状构造。主要矿物：斜长石 40%~45%，微斜长石 20%~25%，石英 20%~25%，黑云母 7%~9% 组成，岩石中微量矿物有：磁铁矿、锆石、绿帘石、屑石等，次生矿物有绿泥石、绢云母、蒙脱石、氢氧化物等。

片状斜长角闪岩（斜长角闪岩）：岩石具粒纤状变晶结构，片状构造（块状构造）。矿物成分为普通角闪石 80% 左右，石英 6%~7%，钾长石 3%~5%，以及少量的绿帘石、屑石、磷灰石、黄铁矿和次生矿物绢云母、绿泥石、蒙脱石等。该岩石具有一定药效。

辉石斜长角闪岩：该岩石的特征与片状斜长角闪岩（斜长角闪石）基本相同，其不同的主要是含有透辉石 10%~15%，透辉石与角闪石伴生，但分布不均匀，多被纤状次闪石交代。该岩具有一定药效。

辉石角闪石岩：呈脉状、透镜状产出，具半自形纤柱状结构，块状构造。主要矿物为：普通角闪石65%～70%，辉石20%～25%组成，此外有少量的斜长石、微斜长石、绿帘石、石英、黑云母、屑石、磷灰石、磁铁矿、黄铁矿、蒙脱石、氢氧化铁等。岩石风化程度不同，药效不同，强者药效显著，弱者次之，风化程度较强者，为现在主要的开采对象。

黑云母钾长花岗岩：浅红色，风化面为灰白色、浅褐色，花岗结构，块状构造。岩性单一，可分中心相边缘混染相。主要矿物成分：钾长石50%～55%，石英35%～40%，更长石4%，黑云母2%～8%，微量矿物有白云母、锆石、磷灰石、磁铁矿等。风化岩石具有较好的药效，属"花岗"麦饭石。

本县生产多种药石，质地纯正，药效显著。据估计总储量可达1.5亿吨，且开采条件简单，极易加工，可进一步研究，组织开发利用。

嵩山药石（麦饭石）主治痈疽发背甚效，有保肚健胃，利尿化石，防病制癌作用；有促进血液循环，消除疲劳，舒心催眠的作用；有净化水质除臭保鲜的作用；有润肤美容生发护肤健美的作用；对生物有催生助长的作用。《登封县志》，登封县地方志编纂委员会编，郭明志主编，河南人民出版社，1990年8月，89～90.

颍源矿泉水

位于登封县石道乡颍河发源地。泉水恒温恒量，不管旱涝，无增无减。日流量8 640吨，四季水温为15～17℃，经化验分析泉水无菌无毒，属"重碳酸盐矿泉水"。每升水含重碳酸根高达296毫克，另外含有钾、钠、镁、铬、硫、固定二氧化碳等60多种对人体有益的矿物质，对肠、胃、肾、关节、皮肤、气血为活、脚气癣病等有特殊疗效。《登封县志》，登封县地方志编纂委员会编，郭明志主编，河南人民出版社，1990年8月，93.

中药材

全县共有中药材488种。其中以全虫、元胡、血参、柴胡、枣仁、柏子仁、防风、黄芩、二花、山楂、乌梅、桔梗、艾叶、益母草、白头翁等较多。家养动物药材有全虫、土元等。种植药材有板蓝、白芍、黄芪、红花、玄参、白术、生地、白芷、丹皮、牛膝、地黄、南星、黄连等。稀有名贵的药材有嵩参、马镫草、七叶一枝花、灵芝、金不换、山药等。《登封县志》，登封县地方志编纂委员会编，郭明志主编，河南人民出版社，1990年8月，80.

地道药材

本县地处中原，气候温和，山峦叠嶂，丘陵起伏，年日照时数平均为2 297小时，年日照率为52%，阳光充足，热量丰富，适合于动植物的生长发育，故药源丰富，品种繁多。……地道药材计14种：柴胡、丹参、二花、元胡、全虫、枣仁、防风、黄芩、芫花、白头翁、桔梗、山楂、乌梅、柏子仁等品种已畅销省内外。《登封县志》，登封县地方志编纂委员会编，郭明志主编，河南人民出版社，1990年8月，591.

首售西药

民国十九年（1930年），卢店一家中药铺，首先出售"大安片""夕安片""消炎片"等西药。《登封县志》登封县地方志编纂委员会编，郭明志主编，河南人民出版社，1990年8月，20.

第五节　密　县

铁　美石　青垩　蓨草

《山海经》：大騩之山，其阴多铁、美石、青垩，有草焉。其状如蓍而毛，青花而白实，其名曰蓨，服之不夭，可以为腹病。图题云：大騩之山，爰有苹草。青花白实，食之无夭。虽不增龄，可以穷老。《密县志·卷十一·风土志物产》，清·谢增、景纶撰，清嘉庆二十二年（1817）刻本，4.

亢木　蛇　少辛

《山海经》：浮戏之山有木焉，叶状如樗而赤实，名曰亢木，食之不蛊。东有谷，曰蛇谷，上多少辛。注：谷中出蛇，故以名之；少辛，细辛也。

陶潜读《山经》诗："丹木在何许，乃在崒山阳。黄花复朱实，食之寿命长。白玉拟李液，瑾瑜发奇光。岂伊君子实，见重我羲黄。"《密县志·卷十一·风土志物产》，清·谢增、景纶撰，清嘉庆二十二年（1817）刻本，4.

何首乌

《中州杂俎》：旧传生岳中者良，今已无有，唯山间有之，大者亦不易得，闻劚之者呼"何先生何在？"佯答曰："在此。"则举锸而得，亦神矣哉。《密县志·卷十一·风土志物产》，清·谢增、景纶撰，清嘉庆二十二年（1817）刻本，5.

桑

叶可蚕，皮可纸，葚可食，枝可为农器，唯权之利为多。《密县志·卷十一·风土志物产》，清·谢增、景纶撰，清嘉庆二十二年（1817）刻本，5.

地黄苗

地黄本出怀庆，藉沁水灌溉，性故纯阴而下沉也。其苗实产于密，怀人购而植之。《密县志·卷十一·风土志物产》，清·谢增、景纶撰，清嘉庆二十二年十三刻本，6.

金银花

鲜者香味甚佳，山中种植者，多颇获利。《密县志·卷十一·风土志物产》，清·谢增、景纶撰，清嘉庆二十二年（1817）刻本，6.

药类

香附、益母草、菟丝子、远志、薄荷、艾、牵牛、小茴、苍耳子、凤仙花、金银花（西北乡种植颇多，土人因以为利）、木贼、车前草、谷精草、杏仁、酸枣仁、王不留行、杜仲、红花、蒲公英、地骨皮、细辛（古名少辛，出浮戏山，见《山海经》）。《密县志·卷十三·实业》，民国·汪忠纂，民国十三年（1924）刻本，2.

药用植物

密县药用植物种类繁多，蕴藏量丰富，包括有木本、草本、菌类，藻类等900多种，其中高等植物有800多种。藻类，菌类、地衣类有34种。主要中药材有山沙参、丹参、苦参、白前、白尾、白头翁、元胡、天冬、半夏、前胡、柴胡、香附、远志、玉竹土、茯苓、防风、花粉、苍术、黄芪、山知母、何首乌、乌火、葛根、寸干、茜草、百都、百合、灵仙、茅根、山豆根、地芋、木头回、薤白、商陆、苇根、狼毒、寻骨风、青木香、藕节、山杞子、车前子、五味子、菟丝子、葶苈子、女贞子、王不留行、苍耳子、褐实子、萝卜子、蓖麻子、地夫子、苦楝子、苍蔚子、莲子、柏子、枣仁、桃仁、杏仁、胡麻仁、芋肉、香圆、红苓、马兜苓、南山楂、乌梅、桑椹、粟皮、槐米、槐角、凤眼、白蒺藜、牙皂、苦丁香、陈皮、茵陈、大蓟、小蓟、益母草、旱莲草、车前草、金银花、荷叶、葛花、合欢皮、地骨皮、五加皮、杜仲、竹茹、桑枝、皂刺、五加皮、天仙藤、生地、元参、白芍、丹皮、南星、白芷、土贝母、故子、红花、白术、牛夕、山药、甘草、紫花、川附子、川乌、草乌、连翘、白芥子、冬花等。《密县志》，密县地方史志编纂委员会编，中州古籍出版社，1992年6月，113-114.

药用菌类植物

药用菌类植物有：灵芝、树舌、猴头、梗菌等。《密县志》，密县地方史志编纂委员会编，中州古籍出版社，1992年6月，114.

金银花 （土特产品）

金银花，亦称密二花，属忍冬科多年生半常绿缠绕灌木，是一种著名的中药材。味甘性寒，其根、茎、叶均可入药，以花最为珍贵，有清热解毒的作用。

中医利用金银花治病，不但历史悠久，而且疗效显著。据明代李时珍的《本草纲目》记载：金银花产于密县五指岭下，可医"一切风湿气及诸肿毒痈疽、疥癣、杨梅诸恶疮，散热解毒"。入药以其蓓蕾为最佳，作为饮料，泡茶常饮，滋肺养脾，延年益寿。

现代医学家对密县金银花抗菌、解毒、消炎的功能，做了科学分析和临床试验，测定出花蕾中含有黄酮类木犀草黄素、葡萄糖苷、肌醇、皂苷等化学成分，有调节人体中枢神经之功效。当体温升高、中枢神经失调而发烧时，可协调降温，因而具有清热之功；另据体外抗菌试验，金银花对痢疾杆菌、结核杆菌、霍乱杆菌、葡萄球菌、溶血性球菌、肺炎双球菌、百日咳杆菌等，均有较强的抗菌作用；中草药研究者也进一步证实，对于呼吸道病毒性感染，致使细胞病变，金银花还可以抑制不同病毒、延缓细胞的病变。

密县金银花不仅有很高的药用价值，而且具有可观的经济价值。清嘉庆二十二年（1817）《密县志》载："金银花，品香味甚佳，山中种植者，颇多获利。"密县金银花于1914年在巴拿马万国博览会上首次展出，受到世界医药界的欢迎，从此，密县金银花在国际市场上成为抢手货。1919年（民国八年），密县金银花出口创汇8万两。1980年，全国医药总局在北京召开的金银花评比会上，参加评比的专家认为，密县金银花具有"花条长，骨茬硬、色泽佳、质纯净、味浓清香，为全国同类之冠"，被定为特级银花。国家主席李先念在全国中药材会议上说："全国银花看河南，河南银花看密县。"《密县志》，密县地方史志编纂委员会编，中州古籍出版社，1992年6月，432-433

南龙酸枣 （土特产品）

密县牛店乡西部的南龙村，地处二龙山南面浅山丘陵区，村周围1 630亩荒山，有酸枣树40余万棵，年产酸枣28万公斤，占全县酸枣总产量的73.68%。

南龙酸枣品质优良，在河南省名列前茅。《河南省土特产资料》记载"密县南龙酸枣品质最佳。其特点是：个大、皮薄，一核双仁。"

酸枣是一种营养丰富的野果，酸枣仁是一种名贵的中药材，又称枣仁，含三萜类物质、花木素、花木酸、脂肪油、有机酸及维生素C，能抑制神经中枢系统，有类似巴比妥的镇静催眠作用。枣仁，性平，味甘酸，具有安神、宁心、养肝、镇静、补心血、敛汗等功能，主治血虚引起的心烦不安、惊悸、怔忡、失眠等症。其核壳可制活性炭，果肉可制枣面、醋、酒；能健脾胃，助消化。《密县志》，密县地方史志编纂委员会编，中州古籍出版社，1992 年 6 月，435.

（地产药材）根茎类

沙参、元参、丹参、苦参、川芎、生地、黄芪、土贝母、白芍、白芷、白头翁、元胡、牛膝、山药、半夏、桔梗、柴胡、香附、远志、紫菀、防风、花粉、知母、首乌、南星、板蓝根、射干、茜草、百部、百合、芦根、白茅根、地榆、败酱草、薤白、商陆、苇根、寻骨风、葛根、玉竹、山豆根、威灵仙、银柴胡、前胡、天门冬、麦冬。《密县志》，密县地方史志编纂委员会编，中州古籍出版社，1992 年 6 月，581.

（地产药材）果实类

牛子、二丑、车前子、菟丝子、葶苈子、女贞子、苏子、蒺藜、王不留行、青葙子、茺蔚子、白芥子、故纸、小茴、韭菜籽、梧桐籽、地肤籽、甜瓜籽、花川、枣仁、丝瓜络、西瓜皮、西瓜子、冬瓜子、冬瓜皮、枣核、花椒子、柏子仁、甜杏仁、苦瓜仁、桃仁、芋肉、火麻仁、壳玉米、马兜铃、瓜蒌仁、香元、山楂、全瓜蒌、瓜蒌皮、黑芝麻、赤小豆、乌梅、桑葚、白扁豆、石榴皮、大皂角、槐豆、槐米、小牙皂、白豆衣、黄瓜子、草决明、柿蒂、木瓜、苍耳子、急性子、山杞子、蓖麻子、毛桃、莲子、卜子、大枣、麦芽、南瓜子、浮小麦、核桃、大蒜。《密县志》，密县地方史志编纂委员会编，中州古籍出版社，1992 年 6 月，581.

（地产药材）全草类

薄荷、大蓟、小蓟、荆芥穗、淡竹叶、益母草、茵陈、荆芥、瞿麦、旱莲草、扁蓄草、车前草、地丁、瓦松、青蒿、鹅不食、伸筋草、全紫苏、卷柏、石苇、鱼腥草、浮萍草、谷精草、透骨草。《密县志》，密县地方史志编纂委员会编，中州古籍出版社，1992 年 6 月，581.

（地产药材）菌藻类

银耳、马勃、天麻、菌灵芝。《密县志》，密县地方史志编纂委员会编，中州古籍出版社，1992 年 6 月，581.

（地产药材）花叶类

银花、洋金花、桑叶、菊花、合欢花、玉米须、苏叶、冬花、鸡冠花、红花、大青叶、白豆花、芫花、旋覆花、艾叶、槐花、月季花、梧桐花。《密县志》，密县地方史志编纂委员会编，中州古籍出版社，1992 年 6 月，581.

（地产药材）树皮类

杜仲、椿根皮、丹皮、合欢皮、桑皮、苦楝皮、地骨皮、五加皮。《密县志》，密县地方史志编纂委员会编，中州古籍出版社，1992 年 6 月，582.

（地产药材）树脂类

竹茹、皂刺、忍冬藤、夜交藤、王南藤。《密县志》，密县地方史志编纂委员会编，中州古籍出版社，1992 年 6 月，582.

（地产药材）动物类

羊肾、狗肾、上甲、螃蟹、水蛭、紫河车、牛胆汁、羊胆汁、猪胆汁、鸡内金、蝉蜕、全虫、土元、獾油、望目砂、夜明砂、刺猬皮、红娘虫、蜂房、蜂蜜、蜂蜡、地龙、蜈蚣、斑蝥、桑螵蛸、蛇蜕。《密县志》，密县地方史志编纂委员会编，中州古籍出版社，1992 年 6 月，582.

（地产药材）其他类

柿箱。《密县志》，密县地方史志编纂委员会编，中州古籍出版社，1992 年 6 月，582.

西药

1928 年（民国十七年），西药传入密县，开始用于临床。建国前，全县有西药店 10 家，经营 60 多个品种，大部靠进口。《密县志》，密县地方史志编纂委员会编，中州古籍出版社，1992 年 6 月，582.

第六节　新郑县

黄精

黄帝问天老曰：天地所生，岂有食之令人不死者乎？天老曰：太阳之草，名曰黄精，饵而食之，可以长生；太阴之草，名曰钩吻，不可食，入口立死，人信钩吻之杀人，不信黄精之益寿，不亦惑乎？《新郑县志·卷三十一·杂志》，清·黄本诚纂修，清乾隆四十一年（1776）刻本，16.

丹皮

古言芍药，即兼牡丹。汉称木芍药，此其证也。智按王砆所引《吕览月令》：雷乃发声，下有芍药荣，田鼠化为鴽，下有牡丹华。则周末已名牡丹矣。黄朝英言：芍药破血，为赠女握椒养阳。为女赠，何必如此解。高似孙谓：诗指木芍药、丹皮女药，此亦一说，韩诗曰："离草也，言将离赠此草也。"《新郑县志·卷三十一·杂志》，清·黄本诚纂修，清乾隆四十一年（1776）刻本，49.

草类（药）

《诗·小雅》东有甫草。《郑风·野》有蔓草。

按：草有苜蓿、有蒿、有马兰、有茅（郑风，茹芦在阪，注茅蒐）、有荭（《郑风·隰有苌龙》注，苌龙荭，俗名水红）、有秀（左传子羽曰，其莠犹在乎）。其草可为药者，曰莎根（即香附）、曰艾、曰瓜蒌（根，天花粉）、曰薄荷、曰苍耳子、曰牵牛、曰蒺藜、曰蒲公英、曰大蓟、曰小蓟、曰车前子、曰王不留行、曰三棱。其花草为凤仙、为鸡冠、为长春菊、为秋海棠、为葵、为玉簪、为瞿麦、为菊。其水草之花为荷《郑风·隰有荷花）为慈姑、为雨久花。《新郑县志·卷四·风土志物产》，清·黄本诚纂修，清乾隆四十一年（1776）刻本，19.

第七节　中牟县

药属

药属：麻黄（《本草》产中牟龙脊山，明朝入贡。成化年，知县戴玉伐其根，围拱把长三尺，遂不生，免贡）、枸杞、茴香、地黄、香附、麦门冬、蛇床、瓜蒌、地丁、益母、车前子、紫苏、荆芥、罂粟、牵牛、萹蓄、薄荷、蓖麻、茵陈、商陆、地骨皮、芡实、元参、苦参、蒲黄、葶苈、天花粉、王不留、夏枯草、艾、蒺藜、三棱。《中牟县志·卷之一·舆地》，清·吴若烺纂修，清同治九年（1870）刻本，33-34.

麻黄（《本草》产中牟龙脊山，明朝入贡。成化年，知县戴玉伐其根，围拱把长三尺，遂不生，免贡）、枸杞、茴香、地黄、香附、麦门冬、蛇床、瓜蒌、地丁、益母、车前子、紫苏、荆芥、罂粟、牵牛、萹蓄、薄荷、蓖麻、茵陈、商陆、地骨皮、芡实、元参、苦参、蒲黄、葶苈、天花粉、王不留行、夏枯草、蒺藜、三棱。《中牟县志·卷二·物产》，民国·萧德馨主纂，民国二十五年（1936）石印本，12.

第八节　汜水县

药类

金银花、兔丝子、王不留、艾叶、苦参、薄荷、甘菊、小茴、桃仁、杏仁、车前子、防风、益母草、牵牛（黑白二丑）枣仁、公英、麦冬。《汜水县志·卷七·实业》，民国·田金祺监修，上海世界书局，民国十七年（1928）铅印本，4.

花类

牡丹、芍药、丁香、木香……金钱、菊花、萱草……《汜水县志·卷七·实业》，民国·田金祺监修，上海世界书局，民国十七年（1928年）铅印本，4

竹叶枌

成皋小间有枌，谓之竹叶枌，其树亦如蜀枌，少毒热，不中合药也。可著饮食中，又用蒸鸡豚，最佳香。《汜水县志·卷十五·古迹补遗》，清·许勉燉纂修，清乾隆九年（1744）刻本，32.

少辛

山海经，又东三十里，曰浮戏山，有木焉。叶状如樗而赤，实名曰：亢木，食之不蛊，汜水出焉。而北流注于河，其东有谷，因名曰：蛇谷（言此中出蛇，故以名之），上有少辛（细辛）也。《汜水县志·卷三·地下志补遗》，清·许勉燉纂修，清乾隆九年（1744）刻本，41.

第九节　河阴县

药类

药类，野生山巅、野坡，寓目皆是。如远志、防风、车前、茜草、茵陈、苦参、酸枣、地肤、牵牛、香附、蒺藜、瓜蒌、菟丝子、蒲公英等皆是也，其余如苦楝子、南瓜核、石榴根皮、棉根、柳皮、榆皮之类，皆可供药物。《河阴县志·卷八·风俗物产考》，民国·高廷璋等主纂，民国十三年（1924）本，14.

第二章 开封市

第一节 开 封

薯蓣

薯蓣，出祥符，一名诸薯，唐人呼为山药，盖避代宗讳蓣故也。《异苑》曰：薯蓣，可食，土人谓之土薯，河内亦有之。《开封府志·卷之十五·物产》，清·管竭忠纂修，清同治二年（1863）刻本，1.

薏苡仁

薏苡仁，许、颍田野多种之，土人采食焉。汉马援载还而人疑为珠者，即此。《开封府志·卷之十五·物产》，清·管竭忠纂修，清同治二年（1863）刻本，1.

红花

红花，出扶沟、鄢陵。溃膏可以染丝枲，他属如西平，□县亦有之。《开封府志·卷之十五·物产》，清·管竭忠纂修，清同治二年（1863）刻本，1.

萱草

萱草，即谖草也，州县皆有之，其草可以忘忧。诗所谓"焉得谖草言树之背"是也，一名丹棘，一名鹿葱，其花名宜男，风土记云：妊妇佩其花可以育男。《开封府志·卷之十五·物产》，清·管竭忠纂修，清同治二年（1863）刻本，1.

远志

远志，出祥符。俗传，产于尧门者佳，《尔雅》云，葽绕棘菟。郭璞云，即今远志也。似麻黄，赤华，叶锐而黄，其上谓之小草。《广雅》又谓之蒆菀。《开封府志·卷之十五·物产》，清·管竭忠纂修，清同治二年（1863）刻本，2.

麻黄

麻黄，出中牟县龙乔山。《开封府志·卷之十五·物产》，清·管竭忠纂修，清同治二年（1863）刻本，2.

杏仁

杏仁，出陈州。《开封府志·卷之十五·物产》，清·管竭忠纂修，清同治二年（1863）刻本，2.

威灵仙

威灵仙，出尉氏。《开封府志·卷之十五·物产》，清·管竭忠纂修，清同治二年（1863）刻本，2.

葶苈

葶苈，出扶沟。《尔雅》谓之□□，叶俱类芥，一名狗荠，一名丁历，一名大适。陶隐居云，今近道多有之，子细黄，至苦是也。《开封府志·卷之十五·物产》，清·管竭忠纂修，清同治二年（1863）刻本，2.

全蝎

全蝎，出陈留。《开封府志·卷之十五·物产》，清·管竭忠纂修，清同治二年（1863）刻本，2.

斑蝥

斑蝥，出商水。《开封府志·卷之十五·物产》，清·管竭忠纂修，清同治二年（1863）刻本，2.

药属

药属、麻黄、甘菊、枸杞、桑白、地黄、五加、香附、菟丝子、蛇床、艾叶、防风、苍术、黄芪、麦冬、柏仁、瓜蒌、楮实、葛根、益母、楝根、车前子、茜根、苦参、百合、杜仲、连翘、黄精、南星、菖蒲、石斛、茱萸、天冬、紫苏、旋覆、荆芥、地丁、牵牛、瞿麦、薄荷、水蓟、草麻、瓜蒌、茵陈、蝉蜕、商陆、芜蔚、芡实、白鲜、元参、樗白、苦参、地榆、漏芦、青黛、射干、牛蒡子、何首乌、青木香、金银花、地骨皮、萝卜子、天花粉、黄蜀葵、王不留、夏枯草、威灵仙、酸枣仁、天仙子、刘寄奴。《开封府志·卷之十五·物产》，清·管竭忠纂修，清同治二年（1863）刻本，4.

药用植物

药用植物分木本植物和草本植物两类。

药用木本植物有：杜仲、罗布麻、羊角葰、木瓜、连翘等。

药用草本植物有：茵陈、白蒺藜、白术、白茅、香附、白菊花、苍耳、车前子、蒲公英、菟丝子等20余种。《开封简志》，开封市地方史志编纂委员会编，河南人民出版社，1988年10月，38.

医药制剂

化学制药于清光绪三十年（1904）传入开封。民国十四年（1925）"太和"药店开始自制十滴水、橙皮酊等酊膏制剂出售。民国三十五年（1946）河南省卫生试验所和卫生材料厂在开封重建，同年贾子毅在文庙街开办天中药厂。这3处共有职工约50人，生产疫苗、卫生敷料及少量针、酊、西药片剂。

建国前，开封的医药工业生产不仅规模小、产量少，而且生产技术也十分落后。《开封简志》，开封市地方史志编纂委员会编，河南人民出版社，1988年10月，65.

野生中草药材

（开封郊区）野生中草药材有：枸杞子、白茅根、茵陈、生地、五加皮、猫儿眼、葶苈、香附子、车前子等十余种，以白茅根、香附子较出名。《开封简志》，开封市地方史志编纂委员会编，河南人民出版社，1988年10月，519.

大宗传统药材

本县大宗传统药材有茅根、香附等。《开封简志》，开封市地方史志编纂委员会编，河南人民出版社，1988年10月，539.

第二节　祥符县

远志

远志，祥符最良。《祥符县志·卷五·地理志物产》，清·沈传义纂修，清光绪二十四年（1898）刻本，18.

药类

药类：曰枸杞、曰萝卜子、曰地丁、曰金银花、曰夏枯草。《祥符县志·卷五·地理志物产》，清·沈传义纂修，清光绪二十四年（1898）刻本，19.

第三节　通许县

药之属

药之属曰甘菊、曰枸杞、曰牵牛、曰车前子、曰蓖麻子、曰蒺藜子。《通许县旧志·卷之一·舆地志物产》，清·阮龙光修，邵自祐纂，清乾隆三十五年修，民国二十三年（1934）重印本，68.

植物类药源

木贼（节节草）、苹（田字草）、毛白杨（响杨）、银杏（白果）、侧柏（扁柏）、旱柳（柳条）、胡桃（核桃）、榆、桑、无花果（天生子、文仙果）、构树（楮树）、苎麻、藿草（大涩拉秧）、萹蓄（扁竹蓼、猪牙草）、红蓼（东方蓼）、辣蓼（水蓼、水红花）、荞麦、皱叶酸模（土大黄、牛舌头棵）、菠菜、小藜（灰条菜、灰藜）、藜菜（甜菜）、地肤、猪毛菜（猪毛缨）、青葙（野鸡冠花）、雁来红、刺苋（刺苋菜、野苋菜）、牛膝、紫茉莉（胭脂花）、商陆（当陆、山萝卜）、马齿苋、土人参、石胡荽（鹅不食草）、麦瓶草（米瓦罐，面条棵）、王不留行（麦蓝菜）、莲（荷、芙蓉）、金鱼藻（松藻，鱼草、软草）、牡丹、芍药（白芍）、茴茴蒜（水胡椒）、石龙芮（水姜苔）、南天竹（天烛子）、腊梅、无根藤（无爷藤、无根草）、齿瓣延胡索（延黄索、蓝雀花、蓝衣菜）、角茴香（咽喉草、黄花茵陈，凉帽草）、白花菜（臭棵）、油菜（芸苔子）、白菜、萝卜（莱菔，白萝卜）、播娘蒿（米米蒿、葶苈）、荠菜（荠荠菜、摇摇）、印度菜（干油菜，野菜花、山荠菜、薅菜）、菘蓝（板蓝根、大青）、垂盆草（狗牙半支、狗牙齿、石指甲）、佛甲草（小叶马齿菜、指甲草）、瓦松（屋上无根草）、杜仲、桃（毛桃、白桃）、榠楂（光皮木瓜）、玫瑰、杏、李、白梨（梨）、棠梨（野梨）、樱桃、月季花（月月红、四季花）、野山楂（南山楂）、珍珠梅（山高粱、珍珠杆）、蛇含委陵菜（五爪龙、毛鸡爪、鸡爪棵）、合欢（绒花树、合欢花）、紫荆（紫荆树、箩筐树）、望江南（羊角豆、伸筋豆、金豆子、假决明）、决明（马蹄决明、假绿豆、决明子）、皂荚（皂荚树）、槐树（国槐、紫槐）、刺槐（洋槐）、草木樨（野苜蓿、臭苜蓿）、鸡眼草（掐不齐、地兰花）、直立黄芪、米口袋（米布袋、地丁草）、落花生、含羞草（知羞草、知丑草、感应草）、赤小豆（红小豆、红豆）绿豆、扁豆、紫苜蓿（苜蓿）、紫藤（葛花、葛藤）、甘草、救荒野豌豆（野豌豆）、豇豆（豆角、饭豆）、酢浆草（老鸭嘴）、虮牛苗（老鹤草）、蒺藜、花椒、臭椿、苦楝（翠树、楝树、花心树）、香椿（椿芽树、红椿、椿）、地锦草（小虫卧单）、铁苋菜（海蚌含珠、鸡心菜，血布袋棵、血见愁）、泽漆（猫眼草）、蓖麻、黄杨（千年矮）、冬青卫矛（大叶黄扬）、凤仙花（急性子、指甲花、小桃红）、枣、葡萄（草龙珠）、木槿（木锦、朝天子）、蜀葵（麻杆花、一丈红）、苘麻（青麻、白麻）、野西瓜苗（香玲草）、梧桐（青桐）、柽柳（山川柳、西湖柳）、紫花地丁（梨头菜、紫地丁、地丁草）、东北堇菜（无心菜）、仙人掌、仙人球（仙人拳、刺球）、千屈菜（水柳、对叶莲）、石榴、待宵草（月见香、夜来香）、早芹（芹菜、药芹）、蛇床（蛇床子、野茴香）、茴香（小茴香）、杭白芷（香白芷）、野胡萝卜（鹤虱草）、防风（茴草、黄风）、女贞（冬青子、蜡树）、柿、暴马丁香（白丁香）、茉莉花、梣（秦皮、苦枥）、迎春花（小黄花、金腰带）、罗布麻（泽漆麻、吉吉麻）、夹竹桃（柳叶桃、水干草）、地梢瓜（梢瓜、女青）、萝藤（老婆筋、奶浆草）、打碗花（狗狗秧，小旋花）、圆叶牵牛（黑丑、白丑、二丑）、裂叶牵牛、牡荆（荆条）、丹参、野薄荷（土薄荷、水薄荷）、益母草（坤草）、紫苏、地瓜儿苗（地笋、地参、泽兰）、裂叶荆芥，毛曼陀罗（胡茄、老鼠愁、洋金花）、龙葵（天地筋、天地棵、黑子棵）、枸杞、苦蘵（灯笼草，灯笼棵）、青杞（蜀羊泉、小孩拳、红耳堕）、白英（白毛藤、蔓茄）、番茄（西红柿）、烟草（烟叶）、玄参（元参）、地黄（生地、蜜蜜罐棵）、凌霄花（女威花、紫葳）、角蒿（高角草、肚草）、胡麻（脂麻、黑芝麻）、平车前（牛舌头棵）大车前、车前、猪殃殃（麦筛子）、茜草（小涩拉秧）、忍冬（二花、金银花）、败酱草（黄花败酱草、花花龙芽）、苦瓜、丝瓜、西瓜、甜瓜、黄瓜、冬瓜（白瓜）、葫芦、栝楼（瓜蒌）、南瓜（番瓜）、假贝母（土贝母，土贝）、桔梗（铃当花、道拉基）、佩兰（大泽兰）、阿尔泰紫菀（阿尔泰狗娃花）、紫菀、一年蓬、飞廉（天荠），旋覆花（伏花）、苍耳（苍子棵、刺毛蛋）、稀莶（稀莶草、肥猪菜）、鳢肠（旱莲草、蛤蟆嘴棵）、向日葵、鬼针草（鬼蒺藜）、菊花（甘菊、药菊）、野菊、茵陈蒿（茵陈）、青蒿（香蒿）、艾蒿（香艾）、白术（术）、牛蒡子（大力子、牛子）、刺儿菜（小蓟）、大刺儿菜（大蓟）、泥胡菜、红花（红花草）、蒲公英（黄花苗、黄花苔）、苦苣菜（苦菜、苦卖）、山苦（苦叶苗）、三七草（菊叶三七、土三七、金不换）、蓝刺头（单州、漏芦、罗罗葱）、东方香蒲（永蜡烛、蒲草）、黑三棱（三棱）、淡竹叶、芦竹（芦荻竹）、芦苇、稻、小麦、大麦、野燕麦、白茅（茅根）、画眉草（星星草、蚊子草）、牛筋草（干金单、蟋蟀草）、狗尾草（犬尾草、谷莠子）、狗牙根（疙疤草）、粟米（谷子）、粟芽（谷芽）、甘蔗（甜秫秸）、高粱、薏苡（药玉米）、玉蜀黍、荆三棱、香附（香附子、莎草根）、单穗水蜈蚣（一箭球、三角草、水百足）、日照飘拂草（鹅草、笓帚草）、水莎草，棕榈（棕树、山棕）、半夏（三叶半夏）、异叶天南星（狗爪半夏、南星）、芋（芋头）、浮萍（青萍、紫背浮萍）、鸭跖草（鸭舌草、竹叶菜、兰花草）、百合（白百合、卷丹百合）、萱草（黄花菜）、麦冬（麦门冬）、文竹（蓬莱竹）、葱、洋葱（玉葱）、蒜（大蒜）、韭菜、薯蓣（山药）、射干（扁竹兰、夜干、剪刀草）、鸢尾（蓝蝴蝶）、美人蕉（红蕉、蓝蕉）。《通许县志》通许县地方志编纂委员会编，岳朝举主编，中州古籍出版社，1995 年 8 月，92-93.

动物类药源

缟蚯蚓（土地龙）、日本医蛭（承蛭、马鳖）、华蜗牛（蛾子）、中国圆田螺（螺蛳）、河蚌（背角无齿蚌）、东亚钳蝎（全虫、蝎子）、大腹圆网蛛（网工、蛛蛛）、少棘巨蜈蚣（蜈蚣）、蜻蜓、地鳖（土元、土鳖虫）、螳螂（大刀螂）、中华炸蜢（尖头蚂蚱）、东亚飞蝗（蚂蚱、蝗虫）、蟋蟀（蛐蛐）、华北蝼蛄（拉蛄）、柞蝉（知了）、九香虫（臭娘娘）、蜣螂虫（屎克螂，铁将军）、蛴螬（土蚕，老母虫、华北大黑鳃金龟）、家蚕（桑蚕、蚕）、蓖麻蚕、金凤蝶（茴香虫）、双斑黄虻（牛虻）、长脚黄蜂（胡蜂、马蜂）、蜜蜂、黑蚁（蚂蚁）、鲤鱼、鲫鱼、青鱼、草鱼、鲢鱼、鳝鱼（黄鳝）、泥鳅、中华大蟾蜍（癞蛤蟆、疥蛤蟆）、中国林蛙（青蛙、田鸡、蛤蟆）、中华鳖（鳖、甲鱼）、乌龟、无蹼壁虎（守宫、蝎虎）、玉锦蛇、鸬鹚（鱼鹰、水老鸦）、鸿雁（大雁）、家鹅、家鸭、鸢（老鹰）、鹌鹑、乌鸡（乌骨鸡）、家鸡、山斑鸠（斑鸠）、家鸽、喜鹊（鹊）、大嘴乌鸦（老鸹）、翠鸟（鱼虎、翠雀儿）、家燕（胡燕）、麻雀、刺猬、蝙蝠（飞鼠、夜燕）、华南兔（野兔、草兔）、家兔、褐家鼠（老鼠）、小家鼠（小鼠）、狗、黄鼬（黄鼠狼）、狗獾（獾）、猫（家猫）、马、驴、猪、牛、山羊（羊）。《通许县志》，通许县地方志编纂委员会编，岳朝举主编，中州古籍出版社，1995 年 8 月，93-94.

其他类药材

人指甲（手指甲）、人尿（童尿）、人中白（尿垢）、人乳汁（奶汁）、血余炭（头发炭）、紫河车（人衣胞、胎盘、胎衣）、井底泥、铁落（生铁落）、百草霜（灶烟灰、锅底灰）、芒硝（皮硝）、伏龙肝（灶心土）、食醋（醋）。《通许县志》，通许县地方志编纂委员会编，岳朝举主编，中州古籍出版社，1995 年 8 月，94.

中药材资源

据对中药材资源调查，境内有药源 332 种，其中植物类药源 249 种，动物类药源 71 种、其他类药源 12 种。在全国统一普查的 364 个重点品种中，境内有 96 种，占 26.73%；在全省统一普查的 474 个重点品种中，境内有 171 种，占 36.06%。总蕴藏量（产量）为 1 026 吨，其中植物类药材 1 018 吨，动物类药材 8 吨。蕴藏量（产量）较大的有香附、茅根、芸薹子、地黄、白术、桔梗、荆芥、白芍等。《通许县志》，通许县地方志编纂委员会编，岳朝举主编，中州古籍出版社，1995 年 8 月，582.

中药材资源分布

北部和南部沙土区，土壤粒粗、疏松、自然植被覆盖率高，是野生药材的聚生地，分布的野生药材品种主要有香附、茅根、茵陈、蒲公英、葶苈、牛苗、罗罗葱、罗布麻、地黄、苍耳、蒺藜、艾蒿、地骨皮等140余种。人工栽培的药材有地黄、麦冬、黄芪、甘草、芍药、牡丹、桃仁、杏仁、玄参、金银花、柏子、大枣、女贞子等60余种。

中部两合土区，地势平坦、土层深厚、土壤肥沃、水利条件较好，是药材生产的重要基地。分布的野生和人工栽培的药材主要有丹参、白术、桔梗、白芷、齿瓣延胡索、杜仲、槐米、北沙参、红花、木瓜、荆芥、薏苡、板蓝根、白芍、半夏、防风、瓜蒌、白扁豆、合欢、花椒、小茴香、紫花地丁、王不留行、牛蒡、青蒿、薄荷、萹蓄、旋覆花等200余种。

东部和西部淤土区，土壤黏重、透气性差、保水性能好，自然植破覆盖率低，分布的野生和人工栽培的药材主要有望江南、蛇床子、地肤、猪毛菜、泽漆、洋金花、二丑、莱菔子、薏苡、芸薹子、益母草、紫苏、牛蒡、天南星、板蓝根、菊花等110种。

全县3.8万亩河渠、坑塘等水域，分布的野生、人工饲养、种植的药材主要有鱼、鳖、虾、水蛭，田螺、水苋菜、毛茛、水红花、浮萍、莲藕等30余种。

另外，飞禽类药材如鸽、麻雀、喜鹊、鹌鹑，乌鸦、猫头鹰等；家禽类药材如鸡、鸭、鹅等，饲养动物类药材如马、牛、驴、猪、羊、兔、狗、猫等；野生兽类药材如刺猬、鼠、黄鼬、狐、獾等；小动物及昆虫类药材如蛙、土元、全虫、蟾蜍、壁虎、蛴螬、蜘蛛、蟋蟀、蛇、蝉、家蚕、蜜蜂、螳螂、蜻蜓等；人类提供的药材如紫河车、血余炭、人中白、人中黄、指甲等；其他类药材如百草霜、伏龙肝、铁落等，在全县各地均有分布。《通许县志》，通许县地方志编纂委员会编，岳朝举主编，中州古籍出版社，1995年8月，582.

主产大宗药材

境内主产大宗药材有香附、茅根、荆芥、紫苏、蒲公英、地黄、蝉蜕、白术、白芷、桔梗、薏苡、白扁豆等48种。

香附

香附是境内野生大宗地道药材之一，多见于田间、路旁和荒草地，主要分布在孙营乡、冯庄乡、邸阁乡南部的赵庄、牌路一带，尤以小城、石岗、山龙口为最。其个大质坚，气味芳香浓郁。

茅根

茅根是境内野生大宗地道药材之一，以其条肥色白而闻名遐迩，蕴藏量约有15万公斤。因采收费工费时，收购价格偏低，年收购量一直徘徊在200公斤左右。

薏苡

薏苡在境内曾大面积种植，亩产200至400公斤。

地黄

地黄是境内大宗药材之一，分栽培和野生两种，野生地黄较栽培地黄虽瘦小质次，但蕴藏量大，约13万公斤。栽培的地黄，年收购量最多为14 122公斤。《通许县志》，通许县地方志编纂委员会编，岳朝举主编，中州古籍出版社，1995年8月，582-583.

药材加工

中药材加工分净选、切制，炮制三道工序。1956年公私合营前，境内药铺对药材加工都非常重视，特别是对药材的切削片形，炮制时添加的辅料，炮制的成色，都严格按照传统的规范进行，以保证质量。当时，设有后作坊的药铺，一般均置有药碾、药铡、药筛、药缸、刨刀和熬膏锅、炮制锅等工具，并常年聘用有较高技艺的老药工为"刀把"或监工。以后，合营门市部仍保留前店后坊的特色，并增加了人员，添置了设备。其切削的饮片，除满足门市销售外，还批发给医疗单位……

常用的炮制方法有炮、炙、煅、煨、焙、炒、炼、焯、蒸、煮、淬、飞等。但随着中成药的日益增多和用药习惯上的改变，现行的炮制方法仅有炮、炙、煅、炒、煨、培、蒸、煮、淬等。《通许县志》，通许县地方志编纂委员会编，岳朝举主编，中州古籍出版社，1995年8月，585.

药剂生产

新中国建立前，设有后作坊的药铺除炮制中药外，还自制中成药，如附子理中丸、藿香正气丸、四消丸、木香顺气丸、虎骨杜筋丸、疟疾丸、防疫丸和眼药水、膏药等约20余种。《通许县志》，通许县地方志编纂委员会编，岳朝举主编，中州古籍出版社，1995年8月，585.

第四节　杞　县

药属

菖蒲、豨莶、半夏、麦门冬、土茯苓、枸杞、瓜蒌、蒺藜、茜草、蓝淀、菟丝子、蓖麻子、桔梗、水蓼、地丁、薄荷、艾草、旱莲草、马鞭草。《杞县志·卷之八·风土志物产》，清·周玑纂修，清·乾隆五十三年（1788）刊本，499-500.

花属

牡丹、荷花、芍药、木芙蓉、碧桃、蜀葵、海棠、菊、木香、紫丁香、紫荆……

《杞县志·卷之八·风土志物产》，清·周玑纂修（清）乾隆五十三年（1788）刊本，500.

杞县药材

杞县生物资源丰富，植物有……茴香（明、清为贡品）、枸杞、香附等百余种药材。《开封简志》，开封市地方史志编纂委员会编，河南人民出版社，1988年10月，559.

第五节　尉氏县

药物

远志、车前子、益母、金银花、瓜蒌（根即天花粉）、枸杞、地丁、茵陈、蒺藜、红花、苍耳子、王不留行、刘寄奴、旱莲草、香附、瞿麦、蒲公英、茜草、薄荷、楮实。《尉氏县志·卷三·物产》，清·沈湛纂修，清道光十一年（1831）刻本，51.

草属

红花、艾、蒿。《尉氏县志·卷三·物产》，清·沈湛纂修，清道光十一年（1831）刻本，51.

蔬属

山药、金针、蔓菁、芫荽、本番芥（即荆芥）。《尉氏县志·卷三·物产》，清·沈湛纂修，清道光十一年（1831）刻本，50.

花属

牡丹、芍药、木香、菊（种类甚多）、丁香（有紫白二种）。《尉氏县志·卷三·物产》，清·沈湛纂修，清道光十一年（1831年）刻本，50-51

药类

半夏、麻黄、贝母、花椒、香附子、葶苈子、薄荷、益母草、牵牛（俗名江铃子花，有黑白二种）、地骨皮、生地黄、艾、云桑（俗名金桑）、野西瓜、罂粟（其花名米壳）、枸杞子、荆芥、蓖麻子、菖蒲、蒺藜、瓜蒌子、天花粉、青葙子（俗名野鸡冠花）、旱莲、菟丝子、车前子、茵陈、麦门冬、桑白皮、凌霄花、皂角、葫芦巴、瓜蒂、王不留行、酸枣仁、大戟、小戟、紫草、朴硝、甘草、地榆、透骨草、马兜铃、泽兰。《尉氏县志·卷之一·风土类岁时》，明·汪心纂修，明嘉靖二十七年（1548）刻本，38-39.

药材

本县四季分明，日照充足，雨量适中，土地肥沃，自然条件优越，适宜中药材生产，同时，野生药材资源丰富。白鹿岗的"白蒺藜"，个大光亮，质优效佳，以货出地道而著称。《尉氏县志》，尉氏县志编委会，黄振海总编，中州古籍出版社，1991年9月，594

成药制作

本县中成药制作历史悠久，清道光二年（1822），县乡药铺、药店就能自制丸、散、膏、丹等成药。除"明远堂"的眼药比较著名，还有蔡庄乡刘李拐的仲白药酒，专治五劳七伤，县城高殿基的阿魏麝香膏，十八里前马赵春法的药酒等，各具特色。其他民间药店都有自制成药，但多系自制自销。《尉氏县志》尉氏县志编委会，黄振海总编，中州古籍出版社，1991年9月，595.

药价

建国前，本县医药市场价格混乱，药店大多随行就市、自行定价，任意升降，甚至乘人之危，漫天要价。1941年，一支盘尼西林，在上海进价4元，我县药店售价10~15元。1947年，一支"六○六"针，售价达一石二斗麦（折150公斤）；个别药品利润高达400%左右，流传着"黄金有价药无价"的民谣。《尉氏县志》，尉氏县志编委会，黄振海总编，中州古籍出版社，1991年9月，596.

附　洧川县

药类

药类：香附、益母草、车前、瓜蒌、荆芥穗、旋覆花、夏枯草、茵陈。花类：牡丹、芍药、蔷薇、木槿、罂粟、郁李、菊、木香、丁香。《洧川县志·卷一·方舆志》，清·何文明纂修，清嘉庆二十三年（1818）刻本，18.

药材运销

药材运自禹州（陆运），在城市集镇销行，每岁有限约价，本值一千金上下。《洧川县乡土志·卷之下·商务类》，清·恩麟纂修，清光绪间（1875—1908）石印本，无页码．

第六节　兰阳县

药品

叙曰：按《本草》云"上药为君，主养命以应天；中药为臣，主养性以应人；下药为佐，主治病以应地。"《内经》谓"味厚者为阴，薄者为阴之阳；气厚者为阳，薄者为阳之阴。"是故采蓄有时，修制有法，酌土方、十剂而定汤液焉。吾邑药物虽无多品，然土之所宜必以此地为良，而川广则非其出也。《兰阳县志·卷之二，田赋志药品》，民国·（明）褚宧纂修，明嘉靖二十四年（1545）刻本 1965 年影印，14 -15．

木部药材

桑寄生（岁贡五斤八两，今乏）、杏仁、槐花、竹叶、桃仁、桑白皮、大皂角、柏叶、楮实。《兰阳县志·卷之二，田赋志药品》，明·褚宧纂修，明嘉靖二十四年（1545）刻本，1965 年影印，15．

草部药材

薄荷、茵陈、牵牛、米壳、红花、瞿麦、荆芥穗、紫苏子、车前子、枸杞子、艾叶、大蓟、小蓟、韭子、茛菪、苍耳、香附、地丁、刘寄奴、益母草、蓖麻子、小茴香、蛇床、凌霄、金银花、冬瓜仁、瓜蒌子、萝卜子、马兰花、葫芦巴、王不留行、萱草根。《兰阳县志·卷之二，田赋志药品》，明·褚宧纂修，明嘉靖二十四年（1545）刻本 1965 年影印，15．

虫部药材

蝉蜕、蛇蜕、猬皮、斑蝥、蜂房、蜂蜜、桑螵蛸。《兰阳县志·卷之二，田赋志药品》，明·褚宧纂修，明嘉靖二十四年（1545）刻本 1965 年影印，15．

第七节　考城县

蓖麻

蓖麻，俗称为大麻子，与火麻同一年生。草茎高六七尺，中空如竹，叶甚大，掌状深裂，有长柄。秋开单性花，为圆锥花序，雌花在上，色淡红，雄花在下，色淡黄。熟则裂开，子有黑斑，可以榨油，谓之蓖麻油，用油制印泥最佳。考邑种者甚多，用其油以燃灯，子入药品。《考城县志·卷七·物产志》，民国·张之清修，田春同纂，民国十三年（1924）铅印本影印，371.

韭

韭，《说文》，一种而久生者因谓之韭。象形，在一之上，一者地也，又名嫩人菜，以其不须岁种故名，丛生丰本。《曲礼》："韭曰丰本是也。"叶青翠，春初最佳。周颙称春前早韭。杜甫诗"夜雨剪春韭"是也。根未出土名韭黄，陆游诗"豚肩杂韭黄"是也，其味辛，其性温补，秋开白花，可采用为菹，实亦入药品。《考城县志·卷七·物产志》，民国·张之清修，田春同纂，民国十三年（1924）铅印本影印，372.

葱

葱，一名茐，本草，草中有孔，故字从孔。初生曰葱针，叶曰葱青，衣曰葱袍，茎曰葱白，根曰葱须。味辛无毒，四时可采用，夏开白花，丛集如球。《清异录》云"葱名和事草"，言用以调和众味，若药剂中多用甘草以和解之也。《考城县志·卷七·物产志》，民国·张之清修，田春同纂，民国十三年（1924）铅印本影印，372-373.

蒝荽

蒝荽，《说文》荽作葰，《本草》云即香荽，又名胡荽，茎青而柔，叶细而花，根软多须，味清香。可通心窍、和脾胃，实亦辛香可为香料，俗作芫荽。《考城县志·卷七·物产志》，民国·张之清修，田春同纂，民国十三年（1924）铅印本影印，375.

蒲

蒲，一名香蒲，植池泽中。高五六尺，叶细长而尖，有平行脉，花单性，花序如烛形。雌花在下，雄花在上，花蕊如金粉，谓之蒲黄。其叶可织席、扇及裹物之蒲包，实可为引火之火绒。其嫩茎古以为菹谓之蒲箬，《诗》"其蕨维何，唯笋及蒲"是也。初生时似刀形，施肩吾诗"蒲莹青刀插水湄"。《考城县志·卷七·物产志》，民国·张之清修，田春同纂，民国十三年（1924）铅印本影印，386.

蒲公英

蒲公英，一名黄花地丁，野生甚多，叶由根丛生，羽状分裂，有大锯齿，下向。

早春叶中抽花，茎断之有白汁，顶开黄花，为舌状，花冠有冠毛。苗可败毒，嫩叶及花可食。《考城县志·卷七·物产志》，民国·张之清修，田春同纂，民国十三年（1924）铅印本影印，386.

茹芦（茜草）

茹芦，即茜草，字亦作蒨。蔓生，茎方，中空，叶长，卵形，叶柄与蔓皆有刺。夏月开小白花，实黑色，根赭黄可染绛。《考城县志·卷七·物产志》，民国·张之清修，田春同纂，民国十三年（1924）铅印本影印，388-389.

萱（草）

萱，本作萲，亦作谖萱，俗作□，一名忘忧，一名宜男，叶似菖蒲而柔狭，花类百合有红黄等色及单瓣重瓣之别，花茎及单瓣之花曝干为蔬，俗称金针菜。《考城县志·卷七·物产志》，民国·张之清修，田春同纂，民国十三年（1924）铅印本影印，389.

槐（米）

槐，花未开者为槐米，入药。《考城县志·卷七·物产志》，民国·张之清修，田春同纂，民国十三年（1924）铅印本影印，392.

楮（实）

楮，子类谷而小，色红，名楮实，入药。《考城县志·卷七·物产志》，民国·张之清修，田春同纂，民国十三年（1924）铅印本影印，392.

楝

楝，实圆如铃，熟则色黄，俗名金铃子。《考城县志·卷七·物产志》，民国·张之清修，田春同纂，民国十三年（1924）铅印本影印，393.

芍药

芍药，崔豹《古今注》：芍药有二种，有草芍药、木芍药……花大而美，艳色有红、白、紫数种，此草芍药也。木芍药花叶似牡丹，根有赤白两色，入药类。刘植芍药谱云，花之红叶黄腰者，号金带围，此木本之奇者。《考城县志·卷七·物产志》，民国·张之清修，田春同纂，民国十三年（1924）铅印本影印，398-397.

菊（花）

菊花，尔雅□治□注，今之秋华，菊礼记月令鞠，有黄华鞠，即菊也。多年生草，春由宿根生，夏至后分植，深秋开花，冠周围为舌状，中部为管状，列为头状花序。晋陶潜□□之朝敦颐称为隐逸，花茎略带木质，叶有缺刻，种类至烦。李时珍谓有九百品。陶宏景则为雨□紫气香而味甘者，为真菊，茎青而作蒿艾气，味苦不堪食者名苦□，为野菊。实亦未能尽其类也，考邑所植属秋华菊。《考城县志·卷七·物产志》，民国·张之清修，田春同纂，民国十三年（1924）铅印本影印，400-401.

辛夷

辛夷，一作辛怡，一名木笔，一名玉兰。落叶乔木，树高数丈，叶似柿叶而狭长。春末开花，有紫白二色，大如莲花，香味馥郁，韩愈诗"辛夷花忽全开，将衰正盛须频来"是也。俗称白者为玉兰，今博物学家谓辛夷。玉兰皆为白色，房玉兰白色九瓣而长，辛夷六瓣而短阔，以此为别。《考城县志·卷七·物产志》，民国·张之清修，田春同纂，民国十三年（1924）铅印本影印，404.

杏（仁）

杏，《江南录》云：杨行密改杏为甜梅。王祯《农书》云：北方肉杏甚佳，谓之金刚拳，落叶亚乔木，高丈余，花、叶均与梅相似，实黄熟，甘而不酸。实之仁扁而尖，味有香美，亦可入药。《考城县志·卷七·物产志》，民国·张之清修，田春同纂，民国十三年（1924）铅印本影印，409.

车前子

车前子，《本经》名当道，《尔雅》云：苤苡，马舄牛遗车前皆指此。陆机云：此草好生道旁马迹中，故有车前当道各名。《诗疏》谓之"牛舌"。春初生苗，布地如匙面，累年者长及尺余，中抽数茎，作长穗如鼠尾，花甚细密，色青微赤。五月结实如葶苈，赤黑色，故性味甘、寒，利水。《图经》云：近汴北地多有之。考邑在汴东北，故产此尤多。《考城县志·卷七·物产志》，民国·张之清修，田春同纂，民国十三年（1924）铅印本影印，414.

紫苏

紫苏，李时珍曰：苏性舒畅，行气活血，故谓之苏。苏亦荏类，特味辛如桂耳，《尔雅》谓之桂。陶弘景曰：苏叶紫色而气甚香，非紫色似荏不香者谓之野苏，白苏皆不堪用。集鲜紫苏，夏采茎叶，秋采子，与叶同功，润心肺，下气，定喘。《备要》云：叶发汗散寒，梗顺气安胎、降气开郁，各有功用。《考城县志·卷七·物产志》，民国·张之清修，田春同纂，民国十三年（1924）铅印本影印，415.

萹蓄

萹蓄，李时珍曰：许氏《说文》作扁筑，筑与竹同，故宏景谓为扁竹。《纲目》

曰"粉节草"，以节间有粉也。《集解》此草春中布地生道，苗似瞿麦，叶细、绿如竹，赤茎、如钗，股节间生花甚细，青黄色，亦有细红花者，根如蒿根，性苦、平，能杀虫、疥，以四、五月采苗阴干。《考城县志·卷七·物产志》，民国·张之清修，田春同纂，民国十三年（1924）铅印本影印，415.

紫花地丁

紫花地丁，李时珍曰：其叶似柳而细微，夏开紫花结角，平地生者起茎，沟壑边生者起蔓。性辛、味苦而寒，主治痈疽、发背恶疮、无名肿毒，草中佳品也。有白花者另为一种，近人多不用之。《考城县志·卷七·物产志》，民国·张之清修，田春同纂，民国十三年（1924）铅印本影印，415.

菟丝子

菟丝子，《别录》名赤网，《尔雅》名玉女，又名唐蒙。《吕氏春秋》云：菟丝无根，根不属地，茯苓是也。《抱朴子》云：菟丝之草，下有茯兔之根，无则丝不得生，茯菟抽则菟丝死，恐不尽属也。旧说菟丝初生之根，其形似菟，掘取割其血以和丹服之，立能变化。则菟丝之名因此也。陶弘景曰：下有茯苓，上有菟丝，不必尔也。朱震亨谓：菟丝未尝与茯苓同类，女萝附松而生，不相关涉，皆承讹而言也。意谓《抱朴子》所云：今未见，岂别为一类乎？按：孙炎释《尔雅》云：唐也，蒙也，女萝也，菟丝也，一物四名。《本草》唐蒙为一名。《诗》云：茑与女萝。毛氏苌云：女萝即菟丝也。《本草》菟丝无女萝之称，岂二物皆寄生同名，而《本草》脱漏乎？《别录》：菟丝子生朝鲜、川泽、田野，蔓延草木之上。九月采实，曝干。色黄而细者为赤网，色浅而大者为菟蔂。功用并同。《集解》：近道处有之，夏生苗，初如细丝，布地不能自起。得他草梗则缠绕而生，其根渐绝于地而寄空中。他草多被缠枯，开花结子，子如碎黍米粒。或云无根，假气而生，信然。性味甘、辛、和、平，如秋采子，曝干得酒更良，主治强阴，益精，祛风，明目。《明统志》考城县出，今尤为药产大宗。《考城县志·卷七·物产志》，民国·张之清修、田春同纂，民国十三年（1924）铅印本影印，416-417.

金银花

金银花，《纲目》名忍冬，一名金银藤。陶弘景曰：处处有之。李时珍曰：忍冬附树延蔓，茎紫，对节生叶，叶似薜荔，色青白有毛而涩。三、四月开花，长寸许，一蒂两花二瓣，一大一小，如半边状。长蕊。花初开白色；经二、三日则变黄矣。新旧相映，故呼金银花，气甚芬芳。四月采花，阴干。性味甘、寒亦苦、酸，解热毒。《考城县志·卷七·物产志》，民国·张之清修，田春同纂，民国十三年（1924）铅印本影印，417

天麻

天麻，《药性赋》名赤箭芝，有风不动，一名定风草。《集解》：四五月、八月采根，曝干。叶如芍药而小，中抽一茎，直上如箭，茎端结实，状若续随子，至叶枯时，子始黄熟。其根连一、二十枚，犹如天门冬之类，形如王瓜，亦如芦菔，大小不定。《考城县志·卷七·物产志》，民国·张之清修，田春同纂，民国十三年（1924）铅印本影印，417.

赤芍

赤芍，李时珍曰：芍药，犹□约也。□约，美好貌。此花容□约，故名。秋时采根，曝干入药，性味苦、酸微寒，主治与白者同。《考城县志·卷七·物产志》，民国·张之清修，田春同纂，民国十三年（1924）铅印本影印，418.

益母草

益母草，《本草经》名茺蔚，一名野天麻。李时珍曰：性味辛、甘、微温、无毒。又云：辛、微苦、寒，能明目益精，为经产良药，其功宜于妇人，故名益母。陆机云：《尔雅》名萑，萑，益母也，故曾子见之感思。叶似荏，方茎类麻，花分白、紫，生节间，节节生花，实似鸡冠子，其色黑，以五月采之，九月采实。《考城县志·卷七·物产志》，民国·张之清修，田春同纂，民国十三年（1924）铅印本影印，418.

木贼

木贼，李时珍曰：此草以之治木，磋擦则光洁，犹云木之贼也。生近水地，苗长三、四尺，丛生。每根一干，无花叶，寸寸有节，色青，凌冬不凋，其节中空，轻扬，形似麻黄而粗过之。性温、味微甘少苦，能治目疾。《考城县志·卷七·物产志》，民国·张之清修，田春同纂，民国十三年（1924）铅印本影印，418.

牵牛子

牵牛子，俗名黑白丑。陶弘景曰：此药始出田野，人牵牛谢药，故以名之。有黑、白二种，名黑丑、白丑，盖以丑属牛而隐语也。二月种子，三月生苗，蔓绕篱墙，高二三丈。叶青，三尖角。花微红带碧，亦有紫色带白，蓝色带白者。八月结实，白皮裹球。内包子四五枚，大如荞麦，形生三棱。九月采之。性辛、温、有毒，黑者力能速于攻下。《考城县志·卷七·物产志》，民国·张之清修，田春同纂，民国十三年（1924）铅印本影印，419.

瞿麦

瞿麦，《尔雅》作蘧麦，一名大菊，一名大兰，一名石竹，一名南天竺。叶似地肤叶而尖小，又似初生小竹叶而细窄，其梗纤细有节，高尺余，茎端开花。野生者，花大如钱；家植者，花稍小而妩媚，有细白、粉红、紫赤、斑斓数色，俗呼为洛阳花。结实如燕麦，内有小黑子。有用实者，有用蕊壳者。蕊壳性苦、寒，利小肠、治五淋之要药，梗叶尤利下部。《考城县志·卷七·物产志》，民国·张之清修，田春同纂，民国十三年（1924）铅印本影印，419.

枸杞子

枸杞子，古作枸檵，一作枸忌，一作苦忌，一名天精，一名甜菜，一名西王母杖，一名仙人仗。《集解》：春生苗，叶如石榴叶而软薄堪。干高三、五尺，丛生。夏秋间开小紫红花，结实形微长如枣核。其根名地骨。其实入药，性苦、寒，《备要》谓甘、平，入滋补剂，考邑产尤多，唯子不如甘州所出之红润甘美。《考城县志·卷七·物产志》，民国·张之清修，田春同纂，民国十三年（1924）铅印本影印，419-420.

地骨皮

地骨皮，枸杞根，味苦、寒。《备要》云：淡甘而寒，治五内邪热兼补正气。《明统志》：考城县出。《考城县志·卷七·物产志》，民国·张之清修，田春同纂，民国十三年（1924）铅印本影印，420.

山查

山查，一名山楂，一名赤爪子，一名棠梂子，一名山里果，俗名山里红。朱丹溪始著其功效，后遂为要药。有两种，小者入药品。干高数尺，叶有五尖，桠间有刺。三月内开小花，白色，五瓣，实分赤、黄二色，如小林檎，九月熟。性味酸、甘、咸、温，消积散气。《考城县志·卷七·物产志》，民国·张之清修，田春同纂，民国十三年（1924）铅印本影印，420.

百合

百合，百合有三种，白花者入药，红花、黄者不入药。有檀香百合、虎皮百合，山（名山丹）之名，以野生者良，又分甜、苦二类，甜者尤良，取如荷花瓣无蒂、无根者佳。性甘、平，解伤寒、百合病，尤治久嗽。朱二允云：久嗽肺虚则宜敛，百合之甘敛胜于五味之酸收是也。《考城县志·卷七·物产志》，民国·张之清修，田春同纂，民国十三年（1924）铅印本影印，420-421.

山药

山药,《吴普本草》云:齐赵名山芋。寇氏云:薯蓣,上一字犯英宗讳,下一字,犯唐代宗讳,今人遂呼为山药,尽失本名。按:苏颂《图经》言薯蓣秋生,实于叶间,如铃,其非山芋可知。韩愈《送文畅北游诗》山药煮可掘,则非避唐宋讳改可知。性甘、平,亦有无病蒸食者。今细验之,山药粗者不入药,细者名铁棍山药,入药,性温补。《考城县志·卷七·物产志》,民国·张之清修,田春同纂,民国十三年(1924)铅印本影印,421.

花椒

花椒,《尔雅》名大椒,又名山椒。落叶灌木,高丈许,有刺,香气甚烈,叶为羽状,复叶,对生。春开小花,黄绿色,雌雄异株,实圆小,熟则色赤,裂开黑子外现,皮、子皆入药,主治麻木。《考城县志·卷七·物产志》,民国·张之清修,田春同纂,民国十三年(1924)铅印本影印,421.

艾

艾,《木草》:艾主灸百病,可作煎。按:艾以陈为贵。《孟子》:求三年之艾。又《离骚》注:艾,白蒿也。陆机《疏》:凡艾白色者为白蒿,北海人谓之旁勃"。多年生,草茎白色,高二、三尺,叶互生,长卵形,羽状分裂,背生白毛,甚密。秋则刈其茎叶,阴干入药。《考城县志·卷七·物产志》,民国·张之清修,田春同纂,民国十三年(1924)铅印本影印,422.

槐角子

槐角子,即槐米,详木类、槐下。《考城县志·卷七·物产志》,民国·张之清修,田春同纂,民国十三年(1924)铅印本影印,422.

小茴香

小茴香,李时珍云:即时罗。《唐本草》有怀香。苏颂云:北人呼为茴香,茴、怀声近。按:时萝本蔬属。陈藏器云:生佛誓国,实如马芹子。苏颂《图经》云:花实大,类蛇床而簇生。辛香,俗称小茴香。一年生草,高二、三尺,叶细如丝,夏开小黄花,瓣内曲,实椭圆、微扁,子如黍粒,黑褐色,入药。《考城县志·卷七·物产志》,民国·张之清修,田春同纂,民国十三年(1924)铅印本影印,422.

蒺藜

蒺藜,《尔雅》:茨蒺藜,郭云:布地蔓生,细叶,子有三角,刺人。按:蒺藜一名通旁，一名屈人，一名之行，一名豺羽，一名升推。一年生草，七、八月采实，曝干。味苦、辛温、微寒，无毒。主恶血、破症结积聚等症，与同州蒺藜、秦州蒺藜子无异。《考城县志·卷七·物产志》，民国·张之清修，田春同纂，民国十三年（1924）铅印本影印，422-423.

桑白皮

桑白皮，苏颂《图经》：桑根白皮不可用出土者，味甘、寒，无毒，主治伤中、五劳、六极、羸瘦、崩中，补虚益气。《考城县志·卷七·物产志》，民国·张之清修，田春同纂，民国十三年（1924）铅印本影印，423.

菊花

菊花，陶弘景云：真菊与苦薏叶相似，唯以甘苦别之。吴瑞云：花大而香者为甘菊。李时珍云：甘菊其花细碎，蕊如蜂巢，中有子。范至能云：唯甘菊可食，其余黄白二花皆苦，为目疾要药。《考城县志·卷七·物产志》，民国·张之清修，田春同纂，民国十三年（1924）铅印本影印，423.

淡竹叶

淡竹叶，竹类甚多，唯董竹、淡竹、苦竹入药。淡竹节白有粉，其节短于苦竹而质韧。叶密，味辛、平、大寒，主治胸中痰热、咳逆、上气。《考城县志·卷七·物产志》，民国·张之清修，田春同纂，民国十三年（1924）铅印本影印，423.

香附子

香附子，《江表传》：魏文帝遣使于吴求雀头，即香附也。多年生草，叶细长而硬，如莎，故《本草》合为一种。茎高尺余，夏开浓褐色花，地下块根有细黑毛，肉白，所称香附子即其根也。《明统志》：考城县出，其质之良，可知。《考城县志·卷七·物产志》，民国·张之清修，田春同纂，民国十三年（1924）铅印本影印，424.

丹皮

丹皮，即牡丹根上皮，味辛、苦、寒，无毒。主破血。《考城县志·卷七·物产志》，民国·张之清修，田春同纂，民国十三年（1924）铅印本影印，424.

茵陈

茵陈，《广雅》作因尘，《御览》引《吴普本草》云：因尘生田中，叶如蒿，俗名茵陈蒿，又以其形似蒿而名之也。《考城县志·卷七·物产志》，民国·张之清修，田春同纂，民国十三年（1924）铅印本影印，424.

何首乌

何首乌，一名野苗，一名交藤，一名夜合，一名地精，一名陈知白。多年生草，蔓叶如薯蓣而不光，对生。秋间花有黄、白、紫三色，根大如拳，有赤、白二种，赤者雄，白者雌，初生顺州，唐有人服之至年百三十而发犹黑，因名何首乌。李翱有《何首乌传》以人名为药名也。《明统志》：考城县出。必有特异者，余在汲邑见有携似人形，高七八寸，或云种时，先为模以根入其中培之，久则成人形，理或然也。《考城县志·卷七·物产志》，民国·张之清修，田春同纂，民国十三年（1924）铅印本影印，425.

猪牙草

猪牙草，唐慎微《本草》名鳢肠草，一名莲子草，一名旱莲草，一名金陵草，一名墨烟草，一名黑头草。一年生草，生于沮洳之地。茎高一、二尺，花细，色白，折其茎则有汁出，须臾而黑，故名。味甘、酸、平，无毒，排脓，止血，通小肠，长须发。《考城县志·卷七·物产志》，民国·张之清修，田春同纂，民国十三年（1924）铅印本影印，425.

荆芥

荆芥，又名假苏。一年生草，形略如紫苏，茎柔软，高尺许，叶为箭簇形，淡黄、绿色。秋开小唇形花，色绿，为总状花序。实中有细黄、赤色。茎叶皆入药。主治伤风发汗。《考城县志·卷七·物产志》，民国·张之清修，田春同纂，民国十三年（1924）铅印本影印，425.

地黄

地黄，《淮南子》云：地黄主属骨而甘草主生肉之药也。《本草图》有冀州地黄。按：《说文》：芐地黄也。《礼》曰：铏芼，牛藿，羊苦，豕薇。王伯申谓：古人饮食不用地黄，以芐为苦之假借，非也。《仪礼》今文作与古文异说，若苦假借为芐，许当《仪礼》解苦字不当，引《礼记》解芐字矣。郝云：取新生苗叶益人是也。一名地髓，一名芑。多年生草，茎叶类车前，叶有皱纹而不光泽，高尺余，花似油麻，红紫色，间有黄色者，实有房，子甚细而沙褐色。地下块茎如人手指，黄色，粗细、长短不等。二月、八月采根，阴干。味苦、寒，无毒，久服轻身不老，为温补剂药。《考城县志·卷七·物产志》，民国·张之清修，田春同纂，民国十三年（1924）铅印本影印，426.

瓜蒌

瓜蒌，一作栝楼，一作果蠃，一作苦蒌，一名天瓜。多年生草，蔓生，叶狭长而光滑，实椭圆，大倍王瓜，其仁及皮为药，用根可制淀粉，名天花粉。《明统志》：考城县出。《考城县志·卷七·物产志》，民国·张之清修，田春同纂，民国十三年（1924）铅印本影印，426.

茱萸

茱萸，一名吴茱萸，以产于吴者最佳而名。古人于重九节裂囊佩以登高，杜甫诗"明年此会知谁健，醉把茱萸仔细看"是也。落叶亚乔木，高丈余，叶为羽状，复叶椭圆而厚，夏开淡绿色小黄花，为短圆锥花序，实紫、赤色，茎入药，《明统志》：考城县出。《考城县志·卷七·物产志》，民国·张之清修，田春同纂，民国十三年（1924）铅印本影印，427.

丁香

丁香，一名鸡舌香，常绿乔木，长椭圆形，春开紫花或白花，四瓣，于黑色入药，亦用为香料。亦称青木香。蔓生植物，茎长，常攀附他木。叶为羽状复叶，有细锯齿。春开小花，色白，香甜可爱，花大而黄者香味不及，入药，主行气。《考城县志·卷七·物产志》，民国·张之清修，田春同纂，民国十三年（1924）铅印本影印，427.

天南星

天南星，一名虎掌。多年生草。二月生苗似荷梗，茎高一尺，叶如蒟蒻，两枝相抱。夏开花似蛇头状，色黄。秋结子，球形，似石榴，子红色。地下茎块似芋而圆小者，名由拔。味苦，有毒。主中风，除痰。《明统志》云考城县出。《考城县志·卷七·物产志》，民国·张之清修，田春同纂，民国十三年（1924）铅印本影印，427-428.

秦艽

秦艽，一名秦瓜，多年生草，茎高五、六寸，叶无柄包，茎青色，婆娑如莴苣叶，夏开紫花似葛，花落结子。春秋采根，阴干，土黄色，味苦、辛、平、微温，无毒，解酒毒，去头风。《考城县志·卷七·物产志》，民国·张之清修，田春同纂，民国十三年（1924）铅印本影印，428.

桑螵蛸

桑螵蛸，螳螂子也，螳螂逢树便产，以桑上者为好，故名，一名蚀肬。味咸、甘、平，无毒。三月采蒸之，久服益养神。《考城县志·卷七·物产志》，民国·张之清修，田春同纂，民国十三年（1924）铅印本影印，428.

牛膝

牛膝，《本草》有怀州牛膝、归州牛膝、川州牛膝、滁州牛膝之别。以其状如牛膝，故名。多年生草，随处自生，茎高二尺许，叶椭圆而尖，花甚小，绿色，为穗状花序。其根有长二、三尺者，极柔润。八月采取，阴干。味苦、酸、平，无毒，主寒湿痿痹，四肢拘挛，膝痛不可屈伸。《考城县志·卷七·物产志》，民国·张之清修，田春同纂，民国十三年（1924）铅印本影印，428.

斑猫

斑猫，一名斑蚝，一名龙蚝，一名斑菌，一名腃发，一名蟹蛪，一名晏青。《图经》云：七月、八月大豆盛时，此虫多在叶上。长五六分，甲上黄黑斑纹，乌腹，尖啄，如巴豆大，采取之，阴干。味辛、寒，有毒。《考城县志·卷七·物产志》，民国·张之清修，田春同纂，民国十三年（1924）铅印本影印，428-429.

蟾酥

蟾酥，蟾蜍也，酥则皮肤疣内所分泌白之液也。取蟾酥之法不一，或以手捏其眉棱取白汁，或以蒜、胡椒纳其口中，则蟾身白汁自出。以竹篦刮下，面和成块，干之，可入药。《明统志》：考城县出。《考城县志·卷七·物产志》，民国·张之清修，田春同纂，民国十三年（1924）铅印本影印，429.

鳖（甲）

鳖，《说文》：甲虫也。郑注：梓人云：外骨龟属，内骨鳖属，鳖即鳖字，亦作鼍形，椭圆，俗呼为团鱼。长四、五寸，背褐色，腹白口尖，背有甲，边缘柔软，成肉裙，内多滋养分，甲可入药。《考城县志·卷七·物产志》，民国·张之清修，田春同纂，民国十三年（1924）铅印本影印，450.

药类

药类：车前子、桑白皮、槐角子、香附子、小茴香、金银花、蒺藜、紫苏、椒、艾、牵牛花、蓖麻子、蝉壳、牡丹皮、芍药根、猪牙草。《考城县志·卷之四·土产志药类》，清·李国亮纂修，清康熙三十七年（1698）刻本，33.

药类

药类：车前子、紫苏、萹蓄、紫花地丁、菟丝子、金银花、天麻、赤白芍、益母草、木贼、牵牛子、瞿麦、枸杞子、地骨皮、山楂、百合、山药、蓖麻子、丹皮、茵陈、何首乌、猪牙草、荆芥、地黄、瓜蒌、茱萸、丁香、木香、天南星、秦艽、桑螵蛸、牛膝、斑蝥、蟾酥。《考城县志·卷七·物产志》，民国·赵华亭纂修，民国三十年（1941）铅印本，2.

第八节　仪封县

药材

《周礼》司徒以土会之法辨五地之物生，盖物土之宜，而布其利政之大也……。其药曰茵陈、曰葶苈、曰枸杞、曰莳萝、曰透骨草、曰地骨皮、曰苍耳、曰益母草、曰菟丝子、曰黑白牵牛、曰车前子、曰小茴香、曰桑白皮、曰苦丁香、曰王不留行、曰旱莲草、曰地黄、曰红花、曰紫苏。《仪封县志·卷二·地理志》，清·纪黄中等纂修，民国二十四年（1935）铅印本影印，115.

第九节　陈留县

麻黄 酸枣仁

宋皇祐五年（1053），定开封府为京畿，陈留为畿县，贡方绫、方纹纱、芦席、麻黄、酸枣仁。《陈留县志·卷十六·物产》，清·武从超纂修，清宣统二年（1910）本，1.

全蝎

全蝎，出陈留。《陈留县志·卷十六·物产》，清·武从超纂修，清宣统二年（1910）本，1.

第三章　洛阳市

第一节　洛　阳

药类

沙参、丹皮（邙山野牡丹处处有之）、赤白芍、地黄苗（怀庆所种，非取邙山根苗不能肥美，近城南园户，亦多种之）、金银花、甘菊花、茱萸、香附、荆芥、桔梗、菟丝子、牵牛、细辛、芫花、防风、益母草、远志、枣仁、何首乌、苍术、柴胡、地榆、杏仁、葶苈、蓖麻子、地骨皮、桑白皮、艾叶、薄荷、紫苏、天花粉、蒲公英、柏子仁、百部、大服子、小茴香、蒺藜子、撷叶莲、麻黄、半夏（间有种者，以解螯毒），南星（同上），以上药类。《洛阳县志·卷二·地理志物产》，清·龚崧林纂修，汪坚总修，清乾隆十年（1745）刊本影印，198-199.

药属

白蒿：诗召南于以采蘩陆，玑蔬蘩皤蒿，今白蒿可蒸食。

苍耳：《图经本草》：诗卷耳，《尔雅》谓之苍耳、广雅谓之枲耳，康成以为胡枲，博物志云洛中有人驱羊入蜀，胡枲子多刺粘缀羊，毛遂至中国故名羊负来，案苍耳俗呼权科。

车前：诗周南采采苤苢陆玑疏，今车前子。

益母：诗王风中谷有蓷陆玑疏，方茎白华华生节闲，今益母也。

远志：本草纲目，苗名小草，河洛州郡有之。

款冬：述征记洛水至岁末凝厉，则款冬花茂于层冰之中。

茱萸：晋宫阁名华林园，茱萸三十六株。

莞花：《本草衍义》：京洛闲甚多。

《洛阳县志·卷二十五·物产记》，清·陆继辂，魏襄同纂，清嘉庆十八年（1813）刻本，3-4.

牡丹

牡丹，初不载文字，唯以药见本草。唐则天以后，洛中花始盛，刘梦得有咏鱼，朝恩宅牡丹。但云：一丝千朵谢，灵运言永嘉竹闲多牡丹，今越花不及洛花远甚，或曰灵运之所谓牡丹，乃今之芍药特盛于吴越，李石续博物志。《洛阳县志·卷四十一·灵异记》，清·陆继辂，魏襄同纂，清嘉庆18年（1813）刻本，6-7.

牡丹，千叶黄花，有姚黄、胜姚黄、牛家黄、千心黄、甘草黄、丹州黄、闵黄、女真黄、经头黄、御袍黄、小黄娇、卯心黄、太平楼间出样黄、百两金、一尺黄、天香一品、天香夺翠、缕金衣；千叶红花有，状元红、魏花、胜魏红、都盛、紫都盛、瑞云红、岳山红、间金红、金系腰、一捻金、九蕊红、刘师阁、大叶寿安、细叶寿安、洗妆红、蹙金毬、探金毬、二色红、蹙金楼子、碎金红、彤云红、转枝红、盖园红、越山红、楼子紫、丝旋心、富贵红、不晕红、寿妆红、玉盘妆、双头红、过仙红、簇四、簇五、莲花萼、大□奴、九蕊真珠红、鹤顶红、武陵春、天香独秀、汉宫春、殿春芳、夺元红、鳌头红、甄家红、花柳争妍、花红叠翠、万卉失色、万卉含羞、花红魁、胜娇容；千叶紫花有双头紫、左紫、紫绣毬、安胜紫、大家紫、顺圣紫、陈州紫、袁家紫、婆台紫、平头紫、紫龙杯、三云紫、军容紫、真紫……《洛阳县志·卷二·地理志物产》，清·龚崧林纂修，汪坚总修，清乾隆十年（1745）刊本影印，202-203.

芍药

芍药，千叶黄花有御衣黄、凌云黄、南黄、楼子尹家黄、楼子银褐、楼子表黄、延寿黄、碨石黄、新安黄、寿安黄、温家黄、郭家黄、青心鲍黄、红心鲍黄、丝头黄、黄缬子；千叶红花有红楼子、红冠子、朱砂旋心、硬条旋心、斑斡旋心、深红小魏、花淡红小魏、花红缬子、灵山缬子、冯家红、楚州冠子、四蜂儿、醉西施、剪平红、茆山冠子、柳圃新接红丝头；千叶紫花有紫楼子、龙间紫、紫按子、粉面子、紫练头、紫缬子；千叶白有玉楼子，白缬子；千叶浅红有绯楼子。《洛阳县志·卷二·地理志物产》，清·龚崧林纂修，汪坚总修，清乾隆十年（1745）刊本影印，203-204.

第二节　偃师县

药品

车前子、天花粉、香附子、牵牛、枳实、瓜蒌、芍药、玄胡、防风、罂粟、细辛、黄芩、桔梗、苍术、柴胡、杏仁、荆芥、前胡、百合。《郾师县志·卷一·土产》，明·魏津纂修，宁波天一阁藏明弘治十七年（1504）抄本，1962年影印，11.

药之属

有柴胡、有防风、有沙参、有茉莒、有荒蔚，有□□、有艾、有山药、有远志、有紫苏、有天花粉、有瓜蒌、有□□、有薄荷、有蓖麻、有地丁、有地肤子。而山海□□首阳之山有草焉，其叶如葵而赤茎，其秀如禾，服之无忧。《郾师县志·卷五·风俗志》，清·汤毓倬修，孙星衍纂，清康熙五十三年（1714）刊本影印，293.

花之属

有牡丹、有芍药、有紫薇、有凤仙、有石竹、有合欢、有腊梅、有木香、有海棠、有鸡冠、有蜀葵、有迎春、有□□桃、有萱、有忍冬藤、有月季、有玫瑰、寻溪中有荷花。□□□牡丹记，猴山出金系腰，黄花上有金线。《郾师县志·卷五·风俗志》，清·汤毓倬修，孙星衍纂，清康熙五十三年（1714）刊本，293.

第三节　孟津县

药之属

地黄。产山谷间，花蒂味甘，俗呼为婆婆奶，取根于肥地分栽则长大，怀庆取种者多于津。沙参，山谷最多，苗可以茹。天门冬麦门冬、菟丝子、苍耳子、何首乌、蒺藜、豨莶、地骨皮、瓜蒌根。名天花粉。益母草、荆芥、艾、防风。香附，《本草》一名莎根。威灵仙，《枫牕小牍》载：东坡云足疾用威灵仙、牛膝，有奇验，酒及水皆可下，独忌茶耳。又云威灵仙，难得真者必味苦而色紫黑，如胡黄连状，且脆而不软，折之有细尘起，向明视之，断处如鸲鹆眼者佳，津之产类此，世人多用铁丝蔓者，故表出之。地肤子，苗春生，一茎数十枝，攒簇团团直上，嫩时可茹，子落老，茎作帚，陶弘景谓之扫帚，遂以为名，薄荷、柴胡、茵陈，二月为茵陈，三月为蒿，可以蒸食。瞿麦、金银花、即忍冬花。车前子、蒲公英、即茶，俗名金刚苗。红花、柏子仁、牵牛，黑白二种，白者白花，黑者碧花；夏枯草，连翘，葛根，苍术，半夏，山楂，木瓜，紫苏，牛蒡子，蓖麻子，青葙子，甘菊，麻黄，地丁，山豆根，泽兰，谷精草，金沸草，蝉蜕，槐花，槐实，桑白皮，淡竹叶，竹茹，桑寄生，三七，源自广西，移种甚易植，治血有效。《孟津县志·卷之三·贡赋》，清·徐元灿，赵擢彤，宋缙等纂修，清康熙四十八年（1709），嘉庆二十一年（1816）刊本影印，160-161.

药类

荆芥、艾、防、防风、香附、薄荷、柴胡、茵陈、瞿麦、金银花、车前子、小茴香、花椒、益母草、茼实、大小蓟、急性子、蓼子、浮萍。《孟津县志·卷三·土产》，清·孟常裕纂修，清康熙四十七年（1708）刻本，39.

药材

药材，东乡有种山药、地黄者，但属少数，菟丝、刘寄奴等均野生。《孟县志·卷八·社会物产》，民国·阮藩济等纂修，宋立梧等纂，民国二十二年（1933年）刊本，1071.

岁贡药

药：旧每岁贡菟丝五十斤，嗣以无产罢，之外有麦门冬、刘寄奴、远志、山药。《孟县志·卷四·田赋物产》，清·仇汝瑚纂修，清乾隆五十五年（1790）刻本，19.

第四节　新安县

药之属

艾、山药、百合、苍术、紫苏、茵陈、薄荷、黄芩、黄精、防风、连翘、地黄、草乌、荆芥、蝉蜕、皂角、木瓜、香附（即莎草根，遍地皆有，根生数尺，颇为田害）、白头翁、天花粉、地锦草、地骨皮、何首乌、山菊花、益母草、金银花、苍耳子、枸杞子、郁李仁（出郁山，今无）、麦门冬（本草云：生函谷、川谷。注：新安界今不多见）。《新安县志·卷六·物产》，清·邱峨纂修，清乾隆三十一年（1766）刻本，2.

药材

本县农间无药材作物，而山中产药颇多，如，防风、柴胡、连翘、苍术、荆芥、葛根、茵陈、皂角刺、桔梗、血参、香附、大艾、蝉退、白头翁、天花粉、地骨皮、何首乌、山菊花、益母草、车前子、金银花、苍耳子、天门冬、天南星等，均产之其中，以防风为大宗，苍术、柴胡连翘次之，余不成庄。《新安县志·卷七·实业志》，民国·张钫修，李希白纂，民国二十七年（1938年）石印本，497.

花卉

本县无莳养花卉……木本如牡丹、梅桂……丁香、合欢……多年生草本如芍药、菊花、萱、扁竹……一年生草本如万寿菊、荷兰菊、金菊、蜀葵、旱莲、夏菊、翠菊、亦菊……《新安县志·卷七·实业志》，民国·张钫修，李希白纂，民国二十七年（1938）石印本，494.

药业

城关，药业七家，同业本额2 500，年贸易总额7 000；白墙，药铺业二家，同业本额200，年贸易总额2 000；磁涧，药铺业三家，同业本额1 000，年贸易总额6 000；五头，药铺业二家，同业本额1 500，年贸易总额4 000；西沃，药业三家，同业本额1 000，年贸易总额2 000；石井，药业四家，同业本额2 000，年贸易总额2 000；石寺，药业三家，同业本额600，年贸易总额2000；曹村，药业一家，同业本额200，年贸易总额500；铁门，药业五家，同业本额250，年贸易总额2 500；庙头，药业三家，同业本额200，年贸易总额2 800；高平寨，药业二家，同业本额300，年贸易总额800；上孤灯，药业一家，同业本额200，年贸易总额400。《新安县志·卷七·实业志》，民国·张钫修，李希白纂，民国二十七年（1938）石印本，511-516.

药类

使君子、益母草、山茱萸、马鞭草、金银花、香附子、蓖麻子、何首乌、五加皮、草决明、牵牛子、地骨皮、车前子、山栀子、无患子、皆治藤、苦里根、水红花、山豆根、仙道种、天门冬、天南星、独脚鸟、木鳖子（蔓生有刺，青黄色）、桑白皮（即桑根白皮束行者佳，出土者杀人）、酢浆叶（能疗大症）、苍耳、紫苏、荆芥、藿香、白芨、蚺蛇胆、杜仲、薄荷、大黄、山药、巴豆、穿山甲、黄精、宿砂、当归、皂荚、茴香、石决明、芰蕨、黄姜、牛膝、干葛、鹿茸、薏苡、牡蛎、熊胆。《新安县志·卷三·地理志》，清·勒文谟纂修，1962年油印本，22.

第五节　宜阳县

药类

王不留行、刘寄奴、白蒺藜、牡丹皮、密陀僧、何首乌、天南星、五加皮、地骨皮、云母石、金银花、天花粉、山豆根、马兜铃、吴茱萸、女贞实、蒲公英、小茴香、金丝荷、郁李仁、柏子仁、旋覆花、款冬花、挠痒花、凤眼子、急性子、楮实子、苍耳子、千头子、鼠粘子、蓖麻子、枸杞子、葶苈子、菟丝子、桑葚子、莱菔子、车前子、马钱子、青葙子、石莲子、瓜蒌子、凤仙草、大力草、鹿衔草、狮头草、翻白草、寄生草、金沸草、谷精草、地丁草、透骨草、豨莶草、益母草、六经草、防风、荆芥、半夏、知母、柴胡、米壳、牙皂、桔梗、萹蓄、茵陈、细辛、马鞭草、黄芩、百合、山药、山楂、甘松、赤芍、地锦、木通、菊花、枣仁、桃仁、白芍、紫苏、麻黄、薄荷、连翘、杏仁、地榆、秦艽、茜草、黄精、红花、木贼、冰台、沤李、藿香。《宜阳县志·卷六·土产志》，清·谢应起等修，刘占卿等纂，清光绪七年（1881）刊本，471；《宜阳县志·卷之三·物产志》，民国·张浩源 林裕焘主修，河南商务印书所，民国七年（1918年）铅印本，41.

花类

牡丹，凡百余品种，最异者有寿安红，出城南之锦屏山，见洛阳牡丹记。

辛夷，一名木笔。

丁香，有紫白二色。

栀子，有大叶小叶之分，花黄心，又有金边者大叶花者，其子可染黄色，小叶香微，其子可入药。

踯躅，一名映山红，即红踯躅。

菊花，其名不一，种类亦多，不及备具。

萱草，一名忘忧，一名指佞，一名宜男，金曰一日一花。《宜阳县志·卷之三·物产志》，民国·张浩源、林裕焘主修，河南商务印书所，民国七年（1918年）铅印本，42-43.

土灵芝

（民国）三年（1914）九月间，生员彭生新于汪汴豀洞中获土灵芝一茎。按：彭生多闻识，精医理，尝考察草木药品，于宜境所生之药有古今常用而未知，宜出最善者有本草已载，而后世误传错认用非其真者，有本草有名未用或用不详确而阙疑待质者，彭生于各门内考察确实在宜境所常见者，八十余种，辑有《药物新识》一卷，既得土灵芝乃自为之序。

序曰：土灵芝形如摩菰，又与未开玉簪花相似，所可异者，茎自下起二寸许复折，而下头抵于根，其色黄明可爱，生于洞中湿土壁上，予取持归封。《本草纲目》李时珍曰：灵芝之芝，本作之，篆文象其屈而不伸之义，后人借为语辞，遂加草头以别之，尔雅菌芝也。注云：是瑞草，又或谓生刚处曰菌，生柔处曰芝，此则生洞内黄土壁之上，是芝而非菌。可知王充《论衡》云，芝生于土，土气和故芝草生。瑞□礼云，王者慈爱，则芝草生，今吾获此非宜邑之祯祥而何。《宜阳县志·卷之九·祥异志》，民国·张浩源，林裕焘主修，河南商务印书所，民国七年（1918）铅印本，2-3.

药类

甘草、黄芩、芍药、羌活、知母、甘松、半夏、桔梗、枸杞、山药、麝香、萱草、百合、木通、杏仁、甘菊、瓜蒌、紫苏、薄荷、连翘、蒿本、商陆、地榆、升麻、茅香、麻黄、荆芥、柴胡、罂粟、秦椒、茵陈、土茜、莳萝、白蔹、狼毒、贯众、黄精、车前草、郁李仁、牡丹皮、小茴香、凤眼草、益母草、天南星、豨莶草、密陀僧、蓖麻子、天仙子、云母草、地骨皮、何首乌、金银花、王不留行、木瓜。《宜阳县志·卷之二·土产志》，清·王道成、周洵等修，清乾隆十二年（1747）刊本，26.

第六节　洛宁县

药之属

黄芩、知母、半夏、桔梗、连翘、藁本、荆芥、柴胡、车前子、益母草、金银花、细辛、葛根、丹参、山楂、防风、香附、天南星、前胡、黄精、寄生、瞿麦、旱莲、何首乌、薄荷、茯苓、贝母、款冬、杏仁、桃仁、苍术、艾、酸枣仁、茵陈、地骨皮、紫苏、沙参、知母、贯众、杜仲、紫草、王不留行、猪苓。《永宁县志·卷四·土产》，清·张楷纂修，清乾隆五十五年（1790）刻本，15.

药属

艾、荆芥、防风、半夏、知母、柴胡、牙皂、桔梗、扁蓄、茵陈、细辛、黄芩、百合、山药、山楂、甘松、赤芍、地锦、三七、木通、瞿麦、菊花、藜芦、芫花、红花、枣仁、杏仁、桃仁、白芍、紫苏、麻黄、薄荷、连翘、马勃、地榆、秦艽、茜草、黄精、木贼、香薷、藿香、猪苓、贝母、苍术、射干、远志、杜仲、丹参、菖蒲、藁本、前胡、商陆、贯众、牡丹皮、五加皮、地骨皮、郁李仁、柏子仁、瓜蒌仁、金银花、旋覆花、款冬花、闹杨花、虎耳草（俗名金丝合叶）凤仙草、大力草、鹿衔草、翻白草、寄生草、马鞭草、谷精草、益母草、凤眼子、急性子、车前子、益母草、地肤子、香附子、鼠粘子、蓖麻子、枸杞子、葶苈子、楮实子、苍耳子、菟丝子、莱菔子、五味子、车前子、马前子、青葙子、冬葵子、牵牛子、桑葚子（有紫、白二色）、蒲公英、小茴香、山豆根、马兜铃、吴茱萸、女贞子、天花粉、天南星、何首乌、刘寄奴、白蒺藜、天门冬、白头翁、密陀僧、王不留行、紫花地丁。《洛宁县志·卷二·土产》，民国·贾毓鹗等修，王凤翔等纂，民国六年（1917）铅印本，199-201.

中药材

在乾隆年间，私营店堂将地产40多种中药材加工炮制成饮片。民国时期，中药材能加工饮片 100 多种。《洛宁县志》，洛宁县志编纂委员会编，生活·读书·新知三联书店出版，1991 年 12 月，532.

乾隆五十五年（1790），全县采集地产中药材 40 种。《洛宁县志》，洛宁县志编纂委员会编，生活·读书·新知三联书店出版，1991 年 12 月，7.

民国六年（1917），中药材采挖利用达 114 种，"永胡"销往南方各省。《洛宁县志》，洛宁县志编纂委员会编，生活·读书·新知三联书店出版，1991 年 12 月，9.

宁胡：通称柴胡，曾名永胡，因品质好，疗效高，故以县名取名，以示佳品。《中国土特名产辞典》指名索要，系国家级产品。

柴胡分红胡、北湖两种。洛宁山区林草丛生，土质松散肥厚，气候光照相宜，有 200 万亩深浅山区，宜于红胡生长，总量在千吨以上。近年家种 476 亩，质量与野生相等。内销北京、天津、广州、上海、郑州等地，外销日本。产销盛期，年外运 150 吨。

宁胡，必以心黑、条粗、个大、色红，异于外地，最大条长十八公分，直径十毫米……《洛宁县志》，编纂委员会编，生活·读书·新知三联书店出版，1991 年 12 月，318.

宁胡加工：人必得其行，器必得其洁，水必得其净，温必得其适，时必得其恰。春采可解郁疏肝，秋采能清三焦之火，醋炙引药入肝，酒炙行血通经，蜜炙发散温中，炒黄发散，炒炭止血。《洛宁县志》，洛宁县志编纂委员会编，生活·读书·新知三联书店出版，1991 年 12 月，318.

丹参：俗名血参，土名血腥根。多为野生，春秋采挖。根入药，性苦微寒。内含大量丹参酮、隐丹参酮、丹参酸、丹参酚及维生素等成分，有祛瘀生新，活血调经，清新除烦之功，为心脏疾患良药。

丹参，喜湿润，耐寒冷，洛宁山岭原川生长普遍，年收购量最多达 265 吨，畅销全国各地。《洛宁县志》，编纂委员会编，生活·读书·新知三联书店出版，1991 年 12 月，318.

眼药膏

三十年代，王范万济堂，配制小批量眼药膏，自配自销。《洛宁县志》，洛宁县志编纂委员会编，生活·读书·新知三联书店出版，1991 年 12 月，175.

第七节　伊阳县（汝阳县）

药属

天花粉、天门冬、天南星、地骨皮、地丁、地肤子、地榆、黄芪、白薇、黄精、苍术、白蒺藜、黄芩、茜草、白及、苍耳子、白蔹、紫草、紫苏、紫荆皮、青葙子、乌药、红花、黄柏、皂角刺、青蒿、白头翁、何首乌、透骨草、益母草、五加皮、刘寄奴、勒马回、王不留行、金银花、水泽泻、菟丝子、威灵仙、龙胆草、牛蒡子、牵牛子、谷精草、桑白皮、款冬花、自然铜、禹余粮、蒲公英、望月砂、淫羊藿、马兜铃、大小蓟、旋覆花、远志、苦参、瓜蒌、桔梗、杜仲、柴胡、泽兰、升麻、山豆根、荆芥、射干、百部、石苇、防风、瞿麦、萹蓄、连翘、苦薏、芫花、茴香、葛根、藿香、泽漆、地黄、马勃、茵陈、车前子、细辛、楮实、半夏、前胡、马齿苋、漏芦、薄荷以上药之属。《伊阳县志·卷一·地理》，张道超修，马九功等纂，清道光十八年（1838）刻本影印，128-130.

荆芥出伊阳县。《汝州志·卷之三·物产》，明·承天贵纂修，宁波天一阁藏明正德五年（1510）刻本，1963年影印，7-8.

药用植物

汝阳地处山区，药材资源丰富，据道光《伊阳县志·物产》记载，全县有药属植物87种。据建国后药源普查，实际有400余种。主要品种有连翘、苍术、冬花、血参、当归、小枣、白术、生地、花椒、荆芥、桔梗、柴胡、半夏、丹参、天麻、山药、黄精、石蒜、茛菪、牛蒡、益母草、鱼腥草、二花、何首乌、香附子（莎草）、山姜、辛夷、五倍子、五味子、杠柳、刺五加、山楂、芫花、枳壳、地榆、黄芩、大黄、黄芪、生地、天花粉、百合、黄连、王不留行、小茴香、苍耳子、红花、薄荷、蒲公英、细辛、瓦松、青蒿、茵陈蒿、满山红、猪毛菜等。《汝阳县志》，汝阳县地方志编纂委员会编，生活·读书·新知三联出版社，1995年6月，82-83.

秘方验方

治疟疾方：

常山4钱，大白3钱，山楂3钱，木通3钱，乌梅2个，水煎服。

治疗毒方：

蒲公英12棵（连根），黑门白豇豆8个，白丁香30个，蘑菇11个，无根水调捣如泥，先用葱、地骨皮煎水洗之，再用针将疮周围挑见血，敷药。夏天一日即落，春秋三天落，冬季五天落，落后用地骨皮为末，加陈醋、脂肪油调敷。

治发背、搭手方：

白糖2斤，每日一次，每次半斤，滚开水一大碗烫开，盖捂稍许即可，服后盖被发汗，一切阳痈未破能回，已破能收。

治习惯性流产方：

当归3钱，川芎3钱，生地4钱，条芩4钱，白术3钱，枳壳钱半，桔梗3钱，苏叶2钱，盐黄柏2钱，知母4钱，甘草钱半，竹茹为引。

治破伤风方：

鱼鳔 3 钱，荆芥 3 钱，防风 2 钱，姜虫 3 钱，虫衣 3 钱，全虫 3 钱，黄蜡 3 钱，黄酒为引，水煎服。

治牛皮癣方：

藤黄 3 钱，研末，酒 2 两，搅拌均匀涂患处。

治小儿惊风方：

一厘麝香二厘梅（片），三厘朱砂一处擂，滴上四滴地龙水，死在眼前亦能回。《汝阳县志》，汝阳县地方志编纂委员会编，生活·读书·新知三联出版社，1995 年 6 月，582—583.

采药

汝阳县山区面积大，中药材资源丰富，采药是山区农民的主要副业之一。据建国后药源普查，全县共有地产中药材 431 种，主要品种有连翘、苍术、冬花、血参、小枣、白术、生地、全虫、花椒、荆芥等。《汝阳县志》，汝阳县地方志编纂委员会编，生活·读书·新知三联出版社，1995 年 6 月，178.

第八节　嵩　县

白果

白果，一名银杏，白河孙店间有之。《嵩县志·卷十五·食货》，清·康基渊纂修，清乾隆三十二年（1767）刊本，322.

何首乌

何首乌，赤白二种，岗陵间有。《嵩县志·卷十五·食货》，清·康基渊纂修，清乾隆三十二年（1767）刊本，322.

茯苓

茯苓，一名松腴，生深山大松下，入地甚深，难猝得。《嵩县志·卷十五·食货》，清·康基渊纂修，清乾隆三十二年（1767）刊本，322.

苍术

苍术，《本草》云：出惠明山者佳。《嵩县志·卷十五·食货》，清·康基渊纂修，清乾隆三十二年（1767）刊本，322.

百合

百合，花开赤白二种，实可为粉。乾隆二十九年（1764），知县康基渊，即普济堂地四十二亩九分三厘置园，以二十余亩种百合，二亩建亭，二十亩给园夫为工食，计缺堂租谷四十石三斗九合。三十一年（1766），置毛坪土楼地一顷八十五亩，稞钱二十七千六百二十二文以代堂租，地段稞券在案。其园内分六区，外树桑数百，建亭一坊，在城西二里，李湾村有记。《嵩县志·卷十五·食货》，清·康基渊纂修，清乾隆三十二年（1767）刊本，322-323.

第四章 平顶山市

第一节 宝丰县

石渠仙蒲

（宝丰县）石渠，地名，其地多产石菖蒲，□寸九节者可入药用。《汝州志·卷之三·景致》，明·承天贵纂修，宁波天一阁藏明正德五年（1510）刻本，1963年影印，10。

中药

境区种中药材历史悠久，其品种有红花、菖蒲、苡米、瓜蒌等，分布在观音堂、张八桥、李庄等乡……

曹镇吉村香附较其他产地香附个大细腻，质地坚硬，香气浓郁，有效成份高、药理作用强而闻名遐迩。但由于修建白龟山水库，吉村迁址，河滩荒地被淹没，"吉村香附"已濒临绝迹。《宝丰县志》，宝丰县史志编纂委员会，杨裕主编，方志出版社，1996年10月，373.

境区中药材资源丰富，早在明清时期，观音堂、大营、张八桥、李庄等浅山区、丘陵区所产全虫、土元及小店、曹镇所产菖蒲、香附就享有盛名。此外，尚有枣仁、红花、公英、茵陈、柴胡、花粉、地丁等中药材200余种。《宝丰县志》，宝丰县史志编纂委员会，杨裕主编，方志出版社，1996年10月，523.

药材购荫

清朝中叶，县城"天义堂"药材店将收购的全虫、红花、菖蒲、香附及其他中药材，大部分运销外地。民国初年，县城、大营、石桥、马街、商酒务、闹店、及曹镇等较大集镇，有医疗兼售中药材的店铺16家，其中县城有永寿堂、太和堂、益寿昌等5家。二十世纪三四十年代，城乡中药店铺49家。《宝丰县志》，宝丰县史志编纂委员会，杨裕主编，方志出版社，1996年10月，524.

西药

民国十年（1921），西医始传入境区，西药品多从洛阳、许昌、郑州等地购进，其品种甚少。《宝丰县志》，宝丰县史志编纂委员会，杨裕主编，方志出版社，1996年10月，525.

第二节　郏　县

中药

明清时期，境内产较为出名的中草药有草乌、细辛、牛膝、牵牛、蓝靛、茱萸、厚朴、升麻、天门冬、斑蝥等。《郏县志》，郏县县志办公室编，中州古籍出版社，1996年10月，581.

西药店

民国九年（1920），小赵庄人王书琴在城关西街开设书店，兼营西药，创县内西药经营之始。至1947年，经营西药和中西药兼营药房32家。《郏县志》，郏县县志办公室编，中州古籍出版社，1996年10月，371.

曲

郏县旧以曲名四方，而告于山右关中者尤多，材质粗恶，故平原督邮料耳，□遇卖酒家，如司马长卿者，其庸保且弃之，若块矣。□年以来，民多缺食，故造者绝少。《郏县志·卷之三·舆地土产》，清·张熙瑞，茅恒春纂修，清同治四年（1865年）刻本，31-32.

酒

郏酒，一名襄陵酒，乡先生董公令襄陵，曰得其法，故郏人作之，往来问遗用以为礼。兵乱以后，旧法失传，作者不过一二家，色香并减，和劲俱非。较之党家羔儿，正如奴婢见夫人，岂可令李太白高达，夫论文倾倒，时一斞酌也。往年陆次云令是邑笑汝石之纯，盗虚声，有枫落吴江冷之诮。呜呼，岂独汝石与□花，汝石出汝河。《郏县志·卷之三·舆地土产》，清·张熙瑞，茅恒春纂修，清同治四年（1865年）刻本，32.

第三节 叶 县

药之属

车前子（本草叶县文庙者佳）、紫苏、黄精、芍药、还童子、杏仁、槐实、全蝎、南星、马鞭草、香附、泽兰、苍术、贯中、槐角子、杜仲、菖蒲、蝉蜕、艾、金银花、益母草、刘寄奴、威灵仙、薏苡仁、枸杞、芫花、乌头、蔓荆子、青藤、百合、瓜蒌、何首乌。《叶县志·卷一·舆地》，清·欧阳霖修，仓景恬、胡廷桢纂，清同治十年（1871）刊本影印，131-132.

木本药用植物

主要有连翘、忍冬、苦参、枸杞、山楂、山芋肉、枸橘、木瓜、五味子、木通、木槿、杜仲、花椒、使君子、栀子、悬钩子、锦金、白背桐、胡枝子、山核桃、鸡麻等。《叶县志》叶县地方志编纂委员会编，中州古籍出版社，1995年7月，118.

草本药用植物

主要有三七草、丹参、地黄、土木香、苦胆草、天门冬、土当归、野绿豆、毛根、大蓟、小蓟、灯草、山白菊、土大黄、山豆根、芫花、苍耳子、地肤子、地锦草、寻骨风、辣蓼、鸡矢藤、天仙藤、青蒿、委陵草、鬼针草、泽兰、马鞭草、马齿苋、车前、乌蔹莓、仙鹤草、白头翁、茅草、茵陈蒿、夏枯草、葎草、薄荷、土防风、朱唇、莲蒿、麦苗子、瓦松、艾、牛舌草、甘遂、黑天茄、水红花、紫地丁、毛果、蕨菜、老营草、小藜、羊胡草、麦冬、苣荬菜、黄蒿、蒺藜、活血丹、泽泻、茜草、莎草、阴行草、射干、菟丝子、毛菜、酸浆草、翻白草、白芍、白芷、苡米、红花、苏叶、白术、紫苏铁、板蓝根、蒲公英、良姜、苦菊、薤、蒜、柊树等。《叶县志》，叶县地方志编纂委员会编，中州古籍出版社，1995年7月，118.

土单验方

在临床实践中，老中医积累了丰富的医疗经验，总结和创造出了很多疗效显著的土单验方，录其要者于后：

腮腺炎　方一：全虫5个，研成细末撒膏药上敷患处；方二：蚯蚓1条、白糖适量相兑，少顷即化成水搽患处；方三：野生地、蒲公英根适量，捣为泥敷患处；方四：仙人掌适量，捣碎敷患处。

牙疼　地骨皮、公猪肉丝各200克，加水煮熟，喝水吃肉。

疖肿（疔疮）　方一：松香、蓖麻子等份适量，捣碎敷患处；方二：巴豆、生杏仁、蓖麻子各1枚，核桃仁、红糖少许，捣成糊状敷患处。

乳痈　瓦房背坡苔藓少许、鸡粪内蛴螬7个（除去内脏），相兑砸为泥，加蛋清调和涂患处。

搭背（痈）　取桑柴烧成炭，围成三角，上架龟甲一个烤烘，并反复喷食醋至焦。将龟甲研成末撒患处。

腰疼　核桃仁3个熬茶，打荷包蛋两个，每晨服。

少白头　黑芝麻，每日吃三四次，每次一把。

百日咳　方一：大蒜3瓣、冰糖9克，将大蒜煮熟加冰糖服之；方二：鸡苦胆汁加白糖少许，每日分三次服用；方三：车前子一棵、百部3克，煎后冲大蒜汁饮服。

痢疾　方一：生蒜1个，加石灰粉少许，捣烂服之；方二：马齿苋适量煮（炒）熟吃。

呕吐　方一：井内苔藓30克，加姜少许煎服；方二：灶心土60克，水煎澄清服。

黄胆肝炎　茵陈15克、大枣10牧，煎服并吃枣仁。

鼻窦炎　苍耳子研为细末，与石膏粉等量和匀，每日3次，每次服量10克。

烧伤　方一：生石灰一块，置碗内化开，待澄清，上清液加香油少许，用槐条搅匀，洗搽患处；方二：青丝瓜叶捣碎敷患处。

牛皮癣　构桃叶1斤，水煎洗。

除疣（猴）　方一：无花果汁贴患处，2～3次即掉。方二：芝麻花搽患处；方三：蜘蛛网丝缠疣根部，5～7天干枯自脱。

关节炎　方一：青麻叶2.5公斤，熬膏药贴患处，每三日换一次；方二：用酒泡土谷蛇（毒蛇）1条，7天后每日服三次，服量1～2盅。

蛇胆疮（带状疱疹）　蚯蚓3条、白糖35克，将白糖撒蚯蚓身上，待化为液搽患处。

黄水疮　松香研为细末，装入葱叶内煮溶化，加麻油调之贴患处。

脑后窦（毛囊炎）　白矾、五倍子各25克，月石、雄黄各30克，芋头、蜂糖适量，共捣成糊状涂患处。

胆道蛔虫　方一：食醋50克饮服；方二：乌梅20克，水煎服。《叶县志》，叶县地方志编纂委员会编，中州古籍出版社，1995年7月，520-521.

野生中药材

野生药材，县内动植物野生药材种类繁多，采集量大，尤以地处半山区的常村、夏李、保安和辛店等乡为最多，计有200多种。它们是杞子、南山楂、枣仁、半夏、南星、连翘、香附子、白蒺藜、牛子、山贝母、马兜铃、洋金花、花川、苍耳子、桃仁、杏仁、槐米、槐豆、山木瓜、山大吉、灵仙、土茯苓、淫羊藿、毛根、蛇床子、千头子、充蔚子、水红花子、韭菜子、芸合子、伏花、槐花、山二花、黄菊花、星星草、鱼腥草、旱莲草、紫草、透骨草、豹星草、茜草、浮萍草、夏枯草、谷精草、香蒿本、六月雪、山薄荷、泽兰叶、扁蓄、瞿麦、海风藤、半枝莲、马齿苋、天仙藤、见肿消、柴胡、前胡、桔梗、天冬、白尾、山元胡、苦参、山沙参、土大黄、山常山、寻骨风、射干、川断、白头翁、菖蒲、贯仲、山药、地丰、年见、地芋、山豆根、白蔹、猪苓、地胆，桑螵蛸、马勃、山银胡、胆草、山远志、山玉竹、山紫花、山大活、防风、花粉、苍术、黄精、首乌、葛根、百部、山百合、芦根、墓头回、藕节、上甲、白果、香元、花川子、冬瓜皮、西瓜皮、丝瓜络、莲须、甜瓜子、王不留、红柴胡、羊奶参、红要子、天葵子、狼毒、茨茹、漏芦、白桑皮、地骨皮、五加皮、土元、全虫、鸡内金、刺猬皮、虫蜕、牛黄、马结石、狗结石、狗肾、驴肾、螃蟹、紫河车、牛胆汁、猪胆汁、蚕沙、望月沙、夜明沙、红娘、斑蝥、蜈蚣、蜂房、大力草、仙鹤草、败酱草、益母草、淡竹叶、蒲公英、茵陈、小蓟、细辛、秋豆角、苦丁香、毛桃、黄瓜子、无花果、柿蒂、石榴皮、椿树籽、全瓜蒌、柿霜、黄蜡、车前子、芫花、葛花、木槿花、月季花、凤仙花、玉米须、梧桐花、桑叶、大青叶、侧柏叶、艾叶、苦楝皮、桑寄生、竹茹、皂刺、石南藤、大青根等。其中，车前子，以县文庙产的最佳；红娘子，以常村乡云梦山产的最优。《叶县志》，叶县地方志编纂委员会编，中州古籍出版社，1995 年 7 月，529-530.

人工种植药材

人工种植药材，县内人工种植的药材主要有白芍、天麻、生地、甜叶菊、桔梗和三七参等。白芍种植始于常村。《叶县志》，叶县地方志编纂委员会编，中州古籍出版社，1995 年 7 月，530

第四节　鲁山县

药物

半夏、苍术、山药、黑牵牛、白牵牛、荆芥、菖蒲、乌药、地榆、香附子、大黄、厚朴、桔梗、远志、何首乌、川乌、细辛、麝香、白花蛇、草乌、熊胆、升麻、防风、苦参、车前子、天南星、天门冬、麦门冬、枸杞子、地骨皮、白芷、猪苓、黄柏、藁本、山栀子、柴胡、紫苏、葛根、威灵仙、瓜蒌、薄荷、蝉蜕、巴戟、菟丝子、罂粟、地黄、杏仁、天麻、高良姜、菊花、斑蝥、牛膝、黄精、五味子、滑石（出团城）、黄芩、茴香、蛇床子、百合。《鲁山县志·鲁乘二卷·物产》，明·孙铎纂修，宁波天一阁藏明嘉靖三十一年（1552）刻本，1963 年影印，21-22.

薰草

《本草集解》云：别录曰薰草，一名蕙草，生下湿地，三月采，阴干脱节者良。又曰：蕙实，生鲁山平泽。《鲁山县志·卷十·物产》，清·董作栋纂修，清嘉庆元年（1796）刻本，12.

蕙实

《政和证类本草》：蕙实生鲁山平泽。掌禹锡按：陈藏器云是兰蕙之实。《鲁山县志·卷十·物产》，清·董作栋纂修，清嘉庆元年（1796）刻本，12.

恶实

《政和证类本草》：恶实生鲁山平泽。《别录》《唐本》注云：鲁山在□□东北，别录名牛蒡，一名鼠粘草。《鲁山县志·卷十·物产》，清·董作栋纂修，清嘉庆元年（1796）刻本，12-13.

药之属

按：颜真卿元次山墓志铭：父延祖以鲁山县商余山多灵药，遂家焉。又宋之问，自歇马岭到枫香林诗，药苗乃万族今□徐志所载：茯苓、猪苓、山楂、木通、连翘、金银花、百合、赤白芍、桔梗、桃仁、枣仁、天花粉、瓜蒌仁、地丁、夜明砂、黄芩、细辛、薏苡仁、何首乌、麝虎骨、鹿角、鹿血、白花蛇、熊胆、黄精、五灵脂、茱萸、黑白丑、四叶蔓、丹参、苦参、龙胆草、天冬、霍南星、益母、杜仲、木香、草乌、香附、车前子、牛蒡子、菟丝子、旱莲草、淫羊霍、□仙草。凡四十九种，然尚有未悉收采者，姑举此以□□，药之繁如此。《鲁山县志·卷十·物产》，清·董作栋纂修，清嘉庆元年（1796）刻本，13.

大黄、厚朴、桔梗、远志、麝香、熊胆、升麻、猪苓、天麻、柴胡、天南星、天门冬、麦门冬、威灵仙、白花蛇、巴戟、斑蝥、菟丝子、菖蒲，以上出鲁山县。《汝州志·卷之三·物产》，明·承天贵纂修，宁波天一阁藏明正德五年（1510）刻本，1963 年影印，7-8

第五节 汝 州

药类

天花粉、天门冬、天南星、地骨皮、地肤子、地丁、地榆、黄芪、黄精、黄柏、地黄、黄芩、苍术、苍耳子、白薇、白蔹、白蒺藜、白及、白头翁、丹参、紫草、紫苏、紫荆皮、青附子、青葙子、青木香、青蒿、青黛、乌药、草乌、何首乌（赤白二种）、茜草、皂刺、红花、金银花、款冬花、旋覆花、芫花、泽兰、益母草、谷精草、龙胆草、透骨草、五加皮、桑白皮、菟丝子、牛蒡子、牵牛子、马齿苋、车前子、勒马回、马兜铃、牛膝、马勃、淫羊藿、威灵仙、刘寄奴、蒲公英、禹余粮、王不留行、自然铜、大小蓟、望月砂、水泽泻、苦参、瓜蒌、桔梗、射干、防风、连翘、荆芥、细辛、远志、升麻、葛根、楮实、杜仲、柴胡、前胡、萹蓄、石苇、漏芦、茴香、藿香、泽漆、茵陈、半夏、百部、瞿麦、苦薏、薄荷、山豆根、山药（即薯蓣）、木瓜、木通、枸杞（兼二木名）、百合（小者良，嵩邑出最多）、川芎、罂粟、经花、茱萸、蝉蜕、艾、白蜜。

以上土产，汝州与四邑同，唯药物多出伊阳、鲁山、宝丰。《汝州全志·卷之四·物产七》，清·白明义纂修，清道光二十年（1840）刻本，56-57.

药（物）

荆芥、何首乌、牵牛、草乌、牛膝，皆州境所出。《嘉庆重修一统志（十三）·汝州直棣州二·土产》，清·嘉庆重修本，19.

药类

苍术、草乌、杜仲、山药、黄精、紫苏、细辛、薄荷、木瓜、半夏、地黄、牛膝、防风、木通、枸杞、百合、牵牛、茴香、川芎、罂粟、红花、蓝靛、何首乌、车前子、香附子、地骨皮、茱萸、艾、蝉脱，以上州县俱出。《汝州志·卷之三·物产》，明·承天贵纂修，宁波天一阁藏明正德五年（1510）刻本，1963 年影印，7-8.

第五章　安阳市

第一节　安阳县

药类

瓜蒌、天花粉、远志、麦冬、地肤、王不留行、葛根、旋覆花、柴胡、木贼、浮萍、透骨草、蛇床子、苍耳子、泽兰、香附、茜草、艾叶、地黄、大小蓟、白茅根、芦根、牵牛、益母草、车前子、枸杞、蒲公英、薄荷、蒺藜、菟丝子、桑白皮、金银花、地丁、柏子仁、酸枣仁、楮实、椿白皮、茵陈、代赭石、皂角刺、血见愁、丹凤眼、瞿麦、蜂房、萹蓄、马兜铃、马勃、冬花。《续安阳县志·卷三·地理志物产》，民国·方策总裁，民国二十二年（1933）铅印本，1186-1187.

地道药品

药品在本县称地道者，厥为天花粉，与瓜蒌同种，瓜蒌其实，天花粉其根也。产于城西北岗阜之地，每年棉花收获后，操是业者，即向地内掘取，大者如股，小者如山药。其他同种异名者，枸杞之根皮称地骨皮，青蒿之幼苗为茵陈。谚云：二月茵陈三月蒿，四月拔起当柴烧。皂荚、皂刺性质不同，柏子、柏叶功能各异。泽兰出自辛店集，赭石生于善应山，萹蓄、车前滋殖于河干路旁，柴胡、香附繁衍于深山旷野，他如草根树皮、山花野卉之属，遍地长养，无容赘叙。《续安阳县志·卷三·地理志物产》，民国·方策总裁，民国二十二年（1933）铅印本，1187.

花类

桂、荷、菊、兰、牡丹、芍药、丁香、栀子、紫荆、木香、蔷薇……百合……辛夷……

菊为花中隐逸，种类甚蕃，春时分栽篱下，秋则莳诸盆中，培养得宜，开花肥大。近年各学校，辄设菊花比赛会，斗艳争奇，养之者益众。凤仙花，一名染指草，与水花同为闺阁清赏，其他诸芳，多以园圃为繁殖地。本县以养花为业者，首推第五区零泉材，其次蜀村龙宫亦有之，该村人民，多业花匠，屋角墙下，尽植花卉，其接木移花之术，匠心独运，巧夺天工，足迹之远，天津、陕、晋、开封各地，无不到达。《续安阳县志·卷三·地理志物产》，民国·方策总裁，民国二十二年（1933）铅印本，1187.

艾草

岁欲丰，丰草先生，丰草者，白草也，俗呼排白草，白言其色，排言其形；岁欲苦，苦草先生，苦草者，曲曲菜也；礼云，苦菜秀，诗云，谁为荼苦，其甘如荠是也；岁欲病，病草先生，病草者，艾也，艾能爱百病，驱邪疫；岁欲涝，涝草先生，涝草者，落草也，草喜生湿地；岁俗旱，旱草先生，旱草者，蒺藜也，蒺藜旱则旺，涝则衰。

此以草占岁之吉凶，亦由老农经验得来，非妄言也。《续安阳县志·卷三·地理志物产》，民国·方策总裁，民国二十二年（1933）铅印本，1201-1202.

药材业

安阳商业，在本县境称最者，除花行外，厥惟药材商，因北有祁州，属河北省，距安阳六百里，其出口药品为木通、黄芪、甘草、防风、高丽参、赤芍等，统名之曰：口货。南达禹州，属本省，距安阳六百里，出口药品为当归、茯苓、南星、二花、白芷等；亳州，属安徽省，距安阳七百二十里，出口药品为白芍、菊花、桑皮、莱菔子、白芥子、葫芦巴、青葙子、食萝子等；汉口，出口药品为川芎、川羌活、川续断、川黄连、川麦冬、泽泻、川贝母、陈皮、川楝子、鳖甲、龟板、土茯苓、玄参、白术等；西通山原，属陕西省，距安阳一千四百余里，出口药品为川军、当归、甘枇杷、藏红花等。

此等地方，为各种地道药材荟萃之所，药商云集，而安阳绾毂南北，本地又多产药材，天花粉、瓜蒌、薄荷、马兜铃、马勃、冬花、血见愁等均为本邑特产，党参、连翘、黄芩、知母为林县物产，故经营药材业者，夙有七行八栈之说，言其盛也。药行之大者，前有三盛店、万镒店、大兴店、德盛恒等七家，今有德和庆、广盛恒、德聚西、双和益、福泰公等数家，除设肆售卖外，复招徕远商，代客买卖，抽使牙佣，获利颇丰。药栈则专营零趸批发，自行成交，有广顺恒、德和兴、永义成、德聚成、人和恒等家，其收买大宗药材，屯庄趸售者，称为药庄，有大有恒、五福同、泰兴公、成记号、泰兴隆、复源成、协泰恒等数家。三者性质虽有不同，而林林总总，罗列市厘者，均为药商也，其他如京药店，专卖丸散，大药房销售西药、姚家膏药、卢氏神曲，均为祖传秘制，远近驰名。《续安阳县志·卷七·实业志商业》，民国·方策总裁，民国二十二年（1933年）铅印本，1321-1322.

第二节　林　县

药类

党参、丹参、苦参、枸杞、香附、菟丝子、沙参、防风、黄精、黄芩、连翘（即木类中黄花条之实）、桔梗、远志、荆芥、牵牛（俗名二丑，以其有黑白两种）、苍术、柴胡、百部草（即金针根）、益母草（子即茺蔚）、茵陈（俗名白蒿）、地骨皮、蒲公英、车前子、何首乌、桑白皮、血见愁（即地锦，俗名扒齿科）、薄荷、藁本、瓜蒌、王不留行（产麦田中，俗名麦兰蛋子，黑大如拳）、大蓟（俗名刺脚菜，苗嫩时可食）、小蓟（俗名小燕瞿瞿，白根可食）、地肤子（《尔雅》：葥，王慧注：王帚也，今俗呼为扫帚苗，可食，子入药）、天冬、葛根。《林县志·卷十·风土生计物产表上天然产》，民国·张凤台修，李见荃等纂，民国二十一年（1932）石印本影印，615-619.

土产："玉"（注：即作者王玉麟）曰：林虑虽环藏于万山之中，然实无异产，若夫人参、牛黄等，更无影响，况参产于辽，牛黄、狗实皆疹庚之气所结，前人故已详论，犹非可以常格律者，旧志何所见而云，然乎询之耆旧，访诸轩农，噫妄矣。

谷属：黍、稷、稻（二种）、粟（三种）、麦（三种）、豆（九种）、芝麻、麻、菊秫；果属：枣、柿、乌椑（即柿饼）、核桃、李、杏（二种）、栗、石榴、葡萄、苹婆果、林禽、沙果、银杏、榛；蔬属：山药、黄花、香蕈、木耳、猴头、蕨（俗名拳菜）、松花、椿芽、山葱、山韭；羽属：雉、石鸡、水鸭、鸡、□□；毛属：狈、狐、麝、□、□、猴；水属：鱼、鳖、田鸡；木属：桑、柏、桐、椿、楸、椒、白荆、皂角树、漆树、槐、榆、柳、赤木、椴木；草属：蒲、苇、荻、青蓝（三种）、红蓝、艾；花属：牡丹、海棠、紫荆、百日红、玫瑰、蔷薇、丁香、藏梅、棣棠、水蓝、金雀、芍药、莲花、百合、紫罗花、山丹、菊花、玉簪、金钱；药属：五灵脂、天门冬、益母草、茺蔚子、菟丝子、仙灵脾、款冬花、旋覆花、葶苈子、青葙子、夏枯草、益精草、马兜铃、威灵仙、车前子、樟柳木、虾蟆酥、瓜蒌根、麝香、黄菁、柴胡、前胡、菖蒲、苍术、山楂、防风、沙参、丹参、漏芦、黄芩、赤芍、藁本、葛根、知母、苦参、瞿麦、地榆、桔梗、葶苈、藜芦、草乌、贯众、白芨、连翘、马勃、狼毒、萹蓄、猪苓、木通、荆芥、柴胡、茵陈、杏仁、桃仁、木瓜29-31.

防风

礼部折色、防风一百斤，原额银二两九钱九分五厘一毫七丝，内脚价银六钱八分五厘一毫七丝、除芫实征银二两三钱一分八厘八毫。《林县志·卷五·田赋土产》，清·王玉麟重修，清·徐岱、熊远寄续修，清康熙三十四年（1695）刻本，29.

第三节　内黄县

药类

草乌、枸杞、地黄、羌活、苍术、贯众、前胡、香附子、苍耳、菟丝子、车前子、蛇床子、牵牛、槐角、紫草、蒺藜、薏苡仁、茵陈、桑白皮、地骨皮、夏枯草、凤眼草、薄荷、紫花地丁、杏仁、艾、天花粉、通草、蒲公英、瞿麦、益母草、王不留行、皂角。《内黄县志·卷之五·风土志土产》，清·李涗纂修，清乾隆四年（1739）刻本，5-6.

药类

草乌、枸杞、地黄、羌活、苍术、贯众、前胡、香附子、车前子、苍耳、菟丝子、蛇床子、牵牛、槐角子、紫草、蒺藜、夏枯草、茵陈、桑白皮、地骨皮、凤眼草、薄荷、杏仁、紫花地丁、艾、天花粉、甘草。《内黄志·卷之二·田赋志物产》，明·董弦纂修，明嘉靖十六年（1537）刻本影印，20.

第四节　汤阴县

药物

防风、菟丝子、益母草、泽泻、希仙草、金银花、香附子、王不留行、艾（扁鹊墓地旁者佳）。《汤阴县志·卷之六·田赋志土产》，明·沙蕴金纂修，明崇祯十年（1637）刻本，54.

植物药材

苍耳、薄荷、防风、紫苏、透骨草、益母草、王不留行、茜草（俗称涩拉秧）、艾（旧时扁鹊庙近处者，称仙艾，今衰）、小蓟（俗称苣苣菜）、大蓟、白茅、香附（莎草核）、木香、薤白（俗称辙蒜）、二丑（俗称黑白丑）、芍药、茯苓、赤小豆、五加皮、老鹳草（也称紫地榆）、地肤子（即扫帚籽）、茵陈、补骨脂、菟丝子、枸杞（果实为枸杞子，根皮即地骨皮）、麦冬、女贞、牛蒡子、地丁、大青叶、板蓝根、蒲公英、决明子、青蒿、白芥子、栝楼（块根称天花粉）、山楂、黑芝麻。

汤阴为平原县份，野生药材种类多，数量微。《汤阴县志》，汤阴县志编纂委员会编，河南人民出版社，1987年2月，446.

动物药材

蝉衣（也称蝉蜕、俗称叽嘹皮）、鸡内金（即鸡砂囊的角质内层，俗称鸡泼皮）、地龙（即蚯蚓）、全虫（即蝎子）、鹿茸（雄鹿幼角）、土元（即地鳖）、蜂蜜、牛黄（即牛胆囊结石）、血余炭（即头发灰）、紫河车（即婴儿胎盘，俗称胞衣）、鳖甲。《汤阴县志》，汤阴县志编纂委员会编，河南人民出版社，1987年2月，446.

矿物药材

明矾（俗称白矾）、陈石灰。《汤阴县志》，汤阴县志编纂委员会编，河南人民出版社，1987年2月，446.

鹿茸

（主要土物产）鹿茸，鹿场所产，为名贵滋补药物。《汤阴县志》，汤阴县志编纂委员会编，河南人民出版社，1987年2月，86.

中药材加工炮制

中药来源于自然界的植物、动物或矿物，品类繁多，性质各异，或易变质，或气味恶辣，或剧毒，需要加工炮制，方可使用。

（一）炮制目的

1. 改变药物性能，增强药物疗效。

2. 降低或消除药物的毒性及副作用。

3. 便于调剂、煎汁或服用。

4. 有利于保管和储藏。

（二）炮制方法

1. 整理修治：挑拣、分档、筛簸、刷、刮、拌拍、摘掰剥挖、抽、碾、研、捣、劈、锉、剁绒等15种方法，旨在去掉杂质和非药用部分。

2. 水制：淘洗、浸。

3. 火制：炒、炙、煅、炮、烫。

4. 水火共制：煎、煮、焯、淬。

5. 其他制法：复制法、发酵法、发芽法、制霜法等。《汤阴县志》，汤阴县志编纂委员会编，河南人民出版社，1987年2月，448.

药铺（批发部）加工炮制

中药材批发部购进的中药材，多数是个货，必须在售出前通过加工，切制成饮片，加工程序大致可分为整理、清洗、闷润、切片、晾晒等环节。

1. 浸、煮、闷：批发部设有泡药池、煮锅，对部分需加工断碎的药材，通过浸、煮、闷，再投入加工。

2. 切制：分手工切制和机械切制。过去全靠手工切制。

3. 晾晒：切制后的中药饮片，须经晾晒后，方可入库收藏，供应市场。

4. 制曲、制芽：每年进入伏期，都集中制曲，入冬前集中制芽。每年所制曲、芽，基本可供县内一年销售。《汤阴县志》，汤阴县志编纂委员会编，河南人民出版社，1987年2月，448-449.

药店（零售部）加工炮制

在销售过程中，按照配方和给药要求，对部分药材进行适当的加工炮制，以便更充分地发挥药效。其方法如下：

1. 粉碎：切碎、捣碎、碾碎。

2. 火制：以炒、焙为主，配以麸皮、醋、酒、香油、糠等辅料。

此外，对剧毒药材，实行限量供应，并给予分装。《汤阴县志》，汤阴县志编纂委员会编，河南人民出版社，1987年2月，449.

中药铺制剂

建国前，县城及各大集镇中药店铺，都对中药进行炮制加工，除一般切制、捣碎简单加工外，炮制成丸、散（粉）、膏、丹者也很多。民间医生更以其对中药材炮制手段的多寡，显示其本领大小。经炮制后的成药主要有槟榔丸、木香丸、烂积丸、凉惊丸、知柏丸、六味丸、杞菊丸、六一散、益元散、耳底散、拔毒散、拔毒膏、一粒丹等。这些丸、散、膏、丹，在民间影响较大，但也常常被一些江湖骗子利用来蒙骗百姓。

《汤阴县志》，编纂委员会编，河南人民出版社，1987年2月，449.

第五节 滑 县

药属

滑之香附为药中最上之品。下此薄荷有叶，荆芥有穗，天花有粉，地骨有皮；瓜蒌悬蒌，本是同根；蝉蜕蛇蜕，岂是一皮；黑白之二丑各异，天麦之二冬亦分；桃仁、红花为和血之药，葛根、桑皮乃止嗽之物；益母可以熬膏，地丁可以煎汤；沙有夜明、望月之殊，子有莱菔、葶苈之别，谷精、木贼褪翳除风，车前、山楂利水破积；蔞蔞菜有止血之能，星星草有顺气之力；锅灰为百草霜，扫除为千头子；下此牛舌科、猪牙草、马齿苋、蛇床子、羊角秧、菟丝子，猫眼科种种药物出产最多，皆不如香附之著名耳，此药属之物所产者。《重修滑县志·卷十·实业物产》，民国·王蒲园等纂，民国二十一年铅印本，852-853.

花属

莲（即芙药）牡丹、芍药、菊、蔷薇、萱草……木香……牵牛……丁香（有紫白二种）……金银花……《滑县志·卷五·物产》，清·吴乔龄纂修，清乾隆二十五（1760）年刻本，32.

第六章　鹤壁市

第一节　浚　县

山韭

山韭，张志：大伾山石罅中，疗心疾奇效，世传为徐绩遗种。《浚县志·卷五·方域物产》，清·熊象阶纂修，清嘉庆六年（1801）刻本，35.

青黏

青黏，《三国志》：华佗授彭城樊阿以漆叶青黏散，久服去三虫，利五脏，轻体，使人头不白，阿如其言，寿百岁，青黏生于丰沛彭城及朝歌云。按：今卫县所，即汉朝歌县地。《浚县志·卷五·方域物产》，清·熊象阶纂修，清嘉庆六年（1801）刻本，35.

第二节　淇　县

药品

山药、知母、柴胡、草乌、苍术、桔梗、黄芩、□□、□□、三棱、土茯苓、香附、破故纸、□□、菖蒲。《浚县志·卷一·药品》，清·王谦吉，王南国纂修，清顺治十七年（1660）刻本，13-14.

药用全草

淇县药用植物包括野生和人工种植，有100多种，分属70多科。其中，药用全草的有薄荷、大蓟、小蓟、茵陈、蒲公英、荆芥穗、瞿麦、泽兰叶、益母草、白曲菜（土黄连）、旱莲草、透骨草、老冠草、扁蓄草、车前草、浮萍草、远志、石尾、灵芝、瓦松、天仙蔚、刘寄奴、山葱、血见愁、苏梗、连梗、徐长卿、地丁、青蒿、马齿苋、全紫苏、野桑葚、田三七、神曲、寸冬、冬凌草、黄连等。《淇县志》，淇县县志总编室编，中州古籍出版社，1996年12月，151.

药用根茎

药用根茎的有丹参、玄参、人参、山沙参、苦参、川芎、黄芩、白术、白芍、白芷、白前、白头翁、白茅根、元胡、生地、牛膝、山药、大黄、附子、半夏、桔梗、前胡、柴胡、野菊花、小竹叶、野葡萄、天花粉、天南星、莲须、紫苏、牡丹、藕尖、天冬、野寄生、远志、玉竹、紫菀、独活、防风、赤芍、苍术、知母，黄精、升麻、何首乌、藁木、葛根、南星、常山、板蓝根、射干、茜草、蛤蟆皮草、蝎草、鬼圪针、百步草、百合、灵仙、甘遂、芦根、山豆根、木头回、藕节、土贝母、漏芦、贯仲、薤白、狼毒、商陆、黄芪、白附子、苇根、天葵子、香附等。《淇县志》，淇县县志总编室编，中州古籍出版社，1996年12月，151.

药用果实

药用果实的有杞果、牛蒡子、苏子、天仙子、黑丑、破故子、蒺藜、车前子、菟丝子、楮实子、莱菔子、白芥子、急性子、韭菜籽、葶苈子、女贞子、冬葵子、王不留子、苍耳子、青葙子、水红花子、梧桐子、莲子、苦杏仁、葱籽、云台子、皂角子、蛇床子、甜瓜籽、蓖麻子、丝瓜籽、西瓜籽、冬瓜籽、小茴香、花椒、花椒子、酸枣仁、甜杏仁、桃仁、火麻仁，香元、红枣、玉米、墓头回、白果、全瓜蒌、桑椹、槐米、槐角、黑芝麻、赤小豆、白扁豆、莲苔、大麦芽、石榴皮、白蒺藜、大皂角、糠谷老、黄瓜籽、苦丁香、谷芽、皂角、柿蒂、木瓜、草决明、马兜铃、山楂等。《淇县志》，淇县县志总编室编，中州古籍出版社，1996年12月，152.

药用花叶

药用花叶的有二花、菊花、槐花、扁豆花、洋金花、鸡冠花、红花、旋覆花、葛花、木槿花、月季花、荷花、蒲黄、霜桑叶、柿叶、苏叶、大青叶、荷叶、侧柏叶、芍药花、芙蓉花、合欢花、艾叶等。《淇县志》，淇县县志总编室编，中州古籍出版社，1996年12月，151.

药用树皮

药用树皮的有杜仲、丹皮、桑皮、地骨皮、春根皮、五加皮、榛皮、榆皮、合欢皮、楝皮等。《淇县志》，淇县县志总编室编，中州古籍出版社，1996年12月，152.

药用藤木

药用藤木树有皂刺、山川柳、忍冬藤、夜交藤、石南藤等。《淇县志》，淇县县志总编室编，中州古籍出版社，1996 年 12 月，152.

药用属菌藻

药用属菌藻的有马勃、桑螵蛸等。《淇县志》，淇县县志总编室编，中州古籍出版社，1996 年 12 月，152.

药用动物

药用动物类有狗肾、驴肾、牛胆汁、牛黄、羊胆汁、鳖头、上甲、下甲、猪胆汁、鸡内金、僵蚕、蝉壳、土元、姜虫、虻虫、斑蝥、全虫（蝎子）、紫河车、刺猬皮、凤凰衣、蚕砂、蚕茧、蚕蛾、龙衣、蜗牛、獾油、望月沙、灵脂米、夜明沙、蜂蜜、蜂房、黄腊、龙骨、红娘等。《淇县志》，淇县县志总编室编，中州古籍出版社，1996 年 12 月，152.

矿物及其他

矿物类有芒硝、生石灰、茅干石、石膏、方解石、石英等。其他类有柿霜、淡豆豉、百草霜等。《淇县志》，淇县县志总编室编，中州古籍出版社，1996 年 12 月，151-152.

冬凌草

冰凌草，又名冰鸡鳞、鸡鳞草、冰冰柴、冰凌草，产于淇县西部黄洞、庙口、北阳等乡山区，产量最多的是西掌、对寺交一带。特征是多年生木本植物，属唇形科，高 70~80 厘米，枝叶对生，茎方形，基杆圆形，上部多枝，易脱皮，冬季皮部出水结成鸡鳞状冰片，呼之"冰鸡鳞""冰冰柴"等。叶卵形，边有锯齿状分裂，长 3~4.5 厘米，叶面平滑，可看到网状叶脉。花为小喇叭形，花萼紫色，属无限花序，在茎的上部丛生，籽为微卵形，每花结四粒，每粒有小米的三分之一大，柿黄色。根健全，有主根、枝根、毛根之分，深扎于山坡石缝里。此草历来土生土长。

每年冬初采集，年产量 12~13 万斤，可加工为片剂、针剂、糖浆。功效：清热解毒，活血止痛，主治咽炎、扁桃体炎、蛇虫咬伤，对食道癌有较好预防和治疗效果。《淇县志》，淇县县志总编室编，中州古籍出版社，1996 年 12 月，579.

野菊花

野菊花，也叫山菊花，菊科多年生草本植物，多生长在山坡、水边、路旁、草地上。茎高 1~2 尺，丛生，多分枝，枝有细柔毛，叶互生有柄，羽状浅裂或深裂，花黄白色，比观赏菊小。花及地上茎部，味苦辛性寒，可清热解毒，主治疔疮疖肿、乳腺炎、淋巴结核、毒蛇咬伤，亦可治疗高血压，煎汤代茶饮可防治感冒、流行性脑炎、百日咳。《淇县志》，淇县县志总编室编，中州古籍出版社，1996 年 12 月，599-580.

白屈菜

白屈菜也叫土黄连，罂粟科多年生草本植物，生长于沟边、路边等处，株高 2~3 尺，全身密生白柔毛，折断冒黄浆。叶互生，表面绿色，背部灰绿，花黄色，四瓣，萼片二枚，脱落早，伞形花序，蒴果线状圆柱形，成熟时裂成两半，药用地上部分。味苦性寒，有毒主治急慢性胃炎、胃溃疡、泻痢、咳嗽、肝硬化腹水。用法：1~2 钱，水煎服。《淇县志》，淇县县志总编室编，中州古籍出版社，1996 年 12 月，580.

萎陵菜

萎陵菜又叫翻白草，多生于山丘区，高 30~50 厘米，全身有白绒毛，茎直立或倾斜，奇数羽状复叶，互生，有托叶，花顶生黄色，果瘦无毛，药用全草，味苦甘性平，能清热解毒，消炎止血，主治肠炎、痢疾、吐血、便血、咳嗽、喉炎、疮疖痈肿。用法：5 钱~1 两，水煎服。《淇县志》，淇县县志总编室编，中州古籍出版社，1996 年 12 月，580.

瓜蒌

别名栝楼，胡芦科多年生攀援草质藤本植物。多生于山间、地埂，亦有家种，块根肥大，茎深绿色，叶近圆形有掌状深裂，花白色，果圆形，熟时橙红色，药用果皮、种子（瓜蒌仁）、根（天花粉）。味甘性寒，主治支气管炎、肺结核、胸肋痛、乳腺炎、糖尿病。用法：果仁、根、果皮、共 3~5 钱，水煎服。《淇县志》，淇县县志总编室编，中州古籍出版社，1996 年 12 月，580.

马勃

马勃又叫呼雷炮、马粪炮，属马勃科菌类植物，多生于阴湿腐殖质较多处，形如球状，成熟后外皮变褐，内有灰面状孢子，药用菌体，味辛性平，主治肺热咳嗽、扁桃体炎、外伤出血。用法：1~2 钱煎服或外敷。《淇县志》，淇县县志总编室编，中州古籍出版社，1996 年 12 月，580.

中药炮制

新中国成立前，有少数医生，制售膏、丸、散药。

淇县中药加工法为修制、水制、火制、水火共制等，通过多种方法炮制中药，以提高疗效。《淇县志》，淇县县志总编室编，中州古籍出版社，1996 年 12 月，579.

制骨（骨针）

据出土文物证明，殷商时期，朝歌东关一带建有一大型制骨作坊，利用兽骨、蚌壳、制作兵器、农具及生活用品。西周卫国时，骨加工技术明显提高，加工方法有锯、制、砍、磨、锉等种，加工的器物有骨箭头、骨刀、蜂镰、骨针、骨锥、骨环等。至汉代，加工技艺更趋高超，加工种类日新繁多，有骨簪、梳子、耳环及猴、鸡、兔、狗等玩具和项链、长命脖镇等饰物。《淇县志》，淇县县志总编室编，中州古籍出版社，1996年12月，691.

第七章　新乡市

第一节　新乡县

药之类

为仙茅（出县北鲁王沟，方书以兹土为佳，今不恒有）、为地黄根、为山药、为枸杞、为香附、为菟丝、为蛤粉、为艾、为薄荷、为瓜蒌、为兜铃、为益母、为蒺藜、为粟壳、为牵牛（黑白二色）、为透骨草、为车前子、为半夏。《新乡县志·卷十八·物产》，民国·赵开元纂修，民国三十年（1941）铅印本，13

药类

薄荷、瓜蒌、兜苓、粟壳、枸杞子、透骨草、半夏、车前子。《新乡县志·卷之二·土产》，明·储珊纂修，明正德元年（1506）蓝丝阑钞本，1963年7月影印，19.

熏枣

熏枣出赵村，制法：先用大锅煮熟，每煮时用麻油入锅内，再用砂仁、紫蔻少许入之，枣皮不裂，色鲜明，味清香，熟后用箔少晾，再上焙。焙法：一日用火三次，少歇，将焙上面枣翻至下面，再用火三次，计满二日方成。此枣能健脾开胃，滋阴降火，于卫生有益，食时宜饮香茶，以资消化，行销河南、汉口、江西、上海等处。《新乡县续志·卷二·物产》，民国·韩邦孚纂修，民国十二年（1923）刻本，32.

第二节　辉县

药之属

药之属，多产于山，黄精、知母、天冬、麦冬、黄芩、苍术、大黄、桔梗、柴胡、升麻、防风、木通、葛根、草乌、藁本、瓜蒌、连翘、山楂、猪苓、何首乌、五灵脂、夜明砂、山茱萸、五味子、淫羊藿。亦有平地者，苍耳、木贼、地黄、紫苏、薄荷、荆芥、山药、枸杞、蒲黄、地丁、香附、蓖麻子、车前子、金银花、旋覆花、益母草、豨莶草、地骨皮、天花粉、菟丝子、柏子仁、酸枣仁、种类甚多。《辉县志·卷四·地理物产》，清·周际华纂修，清光绪二十一年（1895年），刻本，36-37.

花之属

至于莲、菊、桂、牡丹、芍药、腊梅、玫瑰、山丹……木香、七里香……皆胜他邑。《辉县志·卷四·地理物产》，清·周际华纂修，清光绪二十一年（1895年）刻本，36.

乌蛇全蝎

山有蟒乌蛇最为害，全蝎比寻常蝎多两足，入药用。《辉县志·卷四·地理物产》，清·周际华纂修，清光绪二十一年（1895年）刻本，37.

食用之属

食用之属，蜂蜜、黄蜡、花椒、小茴香、莳萝……《辉县志·卷四·地理物产》，清·周际华纂修，清光绪二十一年（1895年）刻本，37.

百泉药会

（明）洪武八年（1375），创兴百泉四月药材大会。《辉县市志》，辉县市史志编纂委员会编，中州古籍出版社，1992年9月，13.

药材大会迁移

（清）乾隆十五年（1750），地方官为迎乾隆帝巡游百泉及白云寺，在百泉建造翠华行宫。同时，将百泉四月药材大会迁移东关。九月，乾隆游百泉及白云寺，并赋诗吟咏。《辉县市志》，辉县市史志编纂委员会编，中州古籍出版社，1992年9月，16.

药材

药用植物近600种，其中常用药材150种，主要有党参、丹参、沙参、元参、苦参、华山参、天冬、麦冬、黄精、当归、红花、何首乌、知母、续断、枸杞、补骨脂、马兜铃、杜仲、女贞子、牛膝、丹皮、白芍、黄芪、山萸肉、玉竹、百合、白术、薏苡仁、五味子、连翘、柴胡、银柴胡、远志、黄芩、黄柏、防风、天麻、仙茅、淫羊藿、仙鹤草、白头翁、瞿麦、地榆、旋覆花、荆芥、紫苏、薄荷、桃仁、酸枣仁、柏子仁、火麻仁、天南星、冬凌草、射干、刘寄奴、苍耳子、佩兰、半夏、泽泻、藿香、半支莲、龙胆、蛇床子、决明子、升麻、栝楼、天花粉、三棱等。《辉县市志》，辉县市史志编纂委员会编，中州古籍出版社，1992 年 9 月，118-119.

第三节　汲县

药之属

地黄，产于怀庆，苗采于汲。

其余枸杞、荆芥、蒺藜、金银花、益母草、茵陈、牵牛、薄荷、杏仁、酸枣仁、香附、蒲公英、栝蒌、夏枯草、蝉蜕、蛇蜕等品，皆非地道。《汲县志·卷之六·风土》，清·徐汝瓒纂修，清乾隆二十年（1755）刻本，11.

第四节　获嘉县

药之属

药之属、有瓜蒌、有天花粉、有香附子、有瓜蒌、有益母草、有车前子、有苍耳、有菟丝子、有透骨草、有地黄、有三棱、有马兰、有薄荷、有木贼、有木瓜、有枸杞、有麦冬、有红花、有大黄、有山药、有豆根。《获嘉县志·卷十七·物产》，民国·邹古愚纂修，民国二十三年本（1934），2.

草之属

有蒺藜、有艾、有苜蓿、有蒿。《获嘉县志·卷十七·物产》，民国·邹古愚纂修，民国二十三年本（1934 年），2.

花之类

为菊、为丁香、为玫瑰、为月季、为桂花、为牡丹、为芍药、为罂粟。《获嘉县志·卷十七·物产》，民国·邹古愚纂修，民国二十三年本（1934），1.

第五节　原武县

花类

牡丹、芍药、丁香、菊花、石竹、木香、月季、木槿、五色菊。《原武县志·卷二·物产》，清·吴文炘纂修，清乾隆十二年（1747）刻本，38-39.

药类

车前子（出学宫泮池者佳）、桑白皮、枸杞、香附、金银花、蝉蜕、紫地丁、地黄（□□□□□□□）、黑白丑、芍药、蛇床子、牡丹皮、淡竹叶、薄荷、菟丝子。《原武县志·卷二·物产》，清·吴文炘纂修，清乾隆十二年（1747年）刻本，38-39.

第六节　阳武县

药类

曰生地……□□曰五加皮、曰旋覆花、曰蓖麻子、□□□、曰枸杞子、曰桑白皮、曰地肤子、曰蛇床子、曰白蓟□、曰茵陈蒿、曰蝉蜕、曰红花、曰葶苈子、曰栝楼、曰瞿麦、曰王不留行、曰青黛、曰香附、曰酸浆、曰小蓟、□□白牵牛。《阳武县志·卷五·土产志》，清·谈諟曾纂修，清乾隆十年（1745）刻本，20.

药类

地黄，生者为生地，蒸之为熟地，性凉入血分。

菟丝，附物而生，入药名菟丝子。

茺蔚，即益母草子，味辛温，明目益精，活血行气。

苍耳子，结子，满身是刺，俗呼为苍，治久疟。

地肤子，即扫帚子，治膀胱热，发汗散风尤佳。

牛子，治喉□肿疼，壳多刺，鼠出穴黏身不下，不能入穴，一名鼠粘子。

茵陈，因旧根发生，故名蒿也。正月为茵陈，二月为蒿。味苦微寒，治伤寒。

红花毛，活血破血，又作染料。

栝楼，栝楼仁入陷胸汤，根名花粉，清胃热。

马鞭草，性微寒，治妇人血热肚胀。

王不留行，下乳，利小便。

香附，即莎草根，调气血，为妇科要药。

大、小蓟，除风热，取苗出汗，治鼻衄血。

艾，陈久者良，性温，治脾胃冷疼，炙百病。汤阴扁鹊墓旁生者尤佳。

牵牛，即黑白丑，黑者消食，白者消水。

蓼，一名水红花，治脚暴软。

青黛，即靛也，花性凉，解诸毒，消食疾。

萹蓄，一名猪牙草。利小便，煮汁饮。小儿疗蛔虫有效。

瞿麦，性寒，治三焦热，利小便。

葶苈子，生麦垄中，通水道，疗肺痈。

葛根，解伤寒、酒毒诸疾。

蒲黄，利膀胱，止血消瘀。

蛇床子，治小儿癣疮。

紫花地丁，治一切痈疽。

桑白皮，桑根皮也，蜜炙，止咳嗽，见日者伤人。

枸杞，根为地骨皮，果性温，补肾。

茛菪，治水泻。

旋覆花，咸温有小毒，治胁下满，去五脏寒热。

五加皮，其苗五叶交加，故名。泡酒久服可却诸病。

车前子，好生路旁，叶如牛舌，子能利水治产难。

薄荷，性辛温，清上化痰，研汁涂蜂虿伤立效。

夏枯草，治目疾。

蝉蜕，一名蝉退，明目，治小儿疮疹不出最良。《阳武县志·卷一·物产》，民国·窦经魁等修，耿愔等纂，民国二十五年（1936）铅印本影印，161－164.

花类

曰牡丹、曰芍药、曰菊花、曰腊梅、曰月季、曰蔷薇、曰木槿、曰丁香、曰玫瑰。《阳武县志·卷之五·土产志》，清·谈諟曾纂修，清乾隆十年（1745年）刻本，19.

药类

曰地黄、□□□、□□□、□□□、曰五加皮、曰旋覆花、曰草□、□□□、□□□、曰枸杞子、曰桑白皮、曰地肤子、曰蛇床子、曰白薇皮、曰茵陈蒿、曰蝉退、曰红花、曰葶苈子、曰栝楼、曰瞿麦、曰王不留行、曰青黛、曰香附、曰酸浆、曰小蓟、曰□白牵牛。《阳武县志·卷之五·土产志》，清·谈諟曾纂修，清乾隆十年（1745年）刻本，20.

附　原阳

药材

葛根、葛花、金银花、党参、玄参、白术、白芍、白扁豆、黄芩、花椒、茴香、白蒿、黄芪、杜仲、赤芍、茵陈、洋金花、薄荷、连翘、木瓜、丹皮、地黄、土大黄、酸枣仁、王不留行、猪殃殃、车前子、苍耳子、菟丝子、五加皮、仙鹤草、鸡眼草、夏至草、旱莲草、通泉草、透骨草、鬼见针、板蓝根、白茅根、草决明、马鞭草、大蓟、麦黛、猪芽草、瞿麦、葶苈子、枸杞、香附、紫花地丁、黑白丑、瓜蒌、天花粉、马蒲蛋、老鹳草、莱菔子、萹蓄草、看麦娘等。《原阳县志》，原阳县志编纂委员会编，张振华、段永田、陈宗昭总纂，1995年11月，145.

草药资源

据清乾隆时，原武、阳武两县《县志》记载，两县中草药资源很丰富，有药材60余种。《原阳县志》，原阳县志编纂委员会编，张振华、段永田、陈宗昭总纂，1995年11月，598.

药材种植

原武、阳武两县曾为山药、地黄的重要产地，但衰废已久。《原阳县志》，原阳县志编纂委员会编，张振华、段永田、陈宗昭总纂，1995年11月，599.

中药制剂

建国前，各药店所售的中成药大部分是根据传统方剂，自制各种丸、散、膏、丹等，当时阳武城内的魁元恒药店所制之中成药70多种。《原阳县志》，原阳县志编纂委员会编，张振华、段永田、陈宗昭总纂，1995年11月，959.

药品销售

昔日原、阳两县私营各药铺只经营中药。30年代起，少数药店始营西药。1946年，原武、阳武两县政府统计共有药房（铺）39处（据查实50多处），西药房3处，经营西药品种数十个。当时本县较大的中药店有齐街的"同和堂"，阳武城内的"太和春""魁元恒"等。由于当时药店分布不均，购销盲目，致使药价昂贵，一片（早发）大安价二升小麦，一盒斯锑黑克价一石三斗小麦，但各药店经营方式比较灵活，可现金交易，也可易货、赊销。《原阳县志》，原阳县志编纂委员会编，张振华、段永田、陈宗昭总纂，1995 年 11 月，959.

第七节 延津县

附 胙城县

芍药

芍药，花类牡丹，亦可入药。唐明皇宴李白，曾赐芍药觞。盖以芍药酿酒也，胙间有之，然亦不茂。

半夏

半夏，味辛，气平，能消痰止呕，除疮消痈，胙□□。

地黄

地黄，味甘微苦，生血补肾，蜜炙之，可点茗□□覃怀者尤佳，今缺。

香附子

香附子，即莎草根也，味甘气微寒，开忧郁，理经血，妇人之仙药也。

山药

山药，一名薯蓣，味甘气温，平，无毒，最补益人□之。司家寨所产者佳，细腻而甘倍，今缺其种。

车前子

车前子，味甘咸无毒，滑胎产，利小便，养肺益□之妙品也。

牵牛

牵牛，味苦气寒，有毒，治蛊胀，除壅滞，生用□□，熟则稍缓，羸弱之人勿轻用。

苦参

苦参，味甘气寒，无毒，少阴肾经之君药也，□□明目，治痢疾，今缺。

枸杞子

枸杞子，味甘气寒，无毒，治劳伤，补血虚。胙之枸杞大不过盈尺，小者若蔓，生黛以之□剂，坚筋骨最有力也。

酸枣仁

酸枣仁，味酸，气平，□□□□□□□之□。

栝楼根

栝楼根，即天花粉也，大而肥白□□□□□，苦寒无毒，治痰火，消烦渴之□□。见《一统河南卫辉府志》□□□□□，胙城土人亦不□□。

按：神农尝百草而作方书，凡民有疾，其□□矣。况为人子者，不可以不知医药□□□□言格物之学也。《胙城县志·卷上》，清·刘纯德纂修，清顺治十六年（1659）刻本，70-72.

第八节　封丘县

药之属

药之属，每年种而销于外者，厥唯西北冯马台等乡之红花，他若香附、毛茛（俗名猫眼）、车前子、蒲公英、地骨皮、透骨草、益母草、马齿苋、青蒿、菟丝子、蝉蜕、杏仁、酸枣仁、皂刺，所在多有。而薄荷、艾叶、牛蒡子、黑白丑、小茴香、天花粉、凤仙子、麦冬、甘草、白菊花、白扁豆，土性皆宜，人多不知采植，弃利于地，可惜也。《封丘县续志·卷二·地理志物产》，民国·姚家望纂修，民国二十六年（1937）铅印本，16-17.

药材类

红花、二花、黑白丑、瓜蒌、白菊花、薄荷、甘草、艾等。《封丘县志》，封丘县志编纂委员会编，邵廷魁，蔡昌栋主编，中州古籍出版社，1994年8月，96.

金银花

封丘县金银花品种优良，花蕾粗长肥厚，色艳质佳，香气扑鼻，药用效力高，深受医药界欢迎。《封丘县志》，封丘县志编纂委员会编，邵廷魁，蔡昌栋主编，中州古籍出版社，1994 年 8 月，102.

红花

红花，封丘栽培已有两千多年。清乾隆四十八年（1783）封丘划归卫辉府，封丘红花称"卫红花"，已有二百多年。《封丘县志》载：药之属每年种而销于外地者，厥惟西北冯马台等乡之红花。

封丘县西北部冯马台等村的红花，毛细长、色红、油性大，产量高，年最高收购量达九万余公斤。成为封丘县的地道产品，一直畅销于祖国各地。《封丘县志》，封丘县志编纂委员会编，邵廷魁，蔡昌栋主编，中州古籍出版社，1994 年 8 月，103.

枸杞子

封丘县历年有野生枸杞子，个小籽多，产量低……封丘所产枸杞色泽鲜红、果肉肥大、香甜味醇，经精心加工后为上等品。《封丘县志》，封丘县志编纂委员会编，邵廷魁，蔡昌栋主编，中州古籍出版社，1994 年 8 月，103.

第九节　长垣县

药之类

地黄、半夏、白附子、香附子、益母草、蒲黄、甘草、天花粉、天南星、天门冬、麦门冬、扁竹、黄精、荆芥、金银花、牵牛、旋覆花、随军茶、车前子、凤眼草、菟丝子、紫花地丁、茴香、薄荷、桑白皮、蓖麻、枸杞子、米壳、椒、艾、皂角。《长垣县志·卷二·方物》，清·宗琼纂修，清康熙三十九年（1700）刻本，36.

药之类

益母草、荆芥、车前子、菟丝子、薄荷、枸杞、桑白皮、皂角、米壳、茴香、蓖麻、牵牛、紫花地丁、天南星、苍耳、茵陈、凤眼草、椒、艾。《长垣县志·卷之七·田赋书物产》，清·李于垣纂修，清同治十二年（1873）刻本，15.

花之类

牡丹、芍药、海棠、菊、萱、蔷薇、三月菊、紫丁香、白丁香、金银花……《长垣县志·卷之七·田赋书物产》，清·李于垣纂修，清同治十二年（1873）刻本，15.

药

香附子、甘草、天花粉、南星、半夏、蒲黄、地龙、扁竹、金银花、柏子、羊蹄根、猫儿眼、天仙子、楮桃、透骨草、车前子、荆芥、凤眼草、黑牵牛、白牵牛、菟丝子、茵陈。《长垣志·卷二·土产》，明·张治道纂修，宁波天一阁藏明嘉靖间刻本影印本，18.

第八章　焦作市

第一节　沁阳县（河内）

药之属

曰地黄（河内者佳，《抱朴子》曰：楚文子服地黄八年，夜视有光，手上车弩也）、曰山药（河内最著）、曰防风、曰紫菀、曰车前子、曰百合、曰天门冬（《抱朴子》：或名地门冬，或名管松，其生高地，根短而味甜，气香者善，其生水侧，下地者，叶细似蕴而微黄，根长而味多苦，气臭者下，亦可服食，令人下气为益，又迟也，服之百日皆丁壮，又云，杜微子服天门冬，日行三百里）、曰知母、曰皂角、曰牛膝（《本草经注》曰：牛膝一名百倍，味苦辛，生谷，治伤寒湿痿痹，四肢拘挛，膝痛不可屈伸，久服轻身能却老，出河内。陶隐居云：茎长有节似牛膝，故名。《图经》云：有二种，茎节紫而大者为雄，青而小者为雌）、曰补骨脂、曰葫芦巴、曰萆薢、曰芎䓖，曰熊胆、曰朱胶（太平寰宇记）、曰硫磺。《河内县志·卷十·风土志物产》，清·袁通纂修，方履篯编辑，清道光五年（1825）刻本，2.

《新唐书·地理志》：怀州河内郡，土贡平纱、平细、枳壳茶、牛膝。宋《太寰宇记》……土贡牛膝五十斛……旧志：明，河内贡，生地黄五十斤，熟地黄五十斤，葫芦巴五斤。《河内县志·卷十·风土志物产》，清·袁通纂修，方履篯编辑，清道光五年（1825）刻本，2-3.

药属

葫芦巴、地黄、山药、补骨脂、紫菀、车前子、皂角、知母、牛膝（陶隐居云，茎长有节，似牛膝，故名。《图经》云：有二种，茎节紫而大者为雄，清而小者为雌）、天门冬（《抱朴子》云：杜子微服天门冬，日行三百里）。《河内县志·卷二·物产》，清·李枟纂修，清康熙三十三年（1694）刻本，25.

第二节　温　县

药部

远志、芒硝、桑白皮、椿白皮、杏仁、桃仁、地丁、小茴香、槐花、瓜蒌、天花粉、蒲公英、益母草、蝉蜕、金银花、地骨皮、皂角、香附、花椒、地黄、山药、车前子、牵牛、葶苈子。《温县志·卷之六·地理志物产》，清·王其华纂修，清乾隆二十四年（1759）本，2.

药类

远志、桑白皮、枸杞子、地黄、车前子、杏仁、红花、香附子、苍耳、山药、薄荷、米壳、牛膝。《温县志·卷之上·物产》，清·李若廙纂修，清顺治十五年（1658）刻本，10.

第三节　修武县

草类

芸草，叶类豌豆，生山野，作小丛，三月开小白萼而繁。

艾，一名冰台。

茵陈，经冬不死，叶似青蒿而紧细，背白。《修武县志·卷三·舆地志物产》，清·冯继照纂修，清同治七年（1868）刻本，67.

药类

沙参，白花，俗名铃儿草。

桔梗，叶如荠苨，茎如菅，紫赤色。

黄精，一名戊己芝，叶侣竹，根如嫩姜。

知母，形似菖蒲而柔润，开青萼如韭。

苍术，有赤术、山精、仙米、山蓟等名。

贯众，茎叶如凤尾，而根名贯众。

远志，苗名小草，似麻黄而青。

丹参，一名赤参，茎方有毛，紫萼。

茈草，今作紫草，苗似兰香，可染紫。

黄芩，丛生类茈草，空中外黄内黑，一名妒妇。

茈胡，今作柴胡，叶似芸蒿，辛香可食，根紫色。

前胡，根似柴胡，而柔软，苗青白，似邪蒿。

防风，叶似牡蒿。

升麻，叶似麻，性上升。

苦参，叶似槐，花黄色。

蛇床，叶碎，似蒿开，白花如米，攒簇，子似莳萝。

藁本，叶似白芷，香又似芎䓖，而细。

泽兰，生下湿地，叶如兰微香，可煎油及作浴汤。

荆芥，即假苏叶，似落藜，而细，可生啖。

薄荷，《本草》：菝蕑。

青葙，苗叶花实皆与鸡冠相似，其异在梢间，出花穗尖，长四五寸，状如兔尾，水红色或黄白色。

漏庐，一名野兰，茎叶似白蒿，花黄，生荚，秋后皆黑。

豨莶，音喜枚，素茎有棱兼有斑点，叶似苍耳，而狭长，对节有毛子如茼蒿，萼有细刺，治虎狗伤已风痹。

地黄，《尔雅》：芐也，古汉一带多有之。

牛膝，叶如夏蓝，茎青紫，有节，如鹤膝。

蒲公英，叶如苦苣，堪生啖，花如单菊而大，一名金簪草，一名黄花地丁，俗呼进格苗。

王不留行，叶圆，花如铃铎，红白色，实如灯笼草。

车前，叶布地如匙，抽数茎作长穗如鼠尾。

茺蔚，一名益母草，紫花，《尔雅》谓之蓷。

翻白草，以叶之形名，一名湖鸡腿，一名天藕。

马鞭草，节节生紫花，如马鞭。

鳢肠草，一名旱莲草，苗似旋覆，小花细白，实若莲房，折其苗有黑汁。

夏枯草，叶似旋覆，三四月开花，作穗紫白色。

透骨草，治筋骨一切风湿，寒湿，脚气。

荣筋草，俗名老鹳觜。

五加，疗风痛，五叶交加者良，皮赤，茎似藤蒿，上有黑刺。

地骨皮，枸杞之根。

连翘，《尔雅》：连异翘，花黄可爱。

萹蓄，苗似蘧麦，叶细丝如竹，赤茎如钗股节，花甚细，微青黄色。

紫花地丁，叶似柳而微细，花细角，俗名米布袋。

泽漆，一名猫眼睛，草茎有白汁。

白附子，与附子相似，茎似鼠尾草，细叶周匝，生于穗间，根似天雄。

天南星，根四畔有圆牙，如虎掌，一名虎掌。

马兜铃，蔓生树木，叶似萝藦，而圆且涩。

牵牛子，一名草金铃，有黑白二种。

瓜蒌，即果藤，蔓生附木，其根即天花粉。

天麦冬，《尔雅》髦颠棘即此。

葛根，陶弘景曰葛苗，一名鹿藿。

何首乌，紫茎对叶，有赤白二种，取根获九数者，服之乃仙，一名九真藤。

威灵仙，茎如钗股，七月花，六出浅紫或碧白色。

通草，即木通有细孔雨头皆通。

葶苈，即蕈也，俗名狗荠。

忍冬，藤生不凋，有金银藤，鸳鸯藤，左缠藤诸名。

牛蒡，叶根皆可食，实谷多刺，一名鼠粘，俗名夜叉头。

五灵脂，即寒号虫粪。

夜明沙，即蝙蝠屎。

全蝎，虿也，一名杜白。《修武县志·卷三·舆地志物产》，清·冯继照纂修，清同治七年（1868）刻本，67-69.

药类

黄芩、薄荷、苦参、葛根、柴胡、益母草、车前子、地骨皮、南星、萹蓄、白附子。《修武县志·卷之八·物产》，清·吴映白纂修，清乾隆三十一年（1766）刻本，3-4.

第四节　武陟县

药物

曰地黄、牛膝、山药、菊花。地黄、山药惟怀庆为最良，菊花尤武陟所独优。《续武陟县志·卷六·食货志》，民国·史延寿等纂修，民国二十年（1931）刊本影印，251.

药之属

曰枸杞、茴香、香荇、蒺藜、桑白皮、车前子、地黄（《本草》曰：一名地髓，河南怀庆者佳，以水浸之沉者为地黄，半沉者为人黄，浮者为天黄，入药以沉者为佳，县之西南乡多种植之）、牛膝（一名百倍、一名山苋菜，江淮闽浙皆有，以怀庆为佳，有二种，茎紫而大者为雄，青而小者为雌）、山药（原名薯蓣，一名玉延，本草云，入药以怀庆者为佳）、药菊（《本草注》引苏颂曰：白菊河内名"地薇蒿"，其性入金水阳分，黄者入金水阴分，红者行妇人血分，皆可入药，今县西间有种此者）。《武陟县志·卷十一·物产》，清·王荣陛，方履篯纂，清道光九年（1829）刊本影印，500.

沁济间宜于药草

河朔地多肥美，其近沁济间者，尤宜于药草。旧利之徒遂舍谷稼而专植他物，武陟较少于河内、温孟，然亦居十之二三……《武陟县志·卷十一·物产志》，清·王荣陛，方履篯纂，清道光九年（1829）刊本影印，497-498.

怀药参加万国商品赛会

民国四年（1915），武陟产的山药、生地、地黄膏，牛膝、菊花、毛巾、花绉、元青丝头巾、汴绸、粘花挂镜、草帽辫以及中学堂的白丝，彩色串纸手工艺品和《孔子世系考》被河南省筹备巴拿马赛会河南出品协会征集，赴美国为庆祝巴拿马运河通航在旧金山举办的万国商品赛会。《武陟县志》，武陟县地方志编纂委员会编，中州古籍出版社，1993年9月，15.

药用植物

武陟是平原县，野生药物不多，除著名的菊花、地黄、牛膝、山药四大怀药外，野生药物还有车前子、蒲公英、薄荷、槐米、槐角、杏仁、蒺藜、枣仁、瓜蒌、花粉、桑白皮、枸杞、菟丝子、冬瓜籽、香附、小茴香、椒、苍耳、苇茎、荆芥、金银花、鸡冠花。《武陟县志》，武陟县地方志编纂委员会编，中州古籍出版社，1993年9月，87.

四大怀药

地黄、牛膝、山药、菊花称之为四大怀药，是武陟县的特产作物。

建国前，四大怀药的种植及加工，局限在县西的西陶、大封、大虹桥一带，种植面积小、产量低。1923年，怀药总产量为8万斤；1935年为18.75万斤；1949年，种植3708亩，每亩单产124斤，总产46万斤。《武陟县志》，武陟县地方志编纂委员会编，中州古籍出版社，1993年9月，219-220.

武陟县境夏谓"覃怀'，周置怀邑，秦设怀县。隋开皇十六年（596）置武陟县。唐贞观元年（627）废怀县入武陟，唐时于武陟置怀州，历代均以武陟为怀，以

"怀"相称逾3 000余年。武陟所产的山药、牛膝、地黄、菊花等四种药材称作"怀货"或"四大怀药",经营四大怀药的商贾被称作"怀帮",武陟人被外埠称为"怀川"人。

怀药生产,在本地历史悠久,质地纯正,药效优良,是享有盛誉的名贵药材。怀山药被称"怀参",怀牛膝与川牛膝齐名。约公元前730年,诸侯卫桓公取怀邑(今武陟)产的山药,向周王室进贡。《新唐书·地理志》载:"怀州(今武陟县)武德二年(619),土贡牛膝",唐朝以来,宋、元、明、清各代,怀药均被视为珍品,年年纳贡必备,同时,畅销国内外。在国内广东、海南一带居民视为生活必备之品。1840年以来武陟县人在汉口、天津、广州等重要商埠设有专营怀药的"怀盛会",俗称"怀帮"。怀药不仅畅销国内各地,还远销港澳地区和东南亚以及欧、美等地,在东南亚各国享有珍贵礼品的荣誉,在美国、日本被称为"华药'。1915年,武陟产的山药、牛膝、地黄、菊花被河南省筹备巴拿马赛会河南出品协会征集,赴为庆祝巴拿马运河通航在旧金山举办的万国商品赛会展出。在香港以"铁球牌"商标行销,被定为免检商品。《武陟县志》,武陟县地方志编纂委员会编,中州古籍出版社,1993年9月,255.

四大怀药和野生药材

解放前,四大怀药的种植主要在县西西陶、大封、大虹桥一带,种植面积小、产量低。1949年全县种植3 708亩,每亩单产125市斤,总产46万市斤……

武陟是平原县,野生药物不多,小宗中药材收购品种主要有瓜蒌、天花粉、益母草、夏枯草、车前草、牵牛、薄荷、香附、公英、地丁、蛇床子、草决明、荆芥、地肤子,白蒺藜、菟丝子、苍耳子、枸杞、白芥子、槐米、槐角、杏仁、桃仁、蒺藜、枣仁、桑白皮、冬瓜籽、紫苏、小茴香、金银花、鸡冠花、白芍、丹皮、麦冬、红花等。《武陟县志》,武陟县地方志编纂委员会编,中州古籍出版社,1993年9月,334.

山药的药性、种植、加工

山药,《神农本草经》称薯蓣,一名山芋。《名医别录》载:"秦楚名玉延,郑越名土藷"。《衍义》山药按上一字犯英庙讳,下一字曰蓣。唐代改蓣为药,人遂呼山药。明清时期称武陟产的山药为怀山药,因其药效可与人参相比,又称"怀参"。

《神农本草经》中记载,山药"以河南怀庆者良"。清朝光绪《农学丛书》记载,武陟山药分菜山药、药山药、铁棍山药三个品种。菜山药其形松粗,汁多面少;药山药其形坚细,汁少面多,味淡;铁棍山药分白皮、青皮两种,其形坚细,汁少面多,味甜。铁棍山药以其粉质高著称,是优良的滋补药,并以煎煮不败的特性闻名中外,然而因铁棍山药根茎细短产量低,药农以经济效益择取舍,频临绝迹。1933年,药农从山西太谷县引种太谷山药培植成功,经多年筛选在武陟县栽培后山药笼头短,个大，产量高，经加工后色泽白亮，畅销国内外，渐成为山药种植的主要品种。

山药系重要滋补药品，它能滋补益肾、健胃化痰、补中益气、祛冷风、镇心神、安魂魄、长肌髓。近代科学分析，山药含有大量蛋白质、淀粉、赖氨酸、胆碱、皂甙、脂肪等，临床常用于治疗泻痢、遗精、肾虚健忘、虚劳瘦弱、神经衰弱等症。生山药也常用于手足冻疮、痰喘、尿频等症。是中药方剂中常用补药之一。

山药的种子，药农叫"栽子""笼头"。栽子有二种：一是采种，待山药收获后，选出脖短、粗壮，没有病害的从颈部适当处折断（虎脖6厘米，鹰嘴16厘米，取上部带颈的一端作山药栽）。将山药栽放日光下晾晒，使部分水分蒸发，折断面愈合封口，存于室内通风处，严防冻害，待来年种用。二是育种，山药出土前，将山药蛋（《本草纲目》称零余子）收集起来，挑选个大，呈不规格圆（药农称形似鬼脸状）为佳。把选出的山药蛋用湿沙或湿两合土覆盖，埋入室内越冬。翌年清明后取出，按行距24厘米左右，深3厘米左右开沟，株距15厘米左右下种，当年收获形似棒棒形小山药，不折下部，全作种用，药农叫元头栽。

山药喜欢阳光充足，气候温暖，耐肥性强，适宜种地势高，灌水条件好的土地，土地以沙质壤土（两合土）和粉沙壤土（俗称白捏土）为宜。在每年春季下种。生长期，要适时适量浇水、施肥和防治病虫害。

山药至霜降时成熟，这时山药秧逐渐变黄枯干，地下硕长的根块停止生长，可进行挖掘，挖掘时不要折断损伤，挖出的山药叫鲜山药。

药农把鲜山药稍晾后，用水泡，洗净泥土，然后用竹刀刮去外皮，放在篓内用硫磺熏，使山药全身出现水珠，及时将篓放在垫木上，勤翻动，直至山药身绵软，取出晾晒，少晒多掼，使货身坚实，干后为毛山药，即可出售怀药站和加工厂。

收购毛山药，以水分多少分为足干货、九五干货、九干货，八五干货。收购后进行再加工，成为光山药。毛山药加工成光山药在怀药站内进行。将毛山药进行挑拣，把伤热、受冻、生霉、牛筋、碎短、空心等货挑出，然后，把挑选好的毛山药用水浸泡、洗净、晾晒、晒至身干较硬，出白霜后用硫磺掼，掼至毛山药身软绵绵。此时即可搓头遍，头遍搓完后再晾晒、闷缸，掼后进行修理身道，削去疙瘩，两头切齐，为二遍。搓后放到通风好的地方晾，晾到身稍硬，放入篓或箱内实行掼压，取出搓第三遍，搓成条杆通顺光滑，色泽好，没有棕眼、斑点、崩头、裂纹，经过晾晒至折后用指甲刮成粉，为足干货，此时搓成的山药，俗称"黑轴辘"。"黑轴辘"用水稍泡即捞出，经刮削下皮再打磨，两头锉平，晾晒干后为光山药。光山药质量要求，条杆通顺，光滑平整，色气白，没有棕眼、斑点、崩头、裂纹，最后经分等级拣，拔长短，分批头装箱外运。

光山药入药要进行炮制，拣去杂质，大小分开，清水泡3~4成，捞出润透，晒至四成干，闷润至内外润度均匀，切片、晒干可入药。根据病情亦用炒山药，将锅加热至微红，撒入麸皮，倒入山药片，文火炒至色变微黄，及时取出，筛去麸皮，即可人药。《武陟县志》，武陟县地方志编纂委员会编，中州古籍出版社，1993年9月，256-257.

牛膝的药性 种植 加工

牛膝，《神农本草经》称牛膝，一名百倍，宋朝称武陟产的牛膝为怀州牛膝，明朝后称怀庄牛膝，通常称怀牛膝。

《神农本草经》载：牛膝"生河内川谷"，即今河南武陟一带。《新唐书·地理志》载："怀州（今武陟）武德二年（619），土贡牛膝"。《本草衍义》载："今西京作畦种，有三尺者最佳"。西京为今河南洛阳，去武陟不远"。《证类本草》中怀州牛膝图即今怀牛膝。

宋代著名医学家苏颂称，牛膝今江淮、闽、粤、关中亦有之，然不及怀州（武陟属之）者为真。明代著名医学家李时珍曰："本经又名百倍，隐语之，言其药之功，如牛之多力也"。

武陟县种植"胡桃皮"牛膝系优良品种，株高约30厘米，形似扫帚。收获的牛膝身条通顺粗壮，皮白细、肉肥、油性大、色泽黄、肉红鲜，产量高，疗效好，通脉络，活筋血，国内外需求者皆称颂。牛膝种植，主要在大封乡、西陶乡、北郭乡一带。西陶乡东白水、西白水村附近所产的牛膝，条长、色鲜、油大、药效高，最为驰名。

牛膝，药用取其根茎。牛膝根细长形，一般直径1厘米，长度100厘米左右，近代科学分析，怀牛膝含有大量生物碱，其功能可以补肝益肾、强壮筋骨、通经络、散恶血，临床常用于治疗寒湿，腰膝骨疼、腰膝酸软、四肢拘挛、经血不调、产后瘀血腹疼、血淋、跌打损伤及屈膝碍等症，是中药方剂常用通络活血药物之一。

牛膝的种子要进行培育，每年挖牛膝时，在小雪至冬至挖出的牛膝，挑选无虫害的鲜牛膝，从茎下12厘米左右处剪断，留上段作种株，称"牛膝苔"，待第二年惊蛰至春分间将苔取出，挖穴栽种，每穴3株，栽成三角形。立秋后，收获打籽，称"秋籽"，质量最好，一般药农均用这样的种子下种。当年种的牛膝所产的籽，叫"蔓苔籽"，质量较差，不宜作种子用。

牛膝在初伏下种。播种前，将种子放于水中浸泡，然后捞出，放筛中稍晒，使其散后播种。也有待生芽后播种的，即催芽法，其方法类似生豆芽法，出芽后方可播种。播种时，将处理过的种子每亩1.5斤，均匀撒入畦内，然后用十齿耙轻搂，使种子混入土内，再用脚踩或其他适宜农具轻压，保持地方湿润3至5天后出苗，如不出苗，需用水浇，苗高20厘米左右时定苗，然后可撒入化肥，促使小苗旺盛生长。生长期要注意病虫害的防治，加强田间管理，适时追肥、浇水。

牛膝在霜降后，遇霜叶变黑干枯停止生长。在未封冻前挖掘收获为宜，挖掘时，要轻、慢、细心，防止把主根折断，牛膝出土后，掰掉枝根，去净泥土或杂质，按长短、粗细分别捆成小把，挂于室外晾晒风干，即可出售。

解放前私商收购牛膝以把（约 10 公分）定货，4 把起头，不足 4 把的为货底，超过 4 把的为等级货，收购价格按底根计算，4 把为 4 分底，5 把为 5 分底，以此类推，计算等级价格。

解放后，依据以质论价的原则，对牛膝的等级规格做了新的规定。以粗细、长短而定，等级分为 5 个，粗细长短以市尺为标准计算，条身长短以 59 厘米取中，长加短减。

牛膝粗、细、长、短、皮色、身条好坏、水分大小、残次程度各不相同，在收购中遇到的有春货、冬货、废、崩裂、冻条、油条之分。收购时以水分定规格，分足干货、九七干货、九四干货、九〇干货、八五干货。

牛膝收购后，怀药站和加工厂要进行熏条、剁枝去杂。按条分级、打尖去尾、长短抽条、捆把（用红毛线）、削把、晾晒、上顶摈压等加工。尔后，进行装箱，装箱是牛膝加工最后一工序。武陟县加工怀牛膝要求八不装箱，即混货不装、摈不好不装、碎条不装、残条不装、冻条不装、霉变不装、油条不装，不齐不装。装箱后，方可外运销售。

牛膝入药，要切成 4 毫米左右的段。根据病情亦有用酒怀牛膝，即取切成的牛膝，黄酒拌匀，微润，置于锅内，用微火稍炒，晾干，即可入药。《武陟县志》，武陟县地方志编纂委员会编，中州古籍出版社，1993 年 9 月，258-259.

地黄的药性　种植　加工

地黄，《神农本草经》称干地黄，一名地髓。《尔雅》云："江东呼芐"。武陟产的地黄称生地或怀地黄。

后魏高阳太守贾思勰撰《齐民要术》，种植地黄法，时间均与今种植地黄时间相似。《图经》载："古称种生地宜黄土"。《本草纲目》中记载："今人唯以怀庆（武陟属之）地黄为上"。

地黄品种，多以药农命名或谐音命名，如郑虎、林头、郭里茂等；以地表形态命名的有千层叶、大青叶、四翅毛、小黑缨等；以地下根形状命名的有半截升、大闺女腿；在他人育种的基础上又培育新品种的有新时兴、金状元、拐头等。

地黄的优良品种，以金状元为最佳，其色金黄、薄皮、肉细油质大、茎块整壮、产量高，干货率高。其次有四翅毛、小果缨等品种。

药学家赵嫡黄于 20 世纪 50 年代初期，对我国地黄类生药进行详细的本草学考证、商品检查及生药学鉴定后指出，"江浙产的地黄品质不如怀庆的药效好。"1962 年人民卫生出版社《全国中草药汇编》中记载，地黄以河南省武陟县产量大，质地最佳。武陟县所产地黄独特之处是横切面中心有似米黄色的"菊花心"。历史上各地药商识别地黄都要首先切开看是否有"菊花心"而后定等。

地黄药用其根茎，内质肥厚，呈块状。近代科学分析，地黄中含甘露醇、葡萄糖、生物碱、脂肪酸、维生素 A 等重要成分。入药的怀地黄分为生、熟、鲜三种。生地能清热凉血，熟地能滋阴补血，鲜地能治实热、烦渴、大便干结等症，是中药方剂中常用药物之一。

地黄在春季或麦收后种植，下种时，将前年培育的栽子或在收获时从鲜地黄笼头上折下的栽子，植入土中，复土成堆，待快出苗时平掉土堆。出苗后，要进行中耕锄草，防治病虫害，要特别注意防治红蜘蛛（俗称火串）和青症（青卷病）。

地黄又名生地，即不能重茬种植，适宜种生地。并忌接芝麻、花生、油菜、豆类等作物的茬地，否则易发生土锈，块根生长不良，以谷茬、玉米茬地为好。

地黄成熟的地表特征是"敛顶"，这时植株停止生长，收缩成蒂状，即可挖掘，挖出的为鲜地黄。鲜地黄应立即火焙，焙成干货，称为生地，方可出售给怀药站和加工厂。

生地收购时分为春货与秋货、培货与晒货、生湿货与熟湿货、焙吹货、泥皮货等，根据水分多少又分为九五干货、九二干货、八八干货、八五干货等。

生地收购起来以后，要进行挑拣、掽堆，翻堆存放，掽堆时间半个月左右，使生地身干均匀，加工成长身货和圆身货，方可装箱出售。

地黄入药，分为鲜地黄、生地黄、熟地黄三种；鲜地黄切厚片入药；生地黄，入药时要分开大小洗净、润透，稍晾后，切 6 毫米厚片，晒干后即可；熟地黄即取干地黄拣净杂质，清水稍泡捞出，闷一夜，使皱纹展开，再洗净泥土晒干，黄酒拌匀，置于锅内或适当的容器内，密闭，隔水炖至酒吸尽，取出晒至软硬适宜，切片后晒干方可入药。《武陟县志》武陟县地方志编纂委员会编，中州古籍出版社，1993 年 9 月，259-269。

菊花的药性　种植　加工

菊花，《神农本草经》称菊花，一名节花。《图经》曰：河内称地薇蒿，武陟菊花称怀菊花。

武陟县菊花品种有小黄菊、大白菊、小白菊等。小黄菊、小白菊为历史传统种植品种，以花蕊小、味浓、疗效高，最受欢迎。大白菊称拔毛狗，花朵大，产量高，经济效益高。

菊花味苦、微甘、性寒、无毒，可升可降，药用花须部分，有散风解热除烦、明目、祛翳膜止头痛之功能。临床常用于伤风感冒、目赤头痛、头晕，脑骨痛、目不清、痛风症。是中药方剂中常用清热药物之一。晋代葛洪的《西京杂记》中记载："西汉初年，九月九日，饮菊花酒，令人长寿"。

菊花在春季秧苗有三四寸高栽种或在麦收后及时栽种。菊花根多叶茂，分枝力强，宜种地势高，井灌方便的两合土，不适宜低洼易涝和黏土地，更不宜跑沙地和碱地。

栽种的菊花秧有两种，一是就地育苗，在当年菊花收割后的根上盖上牲口粪，使其保温过冬，待来年生芽，三四寸高即能栽种。二是掘根圈秧，在成菊收割后，将株根全部刨出（俗称菊花疙瘩）一棵棵排在一起，然后覆上6厘米。上边撒上树叶、作物梗或牲口粪越冬，待来年立春解冻后，清明前后刨出分根育秧，苗高三四寸后栽种，这种方法为好，可获得壮苗。

菊花发根力强，生长期需水量大，要及时浇水。一般不中耕，为松土、保墒、防旱可进行浅锄，离根部要远一些，以免伤根影响生长；菊花需肥量大，在苗高24厘米左右时，结合培土增施追肥，然后浇水，增加产量。还要培土保苗，以防倒伏。菊花开后头部重量增加，如不适时培土，会倒伏，影响产量和质量。

菊花在霜降后即可收割。收割后，要搭架阴干，花朵不要日晒、风吹雨打。阴干后，将花朵摘下，不能让叶、花混杂。

菊花收购后要进行加工，将菊花堆放在菊花焙内，上面用草席覆盖，下边点硫磺灯熏，即使颜色鲜艳，又能杀虫耐储存。硫磺薰后的菊花即可包装，外远销售。

菊花，开苞后，用菊花朵入药。《武陟县志》，武陟县地方志编纂委员会编，中州古籍出版社，1993年9月，260-261.

药品制作

解放前，药店制作的药品有丸、散、膏、丹、药酒等类。药丸有木香顺气丸、桂枝理中丸、归脾丸、人参健脾丸、杞菊地黄丸、六味地黄丸等。民国二十年（1931），木栾店西药店开始经销西药止痛片、头痛粉、止咳露、眼药水等。《武陟县志》，武陟县地方志编纂委员会编，中州古籍出版社，1993年9月，473.

中药材生产

武陟县生产的地黄、山药、牛膝、菊花称为"四大怀药"，历史悠久，远销日本、朝鲜、新加坡等国。清光绪年间，全县年产地黄6万斤，山药5万斤，牛膝15万斤，菊花2000斤，主要产地在西陶、大封、小董、大虹桥等乡。此外，还产瓜篓、天花粉、益母草、车前子、蒲公英、荆芥等22种药材。《武陟县志》，武陟县地方志编纂委员会编，中州古籍出版社，1993年9月，473.

第五节　济源县

土宜

天门冬、苍术、黄芩、黄精、桔梗、煤炭。旧志仅载药物数品，且云：凡地皆有所产。济邑之产，则云霞山水游仙之侣，往往留恋不能去往者。又出仙参烟萝子，得而食之，拔宅飞升，说者谓天坛之参，胜上党参百倍，然数十年不一见。近则山精、何首乌，亦称仙家之品，然山精处处有之，何首乌则劚根殆尽矣。盖济源多山，而药物产于山者为多，其他物产则各邑皆同。今仍略而不书，非缺也。《济源县志·卷一·土宜》，清·萧应植纂修，清乾隆二十六年（1761）刊本，99-100.

第九章　濮阳市

第一节　濮阳县

药物

采入药者：牵牛、葶苈、萱草、地黄、菟丝、瓜蒌、山药、菖蒲、桑白皮、蓖麻子、枸杞、香附、仙灵皮、薏苡仁、益母草、羊蹄、蛇床、楮实、茵陈、蒺藜子、地骨皮、皂荚、紫花地丁是也。《濮州志·卷之四·御集》，清·康熙十二年（1673）本，68；《濮州志·卷之六·货殖》，清·高士英总纂，清宣统元年（1909）刻本，58.

花之属

牡丹、芍药、蜀葵、鸡冠、蔷薇、玫瑰……石竹、金钱荷……紫薇、丁香是也。《濮州志·卷之六·货殖》，清·高士英总纂，清宣统元年（1909）刻本，58-59.

药物

狗牙草、星星草、白茅根、狼尾巴草、雀麦、地丁、欢皮、皂角、木槿、蜀葵、土黄芪、香附、张毛菜、苍耳、青蒿、马兰、茵陈蒿、苦叶苗、野菊花、蒲公英、小蓟、艾、菊花、荠菜、龙葵、灯笼草、红花、牛舌草等。《濮阳县志》，濮阳县地方志编纂委员会编，王德英主编，华艺出版社，1989年12月，25-26.

验方

（一）烧伤：用柳、槐、桃、枣枝尖、艾叶各一把，香油一斤，炸半小时捞出药渣，再下黄蜡二两、冰片五钱即成。涂抹患处，七日即愈。

（二）黄疸型肝炎：将黑矾四两、核桃仁四两、百草霜一两，研为细末，用熟枣肉一斤为丸，每丸二钱，早晚各一，半月可愈。

（三）肝硬化腹水：用巴豆（去油）二两，雄黄、郁金各一两，乳香（去油）、没药、丽参、砂仁、广木香、硃砂各五钱，研为细末，用蜜调成膏，制成绿豆大丸，每早服五至八粒，一月可愈。

（四）水鼓：蜗牛五个（去壳）、独瓣蒜一头、车前子三钱，砸碎成糊，制成饼状，于饼底针刺许多小孔，贴肚脐上即可。

（五）缺乳：用等量黄花菜、面条（挂面亦可）煮熟食之，乳汁即下。

（六）牙疳：冰片五钱，炉甘石二钱，元寸二分、珍珠二分、小枣二十个、人言二钱。把人言装入二十个去核枣内，用线缠绕，豆秸火烧至烟尽为止，与上述诸药共研细面备用。先用淘米水漱口，继用针刺出血，取药少许，外涂患处。

（七）口腔炎：芥穗三钱，防风五钱，骨草一两、当归三钱，菊花三钱，水煎熏口腔，两次即愈。《濮阳县志》，濮阳县地方志编纂委员会编，王德英主编，华艺出版社，1989年12月，428.

药

有香附子、有地黄、有菟丝子、有天仙子、有天花粉、有茴香、有荆芥、有薄荷、有枸杞子、有椒、有半夏、有宜男草、有苏子、有忍冬草、有牵牛、有山药、有车前子、有蓖麻、有艾。《开州志·卷之一·方物志》，明·王崇庆纂修，明嘉靖间刻本1964年影印本，11.

药物

香附、菟丝、天仙子、天花粉、枸杞、忍冬、车前、荆芥、薄荷、苏子、山药、牵牛、蓖麻子称良。《开州志·卷之三·田赋志物产》，清·李符清纂修，清嘉庆十一年（1806）刻本，18.

注：开州即濮阳。

第二节　清丰县

药品

艾、百部、侧柏、苦荬、仙茅、牵牛、马兰、茵陈、米谷、地丁、斑蝥、薄荷、香附子、生地黄、羊蹄根、酸枣仁、草决明、青柏子、金银、麦门冬、车前子、大蓝根、菖蒲、干菊花、红花、蓖麻子、天仙子、旱莲花、紫草、桑白皮、凤眼草、菟丝子、苍耳、实草、麻子、天花粉、枸杞子、箭头草、风云草、地锦草、狼拔草、蒲公英、透骨草、夜明砂、菟葵、山药、牡丹、芍药、木瓜、柏子仁、桃仁、马鞭草、杏仁、茴香、紫苏、槐角子、葶苈子、瓦松、蒺藜、花椒、甘草。《清丰县志·卷二·风土》，民国·刘陞朝纂修，民国三年（1914）刻本，11.

第三节　南乐县

药类

香附、益母草、地丁、瓜蒌（一名果赢）、苍耳、菟丝子、车前子（即苤苜，俗名牛舌草）、瓦松、桑白皮、蒺藜（本草名刺蒺藜）、茵陈（即嫩蒿仲月因宿根而生）、艾（有家、野二种）、薄荷、荆芥、茴香、蒲公英、夏枯草、葶苈（俗名其苗曰蘼蘼蒿）。（删补旧志）。《南乐县志·卷二·方物》，民国·李铁珊纂修，民国三十年（1941）铅印本，9.

药类

香附子、益母草、地黄、牵牛、瓜蒌、麦门冬、枸杞子、菟丝子、苍耳、瓦松、车前子、桑白、茵陈、地骨皮、蒺藜、艾、菖蒲、茴香、紫苏、山药。《南乐县志·卷之八·方物志》，清·王培宗纂修，清康熙五十年（1711）刻本，21.

第四节　范　县

药物

药有三十三：萱花、地黄、牵牛、半夏、蒺藜、瓜蒌、夏枯草、麦门冬、山药、枸杞、桑白皮、蓖麻子、甘草、褚实、茵陈、土鳖、仙灵脾、薏苡仁、羊角、菟丝子、香附、葶苈、益母草、蛇床子、花椒、红花、蜂蜜、蝉蜕、莱菔子、车前子、金牛草、蒲公英、蛇蜕。《续范县志·卷之二·经济志》，民国·张振声修，余文凤纂，民国二十四年（1935）铅印本，149.

药有二十四

牵牛、半夏、蒺藜、瓜蒌、夏枯草、麦门冬、萱花、地黄、山药、枸杞、桑白皮、蓖麻子、甘草、褚实、茵陈、土鳖、仙灵脾、薏苡仁、羊角、菟丝、香附、葶苈、益母草、蛇床子。《范县志·卷之一·物产志》，清·唐晟编修，清光绪三十三年（1907）石印本，康熙十一年（1672）本，27.

花有三十九

牡丹、芍药、玉簪、蜀葵、腊梅、黄金带、藤花、鸡冠、蔷薇、月季、珍珠、金银花、夜合、金钱、金雀、萱花、捲丹、四季槐、山丹、金盏、石竹、金簪、杨州、黄茨梅、匾竹、紫荆、金沙、迎春、后庭、六月菊、木槿、荼蘼、丁香、海棠、莲花、小桃红、菊花、红茨菇、百日红。《范县志·卷之一·物产志》，清·唐晟编修，清光绪三十三年（1907）石印本，康熙十一年（1672）本，27.

第十章 许昌市

第一节 许昌县

药类

蝎、红娘子、蝉蜕、黑牵牛、香附、麦门冬、百合、益母草、茴香、蓖麻子、扁豆、火麻子、地肤子即扫帚草子、罂粟、吴茱萸、蒺藜。《嘉靖许州志·卷三·田赋志土产》，明·张良知编撰，明嘉靖十九年（1540）刻本1961年影印，2.

药材

麦门冬、车前子、苦参、何首乌、牵牛子、樗鸡、紫背浮萍（俗传出许州城河西角者为佳）、半夏、紫苏、薄荷、天花粉、香附子。《许州志·卷一·方舆土产》，清·萧元吉纂修，清道光十八年（1838）刻本，22.

药类

何首乌、枸杞子、香附子、紫苏、牵牛、半夏、天花粉、车前子、麦门冬、荆芥、红花、苦参、青木香、地骨皮、海金沙、漏芦、薄荷、射干、紫背浮萍（俗传出许州城河西角者为佳）。《许州志·卷一·方舆土产》，清·胡良弼纂修，清康熙五年（1666）刻本，23.

药物

麦门冬、车前子、苦参、何首乌、牵牛子、紫背浮萍（俗传出许州城河西角者为佳）、樗鸡、半夏、紫苏、薄荷、天花粉、香附子。《许州志·卷一·方舆土产》，清·甄汝舟纂修，清乾隆十年（1745年）刻本，22.

草药

车前子，生道旁；白蒺藜，遍地蔓生；蒲公英，味甘平；香附子，即莎草根，书带，其坚韧可作书带；谷精草，叶似嫩秧，花如白星，辛温轻浮，上升阳明胃经，退目翳；马鞭草，味苦微寒，性破血通经；夏枯草，冬至生夏至死；芦荻，可制为席与帘；益母草，一名茺蔚，辛微苦寒，消水行血，去瘀生新，调经解毒；艾叶，味苦辛，生温热，能回垂绝之无阳；茜草，色赤，入营，气温行滞，味酸走肝，而咸走血；茅草，味甘性寒，根穗皆泻肺火，利小便，治吐衄，许之水涯荒地多有之；地界，蓝白二色，棉花；蓝，大小槐三种俗名靛；黄芪，味甘性温，益气助脾胃；蛇床子，味苦辛，性除风；瞿麦，味苦性寒，治热淋有血者；荆芥，味甘辛性发散，清头目；刘寄奴，散瘀血，解疮肿；红蓝花，味辛，温通经，破血；麦门冬，味甘寒，清肺火；何首乌，味甘平性凉血，滋肾；牵牛子，黑白二种，性利水食，紫背浮萍，俗传出许昌城河西角者为佳，半夏；紫苏可为蔬；薄荷，味辛凉消风清肿；天花粉；菟丝子；旱莲草；王不留行；虾皮；烟叶，农人以利厚多种之；蒲草；红花；葶苈；甘苦二种，性利水除湿；射干，即板竹根；小蓟；青葙子；苍耳子；旋覆花；木贼草；苹藻。《许昌县志·卷一·方舆土产》，民国·张绍勋编撰，民国十三年（1924）刻本，17-18.

灵芝

（明）崇祯二年（1629）七月，灵芝产于兴祥院。《许州志·卷十一·祥异》，清·萧元吉编纂修，清道光十八年（1838）刻本，7.

第二节　长葛县

药属

艾、荆芥、夜明砂、车前子、远志、薄荷（即密密罐根）、竹叶、香附子、益母草、花椒、南星、红花、牵牛子（即黑白丑）、紫苏、蝉蜕、小茴香、瞿麦、金银花、麦门冬、薏苡仁、红娘子、白豆、赤小豆、蒺藜、桑白皮、白芷、菊花、何首乌、蒌仁、斑蝥、淡竹叶、天花粉、地黄、秦艽、枸杞子（根曰地骨皮）、菟丝子、木瓜、防风、牛蒡子、百合、透骨、蒲公英、茵陈、桑葚子、桃仁、枣仁、杏仁、黄芪、桔梗、苍耳子、莱菔子、芡实、木贼（即节节草）、杜仲、罂粟。《长葛县志·卷五·物产》，民国·陈鸿畴纂修，民国二十年（1931）刻本，5.

草属

烟草、旱莲……马鞭草、翻白草、白茅……节节草……《长葛县志·卷五·物产》，民国·陈鸿畴纂修，民国二十年（1931）刻本，6.

花属

牡丹（有深红、浅红、黄白数种）、芍药（有深红、粉红、白色三种）、木香、丁香……《长葛县志·卷五·物产》，民国·陈鸿畴纂修，民国二十年（1931）刻本，6.

药材

药材有薏苡、牵牛、红花、娘子之类。《长葛县志·卷一·方舆土产》，清·阮景咸纂修，清乾隆十二年（1747）刻本，16.

中药材

长葛县土质、气候，适宜多种药材生长，人工栽种和野生药材有薏米、牵牛、红花、红娘、白芷、南星、白附子、荆芥、薄荷、小茴、麦冬、苏叶、车前子、瞿麦、地黄、菊花、白豆、赤小豆、天花粉、牛蒡子、莱菔子、百合、桔梗、丹皮、白芍、二花、首乌、大艾、竹叶、香附子、益母草、虫蜕、苪仁、斑蝥、蓁艽、枸杞、杏仁、桃仁、枣仁、苍耳子、桑椹、地丁、木贼、芡实、柏子、牙皂、白茅根、腊梅、栀子、丁香、仙人掌、鸡冠花、豆根、蜂蜜、黄蜡、韭菜籽、大蒜、马齿苋、葶苈子、扁蓄、茵陈、石榴皮、槐米、花米壳、猪牛羊胆汁、驴狗肾，水蛭等70种……其中，尤以白芷、南星、薏米、白豆最为出名。民国四年，长葛薏米、白豆参加巴拿马万国商品赛会，受到外国药商好评。《长葛县志》，长葛县志编纂委员会，郭宪同总纂，生活·读书·新知三联书店出版，1992年1月，585.

长葛白芷

长葛白芷种植历史悠久，清乾隆年间，后河镇画匠王村，有个姓乔的药商，从外地带回白芷种试种。村民看到白芷的生态模样，发现附近小洪河（古名葛水）、盛太河两岸早有野生白芷生长，于是就采集野生白芷人工栽培，结果，生长茂盛，质地优良，迅速扩大到长葛西部小洪河、盛太河、清潩河两岸的许多村庄。

小洪河、清潩河沿岸，为富含碳酸钙的油黄土，疏松肥沃，适宜白芷生长，所产白芷，个大色正，皮薄粉足，气味芳香，断面呈菊花状，形成长葛白芷的独有特点，正常年景亩产五六百斤，丰年可超千斤。

建国前，白芷生产均为药农自由种植，收获后，到会河镇、后河镇、禹州城等地出售。会河镇有一太尉庙，农历六月六日庙会，药农多赶会出售白芷，外地药商常云集此地，争相购买。长葛白芷即以"会白芷"驰名全国。《长葛县志》，长葛县志编纂委员会，郭宪同总纂，生活·读书·新知三联书店出版，1992年1月，586.

白芷是渗湿利水、芳香开窍、扶正祛邪的良药，不仅为国内中医所必需，而且深受东南亚一批热带国家的欢迎。《长葛县志》，长葛县志编纂委员会，郭宪同总纂，生活·读书·新知三联书店出版，1992年1月，586.

药品经营

民国时期及其以往，药品由私人行店经营。清道光二十七年（1847），南席天保堂中药店开业，经销业务甚大。解放前夕，长葛县共有中药店（铺）152家，多集中在老城、南席、石固、后河、会河、和尚桥等集镇上。此外还有许多游乡串村的药贩，他们除经营中药材外，还经营部分成药，如县城东街"益合成"药店，民国三十六年（1947）开始经营大圣丹、宝塔糖、何济公止痛散、唐拾义疟疾丸、万金油、哮喘丸和针剂盘尼西林、樟脑、六〇六、片剂早发大安、磺胺、次苍、苏打片，以及体温计、注射针管、镊子、止血钳、手术剪等器械。《长葛县志》，长葛县志编纂委员会，郭宪同总纂，生活·读书·新知三联书店出版，1992年1月，587.

第三节 禹 县

药类

黄芩、香附、桔梗、苍术、白及、苦参、牵牛、紫苏、山药、百合、地黄、半夏、甘菊、防风、南星、菖蒲、荆芥、地丁、芫花、石斛、皂角、紫草、茜根、丹参、茵陈、全蝎、地骨皮、豨莶草、蒲公英、旋覆花、车前草、如意草、墓头回、马鞭草、夏枯草、旱莲草、红娘子、益母草、何首乌、桑白皮、蓖麻子、枸杞子、天仙子、天花粉、黑白丑、艾。（旧志）。菟丝子、麦冬、谷精草（新增）。《禹州志·卷九·土产志》，清·朱炜纂修，清同治九年（1870）刻本，8.

药属

药类不胜枚举，取其多者，紫苏、薄荷、荆芥、山药、百合、白芷、南星、薏苡（一名玉米）、茛（俗名撇肚草）、白菊花、海南参、牛蒡子、土黄芪、瓜蒌、地骨皮、蒲公英、地丁、旋覆花、车前子、苍耳子、三加皮、何首乌、艾、山楂、杏仁、菟丝子、麦冬、白附子、杜仲、郁李仁、三棱、二丑、枣仁、金银花。

万物莫不有其相生相克之力盈天地间，其物皆药也。故常有《本草》所不载，医家不知，而匹夫匹妇得之试验，取之目前而神效不爽者矣。禹为药材汇聚之区，填满街市，犹粪土也。故农家抑或渐其风，牟其利。深山大壑采药者往来不绝，其习用销广者或分稼穑之田以种之，介颍川、镇定、紫金三里中，白菊、白芷、南星、玉米、防风、荆芥、罂粟之属，动连畦陌与五谷桑麻相掩映，杜仲森森成林，紫苏、薄荷、山药、百合、海南参、牛蒡子之类杂植蔬圃，其余或以花草养之。红药当阶，点缀风景者，又往往而是也。《禹县志·卷七·物产志》，民国·王琴林等纂修，民国二十年（1931）刊本，614.

第四节　鄢陵县

药材

鄢陵县产药繁多，木瓜、黄芪、荆芥、薄荷、瓜蒌、蕲艾均可分别采纳，车前子、菟丝子、莱菔子、凤仙子、蓖麻子、枸杞子、地肤子不在缺数，益母草、金银花、地骨皮、桑白皮、地丁、牵牛、蒺藜、蝉蜕亦层见叠出，茵陈、青蒿一物两用，其余药品不一而足。《鄢陵县志·卷五·地理志物产》，民国·靳蓉镜、晋克昌等修，苏宝谦纂，民国二十五年（1936）铅印本，587-588.

野生植物

野草有星星草、茅草、甜甜棵、马不旦、荠荠菜、面条稞、野苋菜、灰灰菜，猪毛菜（猪毛缨）、马齿苋、焊菜、委陵菜、水芹菜、胡葵（香菜）、千屈菜、节节草、圪节草（圪芭草）、荭草、扫帚茵、藤三七、谷精草、茴茴蒜、角茴香（咽喉草）、播娘蒿（米米蒿）、决明子（草珠子）、米口袋（甜地丁）、含羞草、鸡眼草（不齐）、疾藜、猫眼草、铁苋菜、野西瓜苗（香玲草）、紫花地丁、犁头草（地丁）、野胡萝卜、川芎、蛇床子、红旱莲（黄海棠）、打碗花（通便草）、狗狗秧、日本菟丝子、牵牛子、斑种草（蛤蟆皮棵）、风轮草、益母草、薄荷、曼陀罗、酸浆（红姑娘）、苦蘵（灯笼草）、龙葵（天地豆）、地黄、阴行草、玄参角蒿（羊角草）、车前草（猪耳朵棵）、猪秧秧（细叶西草）、麦仁珠、茜草、旋覆花（金沸草）、黄花蒿、青蒿、艾、猪毛蒿（猪茅草）、鬼针草、飞廉、野菊花、鳢肠（黑旱莲）、泽兰、苦买菜、马兰、苦巨菜、蒲公英、茵陈、一年蓬（野蒿）、苦叶菌、泥胡菜、牛筋草、画眉草、白茅（甜草根）、野燕麦、狗尾草、狗牙根（疙疱草）、香附子（莎草）、鹿草，水蜈蚣（三角草、水葫芦）、浮萍。《鄢陵县志》，鄢陵县地方志编纂委员会编，南开大学出版社，1989年12月，160-161.

红花

孙志，红花成化以前种者多。《一统志》云：鄢陵尤盛。邑人程□倅赣州时，张东海汝弼守南安赠之诗曰：鄢陵红花红且香，摘来堪染舜衣裳。上方有路无人献，却向章江洗夕阳。诗固不为咏物，而物以诗而重矣。《一统志》红花产鄢陵。《河南通志》红花出扶沟、鄢陵，清膏可以染丝麻。谨按：自洋红输入中国后，本县种红花者渐少，间有种者不过作药商转移之物，近日因少价昂，每斛值银一元，继续又有种者，且杆可以可作柴，子可榨油，入款多而利用广，此亦恢复农村经济之一法也。《鄢陵县志·卷五·地理志物产》，民国·靳蓉镜、晋克昌等修，苏宝谦纂，民国二十五年（1936）铅印本，576-577.

红花，又名三河花，明成化（1465）前，境内已有大量栽培，唯三道河红花最佳。《一统志》载："红花鄢陵尤盛……"，诗曰："鄢陵红花红且香，摘来堪染舜衣裳。上方有路无人献，欲向章江洗夕阳。"其花可染丝麻、花柱（花毛）可入药，籽可榨油，杆可做柴烧。今由于产值偏低，种植面积较小。《鄢陵县志》，鄢陵县地方志编纂委员会编，南开大学出版社，1989年12月，163.

牡丹

孙志，花草名品甚多，近有仕秦者移牡丹数十种，其最佳者曰：武夷青、平头紫、观音面、狮子头、玉楼春、宝楼台、出嘴白、醉杨妃、鹤翎红、真紫粉梢。经志，牡丹又有佳者，曰太和红……叟马姓者，有大红牡丹一本，送进衙署，其色鲜艳，尤非诸多品可及……牡丹出洛阳者，天下第一，余官陈之项城去洛阳不五百里而遥访所谓姚魏者寂焉，无闻鄢陵通许及出山左曹县闻有异种。《鄢陵县志·卷五·地理志物产》，民国·靳蓉镜、晋克昌等修，苏宝谦纂，民国二十五年（1936）铅印本，577-578.

牡丹，鄢陵栽培牡丹始于明嘉靖年间，明末清初"其盛不减洛亳""有异种"。每年大批运销广东一带。自民国初年，花农因培育南方花木利广，所以种植牡丹者渐少，品种亦较过去大减。

牡丹，毛茛科，牡丹属，落叶灌木，长势不旺，年年退枝。性喜阳，较耐寒，喜肥沃，怕涝。易分株、嫁接繁殖。牡丹花自古为观赏花卉，四月开花，花大而美，色奇而艳，雍容华贵，富丽堂皇，味清香，人称"国色天香"，花中皇后。宜庭园花坛栽培，亦可作观赏盆景。如秋末放入温室催花，可为春节增添光彩。花瓣可食。其根部之皮名丹皮，为名贵中药材，可治高血压，有散瘀血、除烦热之功效。鄢陵牡丹过去有数百种，现在仍有姚黄、大魏紫、小魏紫、朱红、粉红、胡红、二乔、娃娃面、豆绿等名品。《鄢陵县志》，鄢陵县地方志编纂委员会编，南开大学出版社，1989年12月，219.

芍药

经志，芍药不知盛自何时，其最佳者曰：丹山凤、双金雨、玉闱、燕脂、点翠、金玉交辉、含频娇盛、夺翠、软枝白。《鄢陵县志·卷五·地理志物产》，民国·靳蓉镜、晋克昌等修，苏宝谦纂，民国二十五年（1936）铅印本，578.

金银花

玉映琚《鄢事闻见录》：鄢陵产金银花。《文献志》：金银花植于陇头沟边，岗波不种谷粟之处，于农人颇有利益。《鄢陵县志·卷五·地理志》，民国·靳蓉镜、晋克昌等修，苏宝谦纂，民国二十五年（1936）铅印本，580.

菊花

菊花，又名黄花，原产我国。鄢陵自古有野生种，宋代已有广泛栽培，并有大量销往京都汴梁。现仍有大量种植，且有野生，远销各地。

菊花，菊科，菊属。多年生草本植物，性喜阳，耐霜寒，以分株、扦插、播种、嫁接繁殖。九至十二月开花，花期半月，色彩斑斓，绚丽多姿。无论露地植于花坛、篱边、屋前，墙际或作盆花、瓶花均极适宜，用千头菊捏成的各种仿物造型和用数种盆花组成的艺术造型则更加别致，逗人喜爱。其花、叶、根可入药。

鄢陵菊花品种以花色、花形可分为 560 余种，最好者有豆绿、黄盖金、黑墨菊、金龙探爪、黄狮子、白狮子、醉西施等。《鄢陵县志》，鄢陵县地方志编纂委员会编，南开大学出版社，1989 年 12 月，220.

白芝

（清）嘉庆十一年（1806）三月，清流河涨漫，沿河禾尽淹，奉旨借给籽种口粮，是年，城外张中保民墓，产白芝一本，大尺许。吴志及鄢陵事闻录。《鄢陵县志·卷二十九·祥异志》，民国·靳蓉镜、晋克昌等修，苏宝谦纂，民国二十五年（1936）铅印本，2053.

中药材购销

鄢陵产中药材甚多，是许昌市主要药材收购县，以红花（三河花）、金银花、薄荷、荆芥等质优量大，盛名国内。民国时期及以前均为私商收购，销往禹县及外省市。建国后，初由供销社收购。县医药公司成立后，移交医药公司经营。收购的中药材除留足本县自用外，大部分上调许昌二级站，部分销往外地。收购的主要地道家种药材有红花、金银花、薄荷、荆芥，玄参、草决明、白芍、丹皮、白术、薏苡仁、莱菔子、板蓝根、大青叶、槐米、花椒、天花粉、瓜蒌、天南星、白附子、白芷，牛膝、小茴香、生地、桔梗、川芎等 40 多种；主要野生药材有墨旱莲、旋覆花、白茅根、王不留行、苍耳子、葶苈子、蒲公英、紫花地丁、茵陈、益母草、苇根、柏子仁、地肤子等 20 多种；主要动物药材有鸡内金、猪牛羊胆汁、土元、全虫，蝉蜕、蜂蜜、蜂蜡、刺猬皮等 10 余种。常年收购量 30 万公斤上下。《鄢陵县志》，鄢陵县地方志编纂委员会编，南开大学出版社，1989 年 12 月，290-291.

第五节　襄城县

香附子、黑牵牛、粟壳、苦参、麦门冬、紫苏、薄荷、茱萸、蓖麻、红娘子、黄精、红蓝花、枸杞子、旱莲草、天门冬、升麻、红豆、良姜、细辛、草果、木鳖子、苍术、天花粉、石菖蒲、槐角、天南星、土茯苓。《襄城县志·卷之一·地理志》，明·林鸾纂修，1963年上海古籍书店据明嘉靖三十年（1551）刻本影印，7.

花类

牡丹、芍药、石竹、海棠、地棠、木香，瑞香、结香……栀子、玉兰、天竺、迎春、萱草……荷、桂、菊。《襄城县志·卷之一·土产》，清·汪运正纂修，清乾隆十一年（1746）刊本影印本，100.

药类

牵牛（黑白二种），麦门冬，金银花，红娘子，生地黄，牛蒡子，菟丝子，香附子，桑白皮，茱萸，薄荷，百合，紫苏，苦参，罂粟，全蝎。《襄城县志·卷之一·土产》，清·汪运正纂修，清乾隆十一年（1746）刊本影印，100.

药类

黑牵牛、白牵牛、麦门冬、金银花、红娘子、生地黄、牛蒡子、菟丝子、香附子、桑白皮、茴香、茱萸、薄荷、百合、紫苏、苦参、罂粟、全蝎。《襄城县志·卷之一·土产》，清·陈治安纂修，清康熙年间刻本，12-13.

药用植物

县境中药资源品种多，蕴藏量大，质量好。据1987年调查，中药植物有4门、80科、285种，总蕴藏量约125 177公斤。其中地道、大宗药材30种。新发现的中药材75种，引种药材7种。主要品种有：灵芝、地柏叶、海金沙、银粉背蕨、节节草、凤尾草、贯众、石苇、银杏、柏子仁、侧柏叶、草黄麻、三白草（即鱼腥草、鱼鳞草、臭草）、核桃（分核桃仁、分心木、青龙衣）、桑皮、桑椹、桑叶、椿实子、无花果、马兜铃（青木香、土青木香）、细辛、锦毛马兜铃（寻骨风、毛风草、毛香）、萹蓄（乌蓼、萹竹）、水蓼、红蓼、何首乌、土大黄、地肤（扫帚菜）、猪毛菜、鸡冠花、野鸡冠花（青葙）、牛膝、土牛膝、紫茉莉、商陆（当陆、山萝卜、牛萝卜）、马齿苋（马齿菜）、土人参、蚤休、石竹、王不留行、麦瓶草、霞草、莲子、莲心、石莲子、莲房、莲须、荷叶、荷梗、藕节、荷花、丹皮、芍药、升麻、天葵，白头翁、淫羊藿、土元胡、白花菜、油菜子、荠菜、莱菔子、板蓝根、播娘蒿，独竹菜、旱花、景天三七、费菜（土三七）、瓦松、杜仲、山楂、野山楂、木瓜、月季花，龙芽草（仙鹤草）、地榆、蛇莓、翻白草、委陵菜、毛桃、白桃、桃花、桃树胶、杏仁、郁李仁、合欢（绒花树，马缨花，榕花树）、地丁、苦参、紫荆皮、草决明、皂刺、槐花、软桑槐、扁茎黄（沙苑子）、野豌豆、老观草、刺蒺藜、花椒、构桔、佛手、酸橙（枳壳）、黄柏，椿根皮、苦楝、远志、地构叶、地锦（红丝草）、猫眼草、龙虎草、扶芳藤、凤仙花（指甲花），急性子、酸枣、枣、葡萄、白蔹（五爪藤）、爬墙虎、木槿花、槿皮、野西瓜菜、冬葵、梧桐、茶、黄海棠（红旱莲），柽柳（山川柳）、紫花地丁、秋海棠、仙人掌、芫花、狼毒、石榴（皮、根，花，叶）、柴胡、北柴胡、竹叶柴胡、防风、小茴香、蛇床子、白芷、前胡、野胡萝卜、土当归、窃衣、柿霜、珍珠菜、泽星宿菜、女贞子、龙胆草、夹竹桃、五加皮、白薇、白前、百荡草、菟丝子、裂叶牵牛、马鞭草（龙牙草）、黄荆、牡荆、藿香、丹参、荆芥、夏至草、夏枯草、益母草、地瓜、野薄荷、肤骚痒、紫苏（苏叶、苏梗）、多头风轮菜、苦刀草、狗牙子、枸杞菜、枸杞子、地骨皮、珊瑚樱、玄参、地黄、阴行草、揪叶、车前子、栀子、茜草、鸡血藤、金银花、忍冬藤、异叶败酱、瓜蒌（瓜蒌子）、丝瓜、冬瓜、土贝母、党参、杏叶抄参、桔梗、佩兰、金沸草、苍耳、菊花、野菊、青蒿、艾蒿、狗舌草、白术、大蓟、蒲公英、漏芦、旱莲草、刺儿菜（小蓟）、苦苣菜、笔管草、抱茎苦荬菜、鸦葱、红花、小花鬼针草、款冬（款冬花、冬花，虎须）、蓼子补、牛蒡子、北苍术（枪头菜，山刺菜）、画眉草、狗尾草、白茅，薏苡（川谷）、淡竹、香附子、半夏、天南星、独角莲、浮萍、土麦冬、麦冬（沿阶草）、吊兰、天门冬、芦荟、知母、薤白、山药、射干等。《襄城县志》，襄城县史志编纂委员会编，中州古籍出版社，1993 年 3 月，84.

中药炮制

中草药在襄城采集、使用历史悠久，历代药铺（店）对购进的药材，多经过认真筛选精心炮制，然后出售，如黄柏、枇杷叶、陈皮切成丝，半夏、大白、郁金、元胡切成薄片，黄连开水沥、大黄开水浸泡后再切等。民国年间，已有药铺自制膏、丹、丸、散中成药，如上清丸、六味地黄丸、十全大补丸和各种膏药等。《襄城县志》，襄城县史志编纂委员会编，中州古籍出版社，1993 年 3 月，527.

地产药材

据明熹靖三十年（1551）《襄城县志》记载：境内有土产中药 27 种如牵牛子、麦门冬、金银花、红娘、罂粟、茴香、全蝎等。清乾隆十一年（1746）《襄城县志》记载有 30 余种。新中国成立后、经普查，中药材达 120 多种。《襄城县志》，襄城县史志编纂委员会编，中州古籍出版社，1993 年 3 月，527.

西药

1910年，西药始传入襄城，多系外用药品。二十年代后，品种逐渐增多，有德国"六〇六"，法国"九一四"，日本"新坦巴尔散""金鸡纳霜（奎宁）""十滴水""头痛粉""阿司匹林"等针、片、膏、酊近百种。四十年代后始用磺胺类和抗菌素药物，诸如"盘尼西林""链霉素"以及"灰锰氧""龙胆末"等各种西药150多种。《襄城县志》，襄城县史志编纂委员会编，中州古籍出版社，1993年3月，528.

民间验方

一、白椿树叶治红白痢疾

治疗方法：春季采摘嫩白椿叶，先将锅内加入适量水，烧开后放入椿叶馏熟捞出，晒干储藏备用。

用法：白椿叶一把，加入1~2碗水，煎至多半碗药液即可。红痢疾者沏入红糖1~2两服用。白痢疾者沏入白糖1~2两服用，病轻者1次，重者2~3次即愈。

二、治舌系带（俗称牵舌）疗

处方：白胡椒、蓖麻籽、绿豆、巴豆各7粒，川乌、草乌少许，杏核剜阁壳（对半劈开）半个。

用法：先将前六昧药混合一起，放在干净的石板上砸成糊状，然后把药填在半个杏核壳内，盖在患儿呼吸顶上（囟门部位），外用面糊封紧或胶布固定。

注意事项：用前可将头发刮去，或用醋清洗局部后再用；糊上24小时，疗痂即自行脱落痊愈，但不能超过24小时，否则有损患儿身体。

三、急性小肠火（尿道炎）

症状：突然小便时尿道涩痛，且有灼热感，继而小便频效，滴沥不尽等。

治疗方法：用莎草根（香附子）5~7枚，除去泥杂，直接嚼烂吞服（随用随挖），1~2次即愈（若配合"八正散"煎剂，效果更好）。

四、水火烫、烧伤（局部2度左右伤）

处方：生石灰1斤，加入5碗河水（洁静的长流水），共置于盛水容器内，搅拌去渣，放至水液澄清，去水取沉淀之石灰，置于消过毒的瓶内，再和入鸡蛋清若干使成糊状。

用法：取灰膏涂予患处，一日2~3次，不用包扎（为使涂药后减少干燥，亦可适量添加麻油），痛甚者加入冬青叶干粉10克，起热者适量加入冰片，数日即愈。《襄城县志》，襄城县史志编纂委员会编，中州古籍出版社，1993年3月，539-540.

第十一章　漯河市

第一节　郾城县

药类

何首乌、紫苏、香附子、枸杞子、天花粉、车前子、牵牛、半夏、麦门冬、青木香、地骨皮、荆芥、红花、苦参、海金沙、浮萍、漏芦、薄荷、射干。《郾城县志·卷一·土产》，清·傅豫纂修，清乾隆十九年（1754）刻本，24.

芝草

（元）世祖二十二年（1285）十月，郾城进芝草。《郾城县记·卷五·大事篇》，民国·陈金台纂辑，民国二十三年（1934）刊本影印，155.

（明）万历四十四年（1576），灵芝生于县厅。《郾城县志·卷之八·祥异》，清·荆其惇，傅鸿邻纂修，清顺治十六年（1659）刻本，5.

第二节　舞阳县

花卉之属

桂、牡丹、芍药……菊（种类甚多）马鞭、丁香、木香、栀子……萱草（即宜男）……《舞阳县志·卷六·风土志物产》，清·王德瑛纂修，清道光十五年（1835）刻本，24.

药之属

桔梗、苍术、防风、龙胆草、射干、柴胡、前胡、香附、沙参、苦参、地榆、木瓜、荆芥、薄荷、车前子、益母草、金银花、天花粉、夏枯草、丹参、茜草、紫草、王不留行、山豆根、瓜蒌仁、菟丝子、豨莶草、地骨皮、急性子、天冬、草乌、地丁、独活、白薇、白蔹、青葙子、三棱、红花、甘葛、何首乌、甘菊、牵牛、青蒿、商陆、三七、桑白皮、蓖麻子、地肤子、薏苡仁、菖蒲、黄精、燕麦、萹蓄、细辛、芫花、紫苏、茵陈、蕲艾、勒马回、翻白草、葶苈、蒺藜、夜明砂、斑蝥、蝉蜕。《舞阳县志·卷六·风土志物产》,清·王德瑛纂修,清道光十五年（1835）刻本,25.

药类

地骨皮、桑白皮、车前子、菟丝子、金银花、王不留行、香附、苍术、益母、荆芥、苦参、桔梗、草乌、瓜蒌、木瓜、槐角、茴香、牵牛、甘菊、芍药、苍耳、茵陈、紫苏。《舞阳县志·卷之四·风土志物产》,清·丁永琪纂修,清乾隆十年（1745）刻本,2.

植物药材

荆芥、防风、茵陈、益母草、马齿苋、芦山草、老管草、半枝莲、藿香、茴香、白花菜、艾、薄荷、大艾、紫草、茜草（涩圪捞秧）、蝎子草、老婆筋、翻白草、车前子、黄芪（牛屎铺团稞）、金不换、金荞麦、地丁、蒲公英（黄花苗）、猫儿眼（猫眼睛）、小蓟（刺脚芽）、夏枯草（牛抵头稞）、刘寄奴、大力草、老鸹嘴、木贼（节节草）、芫花（棉花条）、槐籽（家槐花蕾）、甘菊、旋覆花（黄菊花）、莲蕊、金银花（二花）、红花、毛蜡、瓜蒌、白果（银杏）杏仁、桃仁、木瓜、葶苈子、柏子仁、薏苡仁（春姑姑）、王不留行（胖娘腿籽）、青葙子（鸡冠花籽）、颠茄（暮呼茄）、桑椹、菟丝子、槐豆（家槐角）黑白丑（牵牛籽）、赤小豆、黑芝麻、白扁豆（白梅豆）草决明、天麻、生地黄、白芍、白芷、桔梗、牛蒡子、牛膝、南星、花粉（瓜蒌根）、地骨皮、枸杞子、百合、香附子、玄参、三七参、狼鸡爪、茅根、桑白皮、苦楝根、椿白皮、半夏、白芥子（芥疙瘩子）、莲子、冬瓜子。《舞阳县志》,河南省舞阳县志编纂委员会编,中州古籍出版社,1993年12月,94.

其他药材

夜明砂（蝙蝠粪）、望月砂（野兔屎）、蛇蜕（长虫皮）、蝉蜕（爬查皮）、蜂房（蚂蜂窝）、猪胆汁、驴肾、故石灰、牛黄（牛胆结石）、蝎子、蜈蚣、地鳖（土圆）、紫河车（婴儿胎盘）、鸡内金（鸡屎皮儿）、地龙（蚯蚓）。《舞阳县志》,河南省舞阳县志编纂委员会编,中州古籍出版社,1993年12月,94-95.

中药制剂

中成药生产,新中国成立前夕,县内自制的中成药有烂积丸、一把抓、顺气丸、槟榔丸、紫金锭眼药（亦名铁鹿眼药）、寒气膏药等。《舞阳县志》,河南省舞阳县志编纂委员会编，中州古籍出版社，1993 年 12 月，396.

土单验方

治水肿、小便淋漓疼痛方：干玉米须 10～15 克，水煎服，小便不畅者加炒槐米 15 克。

治小儿咳嗽发喘方：勾丁、僵蚕各 7 克，薄荷 3 克，大黄 5 克，香油适量，将以上四味药用香油炸后去渣煎服，1～3 岁每次服 5～10 毫升、4～6 岁服 10～13 毫升，日服 3 次。

治夏季小儿泻泄痢疾方：马齿苋 250 克，红糖 30 克。把马齿苋洗净取汁，加红糖煎服，1～10 岁，每次服 10 毫升，日服 3 次。

预防流行性感冒方：苇根 35 克，白茅根 70 克，竹叶（去尖）16 克水煎服。每日一剂分两次服，连服三剂。

治蛲虫方：熟楝子一个，用温开水浸后去外皮。晚睡时将楝子塞入肛门，待大便时排出，一般 3～5 次治愈。

治头晕胀疼（高血压）方：野菊花（路边菊）35 克，日服一剂。

治鸡鸣恭（五更泄）方：破故纸 10 克，肉豆蔻（煨）10 克，辽五味 10 克，芡实 6 克，水煎服，服三剂经久不犯。

治妊娠恶阻干哕方：藿香 10 克，砂仁 10 克，甘葛 12 克，苏叶 10 克，甘草 3 克，灶心土 30 克，姜 3 片，水煎服。

治胎衣不下方：归身 12 克，川芎 10 克，酒芍 12 克，香附 12 克，元胡 12 克，红花 5 克，陈皮 10 克，熟地 10 克，桂南 6 克，益母草 10 克，白萝卜缨 12 克，甘草 3 克，黄酒引，水煎服，服一剂即下。

治毒蛇咬伤痛肿方：糖灵脂，明雄黄各等份，白酒调和。服一部分，剩余用毛笔蘸药抹患处。干了再抹，片刻一次，直至疼止肿消。《舞阳县志》，河南省舞阳县志编纂委员会编，中州古籍出版社，1993 年 12 月，388.

第三节　临颍县

药类

牵牛、半夏、南星、荆芥、薄荷、香附子、地榆、蒺藜、地骨皮、茱萸、椒、蛇床子、车前子、瞿麦。《临颍县志·卷之一·物产》，清·李馥先纂修，清顺治十七年（1660）刻本，11.

牵牛、荆芥、薄荷、香附子、蒺藜、蛇床子、地骨皮、瞿麦、黄芪、枸杞、紫苏。《重修临颍县志·卷一·物产》，民国·陈垣纂修，民国五年（1916）铅印本，21.

花类

牡丹、芍药、木槿、紫芥、菊花、月季……《临颍县志·卷之一·物产》，清·李馥先纂修，清顺治十七年（1660）刻本，11.

野生药村

临颍气候温和，土质肥沃，适宜中药材的生长繁衍，野生药材较多，但建国前，历代统治者对中药的生产从不管理，致使不少野生药材自然淘汰，如萱草、半夏、地榆、茱萸、离娄、黄芪、大蓝、小蓝、木瓜、芡实等。至民国时期，本地出产的大宗常用野生药材仅有全蝎、柏子仁、枸杞子、薤白、菟丝子、王不留、槐米、桃仁、酸枣仁、蜂蜜等十余种。《临颍县志》，临颍县志编纂委员会编，李留根主编，中州古籍出版社，1996年10月，601.

药材购销

中药经销最早可追溯到明代，崇祯十六年（1643）井泰源药店。清光绪年，永裕元、奎胜祥、奎胜长药店，相继经销。民国年间，最多时有中药店33家。建国前夕，由于市场物价不稳，苛捐杂税繁多，加之各药店之间互相倾轧，全县中药店仅剩12家。《临颍县志》，临颍县志编纂委员会编，李留根主编，中州古籍出版社，1996年10月，602.

井泰源眼药

井泰源眼药的制作者，原籍山西省朝邑县火烧赵村井庄人，1642年迁于临颍，在城内鱼市街路南开设药店，兼制眼药，号井泰源，故时人称井家眼药店。

清朝末年，为该号眼药销售最旺时期，不再经营其他药材，而专制眼药。民国三十一年（1942），井家分为东井、西井，东井号井泰祥，西井号井泰源，后东井改为经营其他，只剩西井一家。眼药品种有清凉散、拨云散、紫金锭等，尤以紫金锭眼药驰名。西井掌柜井丙辰，字盈沂，是井家眼药第9代传人，他不断改进配方，精心制作，使井家眼药效果颇佳，特别是对风火烂眼等疾，几乎药到病除，誉满省内外，郑州、武汉、西安等地客商竞相订货。建国后，由于各种新型眼药不断出现，井家眼药销售渐减，1965年停止生产。

附井家眼药配方：冰片1.5两，煅炉甘石10两，月石1两，蜂蜜一斤，共调制。《临颍县志》，临颍县志编纂委员会编，李留根主编，中州古籍出版社，1996年10月，602-603.

临颍壮药

临颍壮药（又名壮筋丸、黑虎丸、英雄大力丸），民国初年，原由王孟乡范庙村民范德全配制，后由其外甥（原籍郏县）李兴振（后改为范兴振）继承家业，并继续配制。1961年，县医药公司设立成药加工厂，改为集体生产。1971年，由县制药厂生产。壮药服用量小，药力迅速，对风湿性麻木疼痛、半身不遂、口㖞眼斜、心胃疼痛等症，效果显著，很受城乡群众欢迎，其药供不应求，曾远销到黑龙江省海伦一带。

附临颍壮药配方：马前子 2.4 市斤占 48%，川乌 8 两占 16%，草乌 8 两占 16%，牛膝、杜仲炭、大云、川断、小茴香、故纸、黄柏、两头尖、广梅、五加皮各 1 两占 20%。《临颍县志》，临颍县志编纂委员会编，李留根主编，中州古籍出版社，1996年 10 月，603

西药经销

西药经销，始于民国二十四年（1935），当年天津人周仲衡在城内大布市街路南开设德隆医院，备有针、片、粉、酊等类少量西药。1930年后，城内各种中药店都是兼营少部分西药，至建国前夕经营近百种。《临颍县志》，临颍县志编纂委员会编，李留根主编，中州古籍出版社，1996年 10 月，603.

第十二章 三门峡市

木本药材

三门峡市树木种类多，有许多树是珍贵的药材。全市约有木本药材数十种，如望春花、杜仲、银杏、红果、连翘等。

1. 望春花，属落叶乔木，主要分布在卢氏县的官坡、狮子坪、瓦窑沟、双槐树、五里川、朱阳关等乡，其花称辛夷，入药。花含芳香油，可提制浸膏，制香皂等，辛夷年收购量达 500 公斤。

2. 连翘，属落叶灌木，全市各地均有生长，以卢氏县分布最多，产量最高，连翘果壳入药。国家医药总局指定卢氏县为全国连翘重点生产县之一。《三门峡市志·第二册（第三卷·第四卷）》，三门峡市地方志编纂委员会，中州古籍出版社，1998年8月，341.

根茎类药材

1. 丹参，灵宝县丹参，野生品身瘦、条细、绉缩、色暗红、有腺毛，品质优良，药用有效成分含量高，尤其是以丹参酮含量大而驰名。灵宝县是河南省丹参的主要产地之一，山坡、草丛、路边、沟旁、林边均有野生丹参。

2. 天麻，卢氏县天麻是名贵中药材。它以其个大结实粉性足，色黄白，无粗皮，被誉为"仙人脚"。卢氏县天麻野生量大，质量优，常年收购量 3 000 公斤左右。

3. 苍术，卢氏县苍术产地分布广，产量大，质量优。卢氏县苍术主要分布在潘河、杜关、官道口、城郊等乡，常年产量 25 万公斤。

4. 九节菖蒲，九节菖蒲以节密、条长而肥、色泽棕黄、粉性足而著称。三门峡市九节菖蒲主要产区在卢氏县狮子坪、瓦窑沟、官坡等乡，灵宝县的豫灵、故县、程村、阳平等乡（镇），陕县的店子乡、西张村乡等，年收购量 1 万公斤。

5. 穿地龙，穿地龙又名穿山龙、穿龙骨或穿龙薯蓣。卢氏县民间叫狗山药或柴山药，为薯蓣科植物，以根茎入药。穿地龙耐寒、耐干旱、适应性强，宜在疏松、肥沃的砂质壤土或黏壤土中生长，多野生于山地杂灌木丛中。卢氏县大部分山地多杂灌木丛，气候较寒冷干燥，适合穿地龙的生长繁衍。全县南北山区都有分布，产量很大。

6. 金钗石斛，兰科植物，石斛中的一种，为珍贵的中药材，卢氏县民间通称金钗。卢氏县金钗为细叶种（即细茎石斛），植株较矮，茎叶短小，也具多数纤维根，茎黄绿色，细而有节，茎上也有细小的分枝。金钗为卢氏县稀有珍贵中药材之一。

7. 天门冬，天门冬又名天冬，为百合科多年生攀缘草本植物，供药用的块根肉质、簇生，呈椭圆形或纺锤形。卢氏县西南部山区具有天门冬生长的条件，伏牛山系各乡均有野生天门冬，常年收购量 2500 公斤。

8. 白芨，白芨别名白鸡娃、刀口药，为兰科多年生草本植物，以块茎入药。卢氏县西南部山区具有适宜白芨生长的环境，潘河、木桐等乡均有野生白芨。常年收购量 2500 公斤。

9. 博落回，博落回别名山号筒，卢氏县俗名穷黄扦，为罂粟科多年生草本植物，药用带根全草。卢氏县各浅山丘陵地区的山坡边、路边、河边、田边均有博落回生长，常年产量 5 万公斤。

10. 黄芩，黄芩别名山茶根，为唇形科多年生草本植物，药用根。三门峡市黄芩分布面积 75 万亩，资源蕴藏量 121.2 万公斤。主要产区集中在卢氏县的洛河河谷、灵宝县南部及陕县、渑池县、湖滨区和义马市等低山区。

11. 甘遂，甘遂为大戟科植物，其根可做药用，药用部分又名猫儿眼，性寒，味苦，有毒，可用于泻水饮，破积聚，通二便。三门峡市甘遂资源面积 2.6 万亩，资源蕴藏总量 1.05 万公斤，主要分布在灵宝县的豫灵、故县、西阎、大王等乡（镇），陕县的大营、原店、张湾等乡（镇），湖滨区的崖底、会兴、交口等乡。《三门峡市志·第二册（第三卷·第四卷）》，三门峡市地方志编纂委员会，中州古籍出版社，1998 年 8 月，629-630.

花果类药材

1. 辛夷，辛夷为木兰科落叶灌木或落叶乔木白玉兰的干燥花蕾，卢氏县民间称望春花骨朵，因在冬末至早春期间开花，故名望春花。卢氏县辛夷主要产地为官坡、狮子坪、瓦窑沟、五里川等乡，常年收购量 150 余公斤。

2. 金银花，金银花是全国 35 种名贵中药材之一，为忍冬科多年生藤本植物忍冬的花蕾。因其花成双生于叶腋，初开时白色或淡红色，两三天后即变为金黄色，故称"银花"或"金银花"，民间称"二花"。卢氏县金银花多为野生，主要生长在海拔 750 至 1000 米的田埂、河溪沟沿、山坡上，集中产区在潘河、徐家湾、双槐树等乡，全县最高年产量 1 万余公斤。

3. 山茱萸，山茱萸亦称山萸肉、药枣等，是卢氏县特产之一。山茱萸杂生于山坡灌木林中，喜温暖湿润的气候，以深厚肥沃的砂质土为佳。栽培植株 4 至 7 年即可结果，寿命长，百年大树结果不衰，产量稳定。卢氏县山茱萸分布在朱阳关、五里川、汤河、瓦窑沟等山区乡，野生居多，年收购量 2000 多公斤。

4. 连翘，卢氏县连翘个大、色黄、皮厚、味香，畅销国内外，被指定为全国连翘生产基地县之一。连翘属木犀科多年生落叶灌木，喜温暖、湿润气候，耐寒，能在田间越冬，花黄色，先叶开放，蒴果，先端尖，果实坚实，内有种子数枚，有翅，果实入药。

5. 南山楂，卢氏县俗名牧狐梨，为蔷薇科落叶小乔木或灌木野山楂的成熟果实。卢氏县南山楂资源丰富，鲜果年收购量在 50 万公斤以上。《三门峡市志·第二册（第三卷·第四卷）》，三门峡市地方志编纂委员会，中州古籍出版社，1998 年 8 月，630-631.

第一节　灵宝县

药属

贝母、荆芥、半夏、紫苏、柴胡、苍术、香附、防风、黄芩、芍药、远志、甘遂、沙参、瓜蒌、山楂、薏仁、地骨皮、牡丹皮、天花粉、车前子、谷精草、益母草、金银花。《灵宝县志·卷四·土产》，民国·孙椿荣修，张象明等纂，民国二十四年（1935）重修铅印本，195-196；《灵宝县志·卷之三·土产志》，清·周淦，方胙勋主修，清光绪二年（1876）刻本，4-5.

花属

紫荆、丁香、芍花、牡丹、菊……《灵宝县志·卷之三·土产志》，清·周淦，方胙勋主修，清光绪二年（1876）刻本，5.

药属

贝母、荆芥、半夏、紫苏、地骨皮、柴胡、苍术、沙参、远志、芍药、牡丹皮、黄芩、防风、瓜蒌、山楂、香附、天花粉、葳薏仁、车前子、谷精草、益母草、金银花、蜂蜜。《重修灵宝县志·卷之二·土产》，清·周庆增纂修，清乾隆十二年（1747）刻本，2.

第二节　陕　县

药属

《赵志》无药品，而以山楂、百合列入果类，车前、远志、防风、藁本、地骨皮、香附列入卉属，殊失其性质，兹改编如左。

曰牵牛，即黑白丑。

曰车前，《尔雅》芣苢、马舃、车前，邢昺疏别三名也，土人呼曰猪耳朵，以端午早采者佳。

曰香附子，即莎草根，为妇科要品。

曰薄荷，甘泉赋作茇葀。《群芳谱》云：病，薄荷勿食，令汗不止。今多生于水边，用以泻火。

曰紫苏，《务本新书》云：田畔近道可种以遮六畜。

曰百合，多年生草，栽于园圃中，高二三尺，叶短而阔，互生。其地下之鳞茎皆可食。

曰山楂子，多产于山灌木。春暮开小白花，大者如小林擒，秋熟可食，去皮核和糖捣之呼为山楂糕。

曰远志，土人呼为野扁豆，遍地皆有。

曰防风，多年生草。似青蒿而短小，二月十日采之，可疗头风。

曰藁本，生于山野，高达三、四尺，叶三回羽状分裂。夏日开白色之五瓣花。

曰地骨皮，即枸杞根之皮。

曰蒺藜。《群芳谱》：子如赤，根菜子及小菱三角四刺有仁，炒黄去刺，磨面或蒸食，可以救荒，今遍地有之。天旱则愈盛，农人甚恶之，鲜有以为食者。

曰金银花，一名忍冬，终冬不凋，故名。

曰皂角，肥厚多脂者不多见。《群芳谱》云：不结实者，凿孔入生铁三五斤，泥封即结。

曰黄精，土人曰黄曰花苗，熬膏败毒极妙。

曰甘遂，山产最多，土人常采捆赴禹州出售。

曰麝香，麝生于山而香在脐，为最细之品，不多得。《陕县志·卷十三·物产志》，民国·欧阳珍修，韩嘉会等纂，民国二十五年（1936）铅印本，383-384.

药类

麝香、百合、地骨皮、山楂子、香附子、藁本、木瓜、车前子、远志、防风。《重修直隶陕州志·卷五·物产志》，清·龚崧林纂修，清乾隆二十一年（1756）刻本，2.

第三节 渑池县

药之类

丹参、芍药、山楂、荆芥、防风、草乌、香附、南星、半夏、薄荷、苍术、细辛、升麻、葛根、前胡、黄精、苦参、元参、苍耳、瓜蒌、车前、连翘、泽泻、寄生、芫花、柴胡、茵陈、瞿麦、天麻、黄芩、旱莲、藿香、紫苏、生地、桔梗、天门冬、麦门冬、芡实、茜草、地丁、地锦、蒺藜、射干、蝉蜕、当归、远志、沙参、谷精、藜芦、五味、蒲草、葶苈、王不留行、何首乌、牡丹皮、柏子仁、金银花、酸枣仁、小茴香、蓖麻子、花椒、益母草、大力子、天花粉、无名异、枸杞、郁李仁、地骨皮、菟丝子、蒲公英、夜明沙、款冬花、旋覆花、地肤子、莱菔子、艾。《渑池县志·卷七·土产》，清·甘扬声主修，清嘉庆十五年（1810）刻本，2.

药之类

有丹参、芍药、山楂、荆芥、防风、草乌、香附、薄荷、苍术、细辛、葛根、前胡、黄精、苦参、元参、苍耳、瓜蒌、车前、连翘、寄生、柴胡、茵陈、瞿麦、天麻、黄芩、旱莲、桔梗、天门冬、麦门冬、芡实、地丁、地锦、蝉蜕、谷精、藜芦、五味、葶苈、王不留行、何首乌、柏子仁、金银花、酸枣仁、茴香、蓖麻子、花椒、益母草、大力子、天花粉、无名异、枸杞、郁李仁、地骨皮、菟丝子、蒲公英、夜明沙、款冬花、旋覆花、地肤子、莱菔子、艾、商陆、马兜铃、山茱萸、女贞子、山贝母、土芪、黄柏、杏仁、桃仁、马勃、牙皂、三七、甘草、远志、刘寄奴、韶参、二丑、山药、槐花、槐实。《渑池县志·卷之七·实业》，民国·陆绍治主修，英华石印馆，民国十七年（1928）石印本，17.

药材资源

渑池县地处豫西丘陵地区，境内山川相间，平均气温12.4℃，年降雨量656.9毫米，气候温和，四季分明，加上优越的自然环境，为药材生产创造了良好的条件，药材种类繁多。但在历史上未能引起人们的重视和认识，许多有开采价值的中药材，基本上处于自生自灭状态。据1928年版《渑池县志》记载，当时被利用的仅有柴胡、连翘、苍术、防风、金银花等76种。《渑池县志》，渑池县志编纂委员会编，汉语大辞典出版社，1991年5月，558.

渑池县地产药材有三大特点：一是分布广，全县16个乡镇均有野生药材；二是种类多；三是药材质量纯正。

渑池县出产的贵重药材有韶参、豹骨、牛黄、麝香、天麻等 5 个品种。《渑池县志》，渑池县志编纂委员会编，汉语大辞典出版社，1991 年 5 月，558.

桔梗

生性适于湿润温和的气候，具有耐旱、耐热、怕风、怕淹、喜阳光的特点，属桔梗科多年生草本植物……

主要产地在南村乡、段村乡、坡头乡和仁村乡，采集季节为秋季，年产量 1 000 公斤左右。《渑池县志》，渑池县志编纂委员会编，汉语大辞典出版社，1991 年 5 月，558.

柴胡（北柴胡）

性喜温暖、湿润的气候，耐干旱，属伞形科，是多年生草本植物……

主要产地是坡头乡、段村乡、陈村乡和西阳乡、仁村乡一带，年产量 1 000 公斤左右。《渑池县志》，渑池县志编纂委员会编，汉语大辞典出版社，1991 年 5 月，558.

黄芩

性喜温暖气候，怕涝怕水淹，喜沙质土壤，系唇形科多年生草本植物……

主要产地在坡头、仁村和南村等乡，采集季节以秋季为佳，年产量 2 500 公斤。《渑池县志》，渑池县志编纂委员会编，汉语大辞典出版社，1991 年 5 月，559.

防风

防风为伞形科多年生草本植物，根细长，圆柱形，垂直生长，外皮黄白色……

主要产于段村乡、南村两地区，年产 2 500 公斤。《渑池县志》，渑池县志编纂委员会编，汉语大辞典出版社，1991 年 5 月，559.

马兜铃

系马兜铃科多年生缠绕草本植物，喜温暖气候，多野生于向阳山坡，其实又名小条青木香，药用果实，采集时间为秋季。马兜玲的主要产地在坡头、西阳、段村和南村各乡，年产量 400 公斤。《渑池县志》，渑池县志编纂委员会编，汉语大辞典出版社，1991 年 5 月，559.

酸枣树

系鼠李科多年生落叶灌木，多数为小乔木，高数尺，也有丈余者……枣仁采集时间为 9~10 月间。产地为南村、段村、坡头、仁村等乡，年产 5 000 公斤。《渑池县志》，渑池县志编纂委员会编，汉语大辞典出版社，1991 年 5 月，559.

柏树

系柏科多年生常绿乔木植物，高数尺，枝上无刺，柏树能在向阳山坡和丘陵地带种植，果实形状为卵园形，米粒状，表面黄白色，光滑，含油质，气香味甜，以冬季采集为最佳。果实、叶、树脂、种子等均能入药，渑池习惯以果实或种子入药，果实入药，中药称为柏麦。

柏麦主要产于笃忠、天池、段村3乡，年产量约50 000公斤。《渑池县志》，渑池县志编纂委员会编，汉语大辞典出版社，1991年5月，559.

天麻

天麻是贵重中药材，系多年生兰科寄生草本植物，地下块茎横向生、肥厚，肉质长圆状，全身有环节和芽眼，黄褐色……药用其块茎。

天麻在渑池县产量不多，属紧缺药材，主要产区在仁村乡。《渑池县志》，渑池县志编纂委员会编，汉语大辞典出版社，1991年5月，560.

远志

系远志科多年生草本植物，性喜凉冷气候，忌高温，耐干旱，根呈圆柱形，叶互生……药用其根或根皮，采集季节为春季出苗前或秋季地上部分枯萎后挖取根部。主要产地分布于城关镇、池底乡、英豪乡、张村乡、洪阳乡、笃忠乡和西村乡，年产量约2 000公斤。《渑池县志》，渑池县志编纂委员会编，汉语大辞典出版社，1991年5月，560.

五味子

系木兰科多年生落叶木质藤本植物……性喜凉爽寒冷气候，药用其果实。

五味子是渑池县地道药材，主要产地在段村乡、南村乡以及坡头乡、西阳乡和部分地区。采集时间宜在霜降过后，果实完全成熟为最佳，年产量4 000余公斤。《渑池县志》，渑池县志编纂委员会编，汉语大辞典出版社，1991年5月，560.

天门冬

系百合科多年生攀援草本植物……药用其块根。采集时间为秋季或冬季，以冬季采挖为最佳。采回后放入沸水中煮或蒸至外皮易剥落时，捞出浸入清水中，趁热剥去外皮，洗净，微火烘干或用硫磺熏后再烘干。

天门冬出产地在仁村、坡头和段村等乡，年产量约800公斤。《渑池县志》，渑池县志编纂委员会编，汉语大辞典出版社，1991年5月，560.

五加

系五加科多年生落叶灌木……药用其干燥的根皮，中药称五加皮，采集时间为夏秋两季。

渑池县各地均出产五加皮，年产量可达 2 万公斤。《渑池县志》，渑池县志编纂委员会编，汉语大辞典出版社，1991 年 5 月，560.

车前草

一年生草本植物，药用其种子。……采集时间为秋季，除去果壳即可，中药称车前子。

车前子在全县均有出产，年产量约 400 公斤。《渑池县志》，渑池县志编纂委员会编，汉语大辞典出版社，1991 年 5 月，560.

白头翁

系毛茛科多年生草本植物……药用其根，采集时间为春季花开前。

渑池各地均产白头翁，主产地为坡头乡及西阳乡北部地区，年产量达 3 500 公斤。《渑池县志》，渑池县志编纂委员会编，汉语大辞典出版社，1991 年 5 月，560.

丹参

系唇形科多年生草本植物……药用其根，丹参主要产于仁村乡、西阳乡北部地区、坡头乡及段村乡，年产量达 2 万公斤。《渑池县志》，渑池县志编纂委员会编，汉语大辞典出版社，1991 年 5 月，560.

白茅

系禾本科多年生草本植物……叶、初生花序、花均可入药，采集时间分别为春秋两季，药用其根状茎，中药称白茅根。

主要产地为西村、天池、笃忠、果园等乡，年产量约 3 000 公斤。《渑池县志》，渑池县志编纂委员会编，汉语大辞典出版社，1991 年 5 月，560.

半夏

系天南星科多年生草本植物……药用其干燥块茎，采集季节为 7~9 月份。

主要产地在西村、果园、笃忠和天池乡，年产量约 400 公斤。《渑池县志》，渑池县志编纂委员会编，汉语大辞典出版社，1991 年 5 月，560-561.

紫花地丁

系菫菜科多年生草本植物……采集季节为 5~8 月份。

渑池县地丁遍布，主产地在西村、果园、笃忠、天池、城关、池底、张村、英豪及洪阳等乡镇，年产量约 6 000 公斤。《渑池县志》，渑池县志编纂委员会编，汉语大辞典出版社，1991 年 5 月，561.

地榆

系蔷薇科多年生草本植物……采集时间分别为春节发芽前或秋季苗枯萎后，地榆主要产于坡头乡，年产量约为 4 000 公斤。《渑池县志》，渑池县志编纂委员会编，汉语大辞典出版社，1991 年 5 月，561.

地肤子

系藜科一年生草本植物，采集时间为秋季种子全熟后，药用其果实。渑池县各地普遍生长地肤子，年产量约 1 500 公斤。《渑池县志》，渑池县志编纂委员会编，汉语大辞典出版社，1991 年 5 月，561.

枸杞

系茄科多年生草本植物，采集时间为夏季或秋季，药用其根皮，中药称为地骨皮，功能除热凉血，主治骨蒸劳热，咳嗽吐血，全县各地均产，年产量约 3 000 公斤。《渑池县志》，渑池县志编纂委员会编，汉语大辞典出版社，1991 年 5 月，561.

牡丹

系毛茛科多年生落叶小灌木植物……药用牡丹根皮，中药称为牡丹皮，牡丹花亦可入药，牡丹主要产地在城关、池底、洪阳、张村、英豪、天池、果园及西村等乡镇，年产量约 2 000 公斤。《渑池县志》，渑池县志编纂委员会编，汉语大辞典出版社，1991 年 5 月，561.

乌头

系毛茛科多年生草本植物……采集时间一般是夏至小暑间挖取乌头的旁系根块，入药，中药称附子，年产量约 3 000 公斤。《渑池县志》，渑池县志编纂委员会编，汉语大辞典出版社，1991 年 5 月，561.

苍耳

系菊科一年生草本植物……秋季果实成熟后采收，以带总苞的果实和全草入药，苍耳主产在丘陵、平川区，年产量约 3 000 公斤。《渑池县志》，渑池县志编纂委员会编，汉语大辞典出版社，1991 年 5 月，561.

花椒

系芸香科灌木或小乔木植物……药用其种子的果皮，该植物根、叶、种子亦可入药。花椒主产地在段村、南村、坡头、仁村及陈村等乡，年产量约 2 000 公斤。《渑池县志》，渑池县志编纂委员会编，汉语大辞典出版社，1991 年 5 月，561.

杏树

系蔷薇科落叶灌木，果子叫杏子，杏子核内含仁，以仁入药，中药称为杏仁，采集时间为夏季，杏熟后，摘取果实，除去果肉和核壳。渑池县杏仁生产面积很大，主产地在西村乡，年产量 3 000 公斤。《渑池县志》，渑池县志编纂委员会编，汉语大辞典出版社，1991 年 5 月，561.

北苍术

系菊科多年生草本植物……采集时间为春秋两季，以秋季为好，其根状茎入药。北苍术主产地在仁村、坡头、南村、段村、和西阳乡的北部地区，年产量 4 000 公斤。《渑池县志》，渑池县志编纂委员会编，汉语大辞典出版社，1991 年 5 月，562.

南山楂

系蔷薇科落叶乔木或大灌木植物……采集时间为秋季，果实入药。南山楂主产地在仁村、坡头、段村、南村和陈村乡，年产量 4 000 公斤。《渑池县志》，渑池县志编纂委员会编，汉语大辞典出版社，1991 年 5 月，562.

杜仲

系杜仲科落叶乔木植物……采集时一般采用局部剥皮法，在清明至夏至间进行，药用最好为 15 年以上的植株。杜仲主产地在段村、坡头、洪阳 3 乡，年产量约 500 公斤。《渑池县志》，渑池县志编纂委员会编，汉语大辞典出版社，1991 年 5 月，562.

大蓟

系菊科多年生宿根草本植物……采集时间为夏秋两季花盛开时采割全草，于 8~10 月份挖根。大蓟主产地在英豪、张村、城关、仰韶、洪阳等乡镇，年产量约 2 000 公斤。《渑池县志》，渑池县志编纂委员会编，汉语大辞典出版社，1991 年 5 月，562.

荆芥

系唇形科一年生草本植物，采集时间为秋季花开穗绿时割取地上部分，药用其干燥的全草。野生荆芥主产地在段村、南村地区，年产量约 1 500 公斤。《渑池县志》，渑池县志编纂委员会编，汉语大辞典出版社，1991年5月，562.

扁豆

系豆科一年生缠绕草质藤本植物……采集时间为立冬前后摘取成熟荚果，打出种子晒至全干，年产量可达2 000公斤。《渑池县志》，渑池县志编纂委员会编，汉语大辞典出版社，1991年5月，562.

萝卜

系十字花科一年生植物，药用其成熟种子，中药称莱菔子。采集时间为夏秋两季种子成熟时割取全株，搓出种子，晒干即可。萝卜全县各地均能种植，年产量约500公斤。《渑池县志》，渑池县志编纂委员会编，汉语大辞典出版社，1991年5月，562.

桑树

系桑科多年生落叶乔木，药用其除拴皮的根皮，中药称为桑白皮，以冬季采挖为最佳。桑白皮全县均产，主产地在段村乡，年产量300公斤。《渑池县志》，渑池县志编纂委员会编，汉语大辞典出版社，1991年5月，562

薄荷

系唇科多年生草本植物……采集时间为每年二次，第一次在小暑与大暑之间，第二次在寒露与霜降之间，割取全草，药用其干燥的全草。渑池县薄荷主产在城关、洪阳、英豪、张村及西阳乡的南部地区，年产量约500公斤。《渑池县志》，渑池县志编纂委员会编，汉语大辞典出版社，1991年5月，562.

中药材加工炮制

中药有四气五味之分，即温、热、寒、凉和辛、甘、酸、苦、咸。配伍时又有主次之分，为使中药充分发挥疗效，尽量减少毒副作用，还需进行加工炮制，使人能收到"药到病除"的效果。

渑池炮制中药材，习惯用以下几种方法，如：

芍药炮制：生用、麸炒、酒炙、醋制、炒黑、土炒，炮制作用是酒制上行，增强活血作用。酸制，增强其柔肝作用。炒黑止血。麸炒、土炒缓和其酸寒之性，可防伤脾胃。

白术炮制：生用、土炒、麸炒、炒焦、米炒、炒炭、米泔水浸。炮制后药理作用是：土炒、炒焦、麸炒、米炒、有增强其健脾止泻作用，炒炭能加强止泻治痢作用，米泔水浸有去湿作用。

山药炮制：生用、麸炒、土炒，炮制后的药理作用是麸炒、土炒有增强其健脾作用。《渑池县志》，渑池县志编纂委员会编，汉语大辞典出版社，1991年5月，563.

林木药材类

有杜仲、山楂、金银花、连翘、猕猴桃、五味子、香园、枸杞、吴茱萸等。《渑池县志》，渑池县志编纂委员会编，汉语大辞典出版社，1991 年 5 月，84.

韶山药材

韶山药材丰富，有"半个药柜"之称，据统计有 200 多种药材。其中，韶参、防风、丹皮、连壳、黄芩等最为著名。《渑池县志》，渑池县志编纂委员会编，汉语大辞典出版社，1991 年 5 月，88.

第四节　卢氏县

药材

白及、细辛、苍术、黄芩、柴胡、赤芍、葛根、木通、连翘、丹皮、杜仲、远志、金银花、何首乌。《卢氏县志·卷二·地理》，清·郭光澍总修，李旭春赞修，清光绪十八年（1892）刊本，168.

第五节　阌乡县

药之属

曰牵牛，即黑白丑。

曰车前，《尔雅》：芣苢、马舄、车前，邢昺疏别三名也。

曰香附，即莎草根。

曰薄荷，甘泉赋作菱葀。群芳谱云：病，薄荷勿食，令汗不止。

曰紫苏，《务本新书》云：田畔近道可种以遮六畜。

曰款冬，《本草》陶注：形如宿蓴，未舒者其腹里有丝，其花乃似大菊。

曰蒺藜。《群芳谱》：子如赤，根菜子及小菱三角四刺有仁，炒黄去刺，磨面或蒸食，可以救荒。

曰大黄，苏恭曰：叶子茎并似羊蹄，但茎高六七尺。

曰天南星，生于平泽。《本草纲目》：二月生苗似荷梗，茎高一尺以来叶如蒟箬，两枝相抱。五月花似蛇头，黄色。七月结子作穗，似石榴子，红色。二月、八月采根似芋而圆扁。

曰菟丝，《尔雅》：在木曰女萝，在草为菟丝。

曰金银花，一名忍冬，经冬不凋，故名。

曰枸杞，《养疴浸笔》：枸杞子榨油点灯，能益目。

曰皂角，肥厚多脂者不多见，《群芳谱》云：不结实者凿孔入生铁三五斤泥封即结。

曰荆芥，俗兼用以作荠。

曰茵陈，《唐本草》云：此虽蒿类，经冬不死更因旧苗而生，故名茵陈。

曰葶苈，《尔雅注疏》：实叶皆似芥。《图经本草》云：葶苈，单茎向上，叶端出角粗且短，又有一种狗芥草叶近根下作歧生角细长，取时必须分别。

曰麦冬，《本草注》：根似矿麦，故谓之麦门冬。《群芳谱》云：四月初采根于黑壤肥沙地栽之，每年六月、九月、十一月三次上粪及耘灌，夏至前一日取根洗洒收之，其子亦可种但成迟尔。

曰蒲公英，俗名黄花苗。

曰甘遂，俗名眼毛根。

曰何首乌，废宅基往往有之。《群芳谱》云：有形如山川鸟兽者尤佳，此药修治时忌铁器。

以上诸品药肆间以充笼，然采者绝少委货于地，殊可惜也。

曰益母草，按：此草即萑。

曰薏苡，《群芳谱》云：可捣作面，可同米。

曰苦蒌皮，其根作粉即天花粉。

曰菖蒲，生石碛上，一寸九节者良，味辛温性，功能开心窍、明目、去湿。

曰党参，山内产者尚多，名为秦党，性较烈于路党，土人亦多采之以售于药室。温性味甘，功能止渴生津、补元气。

曰猪苓，据采药者云，该药最难寻，若寻得一窝可获数十斤，为除湿肿利水之良药。

曰苍术，峪内山坡多有，能除湿燥脾，压山岚瘴气。

仅有而珍者曰花蕊石，性至坚硬，治金疮血行，则却尤止血晕昏迷。

曰贝母，荆山贝母最驰名，性味平淡，能清痰止嗽，治腿膝人面疮及诸痈毒，尤良。《新修阌乡县志·卷九·物产志》，民国·韩嘉会等纂修，民国二十一年（1932）铅印本，221-222.

药类

木通、菖蒲、远志、甘草、茱萸、防风、荆芥、薄荷、黄芩、黄柏、大黄、米壳、茴香、艾叶、藿香、紫苏、车前、升麻、柴胡、牵牛、桔梗、细辛、瓜蒌、黄芪、香附、甘遂、天冬、麦冬、射干。《阌乡县志·卷之四·田赋志物产》，清·刘思恕，汪鼎臣纂修，清光绪二十年（1894）刻本，23.

第十三章　南阳市

药类

紫石英（《博物记》曰：出安众王鲁山；《一统志》云：出邓州覆金山）、滑石（出裕州当阳山，今无）、飞生急灵皮（出内乡）、白花蛇（出鸦路山）、车前子（出叶县文庙者佳）、紫苏、黄精、还童子、牡丹皮、天花粉、地骨皮、芍药、柴胡、葛根、酸枣仁、苦参、南星、香附、泽兰叶、苍术、细辛、管仲、黄芪、杜仲、连翘、川芎、金银花、菟丝子、益母草、刘寄奴、威灵仙、薏苡仁、蔓荆子、牵牛、半夏、芫花、乌药、楮实子、女贞实、远志、黄柏、百合、厚朴、白及、商陆、豨莶草、防己、瓜蒌、瓜蒂、金星过桥草、茯苓。《南阳府志·卷之一·舆地志物产》，清·孔传金纂修，清嘉庆十二年（1807）刻本，60

灵芝

康熙三十二年（1693），邓州产灵芝。《南阳府志·卷之一·舆地志物产》，清·孔传金纂修，清嘉庆十二年（1807）刻本，67.

花草类

甘菊（出内乡菊潭者佳，今无）、牡丹（唐人为木芍药，今间有之）、芍药、迎春花、木香、木槿（一名舜郑风、有女同车、颜如舜华是也）《南阳府志·卷之一·舆地志物产》，清·孔传金纂修，清嘉庆十二年（1807）刻本，58.

第一节　南阳县

药类

天花粉、地骨皮、葛根、紫苏、薄荷、苦参、芫花、白花蛇、金银花、连翘、细辛、百合、柴胡、山药、威灵仙、□□、白及、□□、□□、□□、荆芥、楮实子、车前子、山楂、苍术、杜仲、芍药、黄柏、豨莶草、益母草、乌药、川芎、蔓荆子、牡丹皮、南星、防己、酸枣仁、萹蓄、牛膝、土茯苓、地榆。《南阳县志·卷之一·

土产志》，清·张光祖纂修，清康熙三十二年（1693）刻本，19.

第二节　方城县（裕州）

药类

牵牛，有黑白二种，地骨皮、紫苏、黄精、柴胡、牡丹皮、芍药、葛根、连翘、天花粉、防风、苍术、细辛、金银花、贝母、□□、百合、楮实子、天冬、南星、菟丝子、益母草、艾、薄荷、酸枣仁、地丁。《裕州志·卷之一·地理物产》，清·董学礼纂修，清乾隆五年（1740）刻本，19-20.

第三节　南召县

天花粉，即栝楼根，始生洪农山谷及山阴，今所在有之，味苦寒，无毒，肉坚、白者为佳，乃使药也。

葛根，始生汶山川谷，今处处有之，味甘辛平、无毒。《尔雅》：葛，稀结草也，俗呼干葛，臣药也。

苦参，始生汝南山谷，今所在有之，苦以味名，参以功名，味寒无毒，君药也。

芫花，始生淮源川谷，今处处有之，味辛温，有小毒。《山海经》有云：首山其草多芫是也。

金银花，黄、白二色，能祛风邪。

百合，始生荆州川谷，味甘平，无毒，使药也。

山楂，始生山南安随诸州，味酸冷无毒。

黄芩，始生秭归川谷，《说文》：芩今作莶，谓其色也。味苦平、无毒，臣药也。

地榆，始生桐柏山谷，味苦，微寒，无毒。

苍术，以茅山者为良，味甘辛温，无毒。君药也。

柴胡，始生洪农山谷，以宁夏者为佳，味苦平，无毒。君药也。

细辛，始生华阴山谷，《管子》云：五沃之土，群药生，少辛是矣。味辛温，无毒，臣药也。

牛膝，始生河内及临朐，以怀庆者为良。味苦酸平，无毒，君药也。

菟丝子，始生朝鲜川泽，味辛甘平，无毒。

防风，始生沙苑川泽及邯郸、琅琊、上蔡，乃御诸风之要药，因名防风，味甘辛温，无毒，臣药也。

桔梗，始生嵩高山谷，味辛微温、有小毒，臣药也。

何首乌，本出顺州南河县，今在处有之，以西洛嵩山及柘城县者为胜。有赤、白二种，赤者雄、白者雌，味苦涩微温，无毒。

土茯苓，楚蜀山箐中甚多，甘平，无毒。

牵牛子，有黑、白二种，味苦寒，有毒，使药也。

车前，始生真定平泽陵阪道中。《诗》云"采采苤苢"即此也。味甘寒，无毒，君药也。

商陆，始生咸阳山谷，味辛平，有毒，使药也。

枸杞，古以常山者为主，今以甘州为佳，味苦寒，无毒。

白茯苓，气味甘平，无毒。

赤茯苓，白者主治胸胁逆气，赤者主治破结气。

五加皮，始生汉中，味辛温，无毒。

杜仲，始生上虞山谷及上党汉中，今南召者亦佳，味辛平，无毒。

虎骨，味辛微热，无毒，臣药也，主治筋骨。

麝香，味辛温，无毒。

鹿茸，味甘温，无毒，君药也。

白花蛇，味甘咸温，有毒，君药也。《南召县志·卷之二·土产志》，清·陈之焴等纂修，清乾隆十一年（1746）修，民国二十八年（1939）重印本，209.

第四节　镇平县

药类

白菊、牡丹皮、赤芍、山楂、苍术、杜仲。《镇平县志·卷之一·土产》，清·吴联元纂修，清光绪二年（1876）刻本，4.

药之属

曰土茯苓，又名冷饭团，澄粉色白，可当飧食，凶岁益多，与蕨粉皆救荒之佳产也；曰山姜，与黄精产玉寿山；曰败酱，俗名苦菜头；曰车前；曰金樱；曰三藾；曰香附子；曰使君子；曰天门冬；曰白蔹；曰金银花；曰石斛；曰薏苡；曰山菊；曰艾；曰青蒿，土人以造酒饼；曰益母草；曰夏枯草；曰木贼；曰草薢；曰野芋头；曰射干；曰茱萸；曰栀子；曰薯良；曰蒲公英；曰紫苏；曰天台乌；曰威灵仙；曰鹅不食草；曰香蒲根。《重修镇平县志·卷二·土产》，民国·潘承焯，吴作哲纂修，民国年间（1912—1949）抄本，17-18.

第五节　内乡县

药品

黄精、远志、苍术、杜仲、厚朴、甘菊花、枳壳、射干、白及、百合、赤芍药、桔梗、山药、石斛、防风、苦参、天南星、商陆、细辛、升麻、乌头、芫花、金银花、大戟、猪苓、茯苓、花蛇、牛蒡、石菖蒲、山茨菇。《内乡县志·卷四·食货物产》，清·宝鼎望纂修，清康熙五十一年（1712）刻本，59.

物产之最——甘菊

按：内乡物产之最脍炙人口者，莫如菊潭之甘菊，水亦犹，邑中名胜以半山亭洼尊石刻为之冠耳。然邑人李翰林蓁在万历间已有偕元生寻洼尊石不得，怅然之作及过菊潭诗，则云：我来寻胜地，不见一黄花。迄今又百余年矣，岂复能得甘菊乎，因思内乡土产同甘菊花，载诸明《一统志》者……《内乡县志·卷之四·食货物产》，清·宝鼎望纂修，清康熙五十一年（1712）刻本，60.

甘菊药材

（差徭）甘菊药材，征银五钱八分四厘。《内乡县志·卷之二·建置》，清·主鼎望纂修，清康熙三十二年（1693）刊本，299.

甘菊石青

（内乡）甘菊石青，甘菊银八两，解礼部。石青银五百两，解工部。《邓州志·卷之十·赋役志》，明·潘庭楠纂修，宁波天一阁藏明嘉靖四十三年（1564）刻本1963年影印，26

第六节　淅川县

蝉蜕、全蝎

蝉蜕、全蝎，二产所在多有，可以入药，故物书之。《淅川直隶厅乡土志·卷八·物产》，清抄本，3.

大宗植物

柴胡，岁收约一二千斤，运赴湖北汉口销售；桔梗，岁收约四五百斤，仅敷本境售用；金银花，岁收约七八百斤，仅敷本境售用。《淅川直隶厅乡土志·卷八·物产》，清抄本，4.

药材

荆芥、连翘、杏仁、薄荷、山楂、天冬、山药、半夏、瓜蒌、均不多，以上药材类。《淅川直隶厅乡土志·卷八·物产》，清抄本，9-10.

药物

药材多达 400 余种……主要有二花、柴胡、柏籽、酸枣仁、桔梗、连翘、远志、杜仲、沙参、茵陈、丹参、香附子、天花粉、五味子、半夏、白芍、黄精、灵仙、乌梅、何首乌、木瓜、积实、女贞子、麦冬、生地、白及、丹皮、白扁豆、黑芝麻、卜子、黄连、望月荷、陈皮、禾头根、天麻、泽泻、夏枯草、寸干、苍术、紫苏、防风、党参、牛膝、杏仁等。《淅川县志》，淅川县地方志编纂委员会，王本庆主编，河南人民出版社，1990 年 10 月，90

石膏

石膏，主要分布在丹江沿岸的仓房、新宅子、船山、扬伙等地，矿体呈层状，一般长 200 米左右，厚 0.47~5.86 米，多为纤维石膏，少量为泥膏……《淅川县志》，淅川县地方志编纂委员会，王本庆主编，河南人民出版社，1990 年 10 月，94-95.

全虫

全虫，又名蝎子，远东全蝎，淅川蝎子分山蝎和伏蝎两种。据《淅川直隶厅乡土志》（光绪三十一年修）载：蝉蜕、全虫二产所在多有，可入药，故特书之。《淅川县志》，淅川县地方志编纂委员会，王本庆主编，河南人民出版社，1990 年 10 月，277.

中药材出口

淅川解放前，出口商品有桐油、生漆、全虫、牛皮、五味子等 10 余种。《淅川县志》，淅川县地方志编纂委员会，王本庆主编，河南人民出版社，1990 年 10 月，288.

第七节　唐河县

药之属

有黄精、有紫苏、有天花粉、有土茯苓、有苍耳、苍术、有知母、益母；以角名者有皂角、槐角；以叶名者有艾叶、柏叶；以仁名者有杏仁、枣仁；以子名者有菟丝、车前；以皮名者有地骨皮、桑白皮；而丑以黑白判，蓟以大小分，花以金银名，草以兜铃著，姊妹花第一者为瞿麦，果蠃实最大者名瓜蒌，有蝉蜕、有蜂蜜、有木贼、西芎，有薄荷、茵陈，而马齿苋生于间川，田荒白茂肉苁蓉产自马厂，厂废而今无，邑之马厂，所产肉苁蓉最美，今马厂久废而此种不足奇矣。《唐县志·卷二·舆地》，清·陈咏纂修，清光绪四年（1878）刻本，58.

药类

黄精、知母、葛根、艾叶、薄荷、茵陈、菟丝子、苍耳、紫苏、瓜蒌、王瓜、皂角、槐角、益母草、杏仁、枣仁、荆芥、苍术、木贼、瞿麦、车前子、大蓟、小蓟、木瓜、兜铃、蝉蜕、牵牛、金银花、秦艽、麝香、西芎、侧柏、肉苁蓉、露蜂房、桑白皮、马齿苋、土茯苓、地骨皮、天花粉。《唐县新志·卷之十·物产》，清·王政纂修，清康熙十二年（1673）刻本，3.

药类

桔梗、细辛、杜仲、干葛、马蹄香、苍术、元参、升麻、连翘、益母草、白布、白及、柴胡、独活、草乌、赤芍、山楂、牵牛、苦参、红花、荆芥、半夏、薄荷、紫苏、地骨皮、车前子、豨莶草、香附子、何首乌、天花粉、青木香、麦门冬、商陆根、苍耳母、蒺藜、甘菊。《唐县志·卷一·物产》，清·平部鼎纂修，清康熙三十五年（1696）刻本，26.

地产名药

唐河地产动、植物类、菌类、矿类常用中药材210种，其他品种由外地购进……在地产品中以半夏、柴胡、香附、全蝎最为著名。

半夏：俗名药狗蛋，以其个大、色白、粉性足而闻名省内外，素有"唐半夏"之称，东王集、毕店、少拜寺、马振抚、张店、桐寨铺等8个乡近800平方公里的岗丘薄地都能生长。

柴胡，产于东南浅山区马振抚、祁仪、湖阳、黑龙镇4个乡29个行政村，面积

350 平方公里，质地良好，素有"唐柴胡"之称。尤以唐河和湖北枣阳县交界处的唐子山一带所产质量最佳。其根部柔软、色红，故又有软柴胡、红柴胡之称。

香附，俗名莎草根，唐河、泌阳河、三家河沿岸近 400 平方公里的低湿沙质土壤适宜其生长，其他各地亦有。其特点是横断面呈菊花形辐射状纹络，香味浓、疗效显著。中医处方常以"唐香附"强调其重要性。

全蝎，又名蝎子、全虫，生活于山坡石块下、石缝等潮湿阴暗地方。唐河气候适宜全蝎生长，历来全县皆产。《唐河县志》，唐河县地方志编纂委员会编，中州古籍出版社，1993 年 9 月，602.

药材炮制

中药材批发部门购进的多数是个货，出售前需采用挑拣、分档、筛簸、刷刮、拌拍、摘掰、剥挖、抽、碾、研、捣、劈、锉、制绒等方法去掉杂质和非药用部分，有的需要切成饮片……

零售单位在销售过程中，按照配方要求再进行加工炮制，以便更充分地发挥药效。其方法有水制（浸泡）、火制（炒、炙、煅、炮、烫）、水火共制（煎、煮、灼、淬）和发酵、发芽、制霜等。《唐河县志》，唐河县地方志编纂委员会编，中州古籍出版社，1993 年 9 月，603.

单方验方

治肠梗阻：用独角兽（屎壳螂）3~4 个砸碎，开水炖后和糖喝（杨惠云方）。

食道异物排除：取韭菜若干，洗净勿切搓，放入沸水中翻身即捞出，囫囵吞下，然后再服蓖麻油 30 毫升，异物可除（刘建云方）。

治斑秃：元参 30 克冲茶饮用，500~1 000 克即可痊愈，另用生姜擦患部（赵中甫方）。

治痢疾：鲜马齿苋 150~200 克，洗净捣烂取其汁，一次服用。（李华亭遗方）。

外科大戟散：大戟 4 两（炒黑）雄黄 4 分研面。主治一切疮疡、刀伤及犬咬（王天经遗方）。

治风湿性腰、臂、膝痛：将马前子 30 克放入植物油中炸黑，碾碎过箩，和甘草粉 30 克混合，制成蜂蜜丸如豌豆大，日服 3 次，每次 1 粒，连服 7 天为一疗程。停药一周再服一个疗程，2~3 个疗程即可见效（韩东亚遗方）。《唐河县志》，唐河县地方志编纂委员会编，中州古籍出版社，1993 年 9 月，598.

西药

民国十年（1921），西药传入后，均为药粉、药片、溶剂、针剂。《唐河县志》，唐河县地方志编纂委员会编，中州古籍出版社，1993 年 9 月，604.

第八节　新野县

药类

蔓荆、枸杞、杏仁、车前、酸枣仁、何首乌。《新野县志·卷之一·物产》，清·徐金位纂修，清乾隆十九年（1754）刊本影印，96.

药用植物

主要有紫草、木贼，羊蹄，龙葵、地锦、旋覆花、香蒲、旱莲草、马鞭草、菟丝子、黄蒿、野菊花、水蓼、车前、茵陈、蒺藜、香附、野艾、益母草、半夏、地黄、瓦松、白茅草、葶苈、蝲蝲草、曼陀罗、苍耳、猫眼睛、黑蚂皮、金不换、王不留、透骨草、野生地、芦根、何首乌、泽泻、前胡、白头翁、黄芪、介白、黄实、天仙子、蛇床子、茺蔚子、急性子、栝楼、女贞、牵牛子、地丁、半支莲、半边莲、败酱草、浮萍草、鹅不食草、鱼腥草、翻白草、谷精草、瞿麦、刘寄奴、鸡冠花、蒲黄、苦丁香、节节草、鬼针草（老婆筋）等。《新野县志》，新野县史志编纂委员会编纂，中州古籍出版社，1991年8月，94.

药食两用植物

主要有马齿苋、慈菇、荠菜、地芙、蒲公英、枸杞（田菜芽）、黑点蓼、刺角芽、野胡萝卜、鸡冠菜等。《新野县志》，新野县史志编纂委员会编纂，中州古籍出版社，1991年8月，94.

根蔓类

主要有半夏、香附、天花粉、芦根、何首乌、白茅根、菖蒲、泽泻、白头翁、黄芪、介白、玄参、川芎、生地、麦冬、白芍、地丁、玄胡、山药、南星、葛根、甘蔗根、黄花菜根、白菜根、槐枝、莲须、柳须、生姜、大蒜等。《新野县志》，新野县史志编纂委员会编纂，中州古籍出版社，1991年8月，567.

果实种子类

主要有黄实、车前子、苍耳子、天仙子、蛇床子、小茴香、蔓荆子、苏子、二丑、山茱萸、苡米、丝瓜络、南瓜子、甜瓜子、花椒子、荆条子、莲子、葱子、木瓜、白果、无花果、泡桐果、乌梅、枸杞、王不留、葶苈子、青葙子、菟丝子、茺蔚子、急性子、地芙子、女贞子、蒲黄、马兜铃、蒺藜、皂角、柿蒂、杏仁、核桃仁、枣仁、柏仁、桃仁，槐角、桑葚、栀子、蓖麻子、楝子、构桃、陈刺蛋、椿谷谷等。《新野县志》，新野县史志编纂委员会编纂，中州古籍出版社，1991年8月，568.

全草类

主要有半边莲、半枝莲、木贼、泽兰、大蓟、茵陈、蒲公英、益母草、败酱草、瓦松、旱莲草、浮萍、青蒿、车前草、鹅不食草、马鞭草、鱼腥草、马齿苋、猫眼草、猪牙草、辣蓼、翻白草、透骨草、荆芥、猫爪草等。《新野县志》，新野县史志编纂委员会编纂，中州古籍出版社，1991年8月，568.

花类

主要有旋覆花、洋金花、闹羊花、菊花、合欢花、红花、金银花、芙蓉花、月季花、凤仙花、鸡冠花、石榴花、槐花等。《新野县志》，新野县史志编纂委员会编纂，中州古籍出版社，1991年8月，568.

叶类

主要有荷叶、桃叶、桑叶、竹叶、萝卜叶、葡萄叶、蓖麻叶、枣叶、柳叶、夹竹桃叶、艾叶、紫苏叶等。《新野县志》，新野县史志编纂委员会编纂，中州古籍出版社，1991年8月，568.

皮类

主要有丹皮、桑白皮、苦楝皮、椿皮、冬瓜皮、石榴皮、地骨皮、豆角皮等。《新野县志》，新野县史志编纂委员会编纂，中州古籍出版社，1991年8月，568.

动物类

主要有鳖甲、龟板、蟾酥、螺壳、夜明砂、水蛭、全虫、土元、蚯蚓、壁虎、蜘蛛、蝉蜕、蛇蜕、蜗牛、土蜂、蜂蜜、蜂房、鸡内金、猪苦胆、狗肾、鸡蛋壳、桑螵蛸等。《新野县志》，新野县史志编纂委员会编纂，中州古籍出版社，1991年8月，568.

蔓荆子

蔓荆子，产于歪子乡沙窝村东边蔓荆山（沙岗）上。明嘉靖《邓州志》记载：其新野之山，北四十里曰蔓荆山……多产蔓荆。此山之蔓荆子，粒大、饱满，上端有盔甲，气芳香，无杂质，色泽鲜亮。在同类产品中属上乘，解放前，最高年份民国十八年（1929）产量达7 500公斤。每年秋初，果实成熟，药商收购，运往广州，香港等地。《新野县志》，新野县史志编纂委员会编纂，中州古籍出版社，1991年8

月，568．

半夏

半夏，又名蹦三蹦、麻芋头、药狗蛋、毒蒜瓣，药用根茎，性辛温、有毒。新野之野生半夏，以质坚、个大、粉性足，洁白细腻而负盛名，被称为"襄半夏"。解放前，最高年产量达万余公斤。药商常外运与南药交换。《新野县志》，新野县史志编纂委员会编纂，中州古籍出版社，1991年8月，568．

香附

香附，俗称莎草根，新野香附，素以个大、饱满、质坚、色棕褐、气芳香而著称。解放前，药店大量收购，以补中草药之不足。《新野县志》，新野县史志编纂委员会编纂，中州古籍出版社，1991年8月，568．

蒺藜

蒺藜，新野沟、渠、路边和荒草滩均有生长，县城北关西北隅生长的白蒺藜（今已绝种）尤为名贵。《本草正》云：白蒺藜，凉血养血，亦善补阴……祛风解毒，白者良。蒺藜虽然生长广泛，但因价格低廉，不易收打，收获量一直很低。《新野县志》，新野县史志编纂委员会编纂，中州古籍出版社，1991年8月，568．

全蝎

全蝎，解放前，遍生于破旧土墙中，夏季夜晚捕捉，新野全蝎，素以四对足长、个大、色纯、腹中无杂而负盛名。药店和行商大量收购，销往武汉、广州、香港等地。《新野县志》，新野县史志编纂委员会编纂，中州古籍出版社，1991年8月，569．

土元

土元，广生于墙角阴湿松土及灶间、柴末中，其特点是个大、背呈黑棕色，油润光泽。解放前，药店和行商收购，销往武汉、广州、香港等地。《新野县志》，新野县史志编纂委员会编纂，中州古籍出版社，1991年8月，569．

中成药制作

明清时期，县内已有丸、散、膏、丹等成药的制作。民国时期，种类增多，如"树仁堂"药店的"剩饭丸"，歪子乡沙窝村的"桃花散""接骨膏药"，城郊乡段堡村的"明明眼膏"等，均有名气。《新野县志》，新野县史志编纂委员会编纂，中州古籍出版社，1991年8月，569．

西药制剂

民国三十五年（1946），县立卫生院设制剂房，始制十滴水、樟脑酊、颠茄酊、阿片及硫黄合剂等。《新野县志》，新野县史志编纂委员会编纂，中州古籍出版社，1991年8月，569.

第九节　桐柏县

药之属

药之属十有九：有天冬，有牡丹皮、五加皮，有麦冬，有苍术，有赤芍，有山楂，有柴胡、葛根，有黄精、玉轴，有金银花，有杜仲、桔梗，有青木香，有紫草、茜草，有升麻，有马蹄香，而药之属止矣。《桐柏县志·卷之二·地理志物产》，清·巩敬绪纂修，清乾隆十八年（1753）刻本，19.

第十节　邓　县

药之属

有益母草、有天花粉、有酸枣仁、有紫苏、有槐角、有甘菊花、有豨莶草。《邓州志·卷之九·风俗附物产志》，清·蒋光祖纂修，清乾隆二十年（1755）刻本，4.

药

有益母草、有天花粉、有酸枣仁、有紫苏、有槐角、有干菊、有豨莶草。内、浙有麝香、有鹿角、有百合、有何首乌、有风藤。《邓州志·卷之十·赋役志物产》，明·潘庭楠纂修，宁波天一阁藏明嘉靖四十三年（1564）刻本1963年影印，32.

彭桥乡药材

山区产山楂、金银花、全虫、蜈蚣等10多种名贵中药材。《邓州市志》，邓州市地方志编纂委员会编，王复战主编，中州古籍出版社，1996年9月，103.

第十四章　商　丘

第一节　商丘县

药之属

有木瓜、草麻、大麻、蝉蜕、僵蚕、蚕蛾、地黄、米壳、悬芦、瓜蒌、牵牛、薄荷、山药、地榆、茴香、红花、蒺藜、菖蒲、艾、商陆、豨莶、南星、瞿麦、牛膝、紫苏、大蓟、马勃、甘菊、地丁、杏仁、桃仁、苍耳、枳实、醎荆、三棱、荆芥、天仙子、蛇床子、决明子、楮实子、枸杞子、香附子、益母草、麦门冬、夏枯草、白连芷、金银花、猪牙草、薏苡仁、蒲公英、菟丝子、地骨皮、天花粉、天门冬、佛座心、透骨草、酸枣仁、款冬花、旱莲草、夜明沙、王不留行。《商丘县志·卷之一·物产志》，民国·刘德昌纂修，民国二十一年（1932）石印本，29-30.

野生药用植物

野生药用植物有香附、车前子、菟丝子、荠荠菜、蒺藜、白茅根、王不留行、苍耳子、实子、白芥子、地覆子、益母草、女贞子、青葙子、蛇床子、茵陈、蒲公英、泽兰叶、大蓟、小蓟、夏枯草、败酱草、扁蓄草、地丁、瓦松、艾蒿、青蒿、萝布麻、旱莲草、凤仙草、艾叶、覆盆子、天地稞、猫耳眼、猩猩草等。《商丘县志》，商丘县志编纂委员会编，生活·读书·新知三联书店，1991年3月，99.

栽培药用植物

栽培药用植物有党参、北沙参、玄参、丹参、太子参、川芎、生地、黄芪、白术、白芍、白芷、牛膝、山药、桔梗、紫菀、天花粉、附子、川乌、草乌、南星、大青（板蓝根）、土贝母、全紫苏、枸杞、苡米仁、黑芝麻、赤小豆、白豆衣、冬花、麦冬、丹皮、生姜、红花、薄荷、牛蒡子、菊花、药玉米、透骨草、牡丹、元胡、二丑（黑白丑）、扁豆、甘草、薄荷、小茴香、首乌、葛根、百合、茜根、茜草、半夏、商陆、射干、前胡、柴胡、防风、知母、牛子、苏子、莱菔子、蔓荆子、花椒、白果、瓜蒌、乌梅、米壳、芦巴子、木瓜、无花果、苦楝子、丝瓜、火麻仁、荆芥、

鱼腥草、鸡冠花、地骨皮、二花（金银花）等。《商丘县志》，商丘县志编纂委员会编，生活·读书·新知三联书店，1991年3月，98-99.

药材

据甲骨文记载，早在商代，商丘便产"商香附"。从商代至南北朝，以野生中药材为主，至唐代部分野生药材转为农家种植，时有中药材49种（以葛根、木瓜、香附、菊花、红花、紫苏、桑皮、生地为大宗，木瓜为贡品），至清乾隆十八年（1753）发展到117种。《商丘县志》，商丘县志编纂委员会编，生活·读书·新知三联书店，1991年3月，117.

第二节　永城县

药材银

（清）药材银三十一两九钱九分八厘。《永城县志·卷九·度支》，清·岳廷楷纂修，清光绪二十七至二十九年（1901—1903年）刻本，10.

药类

补骨脂（产顺河集）、瓜蒌、天花粉（即瓜蒌根）、半夏、地骨皮（即枸杞根皮）、槐子、紫花地丁、益母草、木贼草、牵牛、香附（即莎草根）、葛根、麦芽、白菊花、蝉蜕、蒲（嫩芽可充馔）、葵、芦、荻、茅（有红白两种可以葺屋）、茵陈、艾、僵蚕、斑蝥、车前子、何首乌、金银花、皂角、薄荷、大黄、黄芪、荆芥、罂粟壳、王不留行、菟丝子、桃仁、杏仁、马兰草、麦冬、桑白皮、蛇床子、小茴香、茱萸、天仙子。《永城县志·卷十三·物产》，清·岳廷楷纂修，清光绪二十七至二十九年（1901—1903年）刻本，5.

药品

木瓜、桑白皮、蛇床子、天仙子、僵蚕、斑蝥、麦门冬、香附子、车前子、葛根、瓜蒌、小茴香、何首乌、大黄、茱萸、地黄、艾。《永城县志·卷之二·物产》，清·周正纪纂修，清康熙三十六年（1697）刻本，23.

花类

菊、梅、牡丹、芍药、蔷薇、丁香、莲、百合、木槿、萱……《永城县志·卷十三·物产》，清·岳廷楷纂修，清光绪二十七至二十九年（1901—1903）刻本，6.

菊、梅、丹、芍药、蔷薇、丁香……木槿、山丹。《永城县志·卷之二·物产》，清·周正纪纂修，清康熙三十六年（1697 年）刻本，23.

鸦片烟土

旧名罂粟，俗名米壳，花后结实，实中有浆，以刀斜划之，朝划暮地取，暮划朝取，浆干，随名曰烟土；再入锅熬，取其精，滤去其滓，名曰鸦片烟膏；以数寸针挑，向灯火烧之，裹成下锐上圆之形，名曰烟炮，以竹管尺余，凿一孔，贯一泥壶，竹管曰枪，泥壶早已斗，烟炮焊于斗门左右，卧而吸之，其味苦，其气或香或臭，因人秉性而变。凡嗜此者，皆俾昼作夜，肌肉渐消，性急者缓，百事皆废。按时而吸，逾时则病，名曰发瘾，其毒中于骨髓，不可复治，此物中华自唐已偶有之，然不过视为草木花，未尝知此制造也。明之中叶，始入中国，乾隆间，内地吸者渐多，产于英吉利之印度，其价昂。嘉庆二十年（1815），朝廷严加申禁食者，较今尚少，其物刖名甚多，曰波毕，曰阿芙蓉，曰阿片，又有公班，白皮红皮，大小土之分，实中含子，既老即可为种。咸丰同治间，内地间有种者，永城自光绪以来，种者日众，官遂因以抽税而种者，仍不可遏估。地愈多收粮愈少，斯邑也，民鲜盖藏，实由于此，一遇歉收，四境流离，又况土人食者，什有二三，以今户口计之，嗜此者不下五六万人，大半皆壮年，男子坐兹废弃，岂不可惜，又收获之时家藏，户有妇女小有龃龉，便吞此轻生，其贻害不可胜言，司民牧者，可不于此重戒之乎。《永城县志·卷十三·物产》，清·岳廷楷纂修，清光绪二十七至二十九年（1901—1903 年）刻本，6-7.

酿造类

酒：用高粱蒸。

本绍酒：仿浙绍酒为之。

黄酒：以红谷及黍为之，土人逢节以此饮客。

小药酒：以高粱、大麦为之，内小曲杂药料酿成。《永城县志·卷十三·物产》，清·岳廷楷纂修，清光绪二十七至二十九年（1901—1903 年）刻本，5.

第三节　虞城县

药类

槐角子、车前子、香附子、蛇床子、枸杞子、桑白皮、莳萝、艾、小茴香、南星。《虞城县志·卷之二·物产志》，清·李淇修，席庆云纂，清光绪二十一年

（1895）刊本影印，203.

药类

槐角子、车前子、香附子、蛇床子、枸杞子、桑白皮、莳萝、艾、小茴香、南星。《虞城县志·卷之二·物产志》，清·张元鉴、蒋光祖纂修，清乾隆八年（1743）刻本，21。

惠楼山药

惠楼山药，产于店集乡惠楼一带，为"小红皮"品种，有400余年栽培历史，相传明代即为贡品。该品种个匀，一股长2尺许，皮色红润，肉色乳白，与肉同煮，肉烂山药不碎；易剥，可一剥到头；食之不麻不涩，甜香可口，营养价值高，用为中药，可健脾胃、补肺肾，治泻、遗精、带下等症。是食用和馈赠佳品。民国末年，种植面积50余亩，年产4万余公斤，建国初，年产量增至6万公斤。《虞城县志》，虞城县志编委会编，生活·读书·新知三联书店，1991年7月，199.

贾寨金银杏

贾寨金银杏（又名水白银杏），是杏类稀有珍贵品种。其形似桃，个肥大，向阳面红中透黄，背阴面黄中呈白，色泽鲜艳，味道香甜可口，果香浓郁，色香味俱臻上乘。此杏7月上旬成熟。单果重80~150克，果肉可食率达91.9%，熟透的可一口气吸干果浆，只剩皮与核。果肉离核，俗称"干壳"，是鲜食、加工的兼用品种。其树耐瘠薄，产最高。种植3年见果，5年单株产量30~50公斤，盛果期250公斤左右，最高产量400公斤。此树在贾寨有100余年栽培历史。《虞城县志》，虞城县志编委会编，生活·读书·新知三联书店，1991年7月，199.

中药材

清顺治十五年（1658）《虞城县志》载，本地野生中药材9种（槐角子、车前子、香附子、蛇床子、枸杞子、桑白皮、莳萝、艾、小茴香）。建国后，据不完全统计，本县产中药材已有140余种，可分为植物药材和动物药材两大类。

红花，通络活血；白芥子，祛痰平喘，消肿毒；金银花，清热解毒；白眉豆，健脾止泻、生津止渴；菊花，清热、法风、明目；牛子，麻疹、咽喉肿痛；槐花，痔疮出血、便血、血痢、头痛；鸡冠花，痔、漏下血、子宫功能性出血；二丑，水肿、腹胀、肝硬变；葛花，痔疮、大便带血、解酒；莱菔子，消食、化痰、下气消肿、干喘；苏子花，利气化痰；韭菜子，遗精、滑精……《虞城县志》，虞城县志编委会编，生活·读书·新知三联书店，1991年7月，447-448.

第四节　夏邑县

药品

车前子、地黄、香附子、蝉蜕、蛇床子、桑白皮、蚕蛾、草麻子、米壳、小茴香、天仙子、斑蝥、麦门冬、瓜蒌、枸杞子、大黄、茱萸、商陆、薏苡、猪牙草、紫地丁、紫苏、蟾蜍。《夏邑县志·卷五一·地理物产》，明·郑相纂修，宁波天一阁藏嘉靖间刻本1963年影印本，10.

药属

车前子，《尔雅》：芣苢、马舄、车前，刑昺，疏别三名也。弘景曰：车前子，性冷利水。好古曰：车前子，能利小便而不走气，与茯苓同功。

香附，即莎草根，其根相附连续而生，可以合香，故谓之香附子，古谓之雀头。江表传云：魏文帝遣使于吴，求雀头香，即此，其草可为雨衣，疏而不沾，故字从草从沙。

薄荷，薄荷俗称也，杨雄《甘泉赋》作茇葀，《群芳谱》云：病，薄荷勿食，令人虚汗不止。近世治风寒为要药，故人家多莳之。

紫苏，时珍曰：苏从稣音，稣，舒畅也，苏性舒畅，行气活血，故谓之苏。曰紫苏者，以别白苏也，《务本新书》云：地畔近道可种苏，以遮六畜，以子拵油，燃灯甚明。

豨莶，《救荒本草》云：嫩苗煠熟可调食，俗谓之黏糊菜。按韵书，楚人呼猪为豨，呼草之气味辛毒，为莶此草气臭如猪而味莶螫，故谓之豨莶。其叶似苍耳，茎圆有毛。

蒺藜，一名茨，《诗》曰：墙有茨。时珍曰：蒺疾也，藜利也，茨刺也，其刺伤人甚疾而利也。《群芳谱》子如赤根菜子，及小棱三角四刺，有仁，炒黄去刺磨面或蒸食可以救荒。

大黄，弘景曰：大黄其色也，将军之号当取其骏快也。苏恭曰：叶子茎并似羊蹄，但茎高六七尺。藏器曰：凡用有蒸、有生、有熟，不得一概用之，土产不堪入药。

荆芥，本草名假苏，一曰姜芥，皆因其气味辛香如苏如姜如芥也，古方稀用，近世医家为要药，并取花实成穗者曝干入药。时珍曰：荆芥原是野生，遂多栽，时俗兼用以作蔬。

菟丝，《诗》云：茑舆女萝毛苌，云女萝菟丝也，而本草菟丝无女萝之名。《埤雅》云：在木曰女萝，在草曰菟丝。陆机《诗疏》言：菟丝蔓草上黄赤如金。抱朴子曰：菟丝之草，下有伏菟之根。

茵陈，《本草》云：此虽蒿类，经冬不死，更因旧茵而生，故曰茵陈。

苦蒌，一名果蓏，《诗》云，果蓏之实，亦施于宇是矣，古方各用，后世乃分子、瓤、皮各用，其根作粉，洁白如雪，故谓之天花粉。

艾，宗懔《荆楚岁时记》云：五月五日，鸡未鸣时采艾，似人形者，揽而取之，收以炙病甚验，是日采艾，为人悬于户上，可禳毒气。时珍曰：凡用艾叶，须用陈久者。故孟子曰：七年之病，求三年之艾。

何首乌，废宅基及古庙墙下，往往有之。《群芳谱》曰：有形如鸟兽、山川者尤佳。此药修治时忌铁器。

益母草，一名茺蔚，时珍曰：此草及子皆茺盛密蔚，故名茺蔚，其功宜与妇人及明目益精，故有益母之称。夏至后即枯，故亦有夏枯之名。《尔雅》萑蓷注云：今茺蔚也，又名益母。陆机云：蓷益母也，故曾子见之感思。

苍耳，一名枲耳，又名卷耳。陆机《诗疏》云：其实正如妇人耳珰，今或谓之耳珰草，郑康成谓是白胡荽。弘景曰：沧人皆食之，谓之常思菜。《救荒本草》云：苍耳叶青白，类黏糊菜叶，秋间结实，比桑椹短小而多刺，嫩苗蒸熟水浸淘，伴食可救饥，其子炒去皮，所为面，可做烧饼食，亦可熬油点灯。

葶苈子，《本草》云：出彭城者最胜，又云汴东亦有之。邑居汴东，地近彭城，定可入药。制法，与糯米相合，置于灶上微焙，待米熟去米捣用。

王不留行，《本草》时珍曰：此物性走不住，虽有王命不能留其行故名。多生麦苗地中，其子皆可入药。

萹蓄，许慎《说文》作扁筑，与竹同音，节间有粉，多生道旁，故方士呼为粉节草、道生草。

半夏，《礼记》月令：五月半夏生，盖当夏之半也，五月采则虚小，八月采乃实大。弘景曰：凡用以汤洗千许过，令滑尽，不尔有毒，戟人咽喉方中有半夏，必须用生姜者，以制其毒故也。

蛇床子，《本草》时珍云：蛇虺喜卧于下，食其子，故有蛇床、蛇粟诸名。其叶似蘼芜，故曰墙蘼。弘景曰：田野虚落甚多，花叶正似蘼芜。

草麻子，《本草发明》震亨曰：草麻属阴，其性善收，能造脓取毒，亦外科要药。时珍曰：草麻子，甘辛有毒，熟气味颇近巴豆，其性善走，能开通诸窍，多生堤上及废宅边。

小茴香，《本草》时珍曰：茴香宿根，深冬生苗作丛，肥茎丝叶，五六月开花，如蛇床花而色黄，结子大如麦粒，其性平，理气开胃，夏月去蝇辟臭，食料宜之。

牵牛，即黑白丑，弘景曰：此药始出田野，人牵牛谢药，故以名焉。时珍曰：近人隐其名为黑白丑者，盖以丑属牛也，黑者处处野生，白者人多种之。

地肤，《本草》时珍曰：地肤嫩苗，可作疏茹一科，数十枝攒簇团团直上，性最柔，故将老时可为帚耐用。《尔雅》云：箭王慧。郭璞注云：王帚也，似藜可以为扫帚。

地丁，时珍曰：处处有之。其叶似柳而微细，夏开紫花，结角。平地生者起茎，沟渠边生者起蔓。《普济方》云：乡村篱落生者，夏秋间开小白花如铃儿倒垂，叶微似木香花之叶，别一种也。

牛蒡子，一名恶实。时珍曰：其实状恶而多刺钩故名。颂曰：实壳多刺，鼠过之则缀，惹不可脱，故谓之鼠粘子。土产甚多，其用有四，治风湿隐疹，咽喉风热，散诸肿疮疡之毒，利凝滞腰膝之气。

土枸杞，《养疴漫笔》云：枸杞子榨油，点灯观书能益目，其根即地骨皮。

蝉蜕，蝉乃土木余气所化，其气清虚，可除风热，退目翳，发痘疹。蝉类甚多，唯大而色黑者入药，洗去泥土翅足，浆水煮，晒干用。

蛇蜕，属皮而性善蜕，故治皮肤疮疡、产难、目翳。用白色如银者，皂荚水洗净，或酒或蜡或蜜漫炙黄用，或烧存性，盐泥固煅，各随本方。《夏邑县志·卷一·地理志物产》，民国·黎德芬等纂修，民国九年（1920）石印本影印，302-308.

中草药材

菊花、红花、白豆、牛夕、生地、山药、白芍、荆芥、金银花、芫荽子，紫菀、丝瓜、桃仁、红小豆、黑芝麻、王不留、白茅根、地黄根、车前子、蒺藜、香附子、苍耳子、瓜蒌、地丁、菟丝子、薄荷、猫耳眼、蒲公英、艾蒿、女贞子、桑叶、桑椹、臭麻子、黄蒿、芦根、蒲黄等。《夏邑县志》，河南省夏邑县志编纂委员会编纂，河南人民出版社，1989年12月，71.

本县特产药材有蒲黄、菊花等。大宗地产药材有红花、白豆、虫蜕、蝉蜕、牛膝、生地、山药、花粉、白芍、白茅根、香附、车前子、杏仁、牵牛子、蒺藜、荆芥、金银花、芫荽子、桑白皮、蓖麻籽、薏苡仁、地丁、紫苏、丝瓜、桃仁、红小豆、黑芝麻、菟丝子、王不留、薄荷、苍耳子、全蝎、地龙、鸡内金、蜂蜜、僵蚕、蛇床子等。会亭乡关仓村一带的菊花，建国前在豫、皖、苏、鲁交界各县享有盛名。《夏邑县志》，河南省夏邑县志编纂委员会编纂，河南人民出版社，1989年12月，469.

中成药

建国前，本县较大的药铺、店堂均加工中成药，生产丸、散、膏、丹等。牛王堌张氏喉症散，陈洼村陈家眼药，县城华家膏药，是本县出名的医药产品。《夏邑县志》，河南省夏邑县志编纂委员会编纂，河南人民出版社，1989年12月，470.

第五节　宁陵县

灵芝

泰定二年（1325）夏月，县堂东南隅，生灵芝一本。明年（1326）秋月，复生灵芝二茎。《宁陵县志·卷终·杂志祥异》，清·萧济南纂修，清宣统三年（1911）刻本，3.

第六节　柘城县

药属

薄荷、蝉蜕、车前子、豨莶草、桑白皮、车前子、何首乌、地骨皮、香附子、益母草、紫苏、小茴香、薏苡仁、瞿麦、女贞子、菟丝子、蚕蛾、猪牙草、王不留行、槐角、旱莲、罂粟壳、斑蝥、马勃、甘菊花、金银花、白扁豆、蒺藜、地丁、杏仁、透骨草、苍耳、枳实、柏子仁、酸枣仁、荆芥、艾、椒子、白丁香、夜明沙、凌霄花、蛇蜕、香薷、草麻子、夏枯草、天仙子、茵陈、槐花、蒲公英、牵牛。《柘城县志·卷一·舆地志物产》，清·李藩纂修，清光绪二十二年（1896）刻本，48.

第七节　睢　县

药属

车前子、桑白皮、枸杞子、野天麻、槐角子、香附子、小茴香、晚蚕砂、金银花、紫花地丁、天门冬、麦门冬、草麻子、益母草、黑白牵牛、蛇床子、罂粟壳、牡丹皮、猪牙草、淡竹叶、地黄、半夏、蒺藜、瓜蒌、紫苏、茵陈、荆芥、旱莲、南星、花椒、牛膝、秦艽、斑蝥、蝉蜕、芍药、菊花、瞿麦、艾、何首乌（出柘城牛关城者尤佳）《续睢州志·卷一·地理志土产》，清·王枚纂修，清光绪十八年（1892）刻本，9.

中药材

睢县地处豫东平原，气候温和，四季分明，土壤肥沃，有利中药材的生产和发展。人民群众很早就开始了中药材的采集和栽培，据清光绪十八年（1892）续修《睢州志》记载，睢县出产的药属植物有 39 种，主要是天然野生药材。《睢州志》，马俊勇主编，睢县志编辑委员会编，中州古籍出版社，1989 年 5 月，412.

地道药材

有地黄、桑皮、二花、红花、赤小豆、荆芥等，其中以"匡桑"尤负盛名。《睢州志》，马俊勇主编，睢县志编辑委员会编，中州古籍出版社，1989 年 5 月，412

商品药材

地产商品药材可分三类：（1）耕种药材，即利用可耕地单作或兼作的药材，有党参、北沙参、玄参、川芎、生地、黄芪、白术、白芷、白芍、怀牛膝、山药、桔梗、紫菀、天花粉、附子、南星、板蓝根、土贝母、全紫苏、苏梗、枸杞、薏苡仁、黑芝麻、赤小豆、白豆衣、冬花、丹皮、生姜、大蒜、辣椒、红花，薄荷、金银花、菊花，共计 37 种。

（2）栽培养育药材有丹参、芦根、山豆根、茄根、茜草、枯萝卜、藕节、半夏、枯梗、商陆、葡萄根、射干、前胡、防风、知母、牛子、苏子、二丑、莱菔子、蔓荆子、韭菜子、白芥子、梧桐子、皂角子、甜瓜子、蓖麻子、故子、莲子、花椒子、杏仁、桃仁、白果、栝楼仁、生栝楼、栝楼皮、乌梅、桑椹、槐米、槐角、米壳、木瓜、无花果、黄瓜子、苦楝子、莲子芯、莲须、莲房、丝瓜络、丝瓜子、西瓜皮、冬瓜皮、小茴香、花椒、红枣、枣核、柏子仁、秋豆角、白扁豆、椿树籽、石榴皮、苏叶、大青叶、荷叶、侧柏叶、合欢叶、白豆花、鸡冠花、葛花、苏子花、荷花、荷蒂、玉米须、梧桐花、蒲黄、桑叶、椿树皮、苦楝皮、榆树皮、地骨皮、合欢皮、桑枝、皂刺、忍冬花、狗肾、牛肾、驴肾、紫河车、牛胆汁、羊胆汁、鸭内金、鸡卵膜、僵蚕、蚕砂、望月砂、夜明砂、驴皮、蜂房、人中白、寒水石、自然铜、药曲、铜绿、百草霜、灶心土、芒硝、麦芽、黄酒，共计 107 种。

（3）野生药材有香附、地榆、白茅根、车前子、菟丝子、葶苈子、王不留、苍耳子、益母草子、楮实子、急性子、地肤子、白蒺藜、女贞子、青葙子、蛇床子、茵陈、蒲公英、泽兰叶、佩兰叶、大蓟、小蓟、败酱草、扁蓄草、瓦松、地丁、青蒿、萝布麻、旱莲草、刘寄奴、凤仙草、艾叶、虫蜕、全虫、土元、蝼蛄、螳螂、蜘蛛、蚯蚓、蜗牛、獾油、刺猬皮、九头虫、红娘、地龙、蛇蜕、虻虫、蛴螬等 48 种。《睢州志》，马俊勇主编，睢县志编辑委员会编，中州古籍出版社，1989 年 5 月，412.

中药炮制

建国前约有切刀 30 把，如大黄、木通切后阴干，用纸夹着，保持色泽……中药讲究味、性、色、气，有些药根、茎、叶、花、果、仁、首、尾用途不一，筛选分档，炮制严格。

炮制有浸、泡、润、切、凉、晒、焖、刮、洗、蒸、炙、烘、炒、烤、火煅、腌、炕、炮、煎、熬、研、炸、馏、淋、露、水飞等法。炮制好的药材，可以更好地归经、去毒、存性，发挥疗效。《睢州志》，马俊勇主编，睢县志编辑委员会编，中州古籍出版社，1989年5月，413.

西药

民国初年，芦敬轩来睢县开设"三一"诊所，经营西药，自此西药传入睢县。此后，"平民医院""同济医院"以及西医诊所相继建立，行医兼售西药。建国前夕，全县有13处西医诊所兼售西药。当时的西药注射针剂很少，只有数种口服药片，如阿司匹林、苏打片、外科用的红汞、碘酒等。40年代后期，睢县开始使用磺胺类药物，如史太胺、早发大安等，针剂如百乃定、奎宁、握姆纳丁等也广泛应用。1947年青霉素针传入睢县，但价格昂贵，临床应用极少。《睢州志》，马俊勇主编，睢县志编辑委员会编，中州古籍出版社，1989年5月，413.

匡桑

"匡桑"为睢县匡城所产，匡城桑树乃野生。其特点是：一株桑树苗，深挖其根，可见茶杯粗细根，根皮很厚，而里根则细如手指，用刀刮去外表红皮，晒干后即为成品桑白皮。当地常用以治疗感冒、咳嗽、咯痰、呼吸不畅、急慢性气管炎及支气管炎等病症。它具有解表发汗的功能，并有止咳祛痰、除寒发暖的作用。对肺热引起的咳嗽疗效更佳。因本品产自匡城，故有"匡桑"之称。

清代，睢州"匡桑"由于皮厚肉肥效力高而驰名全国，但现已绝迹。《睢州志》，马俊勇主编，睢县志编辑委员会编，中州古籍出版社，1989年5月，413.

第十五章 信阳市

第一节 信阳县

药类

桔梗，土产有菊花心称佳品，名申桔梗，一名灵桔，灵山南坡，在信阳境内。销行南北各省，为道地药，岁约数万金。

苍术，有朱砂点称道地药，遍山皆是，亦出品大宗。

柴胡，名红胡亦佳，品行销甚广。

萹蓄、射干、玉竹、防风、车前、地肤、黄精、紫苏、薄荷、白芷、茱萸、枸杞、菖蒲、王不留行、芍药、黄芪、荆芥。

苍耳，俗名猪耳。

瓜蒌，其根即天花粉，俗名野西瓜。

白芨、泽泻、木瓜、木贼、茵陈、香附、苦参、紫草、大戟、细辛。

牵牛，一名黑白丑。

蝉蜕、木鳖、半夏、南星、乌头、淡竹、通草。

蓖麻，俗名大麻子。

山楂、地榆、商陆、豨莶、茴香、石决明、甘菊、蒺藜、楮实、艾叶、猪苓、皂荚、菟丝、益母、贝母、黄柏、黄芩、莲蕊、槐角、紫花地丁、蛇莓、牛蒡子、桑白皮、地骨皮、酸枣仁、天门冬、麦门冬、何首乌、金银花、葛根、过地龙、夏枯草、独行虎、蒲公英、天花粉。

野参，俗名鸡腿子。

土茯苓、旋覆花、青葙、石龙芮、灯芯草、马鞭草、茺草、羊踯躅、覆盆、五倍子、五加皮、粉葛。

按：药类重见于草木类者颇多以各有所用，故存之。《重修信阳县志·卷十二·食货三物产》，民国·陈善同等纂，民国二十五年（1936）铅印本影印，543-544.

王义和眼药

明港王义和眼药，配制极佳，治眼疾灵效，行销南北各省。《重修信阳县志·

卷十二·食货三物产》，民国·陈善同等纂，民国二十五年（1936）铅印本影印，549.

葛粉

葛粉，产西南各山，食中传佳品。《重修信阳县志·卷十二·食货三物产》，民国·陈善同等纂，民国二十五年（1936）铅印本影印，549.

第二节　固始县

药类

艾、木贼、半夏、苍术、黄柏、干葛、蒿本、地黄、茱萸、苦参、白及、牵牛、桔梗、苍耳、瓜蒌、薄荷、紫苏、荆芥、菖蒲、槐实、鹤虱、百合、川芎、天门冬、天花粉、何首乌、益母草、枸杞子、香附子、白芷、地骨皮、桑白皮、车前子、鹭鸶藤、透骨草、忍冬藤、旋覆花。《固始县志·卷四·产贡》，明·张梯纂修，宁波天一阁藏明嘉靖二十一年（1542）刻本影本，14-15

药

艾、木贼、半夏、苍术、黄柏、干葛、蒿本、地黄、茱萸、苦参、白及、牵牛、桔梗、苍耳、瓜蒌、薄荷、紫苏、荆芥、菖蒲、槐实、鹤虱、百合、川芎、天门冬、天花粉、何首乌、益母草、枸杞子、香附子、香白芷、地骨皮、桑白皮、车前子、鹭鸶藤、透骨草、忍冬藤、旋覆花、厚朴、黄芩、黄连、麦门冬、麝香、熊胆、虎骨、金银花、杏仁。日本藏中国罕见地方志丛刊《（顺治）固始县志·卷二·物产》，清·包韺等纂修，书目文献出版社，1992年11月影，39.

药之属

有车前、有苍术、有瓜蒌、有苍耳、有紫苏、有桔梗、有□□□、有木贼、有桑白皮、有金银花、有何首乌、有香附、有王不留行、有半夏、有细辛、有白芷、有金钗石斛、有天门冬、有□□、有山茱萸、有麦门冬、有贝母、有苦楝子、有南星、有马兜铃、有茵陈、有蝉脱、有地丁。《重修固始县志·卷十四·物产志》，清·谢聘纂修，清乾隆五十一年（1786）刻本，18.

紫芝

明天顺甲申（1464）、产紫芝，乙酉（1549），复产芝。《固始县志·卷之十一·

杂述志灾异》，清·杨汝楫纂修，清康熙三十二年（1693）刻本，6.

国朝，天顺甲申（1464），产紫芝，四本五枝，生知县薛良公廨。乙酉（1549）四月复产芝，三本。详艺文志。《固始县志·卷九·祥瑞》，明·张梯纂修，宁波天一阁藏明嘉靖二十一年（1542）刻本影本，9.

第三节　罗山县

药类

贝母（灵山产，土人不识其苗）、苍术、薯蓣、紫苏、薄荷、百合、红花、茱萸、荆芥、甘菊、南星、苦参、车前、瓜蒌、紫花地丁、白及、升麻、芍药、葛花、山楂、五倍子、柴胡、紫草、茜草、鹿角、桔梗、金银花。《罗山县志·卷一·物产》，清·葛荃纂修，据清乾隆十一年（1746）刻本至修，清末刻本，32.

产芝

（明）弘治己酉（1489），举人徐有宅内产芝一本三茎。

（明）万历元年（1573），生员刘世德先莹，产芝一本二茎。四十二年（1614），刘氏素园产芝九茎。

（清）国朝，顺治七年（1650），黎天民别墅在牢山西土阜上，产芝数百茎，因命名芝庄，邑人刘梦兴及诸文士，作诗诵之。《罗山县志·卷之八·外纪志祥瑞》，清·葛荃纂修，据清乾隆十一年（1746）刻版重修，清末刻本，8.

第四节　光山县

谷类

红豆，即赤豆，乡人名曰挂头红荚，视绿豆稍大，长而红色……又一种粒紧小而赤黯色者名赤小豆，入药良。

豇豆，一名绛豉豆，蔓生荚长一二尺，两两并垂，故有绛豉之名，有红白紫及赤斑诸色，嫩时充蔬，生熟皆宜，盐腌可久，茹子微曲，似人肾，医家谓能补肾。

扁豆，亦名稨豆，一名峨眉豆，一名廖廖豆，俗称沿篱豆，蔓花，荚分紫白二色十余种，或如龙爪、虎爪，或如猪耳刀镰垒垒。入秋益繁，充蔬食最久，经霜盐腌耐久，藏一种子粗园，色白者入药，名白扁豆。

麻，有黑白黄赤数种，一名胡麻，又曰脂麻，花后采叶可食，子榨油，气极香，俗称香油，赤者油最多，白者油亦多，宜作饼饵，黑者油稍逊，入药谓之巨胜子，作糕饼亦喜用黑者，渣可作肥料，岁歉有取之以充饥。《光山县志约稿·卷二·物产志》，民国·晏兆平编辑，民国二十五年（1936）铅印本影印，69—70.

药类

茵陈、桔梗，生邑南山中，状类荠苨而白茎，圆叶对生，断之有白汁，开茎作管形，色紫，伏日采；苍术叶尖似小蓟，而花苞有刺，老有白毛，春日采；柴胡，叶似瞿麦，夏日开花，色紫，生邑南山中；沙参，似桔梗叶，有歧尖，花紫色成串，根大肉松，嫩苗可食，俗名糖心菜；薄荷，有径赤，叶小者，有粗茎，大叶者，邑境多产之；半夏，一茎三叶，邑北濒淮沙地悉产之，称良品者，必曰淮半夏；艾，茎白，高四五尺，叶互生，长卵形，为羽状分裂，背生白毛甚密，嫩亦可食，干后揉之曰艾绒，医者灼以治病谓之灸，并可作印泥；五加皮，落叶灌木，有刺叶，为掌状复叶，一枝有小叶五根，皮肉厚，色黄有光泽，气香，邑南山中产此甚多，其皮黑肉薄干枯而麟皴者，是丫头刺皮，不可不辨也；茯苓，邑产系种生，其法，伐松木取枝桠皮节，截断长数尺，晒令脉出，贴鲜苓片于两端，置土中，逾年则苓自生矣；金银花，一名忍冬，其藤左缠，又名左缠藤，开花黄白相半，性能散毒，根叶及花功用皆同；土茯苓，有二种，其叶圆茎大，有根色赤者，稍逊，以茎细根色白者为佳。

防风、紫苏、紫草、独活、前胡、银柴胡、玄参、苦参、丹参、乌头、黄精、玉竹、淡竹、地榆、白头翁、翻白草、鸡苏、香薷、麦门冬、藜芦、白及、益母、车前、贯众、南星、细辛、贝母、知母、射干、夏枯草、马鞭草、王不留行、萹蓄、三七、香附、淡竹叶、蚤休、荆芥、地丁、蒲公英、红花、大蓟、白前、泽兰、卷柏、旋覆花、谷精草、瞿麦、黄芪、白鲜皮、蓖麻、青葙子、刘寄奴、木贼、苍耳、鹅不食草、节节草、九头狮子草、大茴香、木贞子、芫花、苦楝子、杜仲、枸杞、金樱子、花椒、何首乌、羊角参、白蔹、狼毒、瓜蒌、天门冬、马兜铃、山豆根、茜草、威灵仙、葛根、五味子、白乐子、芍药、黄芩、旱莲草、山茱萸、毛藿香、木鳖子、紫石英、阳起石、蝉蜕、斑蝥。右药之属一百有二。《光山县志约稿·卷二·物产志》，民国·晏兆平编辑，民国二十五年（1936）铅印本影印，79.

药类

黄芩、苍术、桔梗、香附子、细辛、石菖蒲、黄连、山茨菰、香白芷、天门冬、麦门冬、青木香、八角茴香、天花粉、金银花、王不留行、茱萸、白茯苓、赤白芍药、半夏、山楂、南星。《光山县志·卷四·物产》，明·沈绍庆纂修，明嘉靖三十五年（1556）刻本影印，14.

药之属

黄芩，生山地，根如钗股黄色，陶隐居云圆者名子芩，破者名宿芩，子芩即条芩也。

苍术，大如拇指，苍黑色出茅山者良，邑产不逮也。

白芷，一名芳香，一名泽芬，色白而香，亦可作面脂。

桔梗，状类荠苨而白生南境山中，《战国策》云，求柴胡桔梗于沮泽则累世不得一焉，谓产之各于其土也。

香附子，莎草根也，一名雀头香，邑境随处有之。

半夏，县北濒淮地悉产之，称为良品曰淮半夏。

细辛，以气味甚辛，故名，生山阴间。

天门冬，山地产之，本作釁冬，尔雅云蔷蘼釁冬，注云门冬，一名满冬，后人省釁作门。

荆芥，类苏而色青故呼假苏，圃时为蔬，野生入药。

石菖蒲，生石碛间，根坚瘦，一寸有九节者良，生坡泽中者为水菖蒲，一名溪荪。

蓖麻，亦作萆麻，人家隙地种之，结子无刺者良。

天南星，平野在处有之，叶如虎掌，故一名虎掌。

芍药，单瓣者取其根入药，白芍补而妆，赤芍散而泻。

金银花，亦名忍冬，其藤左缠，故又名左缠藤，开花黄白相半，性能散毒，茎叶及花功用皆同。

麦门冬，叶如韭根，似麦粒长不及寸，色白而透。

贝母，一名䖆，又作虻，诗言采其虻，《陆疏》云今药草贝母也，以蜀独产，开瓣则为良，邑山间亦多产之。

茴香，一作怀香，有二种，大如麦粒轻而有细棱者为大茴，其小者谓之小茴，一名蒔萝。

车前，即诗芣苢，郭璞云：江东呼为虾蟆衣，又名马舄，又名当道，又呼牛舌草，处处有之。

山药，肥脆者为蔬品，白而坚瘦者入药。

苍耳，即卷耳，一名枲耳，又名爵耳，枝叶似茄而小，结实多刺，状若妇人耳珰。

紫苏，《尔雅》谓之桂荏，色紫气芬，野生亦多，艺之圃地。

益母，功宜妇人，故有益母之称，《尔雅》萑蓷，《郭璞》云：茺蔚也，陆玑云、蓷，益母也，曾子见之感恩。

苦蒌，又呼瓜蒌，蔓生结实，其根澄粉，谓之天花粉。

茵陈，一作䕡尘，兼宜蔬品，少陵诗云：茵陈春藕香。

薄荷，茎叶似荏而长，出姑苏者良，邑境亦多产之。

旱莲草，一名鳢肠，又名金陵草，生下湿地，苗似旋覆开小白花，实似莲房，断之汁如墨，能乌髭发。

王不留行，野生高一二尺，花如铃铎，实如灯笼，壳有五棱，其性行而不住故名。

蒲公英，图经作仆公罂，又名黄花地丁，能消诸毒。

豨莶，一名希仙，又名火杴，宋张咏进豨莶丸，表云金棱。银线，素茎紫荄，对节而生，颇同苍耳。

青木香，邑产颇类广中蔓生，叶似葛圆而小有白毛，四时不凋，即入仙藤也。

山茱萸，产南境山谷中，性酸涩，与吴茱萸异用。

茯苓，《淮南子》云千年之松下有茯苓，今多出于滇南。旧志载，邑产有赤白茯苓或山中昔尝产此也。

地骨皮，即枸杞根，叶名天精草。

苦楝子，楝树实也，子如小铃，一名金铃子。

槐实，即槐角与槐花并入药，功用略同，花又可染黄。

杏仁，旧志载之，然邑中杏实不若桃之广也。

蝉类甚多，蜕遗于树，惟大而色黑者入药。

右药之属三十有七。《光山县志·卷十三·物产》，清·杨殿梓纂修，清乾隆五十一年（1786）刻本，20-23.

第五节　息　县

药类

香白芷、香附子、车前子、地骨皮、枸杞子、杏仁、黄卷、茱萸、金银花、山药、苍术、瓜蒌、苍耳、紫苏、茵陈、柏子、蓖麻、薄荷、半夏、茴香、蝉蜕、旱莲草、槐实、菖蒲、荆芥、皂角、艾、地丁、黄芪、益母草、蒲公英、王不留行、金桑树根（用皮阴干为末，陈醋和治发背）。《息县志·卷二·物产》，清·邵光胤纂修，清顺治十五年（1658）刻本，32-33.

药类

香白芷、香附子、车前子（即鲜鱼草）、地骨皮（甜菜芽根）、枸杞子、杏仁、茱萸、瓜蒌（根名花粉）、苍耳、紫苏、黄卷、茵陈，柏子、蓖麻、薄荷、金银花、山药、苍术、半夏、茴香、蝉蜕、旱莲草、槐实、菖蒲、荆芥、皂角（薄而长少肉）、艾、地丁、黄芪、益母草、蒲公英、王不留行、金桑树根。《息县志·卷之一·舆地志物产》，清·刘光辉纂修，清嘉庆四年（1799）刻本，16.

植物药材

虎杖，别名刚牙根、刚连根、花斑竹，是多年生草本，黑褐色，内黄红色。茎直立，粗大中空，有红色或紫红色斑点，故名"花斑竹"。用其根，秋季采挖；洗净切片，晒干备用。功用：清热解毒，通经利尿，祛风止痛。

土大黄，别名牛舌头棵、酸菠菜，是多年生草本。根粗大，内呈鳞黄色。根生叶有长柄，卵状长椭圆形，形似牛舌。用其根、叶，秋季采根，洗净去外皮，留片晒干。性凉、味苦。用于清热解毒、通便、破瘀、消肿、杀虫、止痒。

土黄芪，别名圆叶锦葵、地黄芪、烧饼花，多年生草本，根粗大。药用部分为根，性微温、味甘。功用：补气虚、固表止汗、消水肿、托毒排脓。

青木香，别名土木香、马泡铃，多年生缠绕草本。根黄褐色，有香气，叶直生，有长柄，叶片三角状卵形，基部呈耳形，全绿无毛。药用部分为根，茎、叶及果实。春初、秋末挖根，洗净切片晒干，夏季采茎、叶，秋采果实，晒干。功用：根，行气止痛、消肿解毒，茎、叶疏风活血，果实止咳祛痰。

土牛膝，别名野牛膝、接骨丹，多年生草本。根丛生，黄白色，茎节部膨大如膝，叶对生、卵形或椭圆形。秋季挖根，洗净切片晒干。性平、味苦酸。功用：散血、通经、止痛、壮筋骨。

香附子，别名莎草，多年生草本。根匍匐，膨大成暗褐色，有香气，茎直立，三棱形，叶鞘呈筒状包茎，叶线形，花序顶生，花小数多，黄绿色。药用部分为块根。秋季挖块根，洗净除去须根，晒干，用时碾碎或捣碎。性平，味辛。甘微苦。功用：理气解郁、调经止痛。

夏枯草，别名牛低头棵、牛鼻卷、牛犊菜，多年生草本。茎四棱，带紫红色，叶对生，卵形或长椭圆状披针形，全缘或有疏细锯齿，两面有毛。药用部分为果穗及全草。夏季当花穗半枯时，采收果穗阴干，开花期采全草，洗净切段晒干。性寒、味苦、辛。功用：清肝、明目、散结、利尿。

仙鹤草，别名龙牙草、猴头草，多年生草本。全株密生白色长毛，花小，黄色。全草入药，性平、味苦、辛。功用：止血、补虚、消食积、健胃、解毒、祛风。

半边莲，别名长虫草，多年生草本，茎直立或匍匐，全草入药。夏、秋采全草，洗净晒干。性平、味辛、微苦。功用：清热解毒、利尿消肿。

小蓟，别名刺儿菜、刺角芽，七七芽、刺脚菜，多年生草本，具匍匐根，淡白色，全草及根入药。开花时连根挖出，洗净切段晒干。性凉、味甘、微苦。功用：行瘀、凉血、止血、解毒、消肿。

半枝莲，别名并头草、茶勺、勺草、勺儿草，多年生草本，茎四棱形，叶对生，卵形或长椭圆形，全绿或有圆锯齿。全草入药，性平、味淡、微咸。功用：清热解毒。

牛筋草，别名狗芽根、疙疤皮、草皮子、铁巴皮、疙疤草，多年生草本，茎匍匐地面，开花时上部数节直立，叶线形，花序顶生，全草入药。夏秋采全草或嫩尖，洗净切段晒干。性平、味甘。功用：解毒、发汗、利尿、活血、止血。

犁头草，别名紫花菜，紫花地丁、银京菜，多年生草本。全株有短白毛，单叶丛生，铺散或斜上，叶柄细长，叶片卵圆状三角形，边缘具纯齿，花紫兰色。全草入药，性寒，味苦。功用：清热解毒。

蒲公英，别名鹅耳食、黄花苗，多年生草本。根粗直如"丁"，叶根生，平铺地面，叶片倒披针形，边缘有不规则缺刻或羽状分裂，有时全缘。顶生头状花序，花冠舌状，黄色。药用部分为根及全草，性寒、味苦、微甘。功用：清热解毒、凉血、散结、通乳。

枸杞，别名地骨皮、甜菜芽。茎灰白色，丛生，有缺刺或无刺，有纵棱，叶片菱状卵形或长椭圆形，全缘。药用部分：根皮、果实。夏，秋采根皮，洗净去皮，去土质，晒干。秋季果实成熟时，采摘晒干。性味：根皮性寒、味苦，果实性平、味甘。功用：根皮清火、凉血、退虚热，果实补肾益精、养肝明目。

马鞭草，多年生草本，茎四棱，叶对生，倒卵形或长椭圆形，羽状深裂，边缘有粗锯齿，两面生有硬毛，全草入药。夏、秋采全草，洗净切段晒干。性微寒、味苦。功用：破血通经、消肿、杀虫，清热解毒。

艾，多年生草本，其根状匍匐茎，全株有芳香气味。全草入药，性温、味苦、辛。功用：理气血、逐寒湿、止血、温经、安胎。

防风、白芷、地黄、玄参、鸢尾、白术、山药、沙参、桔梗、麦冬、南星、茜草、地榆、商陆、防己、木通、乌桕、冻绿、葎草、紫荆、狼毒、慈菇、萎陵菜、野麻草、山莴苣、山葡萄、白头翁、土人参、飞来鹤、白马骨、景天三七、紫茉莉、土牛膝、翻白草、威灵仙、木防己、徐长青、寻骨风、五加皮、土茯苓，海州常山、荆三棱、豆角参、鸡矢藤、锦鸡儿、半夏、毛茛、草龙、荆芥、薄荷、黄蒿、铁扫帚、大头陈、浮萍、粟米草、酸浆草，合子草、蛤蟆草、佛甲草、星星草、含萌、路边菊、一枝黄花、鸭跖草、精草、密柑草、婆婆针、锦灯笼、丁香蓼、龙葵、田字草、凤尾草、燕子鱼、泥胡菜、淡竹叶、猪毛菜、地梢瓜、水蜈蚣、天明精、费菜、泽兰、苦菜、白花菜、苦蕺、白前、小飞莲、瞿麦、鱼腥草、节节草、龙须草、石韦、萹蓄、鸡眼草、爵床、野西瓜、鸭舌草、小星星草、山梗菜、铁苋菜、地锦、母草、一斗蓬、野塘蒿、假黄麻，绵茵陈、芫花、紫木槿、野菊花、辣蓼、旋覆花、鸡冠花、月季花、洋金花、垂柳、荭草、佩兰、竹叶、枫树、天竹、西河柳、紫苏、菊花、叶桂花、花椒、蒺藜、草决明、牛蒡子、绿豆、丝瓜、无花果、皂角、木瓜、黄荆、二丑、苍耳子、车前子、冬葵子、刀稍豆、算盘子、山楂、白扁豆、卜黄、黄柏、女贞子、马兜铃、地肤子、蓖麻、杜仲、桑白皮、卷柏、石松、有柄石苇、四叶萍、槐叶萍、银杏、三白草、玉兰、西氏毛茛、芍药、牡丹、小毛茛、石龙芮、金鱼藻、木通、石榴、腊梅、防己、猴耳草、罂粟、荠菜、芥菜、莱眼。

独行菜、苤蓝、紫花地丁、瓦松、指甲草、垂盆草、细叶景天、虎耳草、柴胡、绣球、麦蓝菜、牛繁缕、石竹、马齿苋、野荞麦、水蓼、蓝蓼、羊蹄、地肤、莙达菜、甜菜、千日红、刺苋菜、青葙、老鹳草、酢浆草、狼毒、夜来香、水龙、酸枣、三春柳、葫芦、苦瓜、栝楼、枫香、杨桃、水芙蓉、冬葵、烧饼棵、野西瓜苗、米口袋、含羞草、木蓝、刀豆、白梅豆、华黄芪、一叶三点金、黑豆、四季豆、龙芽草、委陵菜、郁李、芋莓、蛇莓、三月泡、扁担格子、常春藤、苘麻、构骨、卫茅、正木、五爪龙、金桔、佛手桔、酸橙、苦木、明党参、芫荽、杭白芷、窃衣、水芹、小茴香、野胡萝卜、蛇床、金钟花、水黄麻、北五加、白马骨、泽漆、金银花、黄花蒿、阿及艾、茵陈蒿、石胡荽、千里光、三叶沙参、苦茄、甘薯、菟丝子、蕹菜、裂叶牵牛、浙玄参、凌霄、角蒿、疳积草、黄荆、藿香、阴风轮、益母草、荔枝草、丹参、活血丹、风轮菜、郁金、薤白、天门冬、麦冬、沿阶草、吊兰、鸭舌草、射干、碎叶莎草、咸草、白茅、狗尾草、狗芽草、蟋蟀草、水竹、浮小麦、大麦芽、小画眉草、玉米须、稻芽、淮小麦、狼尾草。《息县志》，息县志编纂委员会编，河南人民出版社，1989 年 11 月，108-109.

动物性药材

蛇蜕、刺猬皮、上甲、下甲、斑龟、鸡内金、土元、人指甲、蟾酥、僵蚕、蜂房、蜂蜜、蜂蜡、虻虫、全虫、蚕砂、小龙衣、地龙、狗肾、驴肾、红娘、斑蝥、柴河车、血余灰、马宝、蝼蛄、水牛角、蝌蚪、蜘蛛、蟋蟀、望月砂、猪胆汁、夜明砂、蜈蚣。《息县志》，息县志编纂委员会编，河南人民出版社，1989 年 11 月，109.

息半夏

息半夏，为常用药材，具有个大、色白、粉足、体重，屁股窝凹（也叫凹肚脐），中眼多（多者几百个，少者 60 多个），麻醉性大，尖顶搓掉皮后能显出菊花心和法半夏掉在地上能摔几瓣的特点。息半夏 9 克，相当于其，他半夏 15 克的药力，能燥湿化痰，和胃止呕，主治痰湿水饮、胸膈胀满、咳喘、眩晕等症。生半夏多作外用，治疗痈肿等。息县产半夏历史悠久，驰名中外。1914 年，曾在旧金山万国商品赛会上展销。建国后，息半夏被列为国家出口药材的重点项目之一，远销东南亚诸国和美国、日本，在香港市场上颇受欢迎。《息县志》，息县志编纂委员会编，河南人民出版社，1989 年 11 月，112.

第六节　潢川县

药之属

何首乌，有赤白二种，蔓生，一名夜交藤。

苍术，大如拇指，苍黑色，出茅山者良。

石斛，一名蓫，一名杜兰。《唐书》：光州贡石斛，其茎状如金钗之股，古有金钗石斛之称。

天门冬，《尔雅》：蔷蘼虋冬。一名满冬后人省虋为门。

麦门冬，叶如韭，四剂不凋，根有须，作连珠形，四月开花，淡红如蓼，实圆碧如珠。

香附子，莎草根也，一名雀头草。

桔梗，状类荠苨而白。

石菖蒲，生石碛间，九节者良，又陂泽中有水菖蒲，名溪荪。

金银花，亦名忍冬，其藤左缠，又名左缠藤。

贝母，一名菡，又作蝱。《诗》言采其蝱是也。

车前子，《诗》所谓采采芣苢也。

益母，功宜妇人。《尔雅》：萑蓷。陆机疏：蓷，益母也。

茵陈，一作茵尘，兼宜蔬品。

紫苏，《尔雅》谓之桂荏，色紫气芬，野生，亦多艺之圃地。

薄荷，似荏而长，亦宜蔬品。

荆芥，类苏而色青，故呼假苏，圃莳为蔬，野生者入药。

椒，《说文》：菉也。诗疏椒树似茱萸，有针刺，叶坚而滑泽。

山茱萸，性酸涩，与吴茱萸异用。

王不留行，野生，高一二尺，花如铃铎，实如灯笼，有五棱，性行而不住，故名。

豨莶，一名希仙，叶似苍耳，茎圆有毛。

马兜铃，根名青木香。

栝楼，一名瓜蒌，蔓生，根澄粉，名天花粉。

蓖麻子，亦作萆麻子，无刺者良。

蒲公英，《图经》作仆公罂，又名黄花地丁。

米壳，即罂粟花子。

瞿麦，即石竹，一名洛阳花。

射干，即扁竹花根。

鹅不食草，即石胡荽。

旋覆花，一名滴滴金，一名金沸草。

菟丝子，《尔雅》云：唐蒙，一名金线草。

旱莲草，一名鳢肠，一名墨菜。茎揉断有墨汁，叶似柳而泽，茎似马齿苋，高一、二尺，开细白花，实若小莲房。

二丑，即牵牛花，子有黑白二种。

淡竹叶，即翠峨眉叶。

女贞子，即冬青子，一名万年枝，五月开细白花，结子□□。

翻百草，一名鸡腿根，一名天藕。《本草纲目》云：翻白以叶之形名，鸡腿、天藕根之味名。

蕰，即泽泻，《本草纲目》云，多在浅水中，叶似牛舌，独茎而长，秋时开白花，作丛，似谷精草。

马兰，《本草纲目》云：湖泽卑湿处甚多，二月生苗状似泽兰但不香耳。开紫花，一名紫菊。

杜衡，《本草》云：叶似马蹄，江淮间皆有之。

艾，《博物志》削冰令同，举向日，以艾承其影，得火。一名冰台……。

马鞭草，《本草纲目》云：下地甚多茎，叶似益母，对生，夏秋开细紫花，作穗如车前，穗子如蒿子。

黄精，张华《博物志》：太阳之草，食之长生，即黄精也。

茯苓，《淮南子》：千年之松下有茯苓。滇产者良，赤白二种，其抱木者曰茯神，商城有。《光州志·卷之四·物产志》，清·杨修田纂修，清光绪十三年（1887）刊本影印，422-427.

第七节　商城县

药之属

药之属三十有八：

黄精，张华《博物志》：太阳之草，食之长生，即黄精也。

茯苓，《淮南子》：千年之松下有茯苓，滇产者良。邑南山亦有之，赤白二种，其抱木者曰茯神。

何首乌，有赤白二种，蔓生，一名夜交藤。

苍术，大如拇指，苍黑色出茅山者良，邑产不逮也。

石斛，一名蓬，一名杜兰。《唐书》：光州贡石斛，其茎状如金钗之股，故名有金钗石斛之称。

天门冬，尔雅蔷蘼虋冬，一名蒲冬，后人省虋为门。

麦门冬，叶如韭，四季不凋，根有须，作连珠形，四月开花，淡红如蓼实，圆碧如珠，秦名羊韭，齐名爱韭，楚名马韭，越名羊耆。

香附子，莎草根也，一名雀头香。

桔梗，状类荠苨而白。

石菖蒲，生石罅间，九节者良，又陂泽中有水菖蒲，名溪荪。

金银花，亦名忍冬藤，左缠又名左缠藤，一名鸳鸯藤，花黄白相半，性能散毒，茎叶及花功用皆同。邑产颇多。

茴香，一作怀香，有二种，大如麦粒有细棱小者谓之莳萝。

贝母，一名莔，又作虻，诗言采其虻是也。

车前子，诗谓采采芣苢也。

益母，功宜妇人，《尔雅》：萑蓷；陆机疏：蓷，益母也，曾子见之感思。

茵陈，一作茵尘，兼宜蔬品，少陵诗云：茵陈春藕香。

紫苏，《尔雅》谓之桂荏，色紫气芬，野生亦多，艺之圃地。

薄荷，似荏而长，亦宜蔬品。

荆芥，类苏而色青，故呼假苏圃莳为蔬，野生者入药。

椒，说文菽也，《尔雅》：椒樧丑、菉；注：菉，萸子聚生，成房貌。诗疏椒树似茱萸，有针刺，叶坚而滑泽。

山茱萸，产南境山中，性酸涩，与吴茱萸异用。

王不留行，野生高一二尺，花如铃铎，实如灯笼，有五棱，性行而不住故名。

豨莶，一名希仙，宋张咏进豨莶丸，表云金棱、银线，素茎紫荄，对节而生，颇同苍耳。

马兜铃，根名青木香。

瓜蒌，一名瓜蒌，蔓生。根澄粉，名天花粉。

蓖麻子，亦作萆麻子，无刺者良。

蒲公英，《图经》作仆公罂，又名黄花地丁。

米壳，即罂粟花子。

瞿麦，即石竹，一名洛阳花。

射干，即扁竹花根。

黄柏，出西南柏山。

鹅不食草，即石胡荽。

旋覆花，一名滴滴金，一名金沸草。

菟丝子，《尔雅》云唐蒙，一名金线草。

旱莲草，一名鲤肠，一名墨菜，茎柔断之有墨汁，叶似柳而泽，茎似马齿苋，高一二尺，开细□花，实若小莲房。

二丑，即牵牛花，子有黑白二种。

淡竹叶，即翠蛾眉叶。

女贞子，即冬青子，一名万年枝，五月开细白花。《商城县志·卷二·物产》，清·武开吉撰，清嘉庆八年（1803）刻本，18.

第十六章　周口市

第一节　项城县

药之属

药之属曰牵牛，即黑白丑；曰车前，即苯苣；曰香附子，即莎草根；曰薄荷，有紫秸、青秸；曰紫苏，务本新书云，田畔近道可种，以遮六畜；曰款冬花；曰金银花，又曰忍冬花；曰菟丝子，坤雅在木曰女萝，在草曰菟丝；曰枸杞，根曰地骨皮；曰皂角，肥厚多脂者不多见；曰葶苈，尔雅疏，实叶皆似芥生麦中，四月熟可采；曰益母草，按，此草即蓷；曰荆芥，俗兼用以作荞；曰茵陈，经冬不死，因旧苗而生，故曰茵陈；曰麦冬；曰何首乌，废宅基往往有之；曰薏苡，群芳谱可粥、可面、可同米酿酒；曰白菊花，花大于茶菊而小于充玩诸品；曰栝楼，子曰蒌仁，根曰天花粉。

按：以上诸品虽地之所产，不止于此，而采者绝少，不习其利，故不以为珍也。《项城县志·卷五·地理志》，民国·张镇芳编撰，民国三年（1914）石印本，55.

第二节　扶沟县

药之属

木瓜、荆芥、薄荷、车前子、益母草、金银花、栝楼、菟丝子、豨莶草、地骨皮、急性子、凤仙子、蝉蜕、地丁、牵牛、青蒿、商陆、三七、桑白皮、蓖麻子、地肤子、薏苡仁、燕麦、萹蓄、紫苏、茵陈、蕲艾、葶苈、蒺藜、夜明砂。《扶沟县志·卷之七·风土·物产》，清·王德瑛修，清道光十三年（1833）刻本，20.

药之属

木瓜、黄芪、荆芥、薄荷、车前子、益母草、金银花、栝楼、菟丝子、豨莶草、地骨皮、凤仙子、蝉蜕、地丁、牵牛、青蒿、商陆、三七、桑白皮、蓖麻子、地肤子、薏苡仁、燕麦、萹蓄、紫苏、茵陈、艾、葶苈、蒺藜、夜明砂。《扶沟县志·卷之十·风土志·物产》，清·熊灿修，清光绪十九年（1893）刻本，8.

药用植物

有荆芥、薄荷、木瓜，金银花、牵牛、蓖麻子、杏仁、桃仁、枣仁、麦冬、生地、药玉米、牛膝、白芍、菊花、三七、桑椹、无花果、红花、白芷、桔梗，紫苏，凤仙子，桑白皮、丹参、玄参、生地，地肤子、莱菔子、山药、南星、党参、白术、杜仲、川芎、黄芪、贝母、火麻、牛蒡子、沙参、草决明，半夏、太子参、紫菀等。《扶沟县志》，河南省扶沟县志编纂委员会编，河南人民出版社，1986 年 12 月，76-77.

野生药材

有枸杞、车前子、茺蔚（益母草）、菟丝子、猪苓草、地骨皮、地丁、青蒿、商陆、血布袋棵、茵陈、香附、羊矢枣、棠梨、白蒺藜、野薄荷、白茅根、金不换、王不留行、桑蛾、马勃、山川柳、苍耳子、蒲公英，洋金花、胡茹、木贼、葶苈子、野牛膝、泽七麻、旋覆花、透骨草、刺脚芽、野生地、夏枯草等。《扶沟县志》，河南省扶沟县志编纂委员会编，河南人民出版社，1986 年 12 月，77.

动物性药材

有蝉蜕、蛇、蛇蜕、鸡内金、地龙（即蚯蚓）、全蝎、鹿茸、土元、蜂蜜、牛黄、血余炭（即头发灰）、紫河车（婴儿胎盘）、鳖甲、猪胆汁、夜明砂（蝙蝠屎）、蚂蟥等。《扶沟县志》，河南省扶沟县志编纂委员会编，河南人民出版社，1986 年 12 月，78.

土单验方

卡达尔黄疸

红谷子一把，苦丁香 0.6 克，白丁香少许，共为细末，鼻近闻，闻到出了黄鼻涕即愈（佟牧方）。

治噎食

槐蛾 30 克，陈皮 6 克，紫油朴 9 克，砂王 6 克，广藿香 9 克，公丁香 9 克，西茴香 9 克，海南沉 9 克，海带 500 克，海蛸 9 克，川椒 9 克，大茴香 9 克，海藻 9 克，檀香 9 克，黑糖 500 克，白糖 500 克，蜜 500 克，黑芝麻 1 碗，红枣 500 克，共为细末，九蒸九晒，每日三次，每服 6 克，忌油、盐、烟、酒一百日（阖益恒方）。

霍乱方（急慢皆治）

珍珠十枚，大者三、二枚，元寸 0.6 克，牛黄 0.3 克，蟾酥 0.6 克，冰片 0.6 克，漕脑 0.6 克，明雄 0.6 克，飞真金 60 克，净人中白 0.9 克，朱砂 0.9 克，月石（生用）0.9 克，青黛 0.9 克，灯心灰 0.9 克，明矾 0.9 克，小皂角末 0.9 克，麻黄 0.9 克。

上药共为细末，瓷瓶密收，治病时先扎针，刺舌下紫筋，并刺委中、尺泽、少商、十宜及中脘穴，刺后，遂用白开水将此药面送下豆许，再吹窍少许，轻者立愈，重者连针数次至十数次，每一小时进一服，不过二日即愈（秦少保方）。

治腹痛便血方（阿米巴痢疾）

焦南查 60 克，姜炭 12 克，地榆炭 24 克，椿白皮 30 克，槟榔 7 个，红糖 60 克（药中）水煎服（张廷弼方）。

治久失血面色痿黄（便血吐血）

西古大黄 3 克，田三七 3 克，广木香 3 克，水煎服（陈书祥方）。

治胃疼痛

附子 4.5 克，黄连 4.5 克，白芍 4.5 克，甘草 3 克，水煎服（张廷粥方）。

治蛊症

甘遂 9 克（研面），蝼蛄 7 个，将二味捣如泥为丸，香油炸焦一次服完，忌盐一百天（李炳信方）。

治虚痨咳嗽

川贝 15 克（研面），鸡蛋 3 个，用川贝母炖鸡蛋，一日两次吃完。服药后可多服些霜桑叶茶（王明道方）。

小儿痨病

川贝 18 克（研面），鸡蛋 6 个，将鸡蛋打口，每个装入川贝面 3 克，外用面包放火上烧焦吃之，二至三岁的小儿每次吃一个，每日二次（县医院供方）。

治肛痒寸白虫

西古大黄 18 克，二丑 15 克，大白 15 克，槐花 15 克，水煎服（张廷弼方）。

治偏头痛

当归 21 克，川芎 24 克，明天麻 24 克，防风 12 克，黄酒 120 克，水煎服。

又方：天麻，白芷，防风各 9 克，水煎服（张廷弼方）。

治疗烫伤、烧伤

生地榆 30 克，寒水石 3 克，黄连 4.5 克，五黄散 4.5 克，梅片少许，共为细末，香油调，涂患处（杜建堂方）。

治瘘疮

狗牙 30 克（土炒黄），蛤粉 60 克（煅），轻粉 15 克，梅片 6 克。

将上药研为细面，把瘘管连同外面肌肉一齐剖开，将药敷上即可，疼痛时可用下方止血止痛（刘顺立方）。

痔疮及瘘管割后，用此药止血止痛生肌神效。

龙骨 120 克（凉水泡三天）象皮 12 克（土炒）赤石脂 30 克，乳香 12 克（去油）没药 12 克，（去油），血花 15 克，儿茶 12 克，田三七 12 克，白芨 15 克（炒），琥珀 9 克，蜜蜡 9 克，轻粉 9 克，珍珠 15 克（煅），元寸 1.2 克，梅片 6 克，共为细末，将痔瘘割后上此药，一日二次（刘顺立方）。

治痢疾

大白 30 克，焦查 60 克，炮附子 9 克。加减法：白痢加滑石 30 克，甘草 6 克；赤痢加木香 9 克，川大黄 9 克，赤白兼用之。水煎服。

治因寒、因气所致之胃疼

毛术炭 9 克，合片 9 克，灵脂 9 克，醋元胡 9 克，乳香炭 9 克，没药炭 9 克，藿香 9 克，广木香 3 克，焦枳壳 6 克，砂王 9 克，良姜 9 克，广皮 6 克，醋香附 12 克，肉桂 9 克。水煎服。

胃腹疼痛胀久不愈者

藿香 12 克，广木香 6 克，砂仁 12 克，苏梗 15 克，桔梗 6 克，姜厚朴 12 克，毛术炭 12 克，广皮 12 克，酒杭菊 12 克，醋元胡 12 克，甘草 6 克，川芎 9 克，白芷 6 克，沉香 2.4 克，丁香 9 克，没药 12 克，烧酒 60 克。水煎服。

治牙痛

石膏 30 克，赭石 30 克，川牛膝 12 克。水煎服。

治嘴眼㖞邪方（颜面神经麻痹）

白附子 24 克，僵蚕 15 克，明天麻 30 克，全虫 9 克。共为细面。每服 9 克，日服二次，烧酒送下。

产后咳嗽方

当归 30 克，川芎 24 克，京芍 12 克，桃仁 15 克，姜炭 9 克，元胡 15 克，灵芝 12 克，蒲黄炭 12 克，知母 12 克，大贝 12 克，炙杏仁 15 克，紫菀 12 克，川牛膝 12 克，红花 9 克，童便 1 盅。水煎服。

注：以上秘方验方来自 1950 年 8 月至 1951 年 8 月扶沟县举办中西医讲习会时，学员所献。有的是从 1959 年县卫生科整理的中医锦方汇集中选摘，复经中医师徐心体、胡厚全、沈来富、聂兰英等审定。《扶沟县志》，河南省扶沟县志编纂委员会编，河南人民出版社，1986 年 12 月，496–499.

第三节　西华县

药类

桃仁、杏仁、楮实子、车前子、菟丝子、蛇床子、益母草、栝楼根、豨莶草（俗名羲轩）、桑白皮、地骨皮、南星、黑白丑。《西华县志·卷一·方舆物产》，清·宋恂纂修，清乾隆十九年（1754）刻本，10.

花类

牡丹、芍药、紫荆、桂（旧志不载）、迎春、蔷薇、木香、萱草……《西华县志·卷一·方舆物产》，清·宋恂纂修，清乾隆十九年（1754）刻本，10.

第四节　商水县

药之属

曰牵牛，即黑白丑；曰车前，即芣苢；曰香附子，即莎草根；曰薄荷，有紫秸青秸；曰紫苏，务本新书云，田畔近道可种，以遮六畜；曰款冬花；曰金银花，又曰忍冬花；曰菟丝子，埤雅在木曰女萝，在草曰菟丝；曰枸杞，根曰地骨皮；曰皂角，肥厚多脂者不多见；曰葶苈，尔雅疏，实叶皆似芥，生麦中，四月熟可采；曰益母草，按，此草即蓷；曰荆芥，俗兼用以作荠；曰茵陈，经冬不死，因旧苗而生，故曰茵陈；曰麦冬，曰何首乌，废宅基往往有之；曰薏苡，群芳谱可粥，可面，可同米酿酒；曰白菊花，花大于茶菊而小于充玩诸品；曰栝楼，子曰蒌仁，根曰天花粉；曰杏仁；曰桃仁；曰南星；曰蒲黄；曰蓍艾；曰芫花；曰桑白皮；曰大风子；曰豨莶草；曰侧柏叶；曰硝；曰商陆；曰牛蒡子；曰莱菔子；曰地肤子；曰楮实子；曰霜桑叶；曰蒲公英；曰夜明砂。

按：以上诸品虽地之所产，不止于此，而采者绝少，不习其利，故不以为珍也。《商水县志·卷五·地理志物产》，民国·徐家璘，宋景平等修，杨凌阁纂，民国七年（1918）刻本，350-351.

药材类

枸杞、杏仁、桃仁、红花、荆芥、薄荷、南星、茵陈、牵牛、蒲黄、车前、蓍艾、芫花、金银花、桑白皮、急性子、大枫子、益母草、瓜蒌、豨莶草、皂荚、硝、侧柏叶、麦冬、商陆、牛蒡子、莱菔子、地肤子、楮实子、桑叶、薏苡仁、何首乌、百合、地丁、花粉、菟丝子、夜明砂、香附。《商水县志·卷一·舆地志物产》，清·董榕修，清乾隆四十八年（1783）刻本，20.

第五节　太康县

药材

枸杞、地骨皮、车前子（车前即诗所云芣苢）、益母草（益母一名，茺蔚诗所云，中谷有蓷者即此，见陆疏）、金银花、薄荷、荆芥（及此药土人以为菜）、天门冬、天南星、茵陈（昔人多蒔为菜，杜诗云：茵陈春藕香，洪舜俞老圃，赋云醅槽紫，姜之掌沐酛。青陈之丝是也）、牵牛、蒲黄、芫花、杏仁、桃仁、薏苡仁、桑白皮、□□子、蛇床子、大枫子、瓜蒌、豨莶草、皂角、艾叶、麦门冬、牛蒡子、莱菔子、地丁、蓖麻子、地肤子、楮实、商陆、射干、天花粉、菟丝子、何首乌、侧柏叶、香附、夜明砂、朴硝。《太康县志·卷三·物产》，清·戴凤翔编撰，清道光八年（1828）刻本，4-5.

药之属

曰牵牛、曰车前、曰香附、曰薄荷、曰紫苏、曰豨莶、曰款冬、曰蒺藜、曰大黄、曰菟丝子、曰二花、曰枸杞、曰皂角、曰荆芥、曰茵陈、曰麦冬、曰苦蒌。最多者，曰菊花；最佳者曰桑白皮（本草及通志皆云：出太康者最佳）《太康县志·卷二·舆地志物产》，民国·郭成章编撰，民国三十一年（1942）刻本，35.

中药材

太康县中药材资源多达 4 类、135 科、427 种，是著名的桑白皮主要产地。《太康县志》，太康县志编纂委员会，范文敏，朱晓辉、许书同总纂，中州古籍出版社，1991 年 8 月，399.

野生药材

太康县，野生药材有 100 多种，分布在荒坡、坟地、沟河旁、或与禾苗林木间生，其中品质优良的地道药材 10 多种，以桑白皮、全虫、香附、红花、瓜蒌、牛子等最佳。

太康所产桑白皮，历史悠久，质地柔软坚韧，色白汁足，药效最佳，驰名全国，《本草纲目》及《河南通志》皆有"太康产桑白皮最佳"的记载。全虫个大，腹内无土，被誉为清水蝎子。《太康县志》，太康县志编纂委员会，范文敏，朱晓辉、许书同总纂，中州古籍出版社，1991 年 8 月，546.

第六节　鹿邑县

药之属

曰牵牛，即黑白丑；曰车前，尔雅：苯苢、马舄车前、邢昺疏，别三名也；曰香附子，即莎草根；曰薄荷，甘泉赋作茇葀，《群芳谱》云：病薄荷勿食，令人虚汗不止；曰紫苏，《务本新书》云，田畔近道可种，以遮六畜；曰豨莶，《救荒本草》云，嫩苗煠熟可调食，俗谓之黏糊菜；曰款冬，《本草》陶注，形如宿莼，未舒者其腹裏有丝，其花乃似大菊；曰蒺藜，《群芳谱》：子如赤根菜子，及小菱三角四刺有仁，炒黄去刺磨面或蒸食可以救荒；曰大黄，苏恭曰，叶子茎并似羊蹄，但茎高六七尺；曰天南星，生于平泽，《本草纲目》：二月生，苗似荷，梗茎高一尺，以来叶如荷蒻，两枝相抱，五月花似蛇头，黄色，七月结子作穗似石榴子，红色，二月、八月采根似芋而圆扁；曰菟丝，《埤雅》在木曰女萝，在草曰菟丝；曰金银花，一名忍冬，经冬不凋故名；曰枸杞，养疴漫笔云，枸杞子榨油点灯观书能益目；曰皂角，肥厚多脂者不多见，《群芳谱》云：不结实者凿孔入生铁三五斤泥封即结；曰荆芥，俗兼用作薑；曰茵陈，《唐本草》云：此虽蒿类经冬不死，更因旧苗而生故名茵陈；曰葶苈，《尔雅疏》：实叶皆似芥，《图经本草》云：葶苈单茎向上，叶端出角，粗而短，又有一种狗芥草，叶近根下作歧生角，细长，取时必须分别；曰麦冬，《本草》注，根似穬麦，故谓之麦门冬，《广群芳谱》云，四月初采根于黑壤，肥沙地栽之，每年六月、九月、十一月三次，上粪耘灌，夏至前一日取根，洗晾收之，其子亦可种，但成迟尔；曰何首乌，废宅基往往有之，药厢寺尤多，《群芳谱》云：有形如鸟兽，山川者尤佳，此药修治时忌铁器。

以上诸品，药肆间以充笼，然采者绝少，委货于地，殊可惜也。

其最佳者，曰益母草，《通志》云：出鹿邑者佳，按此草即蓷；曰薏苡，《群芳谱》云：可粥可面可同米酿酒，西南乡多种之。

最多者曰白菊花，花大于茶菊，而小于充玩诸品，叶可茹，元次山所谓在药品为良药，为蔬菜是佳蔬即此，东乡种者极多，而市买坐罔其利者则群集于南郭；曰栝楼皮，落实取材，商贩皆集于亳，其根作粉即天花粉。

仅有而珍者曰半夏，白傍篾子绝相似，微酸不堪入药。《鹿邑县志·卷九·风俗物产》，清·于沧澜、马家彦纂修，清光绪二十二年（1896）刻本，12-13.

山药

山药，原名薯蓣，避唐代宗讳，改名薯药，宋英宗讳曙改名山药，见《负暄杂录》，许志列入药类，误土产逊于怀庆，实不堪入药也，宜肥地，每年易人而种，宜牛粪麻籽，忌人粪。《鹿邑县志·卷九·风俗物产》，清·于沧澜、马家彦纂修，清光绪二十二年（1896）刻本，7.

药属

曰牵牛、曰车前、曰香附子、曰枸杞、曰红花、曰山药、曰菟丝子、曰甘菊、曰木瓜、曰紫苏、曰薄荷、曰蛇床子、曰天花粉、曰金银花、曰瓜蒌、曰杏仁、曰枣仁、曰椒、曰姜、曰菖蒲、曰蒺藜、曰大黄、曰款冬花、曰蝉蜕、曰蛇蜕、曰茵陈、曰南星、曰豨莶、曰蜜。《鹿邑县志·卷一·方舆志物产》，清·许炎纂修，清康熙十八年（1779）刻本，13.

第七节 淮阳县

药属

杏仁、桃仁、木瓜、地骨皮、荆芥、薄荷、紫苏、藿香、半夏、小茴、香附、薤白、麦芽、谷芽、六曲、麦门冬、金银花、茵陈、青蒿、南星、牵牛、枸杞子、车前子、大风子、卜荷、地肤子、急性子、菟丝子、苏子、蛇床子、葶苈子、牛蒡子、莱菔子、蓖麻子、芫花、红花、凌霄花、槐花、槐角、葛根、茅根、樗白皮、桑白皮、桑葚、桑寄生、黄芪、甘草、远志、栝楼（实根皮俱用）、商陆、蒲黄、三七、何首乌、益母草、地丁、蒲公英、燕麦、蕲艾、甘菊、木贼、蒺藜、土牛膝、土地黄、萹蓄、巴豆、白扁豆、黑豆、伸筋豆、薏苡仁、赤小豆、瓜蒂、柿蒂、芡实莲（鬓房实俱用）、百合、藕节、皂荚、皂刺、侧柏、楮实、西河柳、蝉蜕、蛇蜕、鳖甲、全蝎、斑蝥、夜明砂、五谷虫、鸡内金。其特产为义陵神薯。《淮阳县志·卷二·舆地志》，民国·甄纪印纂修，民国二十三年（1934）铅印本，6-7.

卉属

菊、蓝菊、蜀锦、万寿菊、西洋菊、桂、牡丹、芍药、扁竹……丁香、木香、山丹、蔷薇、白薇、宣花、旱莲……《淮阳县志·卷二·舆地志》，民国·甄纪印纂修，民国二十三年（1934）铅印本，6.

药属

杏仁、桃仁、木瓜、地骨皮、荆芥、薄荷、紫苏、藿香、半夏、小茴、香附、薤白、麦芽、谷芽、六曲、麦门冬、金银花、茵陈、青蒿、南星、牵牛、枸杞子、车前子、地肤子、急性子、菟丝子、蛇床子、葶苈子、大风子、牛蒡子、莱菔子、蓖麻子、苏子、芫花、红花、凌霄花、槐花、槐角、葛根、茅根、樗白皮、桑白皮、桑葚、桑寄生、黄芪、甘草、远志、栝楼实根皮俱用、商陆、蒲黄、三七、何首乌、益母草、豨莶草、地丁、蒲公英、燕麦、蕲艾、甘菊、木贼、蒺藜、土牛膝、土地黄、萹蓄、巴豆、白扁豆、伸筋豆、薏苡仁、赤小豆、黑豆、瓜蒂、柿蒂、芡实莲（鬓房实俱用）、百合、藕节、皂荚、皂刺、侧柏、楮实、西河柳、蝉蜕、蛇蜕、鳖甲、全蝎、斑蝥、夜明砂、五谷虫、鸡内金。《淮阳县志·卷二·舆地志下风土》，民国·严绪钧修，民国五年（1916）刻本，18.

中药种植

境内中药培植和生产历史悠久，相传神农在陈"尝百草，一日逾七十毒"，用中药医疗民疾。数千年来，经历代培育筛选，中药品种和贮量都不断增加……主要药材有蒲黄、萱草、薯草、桑白皮、白芷、薏苡仁、红花等30余种。

蒲黄，蒲黄为蒲子的雄花粉，色呈金黄，入药味甘，性平，有利尿、消瘀、止血之功能；常用于治疗痢血、鼻衄、尿血、泻血及妇科疾病，对排脓、消疮疖毒、下乳、凉血等有明显疗效。建国前，常有亳州、汉口等地药商来县收购蒲黄。

萱草，又名金针菜（俗称黄菜），根、茎、叶、花皆可入药，黄花菜入药性凉，味甘，有清热、利尿、凉血、平肝、消肿等作用，可治疗头昏耳鸣、心悸、关节疼、吐血、便血、水肿、淋病等疾病，并能安胎、催乳、补虚。黄花菜是县著名土特产，也是主要的经济作物之一。

蓍草，又名锯齿草，既可观赏，又可入药。《本草纲目》载：蓍能益气充肌肉、明目聪慧、先知、益寿、轻身。蓍草还具有抗菌消炎功用，对风湿疼、胃疼、外伤出血均有较好疗效。太昊陵有著名蓍草园，至今园内蓍草依然葱郁。

桑白皮，即桑树根皮，入药性寒、味甘，具有泻肺火、除水气效用，主治肺热喘咳、水肿腹胀等，境内植桑相传源于神农氏，农家素有植桑养蚕之习，所产桑白皮以鲁台为最，素有"台皮"之称，并以药用效果最佳而闻名全国，每年有禹州、汉口、亳州、安国等地药商来县坐地收购，现桑树种植分散全县各地。《淮阳县志》，邵士杰、王守德主编，河南人民出版社，1991 年 12 月，815-816.

中药炮制

本县中药向为遵古炮制，分采集加工、切前准备、切片、降毒深加工等程序。按照药材生产的季节，对根、茎、枝、叶、花、子及时采集、去杂、选投后，进行洗、泡、漂、淘、润，再切成片、段、块、丝等，为降低药材含毒量，消除副作用，改变药物的归经、性能、增加药效、矫味便服，再进行一系列的炒、炙、烤、煅、炮、煎、研、熘、烘、烫、水飞等深加工。县炮制中药仅流行的炒炙就有数十种，如炒黑、炒焦、炒黄、炒炭、酒炒、醋炒、油炒、盐炒、麸炒、姜炒、蛤粉炒、蒲黄炒、鳖血炒、砂炒、米炒、吴萸炒、蜜炙等。《淮阳县志》，邵士杰、王守德主编，河南人民出版社，1991 年 12 月，817.

中药配制

建国前，一些药铺、堂、店根据《丸散丹本》记载方法，自制一些丸散膏丹剂出售。《淮阳县志》，邵士杰，王守德主编，河南人民出版社，1991 年 12 月，817.

西药

清光绪三十四年（1908），西药传入县内，后使用范围日益扩大。民国三十六年（1947），西药品种在县临床使用已逾百种。由于西药全部依靠购进，其价格昂贵，如一支"六○六"（即新肿凡纳明），价格就高达 10 元（银元），一支 20 万的盘尼西林价格 4 元（银元），一般民众很少问津。《淮阳县志》，邵士杰、王守德主编，河南人民出版社，1991 年 12 月，818.

第八节 沈丘县

药属

益母草、豨莶草、黑白丑、牛子、半夏、小茴香、桑白皮、薄荷、蝉脱等物。《沈丘县志·卷之四·食货志物产》，清·何源洙，冯澎纂修，清乾隆十一年（1746）刻本，40.

药属

有赤芍、白芍、天门冬、麦门冬、益母、地黄、茴香、荆芥、薄荷、半夏等物。《沈丘县志·卷五·食货志物产》，清·李芳春，赵之璿纂修，清顺治十五年（1658）刻本，5.

野生药材

境内有野生药材三百多种，多分布在荒坡、坟地、沟河旁，或与禾苗林木间生。其中品质优良的地道药材十多种，以霜皮、花粉、全虫最佳。全虫个大、腹内无土，誉为清水蝎子，建国前，年收购干全虫1.5万斤……《沈丘县志》，沈丘县志编纂委员会编，河南人民出版社，1987年7月，525.

植物类药材

生地、公英、苍耳子、狗方根、青蒿、浮萍、黄荆、土大黄、龙葵、木槿、蒌仁、瓦松、四瓣草、地丁、泡桐、芦根、泽漆、苦叶苗、野菊花、猪秧草、梨头草、酸浆草、野辣菜、枸杞子、地骨皮、猪毛菜、猪笼草、旋覆花、小蓟、大蓟、马鞭草、艾、泽兰、泽漆麻、荠荠菜、茜草、面条菜、益母草、槐米、槐角、柳絮、柳根、曼陀罗、臭花黄、土黄芪、补血草、薪蓂、合欢、车前草、白茅根、节节草、鸡眼草、豨莶草、狗狗秧、萹蓄、马齿苋、地锦、旱莲草、臭椿、铁苋菜、葎草、香附、臭蒲、铁篱寨、薤白、苦楝、鹅不食、王不留、柿蒂、葶苈子、莲子心、菟丝子、牛子、二丑、霜桑叶、藿香、络石藤、木瓜、地肤子、桑椹、伸筋草、蒺藜、丝瓜络、卜子、南瓜子、冬瓜皮、棉花根、花生衣、浮小麦、糯稻根、青葙子、杏仁、火麻仁、柏子仁、鸡冠花、侧柏叶、蒲黄、干姜、桃仁、天葵、葱白、大枣、枣仁、胡桃仁、女贞子、石榴皮、白芥子、蛇床子、茵陈、荆芥、小茴、何首乌、爬山虎、白扁豆、皂角、皂刺、银杏、伤篱根、筋痛稞、藕节、生谷、萱草根、芍药、牡丹、月月红、无花果、香椿头、竹叶、扁竹叶、葛根、香元、薄荷、麦冬、山药、梅子、米壳、甘露子、莲须、大青根、芡实、洋齿花、石南藤、蓖麻仁、冬瓜子、玉米须、西瓜皮、西瓜霜、紫菀、柿饼霜、牛膝、地钱、黑芝麻、草决明、急性子、菱皮、紫苏、苏子、扁豆花、丁香、透骨草。《沈丘县志》，沈丘县志编纂委员会编，河南人民出版社，1987年7月，525.

动物类药材

虫蜕、土元、内金、龙衣、牛黄、猪胆汁、斑蝥、红娘、黄蜡、水蛭、虻虫、蟾酥、鳖甲、蜂房、紫河车、壁虎、蝼蛄、蛴螬、尖头蚱蜢、蜗牛、螳螂虫、僵蚕、桑螵蛸、地龙、蚕沙、人中白、血余炭、蜂蜜、土狗肾、獾油、黄鳝血、猪胆、蛇胆、夜明沙、月光沙、黑牛角、牛胆汁、羊胆汁、驴肾、九香虫、鼠胆、千里光、鲫鱼等。《沈丘县志》，沈丘县志编纂委员会编，河南人民出版社，1987年7月，525.

其他药材

百草霜、灶心土、腊窖醋、酪馏酒、陈曲、阿胶等。《沈丘县志》，沈丘县志编纂委员会编，河南人民出版社，1987年7月，525.

药物炮制

沈丘历代对中药加工炮制考究：①收采适时，不适时不能入药，有"正月茵陈（可入药）二月蒿（不能入药）到了三月当柴烧"之说。②有些中药根、茎、叶、花、果、首、身、尾用途不一，收采后要严格去杂去劣，筛选分档。③中药讲究味、色、气、形，要加工成丝、段、片、沫，或制成丸、散、膏、丹。有的要很薄，如槟榔、附子，可以吹跑，有的要保持色泽，如木通、大黄，切后用厚纸夹着阴干。④炮制严格，掌握火候。有浸、润、泡、凉、晒、焖、蒸、煮、炙、烤、煅、腌、炕、炮、煎、研、炸、炒、馏、淋、露、刮、飞水诸法，所用材料有土、沙、蜜、盐、糖、酒、醋、香油、麸皮、麦面等，炮制好的中药，可以更好地归经、去毒、存性，发挥药效。《沈丘县志》，沈丘县志编纂委员会编，河南人民出版社，1987年7月，526.

建国前，全县有切刀80多把，药碾近百个，炒药锅一百多口，药缸二百多条，冲筒四百多只，擂碗一百多个，年炮制中药3.5万斤，加工丸散两千多斤。《沈丘县志》，沈丘县志编纂委员会编，河南人民出版社，1987年7月526.

纸店的药梅子有二百多年历史，对咽峡炎有显著疗效，行周围二三百里。建国前纸店同义堂、普济堂、太和堂等药店和几家殷实富户，每年均腌制药梅，对外施舍，近处人每次给二至三个，远处人每次给三至五个。《沈丘县志》，沈丘县志编纂委员会编，河南人民出版社，1987年7月，526.

西药

清宣统二年（1910）老城民济药房开业，经营中、西药，自是西药正式传入沈丘。民国九年（1920），一些较大集镇已有西药出售，渐渐为群众所接受，唐拾义、鹧鸪菜、阿司匹林、灵宝丹等西药，享有一定信誉。民国三十五年（1946），全县有西药经销店十多处，但销售额不及中药的四分之一。《沈丘县志》，沈丘县志编纂委员会编，河南人民出版社，1987 年 7 月，526.

第十七章　驻马店

第一节　遂平县

药属

黑白牵牛、赤白芍药、紫花地丁、车前子、枸杞子、地骨皮、侧柏叶、皂角刺、金银花、豨莶草、土茯苓、南星、土贝母、半夏、白芷、苦参、桔梗、瓜蒌、白及、苍术、薄荷、荆芥、紫苏、米壳、槐角、五味、百合、木瓜、杏仁、葛花、牡丹皮、黄柏、香附、莲蕊、天冬、麦冬、艾、防风。《遂平县志·卷之三·土产》，清·金忠济纂修，清乾隆二十四年（1759）刻本，8.

黑白牵牛、紫花地丁、赤白芍药、枸杞子、地骨皮、车前子、侧柏叶、皂角刺、南星、金银花、豨莶草、土茯苓、何首乌、贝母、半夏、白芷、苦参、桔梗、瓜蒌、白芨、荆芥、紫苏、薄荷、苍术、槐角、米壳、葛花、五味、百合、杏仁、木瓜、牡丹皮、黄柏、香附、莲蕊、艾、天冬、麦冬、防风。《遂平县志·卷上·食货志》，清·张鼎新纂修，清顺治十六年（1659）刻本，41.

七星树

七星树，县东石寨铺广福寺所产也，围四尺高丈余，花豆大色白如绒，结实，壳如荔大十倍于花，能治胃痛，叶每穗必七，故俗名七星。按：此乃释典所谓娑啰树也，唯江南燕子矶有之，大十余抱，高五六丈，寺僧利其子售以治病，谓之娑啰子。原产自天竺国，宋梁间西域僧携来植此，未识何以传其种于兹寺也。《遂平县志·卷之十四·杂著》，清·金忠济纂修，清乾隆二十四年（1759）刻本，8.

第二节　西平县

药类

药之类（芫菜、荆芥已入疏类；百合、木瓜已入果类；芍药、栀子、紫荆、菊花已入花类；蒺藜已入草类；故不复列）：山楂、南星、半夏、防风、薄荷、麦冬、瓦松、薏苡、茵陈、青蒿（一曰草蒿）、蝉蜕（一曰蝉退）、桑皮、牵牛、紫苏、香附、杏仁、桃仁、槐角、槐实、枸杞、红花、苍术、乌头、杜仲、天冬、细辛、干艾、楮实、樗皮、牛膝、地黄、蒲黄、三棱、莪术、桔梗、柴胡、何首乌、金银花、益母草、酸枣仁、柏子仁、夏枯草、天花粉、瓜蒌仁、地骨皮、桑寄生、莱菔子、青葙子、蓖麻子、车前子、苦丁香、土黄柏、小茴香、大茴香、葶苈子、菟丝子、箭头草（一名紫花地丁）。《西平县志·卷七·舆地物产》，民国·陈铭鉴纂修，民国二十三年（1934）刻本，3.

药材资源

清康熙九年（1670）《西平县志》载，本县野生药材有南星、半夏、山楂、芍药、荆芥、防风、草乌、乌头、薄荷、杜仲、天冬、麦冬、细辛、车前子、小茴、草麻、苡米、楮实、樗皮、茵陈、芫荽、牵牛、地黄、牛膝、菊花、紫荆、蒲黄、商陆、三棱、莪术、紫苏、桔梗、柴胡、百合、香附、何首乌、金银花、益母草、酸枣仁、柏子仁、夏枯草、天花粉、瓜蒌仁、地骨皮、桑寄生、王不留行，共47种。《西平县志》，西平县志编纂委员编，中国财政经济出版社，1990年9月，450-451.

野生药材

山豆根、天冬、南星、丹参、苦参、玉竹、白芨、白前、白蔹、白薇、白头翁、白茅根、土茯苓、地榆、百合、百部、防风、苍术、半夏、芦根、青木香、贯众、南沙参、茜草、威灵仙、独活、前胡、首乌、柴胡、射干、徐长卿、黄精、猫爪草、葛根、漏卢、薤白、黎芦、香附、商陆、南山楂、马兜铃、王不留、车前子、地肤子、苍耳子、连翘、青葙子、枸杞子、茺蔚子、菟丝子、蛇床子、葶苈子、白蒺藜、枣仁、小蓟、马齿苋、木贼、马鞭草、车前草、半枝莲、半边莲、刘寄奴、仙鹤草、青蒿、败酱草、鱼腥草、泽兰、卷柏、细辛、茵陈、浮萍、透骨草、益母草、萹蓄、紫花地丁、蒲公英、瞿麦、翻白草、艾叶、石苇、芫花、谷精草、金银花、洋金花、夏枯草、旋覆花、五加皮、葛花、蒲黄、地骨皮、石楠藤、夜交藤、忍冬藤、土元、水蛭、地龙、全虫、红娘子、刺猬皮、豹骨、夜明砂、桑螵蛸、蛇退、斑蝥、鳖甲、蝉蜕、蜂房、马勃。《西平县志》，西平县志编纂委员编，中国财政经济出版社，1990年9月，451.

土单验方

治牙痛：①生地、元参各24克，细辛、薄荷各9克，香元10克。水煎，睡前服，次晨再服。

②当归、细辛、甘草各10克，水煎服。

治中耳炎：生地、紫草各 3 克，放入 20 克小磨香油中炸，两药捞出，油滴患耳。六七日见效。

治对口疮：乳香、没药、血竭、儿茶、川黄边各 10 克，共为细末，用猪胆汁熬成膏药。将患处头发剃净，用生葱一把熬水一盆薰患处，直至冒汗。擦汗后用酒精棉球消毒，再把热药膏贴患处。1 日 1 次，六七日脓净自愈。

治痢疾：当归、生白芍各 90 克，萝卜籽 30 克，大白、甘草各 9 克，广木香 6 克，水煎服。

治黄水疮：苍术、白芷、黄柏、黄连各 5 克，雄黄 10 克，共研末，醋调匀外敷。

治全身疼痛与半身不遂：苍术、全虫、川牛膝、乳香、没药、麻黄、甘草各 60 克，车前子（稍炙）120 克，共研末制成豌豆状蜜丸，日服 2 次，每次 1 丸。

治头发成片脱落：当归、川芎、白芍、天麻、羌活、熟地、木瓜、菟丝子各 25 克，共研末为蜜丸，每丸 10 克，日服 2 次，每次 1 丸，盐汤送服。

治老年气管炎：当归、川芎、赤芍、冬花、牛子、紫荆皮、杏仁、甘草各 10 克，萝卜籽 20 克，水煎后兑白萝卜汁 500 克，开水冲服。

治烧烫伤：广丹、白芍各 31 克，野兔皮 1 张，共为细面。香油调匀外用。

治白喉：地黄、玄参、黄芩各 15 克，连翘翘 18 克，麦冬 9 克，水煎服。

治口舌疮：朱砂、黄连各 5 克，共研末撒患处，1 日 2 次。

治失音：炮姜、炙甘草各 10 克。水煎服，1 日 2 次。《西平县志》，西平县志编纂委员编，中国财政经济出版社，1990 年 9 月，450.

第三节　上蔡县

药类

山楂、荆芥、薄荷、葛根、芫花、茵陈、瞿麦、旱莲草、金银花、车前子、酸枣仁、蓖麻子、火麻子、小艾、小茴、瓜蒌、益母草、牛蒡子、牛膝、葶苈、牵牛、夏枯草、地骨皮、桑白皮、淡竹、苍耳、菟丝子。《上蔡县志·卷之四·食货志物产》，清·杨廷望纂修，清康熙二十九年（1690）刊本影印，425.

蓍（草类）

蓍，丛生，高四五尺，一本数茎，末梢小枝细密，根多横，芦叶碎绿，花开黄紫二色，结实如艾龟荚。传曰：蓍百茎共一根，其所生地兽无虎狼，虫无毒螫。褚先生云：蓍满百茎，其下常有神龟守之，上有青云覆之，又有龙头凤尾之名，昔生伏羲庙旁蓍草园、八卦台下，明末园颓，今生旷野。康熙二十九年（1690），知县杨廷望复筑其园，重建其台。《上蔡县志·卷之四·食货志物产》，清·杨廷望纂修，清康熙二十九年（1690）刊本影印，424.

龟（介类）

龟，近波泽处间时有之，世传，伏羲时有白龟长二寸，缟甲素质，浮于蔡水。近于康熙丁末年（1667），有龟长七寸者出；壬戌秋（1682），又出甲尾者。曰康熙二十九年（1690），知县杨廷望典复伏羲庙，人以为瑞兆，见云。《上蔡县志·卷之四·食货志物产》，清·杨廷望纂修，清康熙二十九年（1690）刊本影印，427.

药材资源

药材资源，清康熙二十九年（1690）《上蔡县志》载，县内野生药材有山楂、荆芥、薄荷、葛根、芫花、茵陈、瞿麦、旱莲草、金银花、车前子、酸枣仁、蓖麻子、火麻子、小艾、小茴、瓜蒌、益母草、牛蒡子、牛膝、葶苈、牵牛、夏枯草、地骨皮、桑白皮、淡竹、苍耳、菟丝子，共 27 种。《上蔡县志》，上蔡县地方史志编纂委员会编，生活·读书·新知三联书店出版，1995 年 6 月，591.

野生药材

野生药材主要有，菁草、紫花地丁（蔡地丁）、紫花菜、野半夏、益母草、老鸹筋、艾、蛤蟆皮、拨郎鼓（败将军）、猫儿眼、牵牛（黑白丑）、茅草根、节节草、白头翁、惹子（苍耳子）、牛舌头棵（大车前）、猪耳朵棵（小车前）、莎莎革根（香附子）、泽兰、扫帚苗籽（地肤子）、菟丝子、大菟丝子、板蓝根、蒲公英、蒺藜、洋金花（曼陀罗）、老驴拽、黄蒿、瓦松、田地茅、枸杞（果实为枸杞子，根皮为地骨皮）、马齿苋、臭花菜、绞股蓝根、七七芽、甜甜芽等。《上蔡县志》，上蔡县地方史志编纂委员会编，生活·读书·新知三联书店出版，1995 年 6 月，90.

家庭种养药材

家庭种植养育中药材 60 种：花粉、蒌仁、瓜蒌、栀子、牛子、二丑、川楝子、梧桐子、皂角、皂刺、甜瓜子、蓖麻子、莲子、丝瓜络、丝瓜子、西瓜子、西瓜皮、冬瓜皮、花椒、柏子仁、杏仁、槐仁、胡桃、香元、白果、红枣、乌梅、桑叶、桑椹、槐米、槐角、石榴皮、木瓜、无花果、杜仲、椿根皮、合欢皮、苦楝皮、玉米须、羊胆汁、猪胆汁、鸡内金、僵蚕、蚕砂、驴皮、麦芽、蜂蜜、百草霜、白扁豆、柿蒂、竹叶、红小豆、仓虫、土元。《上蔡县志》，上蔡县地方史志编纂委员会编，生活·读书·新知三联书店出版，1995 年 6 月，592.

中药材收购

建国前，城乡私营药店（铺），每年逢地产中药材采收旺季，在门前设专人收购。

《上蔡县志》，上蔡县地方史志编纂委员会编，生活·读书·新知三联书店出版，1995 年 6 月，592.

中药材加工炮制

建国前，全县城乡中药店（铺）对药材炮制较考究，按照《神农本草经》《本草纲目》《雷公炮炙法》等书的要求，不论饮片的刀切，或药味炙炒、浸泡、蒸煮、油炸等，完全用手工进行。建国后，50 年代，县医药公司只供应生药材，由各医疗单位自行加工炮制。《上蔡县志》，上蔡县地方史志编纂委员会编，生活·读书·新知三联书店出版，1995 年 6 月，592.

西药

清光绪二十九年（1903），西药始传入上蔡。民国时期，西药都是从国内各大城市购进，常用的西药针剂有：盘尼西林、阿托品、百尔定、六〇六、九一四等；片剂有：磺胺噻唑（大安）、磺胺嘧啶（西安）、阿司匹林等；其他有：消炎粉、康复那新、维他赐保命、奎宁丸、十滴水等。《上蔡县志》，上蔡县地方史志编纂委员会编，生活·读书·新知三联书店出版，1995 年 6 月，593.

药品生产

建国前，县城北街"仁德堂"眼药店生产的紫金锭、八宝拨云散、珍珠清凉散、加料拨云散、灵光膏等五种眼药，选科考究，疗效显著，远销省内外各地。《上蔡县志》，上蔡县地方史志编纂委员会编，生活·读书·新知三联书店出版，1995 年 6 月，593.

土单验方

流行性腮腺炎
处方：仙人掌适量。用法：捣烂敷患处。
百日咳
处方：鸡苦胆 1 个，白糖适量。用法：取胆汁加白糖，温开水冲服，日服 2 至 3 次。用量：1 岁以内 3 天服 1 个，1 至 2 岁 2 天服 1 个，2 岁以上 1 天服 1 个。
痈疽
处方：马齿苋 90 克、嫩柏枝 60 克、生石膏 30 克。用法：共捣如泥，敷患处。
黄水疮
处方：煅石膏 9 克、炒黄柏 60 克、枯白矾 60 克、炒枣炭 60 克。用法：上药共研为细末，流水者干上，不流水者用芝麻油调和敷患处。
妊娠呕吐

处方：砂仁 9 克、白术 9 克、川黄连 9 克、茯苓 l2 克、半夏 10 克、菊花 15 克。用法：水煎服，一日一副。

肾炎

处方：熟地 50 克、山药 15 克、泽泻 15 克、丹皮 15 克、川牛膝 15 克、车前子 15 克、汉防己 10 克、山芋肉 15 克、茯苓 30 克。用法：水煎服，一日一剂，分早晚两次服。禁忌：狗肉，饮食宜淡。《上蔡县志》，上蔡县地方史志编纂委员会编，生活·读书·新知三联书店出版，1995 年 6 月，577-578.

第四节　新蔡县

药类

香附子、苦参、车前子、白牵牛、黑牵牛、楮实子、槐角子、薄荷、荆芥、益母草、金银花、旱莲草、紫苏、豨莶草。以上药品，草泽巫医取之，然乡野之氓不知收蓄也。《新蔡县志·卷三·物产》，清·莫玺章等修，王增等纂，清乾隆六十年（1795）修，民国二十二年（1933）重刊本影印，176.

第五节　汝南县

药类

枸杞、南星、豨莶、荆芥、紫苏、楮实、瓜蒌、木瓜、槐角、茴香、牵牛、甘菊、苍耳、茱萸、茵陈、蒺藜、蝉蜕、地骨皮、桑白皮、车前子、海金沙、菟丝子、金银花。《汝阳县志·卷四·方物志》，清·邱天英撰，民国二十三年（1934）石印本，37.

花类

桂花、杏花、梨花、李花、玉兰、海棠、石榴、栀子、木香、牡丹、芍药、迎春、瑞香、紫薇、荷花、菊花……《汝阳县志·卷之四·方物》，清·邱天英撰，清康熙二十九年（1690）刻本本，267.

药类

黄精、紫苏、苍术、白芷、茱萸、枸杞、菖蒲、芍药、黄芪、荆芥、薄荷、桔梗、山茨菰、苍耳、白及、泽泻、生地黄、石斛、木贼、茵陈、瓜蒌、香附、苦参、大戟、细辛、牵牛、蝉蜕、木鳖、半夏、南星、通草、蓖麻、山杏、地榆、商陆、豨莶、甘菊、旱莲草、茴香、蒺藜、楮实、艾叶、猪苓、皂角、菟丝、益母、贝母、黄柏、黄芩、车前子、海金沙、土茯苓、牛蒡子、木瓜、桑白皮、地骨皮、酸枣仁、鹿茸、鹿角胶、桃红石、天门冬、麦门冬、何首乌、金银花、莲蕊、夏枯草、过地龙、金桑树根、槐角、独行虎、蒲公英、王不留行、天花粉、紫花地丁香。《汝宁府志·卷六·物产》，清·何显祖，董永祚撰，清康熙三十四年（1695）刻本，4.

药类

地骨皮、花椒、甘草、天花粉、桑白皮、□□、槐□、半夏、车前子、杏仁、枣仁、益母草、桃仁、神曲、南星、枸杞、何首乌、金银花、牵牛、茴香、淡竹叶、蒲公英。《重修汝南县志·卷十三·实业志》，民国·陈伯嘉修，李成均等纂，民国二十七（1938）年石印本影印，677.

第六节　平舆县

药材

本县有中药材 214 种，分布各乡。其中果实类 69 种，花叶类 17 种，树皮、根茎类 26 种，动物类 50 种，全草及其他类 52 种。以前各种药材多为野生，以后人工种植、饲养逐渐增多，半夏是本县出名的药材。《平舆县志》，平舆县史志编纂委员会编，中州古籍出版社，1995 年 11 月，256.

第七节　正阳县

木类（果木药品附）

柏：柏子仁、侧柏叶均入药。

桑：皮叶均入药。

槐：实入药。

枸杞：子名枸杞子、根名地骨皮，入药。

樗：即臭椿，子名龙眼肉，入药。

木瓜：入药。

杏：杏仁入药。

桃：有五月仙、头接、二接、三接之别。其子生者有白桃、毛桃，桃仁可入药。《重修正阳县志·卷二·实业林业》，民国·魏松声等纂，民国二十五年（1936）铅印本影印，262-263.

草类

谷精草：生稻田，长寸许，顶有圆粒入药。

夏枯草：入药。

虾蟆草：叶如癞虾皮，入药。

王不留行：入药。

莎草：根即香附子，入药。

薄荷：入药。

菟丝子：入药。

栝楼：根即天花粉，入药。

益母草：即四棱蒿，红花者入药。

车前草：入药。

天南星：入药。

威灵仙：俗名老龙发，入药。

蒲公英：即黄花地丁，入药。

苟蒡：何德昭专植。

当归：同前。

降龙草：解蛇咬毒，入药。

蝎子草：解蛇毒，植墙上，避火警。

牵牛子：子名黑白丑，入药。

瞿麦：入药。

胡茄：子名胡芦巴，可以入药。

马勃：入药。

茜草：止血，入药。

萱草、石菖蒲、马鞭草。《重修正阳县志·卷二·实业林业》，民国·魏松声等纂，民国二十五年（1936）铅印本据，263-266.

花类

木香、蔷薇、牡丹、栀子、芍药、木香、丁香、牵牛、菊、金银花、红花……《重修正阳县志·卷二·实业林业》，民国·魏松声等纂，民国二十五年（1936）铅印本影印，266.

酒醋

正阳蒸酒，味极醇浓，运过淮水，尤加香烈。旧时城关民户，多以酿酒兴家。近年各乡，造酒日多，分销光、罗、信、确各县，获利颇厚，唯糜谷耗柴，民食大受影响，得不偿失。至王务桥水酿醋，气芳味醇，超过山陕出品，并能疗多种病伤，惜无大宗制造，未能远及。《重修正阳县志·卷二·实业工业》，民国·魏松声等纂，民国二十五年（1936）铅印本影印，277.

大宗中药材

正阳县中草药和动物性药材种类繁多，但产量较少，大宗名产有半夏、败酱草、夏枯草、猫爪草、香附子、地骨皮、车前子、枳实、半边莲等。《正阳县志》，正阳县地方志编纂委员会编，方志出版社，1996年12月，116.

植物类药材

半夏、旱莲草、败酱草、夏枯草、勺把草、仙鹤草、扁蓄草、益母草、癞虾皮、王不留行、汇草、艾、车前子、茵陈、半枝莲、半边莲、菟丝子、蒲公英、菖蒲、茜草、猫爪草、紫苏、二丑、二花、木香、杜仲、地骨皮、椿树皮、苦楝皮、陈皮、桑叶、马兜铃、桑椹、槐米、芡实、苦丁香、毛桃、荆芥、泽兰叶、薄荷、霜桑叶、芦根、藕节、苇根、白茅根、慈姑、狗脊、牛子、苏子、葶子、马夸包、妇贞子、丝瓜子、冬瓜子、甜瓜子、椿树子、石榴皮、香附子、苍耳子、青葙子、茺蔚子、莱菔子、白芥子、小茴香、花椒子、黄瓜子、香元、枳壳、枳实、柿蒂、木瓜、白蒺藜、鸡冠花、合欢花、葛花、闹羊花、木槿花、月季花、荷花、凤仙花、梧桐花、玉米须、侧柏叶、瓜蒌、川楝子、地肤子、桃仁、杏仁、柏麦、槐花、槐角、白头翁、白薇、花粉、蛇床子、莲子、莲子心、莲须、赤小豆、白扁豆、黑芝麻、苏梗、荷梗。《正阳县志》，正阳县地方志编纂委员会编，方志出版社，1996年12月，117.

动物类药材

蝉蜕、蛇蜕、全虫、蜈蚣、土元、地龙、蟾酥、牛黄、鸡内金、阿胶、蜂蜜、蜂房、蜂蜡、紫河车、血余炭、鳖甲、天牛、狗肾、驴肾、螃蟹、水蛭、牛胆汁、猪胆汁、羊胆汁、僵蚕、夜明砂、刺猬皮。《正阳县志》，正阳县地方志编纂委员会编，方志出版社，1996年12月，117.

阿斯匹林

宣统二年（1910），美国、挪威等国传教士把解热西药"阿司匹林"传入县内，并用西医技术为教徒治病。《正阳县志》，正阳县地方志编纂委员会编，方志出版社，

1996 年 12 月，13.

第八节　确山县

药类

菖蒲、杜仲、苍术、黄柏、紫草、地骨皮、花椒、甘菊、葛根、鹿茸、扁柏、桑白皮、豨莶、瓜蒌、蝉蜕、蓖麻、槐角、菟丝子、桔梗、黄精、荆芥、芫花、半夏、车前子、旱莲、杏仁、枣仁、山香、地龙、益母草、桃仁、薄荷、茱萸、细辛、斑蝥、苍耳子、麦冬、栀子、神曲、麦芽、南星、天花粉、虎骨、白及、枸杞、紫苏、苦参、何首乌、桑螵蛸、金银花、牛蒡子、天门冬、麝香、黑牵牛、五加皮、小茴香、柴胡、淡竹叶、薏苡仁。《确山县志·卷之二·土产》，清·周之瑚纂修，清乾隆十一年（1746）刻本，72；《确山县志·卷十三·实业》，民国·张缙璜纂修，民国二十年（1931）铅印本，2.

桃

桃，果木名，叶椭而长，春月花开有红有白，甚丽，果夏熟，味甘酸，仁入药。《确山县志·卷十三·实业物产表》，民国·张缙璜纂修，民国二十年（1931）铅印本，5.

杏

杏，果木名，花叶均与梅相似，实黄时熟，甘而不酸，其仁扁而尖，味尤香美，亦可入药用。《确山县志·卷十三·实业物产表》，民国·张缙璜纂修，民国二十年（1931）铅印本，6.

桔梗

桔梗，味苦辛，性平色白，属金，入肺，泻热，为诸药舟楫载之上浮，能引苦泄峻下之剂至于至高之分。《确山县志·卷十三·实业》，民国·张缙璜，民国二十年（1931）铅印本，6.

丹参

丹参，气平而降，味苦色赤，入心与包络，去淤生新，调经脉，除烦热。《确山县志·卷十三·实业物产表》，民国·张缙璜纂修，民国二十年（1931）铅印本，6.

天冬

味甘苦，性寒，泻肺火，辅肾水，润燥痰，蜜饯作果品可以下茶。《确山县志·卷十三·实业物产表》，民国·张缙璜纂修，民国二十年（1931）铅印本，6.

全蝎

全蝎，虫名，长三寸许，青黑色，骨有环节甚多，八足前别有二足尖端有螯如剪刀，尾细长末有钩刺，蜇人有毒，可入药品。《确山县志·卷十三·实业物产表》，民国·张缙璜纂修，民国二十年（1931）铅印本，6.

西瓜

西瓜，味甘，性寒，解暑除烦，利便醒酒，夏月食之最宜，张骞使西域时得之，故曰西瓜。《确山县志·卷十三·实业物产表》，民国·张缙璜纂修，民国二十年（1931）铅印本，6.

柿饼

柿饼，用柿削皮晒干压扁，藏之坛内，候生霜时，食之健脾润肺。《确山县志·卷十三·实业物产表》，民国·张缙璜纂修，民国二十年（1931）铅印本，7.

瓜饯

瓜饯，用冬瓜制造，味甘美，食之泻热益脾，能治消渴。《确山县志·卷十三·实业物产表》，民国·张缙璜纂修，民国二十年（1931）铅印本，7.

第九节　泌阳县

药属

菖蒲，一名菖阳，一名尧韭，一名水剑，生水中，根可入药。

薄荷，本草云：薄荷俗称也，陈士良《食性本草》作菝葀，杨雄甘泉赋作菱䕛，吕忱字林作菱苔，则薄荷之讹称，可知矣。

蘹香，宿根径，冬生苗作，丛肥茎丝叶，开花，如蛇床结子，如麦粒，轻而有细棱，北人呼茴香，声相近也。陶宏景曰：煮臭肉下少许，即无臭气。

山楂，一名茅栌，高数尺，叶似香薷，二月开白花，结实有赤白黄三色，九月乃熟。

益母草，一名蓷丰，调妇人胎产诸症，故加益母之名，子名茺蔚子，亦理胎产，茺，充实也，蔚盛貌。

天花粉，栝楼根，去皮切碎，水浸澄粉，名天花者，因其内有花纹，天然而成也。

柴胡，状如前胡，强硬如柴故名，泌产最良。

苍术，其色苍黑，故名苍术，术者，山之精也，服之令人长生，避谷致神仙，又有仙术山精之名。

桔梗，二八月采根，爆干，桔结也，梗硬也，其纹绮，结如绳也，因名桔梗。

黄精，其叶似竹而鹿兔食之，故别录名鹿竹兔竹，根如嫩姜，黄色，故俗呼野生姜，味甚甘甜，代粮可过荒年，故《救荒本草》名救穷草，蒙荃名米馈，仙家以为芝草之类，以共得坤土之精粹，故谓之黄精。

车前，《尔雅》云：茉苢、马舄，一名当道，一名车轮菜，周南采茉苢是矣。

豨莶，一名豨仙，一名火枚草，味苦，治金疮，除风湿。唐成讷张诵，俱有进豨莶丸表。

艾，茎类蒿而叶皆白，可灾百病，故一名医草，五月五日鸡未鸣时采之。诗曰：彼采艾兮艾以久蓄为善，孟子所谓七年之谓，求二年之艾也。

枸杞，广雅云：春名天精子，夏名枸杞，秋名却老枝，冬名地骨皮。

金银花，一名忍冬，一名通灵草，能伏硫制永，故名，三四月开花，长十寸许，一蒂两花，二瓣一大一小，长蕊垂鬃，初开者蕊瓣俱白，经三二日则变黄，新旧相参，黄白相间，故呼金银花，气甚清芬，凌冬亦不凋。

红花，一名红兰，一名黄兰，花色红黄，叶绿似兰，有刺，苗嫩时亦可食，结实白如小豆，花可入药，亦可染布帛。

假苏，苏恭曰：即菜中荆芥是也，别录名姜芥，似落藜而细，初生辛香可啖，故人取作生菜。

荏，紫苏也，其梗方，其叶圆而有尖，边如锯齿，地肥者，面背皆紫，地瘠背紫面青，嫩时采叶可醃食。《泌阳县志·卷之三·物产志》，清·倪明进修，栗郢纂，清道光四年（1824）刊本影印，191-194.

象河药产

象河乡，象河大枣为本地特产，年产大枣 11 万公斤；产中草药山楂、射干、桔梗。

境内陈平村有银杏树 1 棵，高 10 余丈，树干 7 人合抱不交，距今已千余年。旁有唐代石碑、石佛等遗物。《泌阳县志》，泌阳县地方志编纂委员会编，中州古籍出版社，1984 年 10 月，51.

老河药产

老河乡特产有板栗、橡籽、山楂、射干、桔梗等。《泌阳县志》，泌阳县地方志编纂委员会编，中州古籍出版社，1984 年 10 月，63.

药材

药材，共有 350 多种，常收购的有 153 种，其中柴胡、桔梗、射干等为地道特产。《泌阳县志》，泌阳县地方志编纂委员会编，中州古籍出版社，1984 年 10 月，110.

第三部分

医迹

第一章 郑州市

第一节 郑 县

卢医庙

卢医庙，在州治南孙家园。康熙十一年（1672），道士海扬募修；雍正三年（1725），郡人重修。《郑县志·卷之三·建置志》，民国·周秉彝、刘瑞璘等纂，民国二十年重印本，189.

卢医庙，在州治南孙家园。康熙五十一年（1712），道士海扬募修；雍正三年（1725），郡人重修。《郑州志·卷三·建置志》，清·张钺修，清乾隆十三年（1748）刻本，15.

卢医庙前街，临砖牌坊街；卢医庙后街，在磨盘街南口。《郑县志·卷之三·建置志》，民国·周秉彝、刘瑞璘等纂，民国二十年（1931）重印本，172.

裴昌公庙

裴昌公庙，在州治西，详见艺文。《郑州志·卷之三·建置志》，清·张钺修，清乾隆十三年（1748）刻本，14.

裴昌公庙，在州治西，记见艺文。《郑县志·卷之三·建置志》，民国·周秉彝、刘瑞璘等纂，民国二十年（1931）重印本，189.

三皇圣祖庙

三皇圣祖庙，在州治东所巷。《郑州志·卷之三·建置志》，清·张钺修，清乾隆十三年（1748）刻本，14.

三皇圣祖庙，在州治东所巷。《郑县志·卷之三·建置志》，民国·周秉彝、刘瑞璘等纂，民国二十年（1931）重印本，188.

第二节　巩　县

卢医庙

庐医庙，在县东二里。四月初八大会。《巩县志·卷之四·古迹》，明·周泗修，康绍第纂，民国二十四年（1935）刻本，17.

庐医庙，在东站。《巩县志·卷之五·祀典》，清·李述武撰，清乾隆五十四（1789）年本，53.

庐医庙，在东站西头。《巩县志·卷六·民政·建置》，民国·刘莲青，张仲友撰修，民国二十六年（1937）刻本，6.

第三节　荥阳县

瘟神庙

瘟神庙，在惠济桥。《荥泽县志·卷之三·建置》，清·崔淇纂修，清乾隆十三年（1748）刻本，9.

庐医庙

庐医庙，在东门外。《荥泽县志·卷之三·建置》，清·崔淇纂修，清乾隆十三年（1748）刻本，10.

庐医庙，又名扁鹊祠，位于峡窝上街村。西汉鸿嘉三年（公元前18年）建，历经战火摧残，今存建筑多为清建，有山门、大殿、鼓楼等18间，面积约5 000平方米，所属碑刻多为明、清时重修碑。

该建筑为市级文物保护单位。《荥阳市志》，程远荃、花金委主编，荥阳市志总编辑室编，新华出版社，1996年12月，783.

刘禹锡墓

刘禹锡墓，位于二十里铺乡狼窝刘村南檀山原，上有冢，东西最长处7.8米，南北最宽处6.6米，高约7米。

刘禹锡（772—842）字梦得，洛阳人，唐代著名政治家、哲学家、文学家和诗人。家族墓地在洛阳北邙山，后"因其地狭不可依，乃葬荥阳檀山原"。（《新唐书》）。该墓被盗 3 次，从对墓砖和器物的研究看，似属东汉墓，非刘禹锡墓。

该墓为市级文物保护单位。《荥阳市志》，程远荃、花金委主编，荥阳市志总编辑室编，新华出版社，1996 年 12 月，779.

第四节　登封县

扁鹊庙

扁鹊庙，《旧志》：在刘碑邨东，明大学士高拱撰碑。《登封县志·卷十·坛庙记》，清·洪亮吉，陆继萼等纂，清乾隆五十二年（1787）刊本，245.

景宗伯祠

景宗伯祠，《县志》：在北关，祀县礼部侍郎景日畛。《登封县志·卷十一·坛庙记》，清·洪亮光，陆继萼等纂，清乾隆五十二年（1787）刊本，249.

景日畛墓

景日畛墓，《旧县志》：礼部侍郎景日畛墓，在县东冉觐祖志墓。《登封县志·卷十三·冢墓记》，清·洪亮吉，陆继萼等纂，清乾隆五十二年（1787）刊本，375.

卢医庙

卢医庙，在太室山东南九顶凤凰岭上，前有大门，门外有一对高 2 米的石狮。庙院内有正殿，青砖灰瓦，古朴雅致。殿内正中有卢医扁鹊金装塑像，两边各有一个手执盘盏的弟子子阳、子豹站像。

传说卢医，原名秦越人，号扁鹊，渤海郡鄚州（今河北任丘）人。他出身贫苦，少年时作客舍舍长，聪明机敏，勤奋好学，向客居的长桑君学医，并重实践而成名。能兼治内科、外科、妇儿科、五官科等多种疾病，同当时巫医神汉进行斗争。行医于河北、河南、山西、陕西、山东等地，深得人民信赖。引起巫医神汉的嫉妒，被暗杀害。消息传开，人民悲痛万分，为他修庙、立碑纪念。

现庙院已毁，两通石碑（明嘉靖癸卯年（1543）、清嘉庆九年（1804）刻立），现保存在中岳庙里。一对石狮尚在山门里倒伏，并有石柱两根。《登封县志》，登封县地方志编纂委员会编，郭明志主编，河南人民出版社，1990 年 8 月，640.

第五节 密 县

兰岩（崖）山

（县）又东北曰兰岩山。《方舆纪要》：县西北有兰岩山，与汜水接界，峭拔千尺。《名胜志》：山下有深谷曰落鹤涧，昔密人兰公夫妇于此化鹤飞去，至今岩下有石成对，形如双鹤。按：《通志》：山多药草，亦产兰，下有落鹤涧，即今恶口涧，以石形凶恶而名。《密县志·卷六·山水志山》，清·谢增，景纶撰，清嘉庆二十二年（1817）刻本，5.

（县）又东北曰兰崖山。《方舆纪要》：西北有兰崖山，与汜水接界，峭拔千尺。《名胜志》：山下有深谷曰落鹤涧，昔密人兰公夫妇于此化鹤飞去，至今崖下有石成对，形如双鹤。按：《通志》：山多药草，亦产兰，下有落鹤涧，即今恶口涧，以石形凶恶而名。《密县志·卷四·山水》，民国·汪忠纂，民国十三年（1924）刻本，4.

华阳亭

华阳亭，《一统志》司马彪曰：华阳，亭名，在密县，嵇叔夜常采药于山泽，学琴于古人，即此亭也。《密县志·卷六·山水志山》清·谢增，景纶撰，清嘉庆二十二年（1817）刻本，27.

（县）东北至华阳。《水经注》：黄水出泰山南黄泉，东南流径华城西。史伯谓郑桓公曰：华，君之土也。韦昭曰：华，国名。《史记》：秦昭王三十三年（公元前274），白起攻魏，拔华阳走芒卯，斩首十五万，司马彪曰：华阳，亭名，在密县。嵇叔夜常采药于山泽，学琴于古人，即此亭也。《方舆记要》：华城在新郑县北四十五里，亦曰华阴亭，古华国。《括地志》：华阴城在郑州管城县南四十里，郭店北谢华城即其地也。《一统志》司马彪曰：华阳，亭名，在密县。嵇叔夜常采药于山泽，学琴于古人，即此亭也。《密县志·卷五·建置》，民国·汪忠纂，民国十三年（1924）铅印本，38.

洪山庙

洪山庙，在县东五十里。《中州杂俎》相传，其神在世日，耕田留隙地不耕，主人怪而视之，内有鸟卵三四，不忍伤，故耳。主人乃熟其卵，杂菜中食之，方问焉，神告以故。主人曰："吾已破卵供汝之食矣。"神察之，果然。遂以刀剖腹而死，后为洪山大王，亦称洪山真人。

旧碑，神生于宋，举进士，以世乱隐居洪山，活人济世，尤惜物力，尝驱牛耕田，牛卧于地不事，鞭笞匍匐牛旁，牛便起行。尝奉诏医宋太后，疗兵马，投方辄愈，赐金帛，不受，诏封护国真牧灵应真人，及卒，葬洪山。元始建庙祀之，元末红巾作乱，神力御之，邑人以安。牛马疫疬，祷之辄应，因称牛王。逮至国朝，灵应尤著，有司奉敕致祭。

按：二说互异，旧碑较近理。《密县志·卷七·建置志坛庙》，清·谢增，景纶撰，清嘉庆二十二年（1817）铅印本，31.

洪山庙，在县东五十里谢村保。《中州杂俎》相传，其神在世日，耕田留隙地不耕，主人怪而视之，内有鸟卵三四，不忍伤，故耳。主人乃熟其卵，杂菜中食之，方问焉，神告以故。主人曰："吾以破卵供汝之食矣。"神察之，果然。遂以刀剖腹而死，后为洪山大王，亦称洪山真人。

旧碑，神生于宋，举进士，以世乱隐居洪山，活人济世，尤惜物力，尝驱牛耕田，牛卧于地不事，鞭笞匍匐牛旁，牛便起行。尝奉诏医宋太后，疗兵马，投方辄愈，赐金帛不受，诏封护国真牧灵应真人，及卒葬洪山，元始建庙祀之，元末红巾作乱，神力御之，邑人以安。牛马疫疬，祷之辄应，因称牛王。至清灵应尤著，有司奉敕致祭。《密县志·卷五·建置》，民国·汪忠纂，民国十三年（1924）铅印本，11.

广生祠

广生祠在县治西北隅。顺治七年（1650），知县李芝兰重建。按：《月令》祀高禖，《周颂》被无子，是人之生育，必有神焉以主之。古圣王亦重之而不废，后世广生祠盖本此。又有百子殿，取诗则百斯男义也，中祀圣公、圣母，谓即文王、后妃，虽名号不免鄙俗，然尚近理。《密县志·卷七·建置志坛庙》，清·谢增，景纶撰，清嘉庆二十二年（1817）铅印本，31.

在县治西北隅。清顺治七年（1650），知县李芝兰重建。按：《月令》祀高禖，《周颂》被无子，是人之生育，必有神焉以主之。古圣王亦重之而不废，后世广生祠盖本此。又有百子殿，取诗则百斯男义也，中祀圣公、圣母，谓即文王、后妃，虽名号不免鄙俗，然尚近理。《密县志·卷五·建置》，民国·汪忠纂，民国十三年（1924）铅印本，12.

五瘟神庙

五瘟神庙，在广生祠东。清康熙二十五年（1686），知县衷鲲化建。按：《集韵》瘟疫也；《释名》疫役也，言有鬼行疫也；郑康成曰：疫疬，鬼也。《礼记·月令》季春命国傩，注：此月之中日行历昂，有大陵积尸之气，气伏则厉鬼随而出行；仲秋天子大傩。注：此月宿值昂毕，亦得大陵积尸之气；季冬大傩旁磔。注：此月之中日历虚危，有坟墓四司之气，为厉鬼将随，强阴出害人也。傩所以逐疫也，故古人重之，汉唐以来，此礼久废，则瘟疫流行，必有神主之，今立祠以奉，亦为民御灾之意。《密县志·卷七·建置志坛庙》，清·谢增，景纶撰，清嘉庆二十二年（1817）刻本，33.

五瘟神庙，在广生祠东。清康熙二十五年（1686），知县衷鲲化建。按：《集韵》瘟疫也；《释名》疫役也，言有鬼行疫也；郑康成曰：疫疠，鬼也。《礼记·月令》：季春命国傩。注：此月之中日行历昂，有大陵积尸之气，气佚则厉鬼随而出行；仲秋天子大傩。注：此月宿值昂毕，亦得大陵积尸之气；季冬大傩旁磔。注：此月之中日历虚危，虚危有坟墓四司之气，为厉鬼将随，强阴出害人也。傩所以逐疫也，故古人重之，汉唐以来，此礼久废，则瘟疫流行，必有神主之，今立祠以奉，亦为民御灾之意。《密县志·卷五·建置》，民国·汪忠纂，民国十三年（1924）铅印本，13.

药王庙

药王庙，在城东南十五里，创建莫考。嘉庆元年（1796）五次重修。按：《明史·礼志》洪武元年，以太牢祀三皇，二年命以勾芒、祝融、风后、力牧左右，配俞跗、相君、僦贷季、少师、雷公、鬼臾区、伯高、岐伯、少俞、高阳十大名医从祀，仪同释奠。四年（1799），帝曰："三皇继天立极，开万世教化之源，汨于药师可乎。"命天下郡县，毋得亵祀。然自元成宗时立三皇庙于府州县，春秋通祀，以医药主之，至今皆称药王庙。《密县志·卷七·建置志坛庙》，清·谢增，景纶撰，清嘉庆二十二年（1817）刻本，34.

药王庙，在城东南十五里。创建无考。嘉庆元年（1796）重修。按：《明史·礼志》洪武元年，以太牢祀三皇，二年命以勾芒、祝融、风后、力牧左右，配俞跗、相君、僦贷季、少师、雷公、鬼臾区、伯高、岐伯、少俞、高阳十大名医从祀，仪同释奠。四年（1799），帝曰："三皇继天立极，开万世教化之源，汨于药师可乎。"命天下郡县，毋得亵祀然。自元成宗时立三皇庙于府州县，春秋通祀，以医药主之，至今皆称药王庙。《密县志·卷五·建置》，民国·汪忠纂，民国十三年（1924）铅印本，13.

药王庙祭祀

不奉敕，每年九月十五日祭，陈设同上（帛一、羊一、鸡一、素馔一案），仪注：二跪六叩礼。《密县志·卷九·典礼志群祀》，清·谢增，景纶撰，清嘉庆二十二年（1817）刻本，7

皆不奉敕，每岁九月十五日祭，祭品同上（帛一、羊一、鸡一、素馔一案），仪注：二跪六叩。《密县志·卷九·典礼》，民国·汪忠纂，民国十三年（1924）铅印本，34.

黄帝庙

在大隗镇南，乾隆四十九年（1784）创建。《密县志·卷七·建置志坛庙》，清·谢增，景纶撰，清嘉庆二十二年（1817）刻本，35.

在大隗镇南，乾隆四十九年（1784）创建。《密县志·卷五·建置》，民国·汪忠纂，民国十三年（1924）铅印本，13.

明灵王庙

即皮场公。在县治东，始建未详，清·嘉庆十五年（1810）重修。《燕翼贻谋录》：宋时试礼部者，皆祷于皮厂庙中。皮厂即皮剥所也，相传皮场土地主疡疾之不治者。徽宗建中靖国元年（1101），诏封为灵贶侯，其后累封明灵昭惠王。

旧碑：皮场公曰裴商，晋明帝时商人，治儿最效，又称明英庙。患疮疾有神阴治之愈，知系东汉光武将邳彤者，敕封为明灵王，后有疮疾者祷之辄应。《涉县志》《西湖游览志》俱云：皮场公，姓张名森，汤阴人，以驱杀皮场蚕毒，民德之，为立祀。自汉历宋，累封王爵。额曰：惠应河南北，所在多有之。

按：以上数说，未知孰是要之，其神主疮疾，则由来旧矣。至或以为郑子皮或以为明太祖处治赃吏剥皮场，尤妄诞不经。《密县志·卷七·建置志坛庙》，清·谢增，景纶撰，清嘉庆二十二年（1817）刻本，36—37.

明灵王庙，即皮场公。在县治东，始建未详，清嘉庆十五年（1810）重修。《燕翼贻谋录》：宋时试礼部者，皆祷于皮厂庙中。皮厂即皮剥所也，相传皮场土地主疡疾之不治者。徽宗建中靖国元年（1101），诏封为灵贶侯，其后累封明灵昭惠王。

旧碑：皮场公曰裴商，晋明帝时商人，治儿最效，又称明英庙。患疮疾有神阴治之愈，知系东汉光武将邳彤者，敕封为明灵王，后有疮疾者祷之辄应。《涉县志》《西湖游览志》俱云，皮场公，姓张名森，汤阴人，以驱杀皮场蚕毒，民德之，为立祀。自汉历宋，累封王爵。额曰：惠应河南北，所在多有之。

按：以上数说，未知孰是要之，其神主疮疾，则由来旧矣。至或以为郑子皮或以为明太祖处治赃吏剥皮场，尤妄诞不经。《密县志·卷五·建置》，民国·汪忠纂，民国十三年（1924）刻本，15.

药王庙市集

药王庙集，十五里。《密县志·卷五·疆域志坊保》，清·谢增，景纶撰，清嘉庆二十二年（1817）刻本，20.

药王庙集，每日集。《密县志·卷七·建置志集市》，清·谢增，景纶撰，清嘉庆二十二年（1817）刻本，6.

（县）东南路五里，药王庙集。又十五里，药王庙集。《密县志·卷三·疆域》，民国·汪忠纂，民国十三年（1924）铅印本，9.

药王庙集，每日集。《密县志·卷五·建置》，民国·汪忠纂，民国十三年（1924）铅印本，25.

洪山庙市集

洪山庙集，双日。《密县志·卷七·建置志集市》，清·谢增，景纶撰，清嘉庆二十二年（1817）刻本，6.

洪山庙集，双日集。《密县志·卷五·建置》，民国·汪忠纂，民国十三年（1924）铅印本，25

具茨山

具茨山，溱水出焉。《庄子·徐无鬼篇》：黄帝见大隗于具茨山。《太平寰宇记》：大隗山即具茨山也，黄帝登具茨之山，升于洪堤之上，受神芝图于黄盖童子，即是山也，溱水源出此。《路史循蜚纪》：大隗氏出于河南密大隗山。《通志》：在县东南四十五里，溱水出其阿流为陂，俗谓之玉女池，今其山有轩辕避暑洞，巅有风谷，下有白龙湫，每旱至，祷辄应。《密县志·卷四·山水志》，民国·汪忠纂修，民国十三年（1924）铅印本，3.

火神庙

火神庙，在南门外，明末经乱毁。清顺治七年（1650），知县李芝兰重建；康熙二十四年（1685），知县衷鲲化重修；五十五年（1716），创新拜殿；乾隆五十三年（1788），续修。按：火神在天为火星，在人为炎帝，密为炎正祝融之区，故祀火尤虔，宋熙宁间，诏天下各建火德真君殿。今天下塑像，俱戟髯虬髯以象焰烈，而说嵩谓登封望朝岭火神像塑一女，未解其义。《密县志·卷五·建置志坛庙》，民国·汪忠纂修，民国十三年（1924）铅印本，8.

火神庙祭

火神庙，每年六月二十三日祭，以上陈设，仪注并同虫王庙（陈设：帛一、羊一、豕一、爵三、馔案一；仪注：行一跪三叩礼）。《密县志·卷九·典礼志群祀》，清·谢增，景纶纂修撰，清嘉庆二十二年（1817）刻本，7.

第六节 新郑县（即新郑市）

皮厂庙

皮场庙，在南门瓮城内，今废。《新郑县志·卷之三》，清·朱延献修、刘曰煌纂，清康熙三十二年（1693）刊本，38.

皮厂庙，在南月城内，今废。余说详后，南皮厂庙注。《新郑县志·卷十一·祀祠志》，清·黄本诚纂修，清乾隆四十一年（1776）刻本，9.

南皮厂庙

南皮厂庙，补载。按：皮厂未详何神，俗有疡者多祷之。今庙内石刻有云裴商公，盖晋明帝时，商人也，劳于驰驱，化济世人，贸易生药为营，约四十余年，不改初志。后一夕宿荒山，梦神授药，越日趋朝救明帝足患，帝入口足愈，乃尊称之曰"商公"。裴者其姓，子龙，其号尔，阳者，公之讳也。后书蓬莱，中岛花酒诗人李太白撰，相传出于乱笔，其言诞而难信。鄢陵梁曰缉曾作祠记有云，郑子皮能为国得人，郑人久而不忘，共祀于溱洧之南。明范守己《曲洧新闻》谓其神为汤阴张森，唐宋累封惠应王者，邵大业《开封府志》云：按《西湖游览志》神张姓，讳森，相州汤阴人。县故有皮厂镇，萃河北皮鞯蒸溃生蝎，蜇人辄死。时神为厂库吏，素谨事神农氏，祷神杀蝎，镇民德之，卒后遂立祠，凡疾疹疮疡，祷无不应，汉建武时，守臣以闻，遂崇之。又曰，宋朝《贻谋燕翼录》云：宋时立庙于万寿观之晨华馆，与贡院为邻，凡举子试礼部者，皆祷于庙。建中靖国元年（1101），诏封为灵贶侯，南渡时，有商立者，携神像至杭立庙西湖上，额曰"惠应咸淳"，德祐间累封王爵，两庑绘二十四仙医，皆佐神农采药者，今所在庙祀矣。其说不一，要以范邵二公好古不妄者为可据也，在县西南二十里。《新郑县志·卷十一·祀祠志》，清·黄本诚纂修，清乾隆四十一年（1776）刻本，16-17.

三皇庙

三皇庙，续载。在北门内东首，祀伏羲、神农、黄帝及历代帝王。《新郑县志·卷十一·祀祠志》，清·黄本诚纂修，清乾隆四十一年（1776）刻本，9.

轩辕丘

轩辕丘，在县境，黄帝生于斯，故名。《新郑县志·卷之三》，清·朱延献修、刘曰煌纂，清康熙三十二年（1693）刊本，42.

轩辕庙

新郑县，轩辕庙，在县西。《开封府志·卷之十八·祠庙志》，清·管竭忠纂修，清同治二年（1863）刻本，28.

风后顶

大隗山之东南峰曰风后顶，跨新郑境内。《山海经》：大隗之山，其阴多铁、美玉、青垩，有草焉。其状如蓍而毛青华而白实，其名曰：蒗，服之不夭（或作芺），可以为（治也）腹病。《新郑县志·卷五·山川志》，清·黄本诚纂修，清乾隆四十一年（1776）刻本，4

第七节　中牟县

渠水　圃田泽

渠水出荥阳北河东南，过中牟县之北。按《水经注·风俗通》曰渠者，水所居也，自河与济，乱流东迳荥泽北，东南分济，历中牟县之圃田泽，北与阳武分水泽多麻黄草。《中牟县志·卷之一·舆地》，清·吴若煴纂修，清同治九年（1870）刻本，11.

龙脊山

龙脊山，旧在县署后，产麻黄，多古柏，今已无。明知县李士达，建龙山楼一间，明末毁于兵。顺治六年（1649），知县晋淑轼建重楼于巅，今亦无。《中牟县志·卷二·地理》，民国·萧德馨主纂，民国二十五年（1936）石印本，29.

庐医庙

庐医庙，蒋家冲入冉家坡长三千六百丈。《中牟县志·卷二·地理》，民国·萧德馨纂，民国二十五年（1936）石印本，40.

庐医庙，在县东关外，正殿三间□□房各三间，大门一间。乾隆二年（1737）重修，嘉庆二年（1797）、道光三年（1823）、咸丰八年（1858）重修。《中牟县志·卷之二·建置》，清·吴若煴纂修，清同治九年（1870）刻本，13.

庐医庙，在县东关外，正殿三间，东西房各三间，大门一间。清乾隆二年（1737）重修，嘉庆二年、道光三年（1823）、咸丰八年（1858）重修，今废。《中牟县志·卷二·祠庙》，民国·萧德馨主纂，民国二十五年（1936）石印本，55.

卢医寨

卢医寨，在辛兴里，以地名。《中牟县志·集寨》，民国·萧德馨主纂，民国二十五年（1936）石印本，167.

第八节　汜水县

庐医庙

庐医庙，在上街南，创自虢人。汉鸿嘉三年（公元前18年），土人吕衍修之，隋仁寿中梁信继修。

宋景祐元年（1034），许希以医进，赐予极厚，希拜谢已，又西向拜帝。问故，对曰："扁鹊，臣师也，今受赐，安敢忘师。"乃请以赐金新扁鹊庙，帝降敕重建，规模益宏敞，封灵应侯，后进神应王，置庙吏二家，立太医局于其傍。政和中，庙吏黄文贵得石于河泥中，乃隋时继修之铭也，董作立碑为记。元王磬诗："昔为社长时，方技未可录，一遇长桑君，古今皆叹服，天地为至仁，既死不能复，先生妙药石，起虢效何速，日月为至明，覆盆不能烛，先生具正眼，毫厘窥肺腑，谁知造物者，祸福相依伏，平生活人手，反受庸医辱，千年庙前水，尤学上池绿，再拜乞一杯，洗我胸中俗。"

明洪武初，邑民周得修葺未备。正统乙丑（1445），邑令程沂修大殿五楹。景泰癸酉（1453），邑令刘泰修后殿五楹，及门庑各三楹。万历初，户部尚书孟县刘思问，修拜殿五楹。崇祯二年（1629），邑令张懋华改后殿五楹为阁崇四丈五尺，方圆二十八丈，邑令刘邦道继成之，并见御史禹好善碑记，十四年（1641）为土贼李际遇所焚。顺治十四年（1657），好善复就旧址建阁，十六年四月落成，每岁四月八日，旧忌日也，进□□云拥而来，不远千里，□发拜礼，金鼓喧唤，前后十余日，香火为中州之甲。□日求药□恩之家，踵接肩摩。《旧志》载，神前有净盂一口，中贮灵水，不栖一尘，求药者携瓶置神前，用香一炷，裹纸其端，纳于瓶中，祷□□须，瓶自润出香，视之度其纸所湿长短，因以承盂水多寡，煎服，病无□逸，皆愈。更有虔诚上撤时则梦感通灵时，则白昼显异，或□或药。每遇四方酬谢者，述奇切异，效不可胜记，所□□□□□初入□□□□□□□□价修庙，岁以为常，春秋致祭。

邑人陈铨碑云：余知济南府两目丧明，诸药无效，乃默祷于神。未几，门有道士，自言能医，求见须鬓俱苍，容服异常。铨问曰："先生能医眼否？""其一曰肝肾虚，热毒上攻，宜先补其元气，而邪气自消；其一曰瘴翳，横浮瞳仁致蔽，当先去其邪气而元气亦安。"言毕，即起用金针于两目小角刺之，拨开白翳，青瞳即见，仍用先言者汤药补其肝肾而目渐光矣，酬以金帛，俱恳辞，诘其姓氏曰庐道人也，飘然而去。

又户部尚书刘思问，应诏赴京，偶病，目不能视，诸医束手。思问密室静养，似梦非梦之际，见一人被发跣足，额悬小镜，衣白无纹，曰："我汜水上街庐道人也，来为君明目"。思问曰："能使我复见天日，当以百金谢。"道人曰："百金非所愿，为我新此道袍足矣。"乃以金箆下眦间，觉有微痛，急开眼，炯炯无翳矣，思问神之。如汜展拜，见垂旒被衮，疑与所梦不相肖，及遍观配享诸名医，忽见王公叔和，惊曰：吾所见者此神也，时塑像才为粉妆，未加金碧，即新其金身，仍以百金建拜殿五楹，守其初愿，时万历三年（1575）也。

本朝仁和，汤少宰右曾督学中州时，校试过劳，得眩疾，祷于庙，取杯水饮之，病良已，因纪其事于碑。见艺文，参旧志。《汜水县志·卷四·建置》，清·许勉炖纂修，清乾隆九年（1744）刻本，33-36.

汜水县，庐医庙，在上街南，（纪略）。神姓秦，名越人，以医活人，遍游天下，尝过邯郸，闻赵人贵妇人，即为带下医；过洛阳，闻周人爱老人，即为耳目痹医；入咸阳闻秦人爱小儿，即为小儿医，随俗为变。在赵名扁鹊，扁鹊神鸟也，能隔山见食，轩辕时有医能隔腹见人之疾，人号为扁鹊，故赵人又以是为号，扁鹊兄弟三人，并医。魏文侯问孰为善，扁鹊曰：长兄神视故名不出家，仲兄神毫毛故名不出间，臣诊人血脉，投人毒药，故名闻诸侯。过东虢，虢太子死，扁鹊问遇仲庶子曰："太子何病？"对曰："太子血气不时交错，而不得泄，是以为阳缓而阴急，故暴厥曆而死。"扁鹊曰："其死何如时？"曰："鸡鸣至今。"曰："收乎？"曰："未也，我渤海秦越人也，能生之。"中庶子曰："先生能无诞之乎？吾闻古有俞跗，治病不以汤液醴洒，镵石挢引，案扤毒熨，一拨见病之应，因五藏之输，乃割皮解肌，诀脉结肋，揻髓脑，揲荒爪幕，湔浣肠胃，漱涤五脏，练精易形。先生之方能若是，则太子可生也；不能若是而能生之，曾不可以告孩婴之儿。"扁鹊仰天叹曰："夫子之为方也，若以管窥天，以郄视文。越人之为方也，不待切脉望色，听声写形，言病之所在，应见其大表，不出千里，决者至众。子以吾言为不诚，试入诊太子，当闻其耳鸣而鼻张，循其两股以至于阴，当尚温也。"中庶以告虢君。虢君出见扁鹊于中阙，曰："窃闻高义之日久矣，有先生则活，无先生则捐填沟壑，长终而不得反。"因嘘唏流涕，悲不自止。扁鹊曰："若太子病，所谓'尸厥'者也。夫以阳入阴中，动胃中经络，别下于三焦、膀胱，是以阳脉下遂，阴脉上争，会气闭而不通，阴上而阳内行，下内鼓而不起，上外绝而不为使，上有绝阳之络，下有破阴之纽，破阴绝阳之色已废脉乱，故静如死状。太子未死也。夫以阳入阴支兰藏者生，以阴入阳支兰藏者死。凡此数事，皆五藏曆中之时暴作也。良工取之，拙者疑殆。"扁鹊乃使弟子阳厉针砥石，以取外三阳五会。有闲，太子苏。乃使子豹为五分之熨，以八减之剂和煮之，以更熨两胁下。太子起坐。更适阴阳，但服汤二旬而复验。故天下尽以扁鹊能生死人。扁鹊曰：“越人非能生死人也，此自当生者，越人能使之起耳。”后世称为庐医，录渤海古庐国也。《开封府志·卷之十八·祠庙志》，清·管竭忠纂修，清同治二年（1863）刻本，40-41.

扁鹊祠

扁鹊祠，在上街，汉鸿嘉年建，宋明清历有修葺。《汜水县志·卷一·地理》，民国·田金祺监修，民国十七年（1928）铅印本，8.

伏羲庙

伏羲庙，在东南五十里，紫金山下鲁寨村。《汜水县志·卷一·地理》，民国·田金祺监修，民国十七年（1928）铅印本，8.

洪山真人庙

洪山真人庙，在金谷堆涧中。相传，真人密县处士也，元初为人佣牧牛，或不行跪拜于前，不用鞭策，后得道跌坐于此，瞑目而逝，人皆神之，取其遗骨，立庙，清明日祭赛甚盛。旧志。《汜水县志·卷十五·古迹》，清·许勉炖纂修，乾隆九年（1744）刻本，22.

逍遥观

胎息经，行书。清禹祥年书，在逍遥观某碑阴。《汜水县志·卷一·地理》，民国·田金祺等修、赵东阶等纂，民国十七年（1928）铅印本，9.

印山

印山，在邑西南城内，去县署百有四十步，与簧宫相向，形如案山。旧有神医祠，相传其神为疙瘩神。有患疮疡者祷之辄愈，故俗呼山为疙瘩。顶中祀东岳神，祠前有古柏一株，围丈余。人传张翼德曾系马其上。山前为锡□祠，此山北拱太和，东对案山，鼎峙城中，为连珠三台象。尝考《山例》，大者曰山，圆者曰陵。《尔雅》疏亦云，丘形如大阜者名陵。则此三山并城外伏岐、金龟等山皆陵之类也。旧志。《汜水县志·卷三·地理》，清·许勉炖纂修，清乾隆九年（1744）刻本，19.

第九节　河阴县

庐医庙

庐医庙，在司马里南。姓秦名越人也，少遇长桑君，得秘术，视病人，见五藏症结，精研药理，著《难经》（八十一卷）传于世，世医宗之。《河阴县志·卷之二·寺观》，清·申奇彩撰，清康熙三十年（1691）本，3.

庐医庙，申志在司马里南。按：有明成化七年（1471）重修碑，创建无考。《河阴县志·卷六·古迹考》，民国·高廷璋等主纂，民国十三年（1924）刻本，14.

三皇庙

三皇庙在天仙庙右，乡民任国柱辈创修，邑令申公奇彩纪其事，见艺文。《河阴县志·卷之二·寺观三》，清·申奇彩撰，清康熙三十年本，5.

三皇庙，申志在天仙庙右，乡民毛国柱等创修。《河阴县志·卷六·古迹考》，民国·高廷璋等主纂，民国十三年（1924）刻本，11.

第二章　开封市

第一节　开　封

药朵园

（开封府）药朵园，在府城西水门外。《续河南通志·卷十八·舆地》，清·阿思哈纂修，清乾隆三十二年（1767）刻本，5.

药朵园，在县城西水门外，州西养种园，四时花木繁盛，可观南去药朵园童。《祥符县志·卷十四·古迹园》，清·沈传义纂修，清光绪二十四年（1898）刻本，63.

大仙山

大仙山，州西北五十里，相传轩辕修炼于此。《开封府志·卷之五·山川志》，清·管竭忠纂修，清同治二年（1863）刻本，4.

刘兽医口渡

刘兽医口渡，在府城西北三十五里。《开封府志·卷之五·山川志》，清·管竭忠纂修，清同治二年（1863）刻本，18.

空桑城

空桑城，陈留县南十五里，《世纪》云：伊尹生于空桑。《郡志》：伊尹母既孕梦神，告曰：臼若出水，即东走，明日臼果水，东走数里，顾其邑大浸，遂化为空桑。有莘氏女采桑过之，因得取儿于空桑中，即此。《开封府志·卷之十六·古迹志》，清·管竭忠纂修，清同治二年（1863）刻本，11.

莘野

莘野，在陈留西郊，故志：在城内有莘野坊，即伊尹潜耕乐道处也。《开封府志·卷之十六·古迹志》，清·管竭忠纂修，清同治二年（1863）刻本，11.

皮场公庙

皮场公庙有二，一在府城东北隅，一在洧川县朱曲镇。郑子皮有惠政，民立庙祀之。《开封府志·卷之十八·祠庙志》，清·管竭忠纂修，清同治二年（1863）刻本，3.

元圣祠

陈留县元圣祠，祀伊尹，在后街。《开封府志·卷之十八·祠庙志》，清·管竭忠纂修，清同治二年（1863）刻本，19.

第二节　祥符县

施药亭

施药亭，在州桥上，今废。《祥符县志·卷之二·建置志公署》，清·李同享纂修，清顺治十八年（1661）刻本1987年扫描油印，7.

药局岗

药局岗，在县东北二十五里，昔宋朝元宫药局。《祥符县志·卷五·地理志山川》，清·沈传义纂修，清光绪二十四年（1898）刻本，6.

药王庙

药王庙，在南薰门内，迆东。国朝顺治十二年（1655）建，康熙二十九年（1690）修。旧志。《祥符县志·卷十三·祠祀祠庙》，清·沈传义纂修，清光绪二十四年（1898）刻本，34.

药王庙街

药王庙街。《祥符县志·卷九·建置街镇》，清·沈传义纂修，清光绪二十四年（1898）刻本，40.

眼光庙

眼光庙，在新贡院前。国朝康熙九年（1670）建。旧志。《祥符县志·卷十三·祠祀祠庙》，清·沈传义纂修，清光绪二十四年（1898）刻本，34.

皮场庙

皮场庙在城东北隅，创建失考。旧志。

《温县志》：王锡命皮场公庙辨云：皮场庙其来已久，莫究所自皮讹装，场讹昌。庙旁居民错处分厘，列市直号曰，装昌庙。集云，岁丁未余，司铎汤阴阅邑，承乃恍然知装之实为皮，而昌之实为场也。按：《汤阴志》载：西湖游览记曰：张森汤阴人，县故有皮昌镇，萃河北皮鞹蒸溃，产蝎蜇人辄死，森时为场库吏，素谨事神农氏，祷神杀蝎，镇民德之遂立祠，凡疹疾，疡疮，有祷辄应。汉建武间守臣以闻遂崇奉之，傍邑皆立庙。宋时建庙于汴城显仁坊，建炎南渡，有商立者携神像至浙舍于吴山看江亭，因以为庙，额曰：惠应俗呼皮场庙，咸淳德祐，累封王爵，两庑绘二十四仙医，相傅佐神农氏采药者也。当宋时，颇著灵异。汤志所载如此。余是叹未有无公德于民，而能庙食者，惜代远年湮，遂致以讹传讹而鄙俚不根，虽神之受享如故，而人之所以奉神者，不其疏哉，爰亟录示众且以备考云。增。《祥符县志·卷十二·祠祀祠庙》，清·沈传义纂修，清光绪二十四年（1898）刻本，32–33.

药树庵

药树庵，在今南门外，创建失考。增。《祥符县志·卷十三·祠祀寺观》，清·沈传义纂修，清光绪二十四年（1898）刻本，51.

扁鹊墓

（春秋）扁鹊墓，在大梁门外西北菩提寺之东，旧在城内。唐元和十五年（820），宣武军节度使张弘靖徙葬于此。《祥符县志·卷十三·祠祀陵墓》，清·沈传义纂修，清光绪二十四年（1898）刻本，61.

春秋扁鹊墓，在大梁门外西北菩提寺之东，初存于城内。唐元和十五年（820），宣武军节度使徙葬于此。汤阴亦有墓。《祥符县志·卷之一·古迹陵墓》，清·李同享纂修，清顺治十八年（1661）刻本 1987 年扫描油印，24.

李端懿墓

李端懿墓，端懿乃驸马，遵勖之子，附葬父墓侧。宋欧阳修撰李端懿墓志铭。（祥见欧阳文忠文集）《详符县志·卷十三·祠祀陵墓》，清·沈传义纂修，清光绪二十四年（1898）刻本，63.

李端懿墓，在城东北，雨□□□端懿振统节度留，后乃驸马，□□□□令懿和文遵勖之子。《祥符县志·卷之一·古迹陵墓》，清·李同享纂修，清顺治十八年（1661）刻本 1987 年扫描油印，24.

李端懿墓，端懿乃驸马，遵勖之子，附葬父墓侧。

宋欧阳修撰李端懿墓志铭云：嘉祐五年（1060）八月某日，镇潼军节度观察留后知澶州、军州事，陇西李公得暴疾，薨于州之正寝，其以疾闻也。上方宴禁，中为止乐，命中贵人驰国医往视未及行，而以薨闻，诏辍视朝，一日赐其家黄金三百两，赠公感德。军节度使已而又赠兼侍中太常，谥曰某即以其年某月某日，葬于开封府，开封县褒亲乡先茔之次。

公讳端懿，字元伯，开封人也。右千牛卫将军赠太师尚书，今兼中书令，陇西元靖王讳崇矩之曾孙，连州刺史，赠太师。讳继昌之孙，镇国军节度使，驸马都尉，赠尚书令兼中书令，谥和文公。讳遵勖之子，母曰齐国献穆大长公主，太宗之女，真宗之妹，今天子之姑，属亲而尊礼秩，崇显其淑德美，兼彰于内外，而和文公，好学不倦，折节下士，喜交名公卿，一时翕然，号称贤尉，故李氏之盛，受宠三朝，而天下之士不侈其荣，而乐道其德。公为冢子于其家法习见，安行不待教告，少笃学问，长而孝友，喜为诗，工书画，至于阴阳医术、星经地理，无所不通。七岁为如京副使，历文思副使，供备库使，洛苑使，新州刺史，康怀二州团练使，济州防御使，坐知冀州，失捕妖人，降授单州团练，知均州……《祥符县志·卷九·祠祀陵墓》，清·鲁曾煜纂修，清乾隆四年（1739）刻本，44-46.

杨泽墓

杨泽墓，在城西南枣林庄。元程钜夫撰杨氏先茔记（详见雪楼集）。案记云：公讳泽，字润夫，凡再被恩，阶曰：荣禄大夫。官曰：大司徒。勋曰：柱国梁国。其封文懿其谥也，其行已详所赐碑。《祥符县志·卷十三·祠祀陵墓》，清·沈传义纂修，清光绪二十四年（1898）刻本，63.

杨泽墓，在城南朱仙镇保，墓林庄泽梁国公。《祥符县志·卷之一·古迹陵墓》，清·李同享纂修，清顺治十八年（1661）刻本1987年扫描油印，25.

杨泽墓，在城西南枣林庄。元程钜夫撰杨氏先茔记云：邃古之初，不封不树中古墓而不坟，成周之时始以爵等为丘封之，度与其树教设官掌之，汉律列侯坟高四丈。自是以降，其制益明，天禄辟邪之属，亦各有差等，所以辨贵贱，定民志也。圣天子以仁孝治天下，加惠臣邻，无有幽显孝子慈孙之心，咸□。（此处缺失四十九、五十两页）……江西等处，行中书省参知政事，元直昭文馆大学士，太医院使掌医卿。延祐二年十月某记。《祥符县志·卷九·祠祀陵墓》，清·鲁曾煜纂修，清乾隆四年（1739）刻本，48-52.

药朵园

药朵园，在县城西水门外。州西养种园，四时花木繁盛可观，南去药朵园，童太师园。《东京梦华》录。《祥符县志·卷十四·古迹园》，清·沈传义纂修，清光绪二十四年（1898）刻本，63-64.

药朵园，在县城西水门外。《祥符县志·卷四·古迹园》，清·鲁曾煜纂修，清乾隆四年（1739）刻本，36.

桃花洞

桃花洞，在县城扬州门内西北，即上清宫道士所居，环植以桃，故名桃花洞。今记。《祥符县志·卷十四·古迹洞》，清·沈传义纂修，清光绪二十四年（1898）刻本，67.

甘泉井

甘泉井，在旧县治北徐府街，洪武初河水入城，水皆咸苦，饮者多泻痢之疾。永乐癸末（1403）夏，魏国公宅后，忽涌一泉，色冽味甘，甲子汴教授滕硕有记。《祥符县志·卷之一·古迹》，清·李同享纂修，清顺治十八年（1661）刻本1987年扫描油印，20.

第三节　通许县

痘神庙

重修通许县痘神庙碑记：通许痘神庙在县治南，襄平大司马马公讳鸣佩所建……《通许县旧志·卷之九·艺文志传碑记》，清·阮龙光修，邵自祐纂，清乾隆二十五年（1760）修，民国二十三年（1934）重印本，479.

痘神庙，在南门内，大司马马鸣佩建，大司马党崇雅撰碑，安阳令马国镇重修，知县陈治策作记。《通许县旧志·卷之二·建置志祀庙》，清·阮龙光修，邵自祐纂，清乾隆二十五年修，民国二十三年（1934）重印本，95.

痘神庙，见旧志。《通许县新志·卷之二·建置志》，民国·张士杰修，侯士禾纂，民国二十三年（1934）铅印本，89.

神农庙

神农庙，在县西南小岗。明天顺间，河水泛，神像至小岗里，民郭运建。《通许县旧志·卷之二·建置志祀庙》，清·阮龙光修，邵自祐纂，清乾隆二十五年（1760）修，民国二十三年（1934）重印本，97.

神农庙，见旧志。《通许县新志·卷之二·建置志》，民国·张士杰修，侯士禾纂，民国二十三年（1934）铅印本，90.

第四节 杞 县

空桑

《路史》：空桑氏以地纪高阳所居。

《地纪》：空桑，南杞而北陈留。

《寰宇记》：空桑城，在雍邱县西二十里。

《帝王世纪》：伊尹生于空桑，即此。《杞县志·卷之三·地理上》，清·周玑纂修，清乾隆五十三年（1788）刊本，183.

空桑城

《太平寰宇记》：在雍邱县西二十里。《帝王世纪》：伊尹生于空桑。

《宋周辉北辕录》云：自杞行二十里过空桑，伊尹所行之地。

《旧志》，空桑一名伊尹村。《杞县志·卷之三·地理上古迹》，清·周玑纂修，清乾隆五十三年（1788）刊本，206.

伊尹墓

《旧志》，在空桑伊尹村。相传墓旁生棘皆直如矢。按：《北辕录》云：过空桑里许，伊伊墓地名三家，今不知所在。宋真宗祥符七年（1014），幸空桑立石伊尹庙，其碑尚存，亦不合理言有墓。今归德东南四十里，亦有伊尹墓。按：《史注》云：伊尹卒葬于亳。《皇览》云：伊尹冢在济阴已氏平利乡。《括地志》云：在洛州偃师县西北。《杞县志·卷之三·地理上古迹》，清·周玑纂修，清乾隆五十三年（1788）刊本，221-222.

伊尹庙

伊尹庙，旧县志有二，一在空桑，一在西关。《杞县志·卷之三·地理上古迹》，清·周玑纂修，清乾隆五十三年（1788）刊本，229.

伊尹庙有二，一在空桑，朱真宗亲幸立石；弘治九年（1496），知县徐钟增修。正德元年（1506），知县李梯又增修之。二十三年（1528），知县马应隆因其卑陋撤而新之，去其重像，外为重门，绕以周垣。乾隆六年（1741），巡抚雅尔图行文各属缉修先贤祠墓，知县王大树，率邑人李璿等出资，复加完葺。一在西关外，嘉靖九年（1530），知县段续创建。《杞县志·卷之五·建置志古迹》，清·周玑纂修，清乾隆五十三年（1788）刊本，330.

杞县伊尹庙，在空桑里。《开封府志·卷之十八·祠庙志》，清·管竭忠纂修，清同治二年（1863）刻本，19.

火神庙

火神庙，在县大西门内，始建失考。嘉靖十五年（1536），邑人徐泰庵修；四十二年（1563），邑人梅鹭重修；万历乙丑进士山西巡抚候于赵重修。崇祯六年（1633），户部主事候之翰重修。十六年（1643），州同知候延祚重修。顺治十八年（1661），进士李日芳重修。十五年，陈三桂重修。乾隆四年（1739），路生邱重修。《杞县志·卷之五·建置志古迹》，清·周玑纂修，清乾隆五十三年（1788）刊本，335-336.

火神庙祭

每岁正月初七日、六月二十三日祭，祭品仪注与八蜡祠同。《杞县志·卷之六·礼乐志》，清·周玑纂修，清乾隆五十三年（1788）刊本，402.

第五节　尉氏县

卢医庙

卢医庙，在邑西十五里。《尉氏县志·卷四·建置志》，清·沈湛纂修，清道光十一年（1831）刻本，70.

卢医庙，在县治西十里高村保。相传，昔人有母病一年，治之不效，夜梦匾鹊以药治其疾，即愈，乃建此庙。毁于大明正统二年（1437），邑人陆青重建。《尉氏县志·卷之四·古迹祀庙》，明·汪心纂修，明嘉靖二十七年（1548年）刻本，1963年影印本，14-15.

第六节　兰阳县

育婴堂碑

育婴堂碑，在仪门东。《兰阳续县志·卷三·建置志坊表碑碣》，清·涂光范纂修乾隆九年；民国二十四年（1935）铅印本，5.

普济碑

普济碑，在河北普济院前立。《兰阳续县志·卷三·建置志坊表碑碣》，清·涂光范纂修，乾隆九年；民国二十四年（1935）铅印本，5.

张医官寨

张医官寨，在县西十二里。《兰阳县志·卷之一，地理志镇店》，明·褚宦纂修，明嘉靖二十四年（1545）刻本，1965年影印，20.

第七节　考城县

葛垆

葛垆，在县南二里，世传为葛洪炼丹之所。《考城县志·卷之四·古迹志》，清·李国亮纂修，清康熙三十七年（1698）刻本，41.

五瘟庙

五瘟庙，在城隍庙内，正房三楹，便门一楹。《考城县志·卷四·建置志公署》，民国·张之清修，田春同纂，民国十三年（1924）铅印本影印，205.

火神庙

火神庙，在城内西北隅，正殿三楹，东西廊房各三楹，山门一楹，道房二间。乾隆四十九年（1784），知县陈士骏创建；嘉庆二十年（1815），知县王德英重修，立碑记事。迄今历行补葺，现为警察事务所。《考城县志·卷四·建置志公署》，民国·张之清修，田春同纂，民国十三年（1924）铅印本影印，205.

寿萱亭

元王恽诗云：葵邱张氏孝无违，终岁承颜著彩衣。入户犹然亲不见，一廉风日漆春晖。凯风吹棘棘心柔，罔极深恩痛莫酬。不羡潘兴花满县，一枝金凤尽忘忧。（秋间文集）《考城县志·卷十·古迹志亭台》，民国·张之清修，田春同纂，民国十三年（1924）铅印本影印，636.

考城南有朱砂井

洪武初，县有人驾牛车过，道路旁见一井，汲水饮牛，倾之而去。黎明，牛口汲器咸带朱砂，归觅其处，不可得，俗传考城南有朱砂井。陈志。《考城县志·卷十四·杂记》，民国·张之清修，田春同纂，民国十三年（1924）铅印本影印，1066.

第三章　洛阳市

第一节　洛阳县

商彭祖墓

伊水南彭店寨西北，有一大冢，周一百六十四步，高一丈五尺，无碑。里人传会彭祖墓处。《洛阳县志·卷三·山川》，清·龚崧林纂修，汪坚总修，清乾隆十年（1745）刊本影印，237.

商彭婆墓

商彭婆墓，在县南四十里处，相传商老彭母墓，彭婆镇得名。以此雍正五年（1727），庠生郭维圣树碑，郡守张汉题其上曰：母以子重，子以圣传。是母是子，有开必先。猗维钱铿，仲尼称贤。信而好古，我心同然。他史所记，寿八百年。雄美享帝，食报而仙。伊流之东，关塞之南。母德渊源，视此遗阡。《洛阳县志·卷三·山川》，清·龚崧林纂修，汪坚总修，清乾隆十年（1745）刊本影印，237.

彭婆保

彭婆保三里在县南四十里，保内有彭祖母墓，故名。《洛阳县志·卷八·土地记下》，清·陆继辂、魏襄同纂，清嘉庆十八年（1813）刻本，13.

伊尹墓

位于偃师县赫田寨西、杜楼村东一带。据《偃师县志·陵庙记》载："商伊尹墓在县西十里"。又《偃师县志·艺文志》："商'伊尹嘉碑阴记：邑西十里乡伊墓在焉"。《史记·殷本纪》："帝沃丁之时，伊尹卒，既葬伊升于亳"。《括地志》："伊尹墓在洛州偃师西北八里"。《太平寰宇记》："偃师县伊尹墓在县西北五里"。《明一统志》："伊尹葛在县西"。

伊尹，商初大臣。生于空桑（今嵩县白土窑村），母居伊水，故名伊。尹是官名，一说名挚。传说奴隶出身，原为有莘氏女的陪嫁之臣，汤用为"小臣"，后任以国政，帮助汤灭夏桀，被尊为阿衡（即宰相）。汤去世后，历卜丙（即外丙）、仲王二主。仲王死，太甲当立。但伊尹放逐太甲，他篡位自立，七年后太甲潜回，把他杀死。一说，仲壬死后，由太甲即位，因太甲破坏商汤的法制，不理国政，被伊尹放逐到桐官。三年后太甲悔过，又接回复位。死于沃丁时以天子礼葬于亳。

伊尹著有《汝鸠》《汤誓》《咸有一德》《伊训》《太甲》等篇。《汉书·艺文志》载有《伊尹》51篇、《伊说》27篇。《玉函山房辑佚书》中有《伊尹书》卷。另外，1973年湖南长沙马王堆3号墓出土帛书，有《伊尹》零篇64行。《洛阳市志·第十四卷·文物志》，洛阳市地方史志编纂委员会编，刘典立、宋克耀总纂，中州古籍出版社，1995年4月，89-90.

伊尹祠

位于嵩县城南伊河之滨的纸房乡空桑润西的白土窑村，名曰"元圣祠"。该祠诸峰环翠，水漾清，坐东面西。始建年代无考。明宣德、正统、弘治、崇祯年间皆曾重修，并留有重修记。原建筑有五楹，左一德堂，右三聘台，各三间，道义门座，祠外阿衡坊今已无存。伊尹，商代初年大臣，相传为奴隶出身，商汤委以国政，助汤攻灭夏桀，建立商朝，汤去世后，又辅佐外丙、仲王、太甲等，卒于沃丁时期。《嵩县志》卷十七（祀典篇）保存有明代御史李兴诗首："微雨润松梦，好风吹漳阿。花落山容淡，猿啼客况多。巍名勒翠石，峻宇瞰清波。欲问耕莘事，须从此处过"。明宣德年（1427）八月，分巡河南道礼部尚书胡莹立"奉题伊尹祠诗"和清乾隆十二年（1747）知县康基渊所立"商相伊尹伊陟故里"碑2方，今尚存，字迹可认。《洛阳市志·第·四卷文物志》，洛阳市地方史志编纂委员会编，刘典立，宋克耀总纂，中州古籍出版社，1995年4月，162.

药方洞

位于奉先寺和古阳洞之间，因窟门两旁刻有古代药方而得名。洞高4米，宽3.65米，深7.60米。平面方形，窟顶做莲花藻井，周围环刻四个飞天。窟内主像为一佛二弟子二菩萨。

正壁本尊结跏趺坐于方形台座上，身躯粗壮，造型敦实厚重，颈粗而有横纹，鼻短而翼宽，眉梢低重，面形浑圆、挺胸腹，两肩较齐亭。二菩萨挺胸腹，体躯挺直粗壮，下肢较短，冠带、宝缯很长，两肩宽平，面相方平而两颐突出，身挂璎珞，中有环璧。佛和菩萨造像衣服宽松，褶纹稀疏。从造像特征、服饰、雕刻艺术手法风格看，具有响堂山石窟造像的基本特征。因此，药方洞正壁五躯大像可能为北齐时期所雕造。

药方洞的药方，是我国现存最早的石刻药方，现保存药方140多个。其中药物治疗的有110多个方子，针灸疗法有20多个方子。治疗的病名有40多个。在制剂方法上有丸、散、膏、汤等，药方中所用药物多是我国农村常见的，共有 120 多种，有动物、植物、矿物。药方中所涉及的 40 多个病名，分属内科、外科、妇科、儿科、五官科、神经科等。特别是提到治疗癌症的疗喳方，治疗传染病的疗痊方等。这批珍贵的药方是唐初医学上杰出的成就，是我国人民对古代科技进步的重大贡献。《洛阳市志·第十四卷·文物志》，洛阳市地方史志编纂委员会编，刘典立，宋克耀总纂，中州古籍出版社，1995 年 4 月，186.

"洛出书处" 碑

在洛宁县西长水村，计有二通古碑并排面南而立，相距 3.18 米。西边古碑高 2.10 米，宽 0.68 米，厚 0.27 米，砂岩石质，上圆下方。碑额刻有主首图架，图中方形线基本脱落，像是洛书图样。正面碑文仅剩第一个字，为魏书 "洛" 字，似汉魏古风。碑下有棒无座，立于沙卵石黏制的糯米浆上。据考证，石质、碑型和图案为汉魏时遭存物。东边古碑，高 1.83 米，宽 0.64 米，厚 0.17 米，碳酸钙石质。碑额隶书 "大清" 2 字；碑右行书 "河南尹张汉

书" 6 字；碑正中行书 "洛出书处" 4 个大字；碑左上写 "雍正二年（1724）腊月"，下书 "永宁令沈育立。" 另一石刻，在呑崃山脚石壁上，文为 "岳武穆行军至此，" 亦为张汉所书。（洛阳市志·第十四卷·文物志》，洛阳市地方史志编纂委员会编，刘典立，宋克耀总纂，中州古籍出版社，1995 年 4 月，210.

第二节　偃师县

伊尹墓

商，伊尹墓，在县西十里。

《史记》：帝沃丁之时，伊尹卒既葬伊尹于亳。

《括地志》：伊尹墓在洛州偃师县西北八里。

《太平寰宇记》：偃师县伊尹墓在县西北五里。

《明统一志》：伊尹墓在县西。

星衍按：裴骃引皇贤云，伊尹冢在济阴巳氏平利乡，亳近己氏。《括地志》又云，宋州楚邱县西北十五里有伊尹墓，恐非也，楚邱即古巳氏，当在今曹县，是伊尹墓二处，皆有依据无以辨也。《郾师县志·卷四·陵庙记》，清·汤毓倬修，孙星衍纂，清康熙五十三年（1714）刊本，206-207.

伊尹墓，在县西十里，有墓志在此，见《一统志》。《郾师县志·卷一·古迹墓》，明·魏津纂修，宁波天一阁藏明弘治十七年（1504）抄本 1962 年影印，32.

伊尹祠

伊尹祠，通志在墓前。《偃师县志·卷四·陵庙记》，清·汤毓倬修，孙星衍纂，清康熙五十三年（1714）刊本，263.

灵泉

灵泉，在县东南仙君保。按：灵泉记云：其水澄澈若鉴，凫鸥鸭鹭入内即死，人疾沉疴饮之即廖。故云灵泉。碑记录，见诗文。《偃师县志·卷一·山川泉》，明·魏津纂修，宁波天一阁藏明弘治十七年（1504）抄本1962年影印，8.

露泉

露泉，在县东南仙君保，其泉莹澈如练，饮之若饴，因名其泉。《偃师县志·卷一·山川泉》，明·魏津纂修，宁波天一阁藏明弘治十七年（1504）抄本1962年影印，8.

筹运亭

筹运亭，成化癸巳（1473）以后，山西、河南、陕西连三年大祲，饿殍横途满壑，逃亡者远方异土，又加札瘥瘟疫。朝廷时诏能臣倾府帑及三省大臣改拨江左，运粮十万余艘，由江达汴水抵洛水，俱由孙家湾转输振济凶荒，其京官藩职长，会于孙家湾龙泉寺，因构三间，扁书曰：筹运亭。以职亭名筹运者，识其倾覆战兢之日，急恐惧之岁，所以垂戒当时，寄后世云耳。《偃师县志·卷一·古迹亭》，明·魏津纂修，宁波天一阁藏明弘治十七年（1504）抄本1962年影印，31.

第三节 孟津县

龙马负图

龙马负图，伏羲时，龙马负图，伏羲则之以画八卦，今县西五里有图堡伏羲庙。《孟津县志·卷之一·古迹》，清·徐元灿，赵擢彤，宋缙等纂修，清康熙四十八年（1709），嘉庆二十一年（1816）刊本，15.

瘟神庙

瘟神庙，在城隍庙前，有司三月二十三日致祭。《孟津县志·卷之三·建置》，清·徐元灿、赵擢彤、宋缙等纂修，清康熙四十八年（1709）、嘉庆二十一年

（1816）刊本，141.

药王药圣庙

药王药圣庙，在城隍庙右，祀唐孙思邈□慈□。《孟津县志·卷之三·建置》，清·徐元灿、赵擢彤、宋缙等纂修，清康熙四十八年（1709）、嘉庆二十一年（1816）刊本，141.

孙真人庙

孙真人庙，在城东关，清咸丰八年（1858）重修。今为乡公所，一在西赵和村，清康熙间修。《孟县志·卷二·地理下》，民国·阮藩济等修，宋立梧等纂，民国二十一年（1932）刊本，240.

药师寺

药师寺，在县治西南，即西寺。今为公共体育场，一在药师乡。《孟县志·卷二·地理下》，民国·阮藩济等修，宋立梧等纂，民国二十一年（1932）刊本，244.

汤王庙

重修汤王庙记碑，正书，天启七年（1627），在城西北四十二里金沙岭。《孟县志·卷九·金石》，民国·阮藩济等修，宋立梧等纂，民国二十一年（1932）刊本，1192.

清康熙二十年（1681），造汤王庙钟欵识，正书，在城东马付庄。《孟县志·卷九·金石》，民国·阮藩济等修，宋立梧等纂，民国二十一年（1933）刊本，1199.

药王庙

野戍镇药王庙神像后石刻，正书，刻文云，晋河阳令潘岳侧一行，云孟州河阳郡营花寨治戍村。按：庙相传为潘署旧址，兹郡字当为县字之误，恐是乡人所为，然既称孟州，则或唐或宋或元，俱未可知，姑存之以备考耳。《孟县志·卷九·金石》，民国·阮藩济等修，宋立梧等纂，民国二十一年（1932）刊本，1196.

第四节　新安县

荆紫山

荆紫山，山脉之首曰放马坳，由罗圈崖北……自歪头山东行五里，孤峰独秀，晦岚围翠，旧为县八景之一。是曰荆紫山，山海经所称敖岸山者也。在县西北一百一十里，顶有玉皇阁，天将雨浓云四起，覆山及半，须臾如注，其阴有银矿，明时经人间采，有松生，崖壁间，其阳有野牡丹，单瓣。清乾隆间，邑人孟子容题有"荆紫山野牡丹诗"，是多韭蕃殖如种，味胜园圃有黄精、山药，服之延年。《新安县志·卷二·舆地志》，民国·张钫修，李希白纂，民国二十七年（1938年）石印本，118-119.

青要山

青要山，俗曰南石山，山坳纯青，四时围翠，山海经谓在敖岸东十里者是也。

山海经敖岸东十里曰青要之山，实维帝之密都，北望河曲，是多驾鸟（旧志作鴐渚），南望瞻渚，禹父之所化是山也。宜女子畛水出焉，有草万茎，黄花，赤实，名曰荀草，服之美人色。《新安县志·卷二·舆地志》，民国·张钫修，李希白纂，民国二十七年（1938）石印本，116.

青要山，县西北七十里，黄河南岸，壁立数十仞，《山海经》称为帝之密都，北望河曲，是多驾鸟，南望瞻渚，辕水出焉。有草黄花，赤实，服之能益人颜色。《新安县志·卷之一·封域四》，清·邱峨主修，民国三年（1914）石印本，51.

三皇庙

三皇庙，在阙门镇，四月一日祭祀，有会商贾货物颇多，是日远近瞀者皆与祭。《新安县志·卷八·祀典》，清·邱峨主修，民国三年（1914）石印本，67.

惠灵候泉

惠灵候泉，县东北十五里。宋绍圣二年（1095），河南大疫，病者赴泉饮之，立愈，因立惠灵候庙。今废。《新安县志·卷一·封域四》，清·邱峨主修，民国三年（1914）石印本，53.

第五节　宜阳县

药王洞

药王洞，宋店村南，有峻岭，古柏千株，石洞列中。药王洞右西佛洞，皆深丈余，左盘龙洞，深里许。《宜阳县志·卷三·舆地志》，清·谢应起等修，刘占卿等纂，清光绪七年（1881）刊本，213.

盘龙洞（药王洞）

盘龙洞，宋店村南，有峻岭，古柏千株，石洞鼎列。中药王洞，右西佛洞皆深丈余；左盘龙洞，深里许。《宜阳县志·卷之二·疆域志》，民国·张浩源、林裕焘主修，河南商务印书所，民国七年（1918）铅印本，10.

第六节　洛宁县

药圣王庙

药圣（王）庙，《续通志》：在王范镇，明嘉靖二年（1523）修。《洛宁县志·卷二·祠宇》，民国·贾毓鹗等修，王凤翔等纂，民国六年（1917）铅印本，236.

药圣药王庙，在永宁县王范镇。《河南府志·卷二十八·祠祀志》，清·施诚纂修，清同治六年（1867）刻本，9.

（河南府）药圣药王庙，在永宁县王范镇。《续河南通志·卷十五·坛庙》，清·阿思哈纂修，清乾隆三十二年（1767）刻本，5.

岐伯庙

岐伯庙，《旧府志》：在永宁县西，景泰元年（1450）建。《洛宁县志·卷二·祠宇》，民国·贾毓鹗等修，王凤翔等纂，民国六年（1917）铅印本，237.

岐伯庙，施府志在永宁县西，景泰元年（1450）建。《永宁县志·卷八·坛庙》，清·张楷纂修，清乾隆五十五年（1790）刻本，11.

岐伯庙，在永宁县西，景泰元年（1450）建。《河南府志·卷二十八·祠祀志》，清·施诚纂修，清同治六年（1867）刻本，9.

"洛出书处"碑

"洛出书处"碑，在西长水村，有两通"洛出书处"古碑，并排树立。西边的高2 010毫米、宽675毫米，正面碑文仅剩一"洛"字。据考古家鉴定，为汉魏遗物。东边的高1 825毫米、宽635毫米。"洛出书处"四字，为清雍正二年（1724）河南府尹张汉书。另一石刻，在岱峤山脚石壁上，文为"岳武穆行军至此"，亦为张汉所书。《洛宁县志》，洛宁县志编纂委员会编，生活·读书·新知三联书店出版，1991年12月，502.

银杏树

在故县乡政府院内。两株并立，胸围东株6.72米，西株6.2米，身高均在35米以上。苍劲挺拔，枝叶茂密，夏荫满院，秋金盖地，两树相距 2.4 米，俗称"姊妹树"。古有泉水从中间流淌，景观幽雅清新。《洛宁县志》，洛宁县志编纂委员会编，生活·读书·新知三联书店出版，1991 年 12 月，503.

玄沪灵书

玄沪在今罗岭乡户池村前。相传玄沪水入洛处，古有灵龟负书出，仓颉据以造字。汉魏时与清河南知府张汉树"洛出书处"石碑以志，龟窝与仓颉造字台尚存。《洛宁县志》，洛宁县志编纂委员会编，生活·读书·新知三联书店出版，1991 年 12 月，507.

玄沪灵书出

阳虚山合玄沪之水，在城西五十里，为洛出书处。《洛宁县志·卷一·地理》，民国·贾毓鹗等修，王凤翔等纂，民国六年（1917）铅印本，79.

峣巅仙迹

嶕峣山俗称庙山，屹立于小界乡北山之巅。挺拔耸立，高插云天，群山环绕，古木含烟。相传广成子曾来此仙游，悬崖曾遗丹炉，绝顶尚留酒具。传说山顶一足印，童叟试之皆与己合，古称仙迹。今庙宇虽废，而翠山依旧，有碑以志。《洛宁县志》，洛宁县志编纂委员会编，生活·读书·新知三联书店出版，1991 年 12 月，507.

峣巅仙迹留

嶕峣山在城西北三十五里十道，志广成子往来嶕峣放逸山谷，即此。《洛宁县志·卷一·地理》，民国·贾毓鹗等修，王凤翔等纂，民国六年（1917）铅印本，79.

香泉澄霁色

延寿山，在城西五里侧，出香泉饮之则寿。《洛宁县志·卷一·地理》，民国·贾毓鹗等修，王凤翔等纂，民国六年（1917 年）铅印本，79.

阳虚山

又东（松阳溪之东）为阳虚山，临于玄沪之水，有阳峪水北流注于洛。《山海经》：阳虚之山多金，临于玄沪之水，河图玉版仓颉为帝南巡，守登阳虚之山，临于玄沪洛汭之水，灵龟负书丹甲青文以授之。又《水经注》《山海经》有曰：自鹿蹄之山以至玄沪之山，凡九山玄沪亦名也，而通与欢举为九山之次焉，故《山海经》曰：此二山者，洛间也，是知玄沪之水出于玄沪之山，盖山水兼受其名矣。

《洛宁县志·卷一·山川》，民国·贾毓鹗等修，王凤翔等纂，民国六年（1917）铅印本，93-94.

仓帝造字台

罗苹注，河图玉版云：仓颉为帝南巡，守登阳虚之山，临于玄沪洛汭之水，灵龟负书丹甲青文以授之。

河南府志，玄沪阳虚今在永宁。按：今阳峪河东台之遗址尚在。《洛宁县志·卷一·山川》，民国·贾毓鹗等修，王凤翔等纂，民国六年（1917）铅印本，113-114.

仓颉阳虚山石刻

金石古文按，河图玉版云：仓颉为帝南巡，登阳虚之山，临于玄沪洛汭之水，灵龟负书丹甲青文以授之。捉文二十八字，景刻于阳虚山之石室，李斯止识八字，曰：上天垂命，皇辟迭王。今已不可寻矣。

《河南府志》按：升庵云：为帝南巡作一句，为音去声，言奉黄帝命而代之南巡也。亦言黄帝史臣罗苹，路史注引，河图玉版，灵龟负书以授，帝为仓颉也。又通志金石略仓颉石室记，有二十八字，在仓北海墓中，土人呼为藏书室。周时，自无人识，逮李斯始识八字，汉叔孙通识十二字。任昉云：周人不能辨而斯通识之，予不敢信，考二句乃寇谦所篆，黑帝安和国王禁文也，据此则或谓永宁阳虚，或谓北海墓下皆可存而不论矣。石刻今佚。《洛宁县志·卷一·金石》，民国·贾毓鹗等修，王凤翔等纂，民国六年（1917）铅印本，131-132.

第七节　伊阳县

药王庙

药王庙，在城内北街，乾隆三十三年（1768）□□建；一在蔡北镇街北，乾隆五十六年（1791）建；一在洁北镇，监生张永生建；又有孙其人庙，在岷峙西南狼坡凹；一在城西南十七里圪塔河，乾隆十二年（1747）建；一在蔡北镇西，嘉庆二十二年（1817）建；一在云梦西南坡。五瘟庙，在蔡北镇街南，乾隆十四年（1749）建。瘟神庙在城西南十二里上店，乾隆十七年（1752）建。222-223.

药王庙，在临汝镇，明神宗四十一年（1613）建。《汝州全志·卷之九·古迹二十四》，清·白明义纂修，清道光二十年（1840）刻本，24.

药王庙，城乡有七。《汝州全志·卷之九·（伊阳古迹六）》，清·白明义纂修，清道光二十年（1840）刻本，56.

扁鹊庙

扁鹊庙、广行宫在城南二十里，三屯澄清观内。《汝州全志·卷之九·伊阳古迹六》，清·白明义纂修，清道光二十年（1840）刻本，56.

扁鹊庙、广行宫，在城南二十里，三屯澄清观内。《伊阳县志·卷二·秩祀》，清·张道超等修，马九功等纂，清道光十八年（1838）刊本，225.

伊尹亭

伊尹亭，在城北六十里伊水上，金郡守为许古建。《伊阳县志·卷一·地理》，清·张道超等修，马九功等纂，清道光十八年（1838）刊本，135.

五瘟庙

五瘟庙，有二。《汝州全志·卷之九·伊阳古迹六》，清·白明义纂修，清道光二十年（1840年）刻本，56.

桃园胜迹

（伊阳县诗）桃园宫在伊之南，荒凉半庙修真庵。种桃道士去已久，春风空落花蓝参。我来停车访遗迹，鹤飞灶冷无消息。朗吟大笑出门去，一溪流水春山碧。《汝州志·卷之七·诗》，明·承天贵纂修，宁波天一阁藏明正德五年（1510）刻本，1963年影印，27.

桃源胜迹

在县城东南4公里云梦山下，马蓝河环流其间，开有桃花渠，灌田数百亩。桃源古观中尚存有银杏树，大数围，高五丈余，老藤攀援，宛如巨龙。有诗赞道："桃源宫在伊水南，荒凉半亩修真庵。种桃道士去已久，春风空落花蓝参。我来停车访遗迹，鹤飞灶冷无消息。朗吟大笑出门去，一溪流水春山碧。"《汝阳县志》，汝阳县地方志编纂委员会编，生活·读书·新知三联出版社，1995年6月，567.

云梦仙境

（伊阳县诗）城之东南云梦山，山腰有洞门无关。云深路杳不知处，世传仙子栖其间。松花不老瑶草鲜，石床丹灶空年年。信知仙居别有境，人间幻出壶中天。《汝州志·卷之七·诗》，明·承天贵纂修，宁波天一阁藏明正德五年（1510）刻本，1963年影印，27

云梦仙境，城东三里，山有洞，辽洞无际，无有□其源者，详云梦山注，祝富即景诗：城之东南云梦山，山腰有洞门不关。云深路杳莫之处，世传仙子栖其间。松花不老瑶草鲜，石床丹灶空年年。信知仙居洞有境，人间幻出壶中天。《汝州全志·卷之一·山川表（伊阳四）》，清·白明义纂修，清道光二十年（1840）刻本，36.

杜康造酒遗址

杜康造酒遗址，在县城北25公里蔡店乡杜康村，又名杜康仙庄，遗址南北长3公里，东西宽2公里，据《直隶汝州全志·伊阳古迹》载："杜康矶，城北五十里，传为杜康造酒处。"该志又载："杜水，城北五十里，源于牛山，因牡康造酒于此，故名。"

杜康遗址三山环抱，一溪旁流，柳暗花明，风景秀丽。杜康河两岸峡隙，百泉喷涌，清洌碧透，纯净味甘，是上好的酿酒用水，相传为杜康酿酒取水之处，古名"酒泉沟"。泉中的虾呈红、黄、紫、黑、白五色，在水中游弋，两两相抱，依称"鸳鸯虾"；水中鹅鸭产蛋亦呈橙红色，甚为奇特。杜廉河东岸有"刘伶池"，相传谓刘伶醉酒处，杜康河西岸，有一棵老态龙钟的暴皮柘桑，人称"酒树"。这里古名"空桑涧"，相传杜康幼时经常在此牧羊，一个偶然的机会，将余粥置于桑树洞中，日久发现洞中的秽饭经过发酵，溢出含有酒香气味的脂水，杜康以此受启示，遂发明了秫酒的酿造，此柘桑据说是那棵"空桑'的后裔。

据传东汉光武帝年间，创修杜康祠，以后历代多有重修，香火甚盛，递以沧桑巨变，故迹荡然无存。建国后，在农田基本建设中，发现有建安时期的酒灶遗迹，出土酒具80多件，还有秦代铲币、汉代五铢钱、大布黄千及唐宋古币5 000余枚，还在杜康河畔发现杜康墓冢。《汝阳县志》，汝阳县地方志编纂委员会编，生活·读书·新知三联出版社，1995年6月，562.

杜康墓

在县城北25公里杜康村，据传魏晋时期，墓冢四周茂林修竹，肃雅庄严。唐开元年间，曾立石坊翁仲。宋嘉祐年间，又建廊房数楹。后历经沧桑，墓园日渐荒秽，旧貌皆非，仅存清康熙年间所立之杜康碑座，余皆毁于战乱。《汝阳县志》，汝阳县地方志编纂委员会编，生活·读书·新知三联出版社，1995年6月，563.

仙庄境照

传说周平王迁都洛邑后，常为国土被侵而忧愁，杜康献以美酒，平王饮后，振神增食，遂封杜康为酒仙。并御笔亲书"杜康仙庄"金匾一幅，悬挂村头，每到晚霞照射御匾，远山近水都变成了红色，如同一片燎原大火，杜康仙庄的上空流霞飞彩，十分壮观。《汝阳县志》，汝阳县地方志编纂委员会编，生活·读书·新知三联出版社，1995年6月，569.

杜康庙瑞云

杜康庙在杜康村东南，最早为杜家祠堂，传说光武帝刘秀曾在这里饮杜康酒，乘着醉勇，打了胜仗。东汉建武年间，刘秀命在此地建庙立祠，后杜康庙焚于战火。到清康熙年间在风山顶再度立庙，高楼接云，巍峨壮观。每年夏秋季节，杜康庙上空常常飘浮着朵朵白云，形态万千，变幻莫测，有似奔马，有似海涛，有似杜康形象，传说是杜康显圣的迹象。《汝阳县志》，汝阳县地方志编纂委员会编，生活·读书·新知三联出版社，1995年6月，569.

酒树夜雨

杜康河西岸有一棵老桑树，传说这是杜康发明酒的地方。又传，杨贵妃随父在东都洛阳时，曾因饮杜康酒美容，后成为一代殊丽，从此杜康酒价格昂贵。唐朝文人多有慕名而来，到树下吟诗作画，寻仙访圣。偶遇细雨，从树上飘落下来，使满身散发酒香，比喝了杜康酒还痛快。后来，人们就把这棵树叫酒树，又把酒树下的雾，叫"酒树夜雨"。《汝阳县志》，汝阳县地方志编纂委员会编，生活·读书·新知三联出版社，1995年6月，569.

酒池芳香

杜康的酿法，世代沿袭，到了晋代，仍不失正宗风味。刘伶是一个以饮酒闻名的人，他到杜康酒家开怀畅饮，谁知三杯酒下肚，便力不能支，昏昏欲醉，把一坛好酒撞翻在地。从此，这里便汪出一池清水，人称刘伶池。刘伶池水清冽碧透，香甜可口，舀之不绝。每逢夏季阴晦季节，在这里可闻到一种天然的酒香。《汝阳县志》，汝阳县地方志编纂委员会编，生活·读书·新知三联出版社，1995年6月，569.

仙人卧榻

距杜康村东一里许，有一块巨石，叫醉仙石。传说，八仙过海时，曾在此饮用杜康酒，因饮酒过度，醉卧在那里。从此，这块石头便变成了一张石床，名"仙人卧榻"。《汝阳县志》，汝阳县地方志编纂委员会编，生活·读书·新知三联出版社，1995年6月，569.

酒泉琼浆

牡康河的源头到处清泉喷涌，最大的泉叫酒泉。传说杜康当年曾用此泉水造酒。酒泉水从石缝间涌出，像流动的水晶。泉底铺满了洁白、桔黄色的鹅卵石，似珍珠玛瑙，这些美丽的鹅卵石叫酒石。相传原来泉水经酒石流出来就是酒。后因酒石被盗入王母瑶池，从此酒泉成了水泉，但仍然是酿酒的最好泉水。《汝阳县志》，汝阳县地

康河晨雾

杜康河里的虾呈橘黄色，蜷腰横行，鸭产蛋蛋黄深红色，有贡蛋之称。传说，河中的虾、鸭是王母娘娘身边一双男、女侍童，因私下相爱，犯了天条，仙童被贬成虾，仙女被贬成鸭，王母娘娘想让仙女去残杀仙童，毁灭他们的爱情。至今杜康河的鸭子，在河面上游弋时，眼里还闪着晶莹的泪花。据说，虾、鸭忠贞不渝，到南天门去长跪求赦，王母娘娘为其感动，遂使杜康河晨雾接天，以遮天上众仙之目。此后千百年来，杜康河的晨雾总是围着杜康河滚动。遥望像一团团波浪起伏，互相追逐，时而升腾，时而弥散。直到太阳升起，才变成细水珠，悬在杨柳枝头或附于河滩的小草上。《汝阳县志》，汝阳县地方志编纂委员会编，生活·读书·新知三联出版社，1995 年 6 月，569-570.

鸾凤鸣酒

传说，周庄王十五年（公元前 682），楚王掳息妫，封为桃花夫人，妫氏宁死不从，楚王用杜康酒灌醉妫氏以强占。后来，息侯死予汝水，息妫死于汉阳，夫妇便化作鸾凤飞栖杜康仙庄。鸾鸟栖杜康河西（现鸾峪沟），凤凰息杜康河东（现名凤凰岭），每到傍晚，他们便相和而鸣。后人伫立河畔，仍能听到和鸣之声。《汝阳县志》，汝阳县地方志编纂委员会编，生活·读书·新知三联出版社，1995 年 6 月，570.

鬼谷胜迹

县城东南 4 公里的鬼谷（又名鬼峪）村附近，山环水绕，幽静恬雅，有云梦洞、水帘洞、鬼谷墟、孙膑墓、石头阵等胜迹。相传为鬼谷子隐居处及孙膑拜师学艺，晚年归隐之所。《汝阳县志》，汝阳县地方志编纂委员会编，生活·读书·新知三联出版社，1995 年 6 月，570.

第八节　嵩　县

伊尹祠

县南空桑涧西，始建无考，明尚书胡濙即其地建祠。正统间，知县何新重修，金事刘咸记。弘治间，知府陈宣重修，有记。崇祯七年（1634），邑进士屈动重修祠五楹，左一德堂，右三聘堂，前道义门，外阿衡坊，今废。移建城内书院东，子伊陟配。

御史李兴伊尹祠，伊尹生夏末，今三千余年矣。《帝王世纪》：伊尹生于空桑。《孟子》云：伊尹耕有莘之野，注无明释。《古郡志》：生于空桑，以伊水为姓。《一统志》云：空桑涧在嵩县南，有莘氏女，采桑伊川，得子于空桑中，长面相殷是为伊尹，及考开封陈留，有莘野门空桑城在县南，伊尹母孕避水东走，化为空桑，有莘氏女采桑得婴儿于其中。又曰：伊尹生于伊水之上，志人物于河南，又于开封志流寓，又于西安，其说不一，窃考嵩古伊川地也。嵩人世传伊尹事，如出一口，县之南水曰伊水，之南有涧，曰空桑涧，之东有沟曰莘乐，凡前所载历有证据，且其地有伊尹祠，岁时致祭，胡尚书㴶，刘宪金咸咏于诗，载于记，二公学称博洽，必有确见。偃师古西亳地，今有伊墓，与嵩密迩，由是言之，伊尹以水为姓，其生其耕，必于嵩明矣。《一统志》备录之，乃史家传疑，常例无足疑者，或曰尹生空桑，有诸曰元鸟降而生，商巨迹履而生。周张子曰：天地之始，未尝先有人也，人固有化而生者，盖天地之气生之也，况尹娠于母化为空桑，实非桑之所生也，何异为爱，折衷诸说而为之辨。

按：旧志伊尹两程子皆载人物与他传等，列非礼也，今二程别著，世表元圣事炳，经传不复载录，李侍御辨以著其迹。

陈宣记：伊尹古圣人也。由商至今，庸人孺子无不景仰而乐道之。嵩县南有空桑涧，世传为伊尹所生之地，历代祠祀礼也。余至其处，见诸峰环翠，一水潆清，俯仰祠下，吐纳清虚，信生圣人之区非偶也。询诸憔叟，称伊尹生于空桑，指伊水为姓，莘野其躬耕处也。东有伊母墓在，鸟其言与孟子吕览诸书，有合礼。乡大夫殁而祀于社，圣人所居之地，栋宇不治，何以妥神灵属。嵩令度工兴复，越二月祠成，有司请记其事，因著其梗概于石。

李兴诗：好风吹涧阿，微雨润松萝。花落山容淡，猿啼客泥多。巍名勒翠石，峻宇瞰清波。欲问耕莘事，须从此处过。

知县郭钺俊诗：元圣遗迹何处求，屏间锦绣对荒丘。劫灰犹剩颓垣尽，断碣空存石藓稠。涧底桑枯迷蔓草，山前土赤绕寒流。欣逢尧舜君民日，丹药黄花纪胜游。《嵩县志·卷十七·祀典》，清·康基渊纂修，清乾隆三十二年（1767）刊本，372-375.

火神庙

在南关，按月令孟夏之月，其神祝融。注祝融颛顼氏之子，曰黎为火官，后世祀之，又搜神记，神为东岳三郎，宋真宗封炳□公，世传为火神。《嵩县志·卷十七·祀典》，清·康基渊纂修，清乾隆三十二年（1767）刊本，377.

药王庙

在书院街，祀岐伯卢医扁鹊。《嵩县志·卷十七·祀典》，清·康基渊纂修，清乾隆三十二年（1767）刊本，378.

汤王庙

在牛砦，相传汤聘伊尹使者，停骖于此，故立庙祀之。按：成汤祀于乡村，非礼也。《嵩县志·卷十七·祀典》，清·康基渊纂修，清乾隆三十二年（1767）刊本，378.

伊姑墓

空桑涧南山涧幽睿一冢，魏然方五亩许，世传为伊尹母墓。《嵩县志·卷二十二·墓》，清·康基渊纂修，清乾隆三十二年（1767）刊本，453.

伊陟

（商）伊陟，伊尹子，帝太戊立为相，亳有详，桑谷共生于朝，一暮大拱帝太戊惧，问伊陟。伊陟曰：臣闻妖不胜德。帝之政，其有阙与帝其修德，太戊从之，祥桑枯死，殷复兴，诸侯归之。（史记）今配食伊尹祠。《嵩县志·卷二十四·列传贤哲》，清·康基渊纂修，清乾隆三十二年（1767）刊本，505.

百合园坊

百合园坊。知县康基渊建。《嵩县志·卷二十二·坊》，清·康基渊纂修，清乾隆三十二年（1767）刊本，450.

源头活水

源头活水，出源头村，东西两泉，合流入樊。

朱熹诗：半亩方塘一鉴开，天光云影共徘徊。问渠那得清如许？为有源头活水来。《嵩县志·卷八·山川》，清·康基渊纂修，清乾隆三十二年（1767）刊本，235-236.

温泉

温泉，九龙山西麓，水热如汤，引注池中，经宿方可浴，能愈疯疾。《嵩县志·卷八·山川》，清·康基渊纂修，清乾隆三十二年（1767）刊本，235-236.

屏凤山温泉

温泉，屏凤山南，较汤泉差，温浴之愈疾。

郡守张汉曲里山行诗：搜奇选胜厌平川，起陟群峰意邈然。旗引棘牵人小住，车求石让马难前。云封野寺僧疑鹤，涧引汤泉气作烟。笑语陆浑山县长，芝眉好在远峰巅。

张秉乾浴温泉诗：斜日渡伊水，野航驾一叶。近岸惊鹭鹚，飞飞就何歇。鸣皋多白云，田湖紫烟结。数里入翠微，竹树经幽折。山下多出泉，温泉更莹澈。俗吏惭形秽，精神思澡雪。浴罢乘凉风，归途见明月。《嵩县志·卷八·山川》，清·康基渊纂修，清乾隆三十二年（1767）刊本，237-238.

第四章　平顶山市

第一节　宝丰县

扁鹊山

《河南通志》：扁鹊山在宝丰县东南四十里。俗传扁鹊尝制药于此，上有药炉遗迹尚在。

按：于钦齐乘鹊山府北二十里，王绘太白诗注云，扁鹊炼丹于此，俗又谓，每岁七八月乌鹊翔集故名。按：扁鹊，卢人，近在今长清县地，炼丹此山者。是今《河南通志》亦云，然盖牵于皮，传而妄托之。《宝丰县志·卷七·山川》，清·武亿总纂，陆蓉同纂，清嘉庆二年（1797）刻本，5.

《河南通志》云，在县东南四十里。俗传扁鹊尝制药于此，上有药炉遗迹尚在，按，齐乘鹊山府北二十里。王绘注太白诗云：扁鹊炼丹于此。按：扁鹊庐人，近在今长清县地，炼丹此山者，是《河南通志》误。《宝丰县志·卷二·舆地志上》，清·李彷梧总纂，耿兴宗、鲍桂徽分纂，清道光十七年（1837）刻本，11.

《河南通》志：俗传扁鹊尝制药于此，上有药炉遗迹尚在。按，齐乘鹊山府北二十里。王绘注太白诗云：扁鹊炼丹于此。按：扁鹊，庐人，在今长清县地，炼丹此山者，是通志误也。城东南四十里。《汝州全志·卷之一·山川表（宝丰三）》，清·白明义纂修，清道光二十年（1840）刻本，29.

神应观

神应观，位于县城西北19公里西何寨村北。宋大观年间，乡人初建鹊山神应庙，祀扁鹊。金大定十八年（1178），建正殿三间；金贞祐四年（1216），建正殿五间，敕赐"神应观"名。清乾隆四十七年（1782），老君殿焚毁，道人阳重募资重修。《宝丰县志》，宝丰县史志编纂委员会，杨裕主编，方志出版社，1996年10月，696.

石渠仙蒲

石渠仙蒲，菖蒲引年药也。产于他处者多涩，唯此地水行石上特生一种，肥白香坚，皆一寸九节，后因取之者多，其种遂绝。《汝州全志·卷之一·山川表（宝丰五）》，清·白明义纂修，清道光二十年（1840）刻本，31.

朱砂空洞

朱砂空洞，在香山前，相传洞中掘得朱砂一窑。《汝州全志·卷之一·山川表（宝丰五）》，清·白明义纂修，清道光二十年（1840）刻本，31.

（宝丰县）在石渠保山岗之上，昔有商人经此，见一妇衣红至洞不见，掘之得朱砂数斛，故名，今洞中有泉水。《汝州志·卷之二·山川》，明·承天贵纂修，宁波天一阁藏明正德五年（1510）刻本，1963年影印，11.

（宝丰县）在县东南山冈之上，昔商人见一妇，衣红出游，遂入洞拙之，唯见朱砂，今洞口有泉故名。《汝州志·卷之三·景致》，明·承天贵纂修，宁波天一阁藏明正德五年（1510）刻本，1963年影印，10.

第二节　郏　县

孙真人庙

孙真人庙，在玉阳观左。

仝平山云：孙思邈通百家说，善言老庄，于阴阳推步，医药无不善。贞观显庆中拜官不受，唐史列于隐逸之传，本末甚明，今医家祀之可也，加以真人之称则诞矣。郏人孙处约尝以诸子见思邈曰：俊先显侑晚，贵俟祸在执兵后。皆验。其数学之精，如此。《郏县志·卷之六·祀典》，清·姜簏纂修，清咸丰九年（1859年）刻本，11；《郏县志·卷之六·祀典》，清·张熙瑞，茅恒春纂修，清同治四年（1865年）刻本，38.

眼明泉

眼明泉，在小刘山阴。俗于清明日，汲以洗眼，谓可医昏眊。《郏县志·卷之三·舆地》，清·张熙瑞，茅恒春纂修，清同治四年（1865）刻本，6.

眼明泉，在小刘山阴，亦曰眼明井。俗于清明日，汲以洗眼，谓可医昏眊。几祷雨取水者，多应焉。《汝州全志·卷之一·山川表（郏县三）》，清·白明义纂修，清道光二十年（1840）刻本，25.

眼明寺

眼明寺，一在黄道保，元建。一在小刘山，明建。《郏县志·卷之六·祀典》，清·张熙瑞，茅恒春纂修，清同治四年（1865）刻本，39.

眼明寺，在城西黄道保，金大定二年（1162）建。《汝州全志·卷之九·郏县古迹七》，清·白明义纂修，清道光二十年（1840）刻本，43.

眼明寺，（在）城东十二里。《汝州全志·卷之九·郏县古迹八》，清·白明义纂修，清道光二十年（1840）刻本，44.

昭阳观淳真抱朴大师杜公碑

昭阳观淳真抱朴大师杜公碑，方珏撰，程壁正书，碑阴正书，元大德二年（1298）三月，在城西街昭阳观。《郏县志·卷之十·杂事》，清·张熙瑞，茅恒春纂修，清同治四年（1865）刻本，4.

第三节　叶　县

圣井

圣井，在旧县东门外，敕赐灵惠侯感应之庙，病者饮之即愈。按：旧志载此一条，今旧县无灵惠侯庙，亦无圣井，不知废自何年。唯县城文庙后有井，土人亦号圣井。见古迹。《叶县志·卷一·舆地》，清·欧阳霖修，仓景恬胡廷桢纂，清同治十年（1871）刊本影印，113.

圣井，在文庙后，相传孔子饮水处。《叶县志·卷一·舆地》，清·欧阳霖修，仓景恬、胡廷桢纂，清同治十年（1871）刊本影印，118.

第四节　鲁山县

扁鹊庙

扁鹊庙，徐志，东南乡。《鲁山县志·卷八·建置》，清·董作栋纂修，清嘉庆元年（1796）刻本，34.

扁鹊庙，在县东南五十里碾子桥少东庙，存裂鼎亏碑，建始岁月无考。永乐七年（1409），居民王亮修建。凡民有疾不疴者，斋沐祷药于庙神，默降药服之即愈，灵异有知此者。《鲁山县志·鲁乘八卷·庙祠》，明·孙铎纂修，宁波天一阁藏明嘉靖三十一年（1552）刻本，1963年影印，7.

扁鹊祠

扁鹊祠，周尚友撰创建医学讲堂记，鲁山古樊州县城之东，扁鹊祠在焉，肇自金守唐括世英所建。按：称鲁山为古樊州，未审所据。《鲁山县志·卷九·古迹》，清·董作栋纂修，清嘉庆元年（1796）刻本，21.

商余山

商余山，今名青山，又名笔架山，多灵药，唐元延祖之所宅也。《集古录》：元结隐居教授于商余之肥溪，又东峰为少余，其北偏西为花山，北为洪山。《汝州全志·卷之一·山川表（鲁山三）》，清·白明义纂修，清道光二十年（1840）刻本，20.

（鲁山县）商余山，在县东南，其山周围多产灵药。《汝州志·卷之三·景致》，明·承天贵纂修，宁波天一阁藏明正德五年（1510）刻本，1963年影印，10.

商余灵药，唐元次山，父延祖，以地多灵药，遂家焉。《汝州全志·卷之一·山川表（鲁山五）》，清·白明义纂修，清道光二十年（1840）刻本，21.

商余山名，去县东南十五里，唐元次山墓志云：父延祖，以鲁县商余山有灵药，遂家焉。至今民居其处，仰先哲之风。《鲁山县志·鲁乘八卷·古迹》，明·孙铎纂修，宁波天一阁藏明嘉靖三十一年（1552）刻本，1963年影印，20.

商余山，在县东南十五里，唐元次山父延祖，以此山多灵药，遂家焉。《鲁山县志·鲁乘一卷·疆域山川》，明·孙铎纂修，宁波天一阁藏明嘉靖三十一年（1552）刻本，1963年影印，11.

温泉

温泉，《水经注》：源出北山，炎热特甚。今按：温泉有上、中、下三，相去各二十余里，皆南注滍。初出时极热，至下流数武，可以灌田。今下温泉有浴室，僧人司之，在城西五十里。《汝州全志·卷之一·山川表（鲁山五）》，清·白明义纂修，清道光二十年（1840）刻本，21.

温泉有三，其水热沸，俗呼为上汤、中汤、下汤，俱在县西。而下汤去县惟五十里，居民常引为沐浴池，疮痍濯之皆愈。今考水经，名商后皇女汤。《鲁山县志·鲁乘一卷·疆域山川》，明·孙铎纂修，宁波天一阁藏明嘉靖三十一年（1552）刻本，1963年影印，13.

温泉，《水经注》：温泉出北山七泉，奇发炎热特甚。阚骃曰：县有汤水，可以疗疾矣。南流注滍，又温泉口水出北山阜，炎热奇毒，痼疾之徒无能澡，其冲漂救养者（六帖作救养）咸去汤十许步别地，然后可入汤。侧有石铭云：皇女汤可以疗万疾者也。故杜彦达云：然如沸汤可以熟米饭而（一作饮之）愈百病，道士清身沐浴一日，三饭多少自在；四十日后身中万病愈，三虫死。学道遭难逢危，终无悔心，可以牢神存志，即南都赋所谓，汤谷涌其后者也。

今按：温泉有上、中、下三，相去各二十余里，皆南注滽，初出时极热，可沦猪羊，下流数武，曰可以溉田。故王廙《洛都赋》曰：鸡头温水，鲁阳神泉，不爨自沸，热若焦然。烂毛沦卵，煮绢濯鲜。瘰癧痱痟，浸之则痊。功迈药石，勋著不言。亦颇得其实，今下温泉去县城西五十里，有浴室，僧人司之。《鲁山县志·卷七·山川》，清·董作栋纂修，清嘉庆元年（1796）刻本，21-22.

温泉，《水经注》：温泉出北山阜七源，奇发炎热特甚。阚駰曰：县有汤水，可以疗疾。

按：温泉一名神泉，《初学记》引王廙《洛都赋》曰：鸡头温水，鲁阳神泉。不爨自沸，热若焦然。烂毛沦卵，煮绢濯鲜。今县治西南五十里，名下汤，又有上汤、中汤，居民宰鸡豚洗茧丝并于此，王廙赋所言不虚也。

附晁冲之诗题鲁山温泉：

平生耳熟闻骊山，梦寐不到临潼关，当年太液金井碧，温泉宛在关山间。忆昔君来必十月，骑玉花骢带风雪。太真独侍温泉边，鲸甲龙鳞影清绝。

升平一迷却骊万，骑入关西自为前。朝同祸水翻令后，代异廉溪君不见。汝海之南鲁山左，亦有此泉名不播。征夫问路说汤头，可怜亦是陈惊坐。

按：《新唐书·地理志》，梁县高宗置温泉顿，此云"汤头"者，"头"盖"顿"字之讹。

河南通志，温泉在鲁山县，旧名皇泉汤，商后尝浴其处，载水经，下泉水热如沸，中泉平温，上泉微温，俗呼为上中下汤。去县六十里，居民引为沐浴池，能愈疮痍宿疾，宋范纯仁诗：山前阴火煮灵源，昔日曾临万乘尊。应尽兴亡只如此，不为世俗变寒温。

按：通志以温泉旧名皇泉汤，商后尝浴其处，载水经，考郦氏注无此文；又范纯仁诗谓昔日曾临万乘尊者，实据汝州梁县高宗置温泉顿，唐代数临幸此也。通志牵入鲁山温泉，是谓不审焉已。《鲁山县志·卷九·古迹》，清·董作栋纂修，清嘉庆元年（1796）刻本，17-18.

寒泉

寒泉，《水经注》：汤侧，又有寒泉焉，地势不殊而炎凉异致，虽隆火盛日肃若冰谷矣，浑流同溪南注滽。旧志云：县西八十里有凉水泉，其凉沁齿，饮之除恙，即此。《鲁山县志·卷七·山川》，清·董作栋纂修，清嘉庆元年（1796）刻本，22.

皇女温泉

皇女温泉，去县五十里，旧名汤谷温泉。今按：水经名皇女汤，乃商后良夜常浴之，其所泉发于山之谷中，热如鼎沸，里民引以为沐浴池，疮痍濯之即愈，有骊山神出之验。《鲁山县志·鲁乘八卷·古迹》，明·孙铎纂修，宁波天一阁藏嘉靖三十一年（1552）刻本，1963年影印，20.

皇女温泉，有上、中、下三池，水发石中，热如鼎沸，浴之能解沉疴。李正儒诗：灵泓佛处玉涓涓，造化谁将薪火传。天地为炉烹日月，阴阳作炭煮云烟。沃膏泻去干疆涧，沉痼瘳时万姓痊。大治人间莫浪亵，应调鼎鼐重山川。《汝州全志·卷之一·山川表（鲁山五）》，清·白明义纂修，清道光二十年（1840）刻本，21.

杏儿山

杏儿山，在县西南三十五里，举山皆杏无他木，故山以杏名，三鸦里有杏山亦犹是也。《鲁山县志·鲁乘一卷·疆域山川》，明·孙铎纂修，宁波天一阁藏明嘉靖三十一年（1510）刻本，1963年影印，12.

八蜡庙

八蜡庙，在县东关外，建于宋政和四年（1114），元为医学三皇庙，后兵燹。洪武三十四年（1401），知县俞永始即故址重修，以祀八蜡之神……《鲁山县志·鲁乘八卷·庙祠》，明·嘉靖三十一纂修，宁波天一阁藏明正德五年（1552）刻本，1963年影印，4.

汤谷温泉

（鲁山县）汤谷汤山之谷，在县西，泉发于山谷之中，熟如鼎沸。《汝州志·卷之三·景致》，明·承天贵纂修，宁波天一阁藏明正德五年（1510）刻本，1963年影印，10.

（鲁山县）一脉温泉似有神，滔滔汩汩几经春。不资灶里分毫火，能洗人间浊垢身。旱岁海枯仍出地，隆冬冰结亦蒸人。有有若问真消息，自是天生造化仁。《汝州志·卷之七·诗》，明·承天贵纂修，宁波天一阁藏明正德五年（1510）刻本，1963年影印，23.

第五节　汝　州

药师寺

药师寺，在州东南四十里，元至正年建。《汝州志·卷之四·公署》，明·承天贵纂修，宁波天一阁藏明正德五年（1510）刻本，1963年影印，11.

满井

满井，在蒋峰山西南岗上。周围砌以石，深七八尺，宽三尺，水自溢出，愈旱愈旺。流二十余步，复入地，不灌田。环井而居者十余家，以井为名，相传自昔至今，一村之人，未尝患瘴毒，以食此井水故也。州南三十五里。前志无，采访补。《汝州全志·卷之一·山川十》，清·白明义纂修，清道光二十年（1840）刻本，16.

朱砂涧

朱砂涧，在三尖山中，其口仅五尺，山半壁皆空，内有洞，色光明纪，涧如朱砂故名，与黄涧河通。采访补。《汝州全志·卷之一·山川八》，清·白明义纂修，清道光二十年（1840）刻本，14.

崆峒山

崆峒山，上有丹霞院，即广成子修道处，详八景，州西六十里。王尚纲诗：轩辕曾驻跸，长剑指崆峒。不见广成子，唯余问道宫。灵文归渺默，元气隐鸿蒙。可怪乡山旧，云霞若个红。又全轨诗：河汝多名山，崆峒一培凄，问道仰轩迹，南云独稽首。缅维天子尊，而乃师严叟。《汝州全志·卷之一·山川四》，清·白明义纂修，清道光二十年（1840）刻本，9-10.

崆峒山，在州西六十里，上有丹霞院，即广成子修道之处，今有墓存，山下有洞。旧传，洞中白犬往往外游，故号小冢，为玉狗峰上有广成庙及崆峒观，下鹤山有广成城，有记见诗文类。河南副使江孟纶诗：广成仙子父飞升，名寄空山几废兴。丹灶余香今已尽，欲追遗迹恨无征。知州彭纲诗：欲觅崆峒的，应将具次邻。洞中仙犬暮，山外野云春。瑶草交凡路，青苔蚀旧珉。千秋昏默景，斯道即为真。《汝州志·卷之二·山川》，明·承天贵纂修，宁波天一阁藏明正德五年（1510）刻本，1963年影印，1-2.

温泉

温泉，在州西南四十里，泉如圆箕，热如鼎沸，冬夏不异。按与地志云：梁县西南有温泉，可以熟米。又东坡所记：汤泉七，其一汝水，盖此地也。且沐浴可以疗疮疾，前人引水行数步为浴池，珉秋甚洁有浴室，规模甚宏。浴室之东即邮亭，唐玄宗曾幸于此。宋范文正公诗：山前阴火煮灵源，昔日曾临万乘尊。历尽兴亡只如此，不随世俗变寒温。《汝州志·卷之二·山川》，明·承天贵纂修，宁波天一阁藏明正德五年（1510）刻本，1963年影印，3.

崆峒烟雨

广成子修道处也，且夕微熏，仿佛烟雨，今望仙石，尚有足迹，洞中白犬，往往出游。《汝州全志·卷之一·山川十》，清·白明义纂修，清道光二十年（1840）刻本，16.

瘟神殿

郝宗扬，住庙下镇，职员，幼贫困，长习贾致富。尝于本镇中岳庙左创修瘟神殿一所，庙右修财神殿三楹，山门外修改石阶二十余级，人咸称其乐善好施云。《汝州全志·卷之六·人物义士一五》，清·白明义纂修，清道光二十年（1840）刻本，36-37.

汤王庙

汤王庙，在人二里温泉镇，创始无考，屡经重修，相传汤三聘伊尹于此，故立庙以祠之，任枫汤神庙碑记：天下有名同而实异，古是而今非者，不可察也。余初至汝，闻城西有汤王庙，窃甚疑之。从来地以人传，凡神圣仁贤，踪迹所及，后人往往建祠，树珉以志不朽。若舜井禹穴，胥山孝水之类要，皆不与劫灰同尽者也。成汤革夏命都殷亳，去嵩汝远甚，即东征西怨，经营四方，考其道路所经未尝见之。经传是役也。胡自防哉？后余以劝农税，驾崆峒之野。盖广成子隐处也，昔者黄帝登具茨过襄城，问道崆峒，即此。山之东麓数里许，温泉出焉。考之天下瘟泉有七，此其一，乡称七一灵泉，上有祠。问之，则即囊所谓汤王庙者。余于是始知为汤神井汤王也，曰汤王后世之讹也。

按：三秦记有骊山汤张勃，吴录丹阳江乘有汤王，汤出其下，温泉之谓汤者古矣。凡物既久，精气之所聚，皆谓之神，汝有温泉，上有丹礜，下有硫磺，可以疗民疾，可以溉农田，其功德施于民，当不仅以武后流杯绮丽，娱人如华清之鬼雁石莲已也。于以祠之，谁云不可，然祠之可也，王之不可也。王制五岳视三公，四渎视诸侯，源泉溪涧，不过附庸州邑已耳。今概从而王之，致使世俗颙愚，遞相传颂，朝夕喧渎，而真以为有，商之圣人不亦侮慢之甚乎哉？且聪明正直之谓神，非礼之号，弗乐非仪之物，弗歆夫乐奏樊遏，叔孙辞之。况以鄙夫竖子之口，而纳明神于吴楚之僭，曾谓灵源，不如鲁卿乎？余仍表而尊之，曰汤神，神之心庶其安乎？既而又闻城之南有尧王庙，讯其故则陶埴者，之所为也。夫陶之为此窑神耳，亦獭祭鱼豹祭兽，不忘本之义也，而后世遂讹。以为尧王其侮圣人，不又兴祠汤王者同类，而共笑之耶。客尝为，余言许郏之间，以薄姬为始箕之师，溱洧之乡，以子产为司孕之府一座绝倒，以此例之竟非戏谈。呜乎。因文起义，则坊啜咸秩名姓偶合，则曾母投杼，以及买璞而得鼠，郢书而燕悦古今来错误，因循穿凿附会，其是非同异之类，若此岂少也哉，因为之正其名而刊石焉。《汝州全志·卷之九·古迹二十六》，清·白明义纂修，清道光二十年（1840 年）刻本，25-26.

仙姑堂

仙姑堂，在西关凝金阁西。相传，仙姑乃唐脾山令刘琴棠之女也，因旱祷雨而殁，昔人建祠于脾山，号青山祖师。明嘉靖时，郡人复建行宫于斯，国朝屡经重修，添建三佛伽蓝各殿，并周围垣墙……相传是唐刘禹锡之女，当时值岁旱，为父焚身祷雨，普济万姓，诚能格天，所以祀之……封为祖师，主司小儿痘疹，一切男女疮疥，祷之无不应，节届清明，四境结社，肩摩毂击者数千人，香火之盛，更无论矣……《汝州全志·卷之九·古迹二十七》，清·白明义纂修，清道光二十年（1840）刻本，26-27.

广成城

广成城，在崆峒山，相传轩辕时所筑，即黄帝问广成子之所。《汝州志·卷之二·山川》，明·承天贵纂修，宁波天一阁藏明正德五年（1510）刻本，1963年影印，7.

药王庙

药王庙，在临汝镇，明神宗四十一年（1613）建。《汝州全志·卷之九·古迹二十七》，清·白明义纂修，清道光二十年（1840）刻本，26-27.

第五章　安阳市

第一节　安　阳

黄帝庙

黄帝庙，在旧滏阳县。世传黄帝轩辕氏，葬于凌台。宋太中祥符初，赐名先天观。《彰德府志·卷四·田赋志》，明·崔铣纂修，明嘉靖元年（1522）刻本，1964年影印，21.

灵芝园

（魏）灵芝园，《图经》载，魏志云：太祖受封于邺，东置芳林园，西置灵芝园。黄初二年（221），甘露降于园中。《彰德府志·卷八·宫室志》，明·崔铣纂修，明嘉靖元年（1522）刻本，1964年影印，9.

灵芝池

（魏）灵芝池，《邺中记》云，此池在城西三里，黄初三年（222）文帝凿，至四年（223）有鸿鹄集。干池疑此误书。《洛阳故事》又引曹植诗曰：清夜游西园，飞盖相追随，或曰西园即玄武苑是也。《彰德府志·卷八·宫室志》，明·崔铣纂修，明嘉靖元年（1522）刻本，1964年影印，9.

化瘿池

（武安）化瘿池，在县西四十里柏树里，周十八亩，有瘿者饮之可化。《彰德府志·卷五·山川》，清·刘谦纂修，清乾隆五年（1740）刻本，13.

（武安）化瘿池，在县西四十里柏树里，周十八亩，有瘿者饮之可化。《彰德府·卷二·山川》，清·卢崧纂修，清乾隆五十二年（1787）刻本，17.

孙登洞

孙登洞，在鹤壁社。《彰德府志·卷六·古迹》，清·刘谦纂修，清乾隆五年

（1740）刻本，5.

三皇庙

三皇庙，在南关，至城二里。《彰德府·卷二十一·寺观》，清·卢崧纂修，清乾隆五十二年（1787）刻本，2.

孙登石室

孙登石室，在县西南四十八里。旧经曰：晋孙登隐室也，有洞在仙人涧南，深广可一丈。熙宁中，尝有人得小碑于洞中，刻药方数十通。《安阳县志·卷之一·地理志》，清·陈锡辂主修，清乾隆三年（1738）刻本，32.

（安阳）孙登石室，在县西南四十八里，晋孙登隐室也。《彰德府志·卷六·古迹》，清·刘谦纂修，清乾隆五年（1740）刻本，2.

孙登石室，在县西南四十八里。旧经曰，晋孙登隐室也，有洞在仙人涧南，深广可一丈。熙宁中，尝有人得小碑于洞中，刻药方数十通。《彰德府·卷四·古迹》，清·卢崧纂修，清乾隆五十二年（1787）刻本，5.

邺城，孙登石室，在县西南四十八里。旧经曰：晋孙登隐室也，洞在仙人涧南，深广可一丈。熙宁中，尝有人得小碑于洞中，刻药方数十通，登见晋书。《安阳县志·卷十四·古迹志》，清·贵泰，武穆淳等纂，清嘉庆二十四年刊本，民国二十二年（1933）铅字重印本，347.

瘟神庙

瘟神庙，在东门月城。《彰德府·卷二十一·寺观》，清·卢崧纂修，清乾隆五十二年（1787）刻本，2.

菊庄

《至正集》：菊庄记，送客南郊，归，并阛阓而西，微行诘曲，桑榆蔽翳，负城有小圃，地仅百余弓。问守者曰：此王君季贞菊庄也，杂花并植，菊最多，故以名。《安阳县志·卷十四·古迹志》，清·贵泰，武穆淳等纂，清嘉庆二十四年（1819）刊本，民国二十二年（1933）铅字重印本，368.

医学提举郜文忠墓

诸路医学提举郜文忠墓。《至正集》郜文忠墓志铭：至元四年（1338），闰八月，二十八日，卒，以是年十一月某日，附安阳清流原。《安阳县志·卷十五·古迹志陵墓》，清·贵泰，武穆淳等纂，清嘉庆二十四年（1819）刊本，民国二十二年（1933）铅字重印本，393.

赵王府

赵王府，在永和门内一里。明洪熙元年（1425），以章德府署改建……门内东其王官以司名者曰长史、曰承奉、曰义卫；以所名者，曰典仗……曰良医……《安阳县志·卷之一·地理志》，清·陈锡辂主修，清乾隆三年（1738）刻本，32.

圭塘菊坛

欧阳元圭塘记，圭塘者，中丞许公可用别墅也……山后有菊坛，古有盟誓者，为坛艺菊，而坛盟晚节也……堂之东有安石榴一株，名曰安石院，院之东为药畦。《安阳县志·卷之一·地理志》，清·陈锡辂主修，清乾隆三年（1738）刻本，34.

菊坛

平生惜花心，秋香菊偏好。西风催作花，晚节霜可傲。绿叶苊长身，青幢擎大纛。区区盆槛间，何足相慰劳。篑土筑高坛，三级砖以瓃。维黄镇中央，红紫间白缟。绵绣灿天成，栽培尽人巧。处士晋风流，将军汉嫖姚。兹焉遂盍簪，宛若相聘眺。譬彼野遗贤，登崇至廊庙。期以治而安，希而寿而耄。仁令隐逸歌，具是升平调。抱瓮学圃人，奋砺坚厥操。朋游诧奇观，风露难径造。就之酌美酒，杯行再申约。号令素严明，违者大白醮。孰欲啜其英，陋彼东山啸。肃肃景高寒，颢颢肯倾倒。俨如虎帐中，何缘落乌帽。《安阳县志·卷之一·地理志》，清·陈锡辂主修，清乾隆三年（1738）刻本，37.

药畦

皇元四海同寿域，塞予生年值大德。养生治病更茫然，弗晓良医解医国。劫来乡里营圃池，园平如砥池如圭。栽花种竹植桃李，余地亩许界为畦。子时风日正清美，岁事丰穰足生理。林虑山人偶相谑，此土此畦宜种药。便令健仆入西山，计品寻苗恣移掇。黄精地黄远志同，归术苍白芍药红。参苓芝芎及杞菊，挹露披霞母损丛。区分类别密培木，开渠引水恒撞撞。东君忽尔传春信，生意津津看满径。眼前有效永能施，地下名公谁与问。但存方寸济生心，更别君臣名至论。《安阳县志·卷之一·地理志》，清·陈锡辂主修，清乾隆三年（1738）刻本，37-38.

第二节 林 县

洗参池

洗参池，在县西黄谷中，相传为王母洗参之地。《林县志·卷二·山水》，清·王玉麟重修，清徐岱、熊远寄续修，清康熙三十四年（1695）刻本，16.

葛公城

葛公城，在县北七十里，古名葛公亭。《水经注》："漳水又东经葛公亭而东注"即此。《林县志·卷二·地理》，民国·张凤台修，李见荃等纂，民国二十一年（1932）石印本影印，164.

葛公城，在县北七十里。《水经》云，漳水又东，经葛公亭北而东流。即此也。《林县志·卷一·沿革古迹》，清·王玉麟重修，徐岱、熊远寄续修，清康熙三十四年（1695）刻本，9.

张仙翁丹灶

张仙翁丹灶，在县东南四里圣符山。有故基。《林县志·卷一·沿革古迹》，清·王玉麟重修，徐岱、熊远寄续修，清康熙三十四年（1695）刻本，12.

墨灶

墨灶，在县西南二十里，桃源村下。古老传云吕公炼丹之所，遗址尚存。《林县志·卷一·沿革古迹》，清·王玉麟重修，清·徐岱、熊远寄续修，清康熙三十四年（1695）刻本，12.

莎萝树

莎萝树，在县西二十里，古传云竹马先生所植也。其荫一亩，树毁迹存。《林县志·卷一·沿革古迹》，清·王玉麟重修，清·徐岱、熊远寄续修，清康熙三十四年（1695）刻本，12.

银杏

银杏，在城隍正殿西，围约二丈，高七丈，老干扶疏翠叶蒙密，盖为一方乔木。云有曹堂诗，见《艺文志》。《林县志·卷一·沿革古迹》，清·王玉麟重修，徐岱、熊远寄续修，清康熙三十四年（1695）刻本，12.

古槐

古槐，在城隍庙西，察院后，独坐亭东。相传北齐时植，封为护亭侯，有诗，见《艺文志》。《林县志·卷一·沿革古迹》，清·王玉麟重修，徐岱、熊远寄续修，清康熙三十四年（1695）刻本，13.

三皇庙

三皇庙，在县治东德化坊，今废碑在。《林县志·卷三·祠宇》，清·王玉麟重修，徐岱、熊远寄续修，清康熙三十四年（1695）刻本，2.

（林县）三皇庙，在德化坊。今废。《彰德府·卷四·古迹》，清·卢崧纂修，清乾隆五十二年（1787）刻本，5.

第三节　内黄县

疙疸庙

疙疸庙，一在东关东岳庙内，一在东庄集。祀元昭惠明灵王，相传神为裴姓，以医术显，没封王。《内黄县志·卷之八·祠祀》，清·李涘纂修，清乾隆四年（1739）刻本，6.

杏岗

杏岗，在县东二里王家庄。沙岗参差，一望无际，中多文杏，每春花放如画图焉。邑人士携壶觞唱和其间。增补。《内黄县志·卷之二·地理山川》，清·李涘纂修，清乾隆四年（1739）刻本，4.

莲花潭

莲花潭，在县东一里，有水产莲故名，有名公题咏。《内黄县志·卷之二·地理山川》，清·李涘纂修，清乾隆四年（1739）刻本，6.

硝河

（内黄）硝河，在县南，旧出朴硝，与开州接界。《彰德府志·卷五·山川》，清·刘谦纂修，清乾隆五年（1740）刻本，13.

文源井

文源井，在今明伦堂前。旧传产灵芝，故以为藻井，非也。梁头有文藻者名藻井，非井也。《内黄县志·卷之三·建置志井泉》，清·李涘纂修，清乾隆四年（1739）刻本，10.

三皇庙

三皇庙，在德化坊，今废。《彰德府·卷三·建置志》，清·卢崧纂修，清乾隆五十二年（1787）刻本，20.

第四节　汤阴县

五岩洞

五岩山，在县西四十里，山有五谷，东南一窟，孙真人室也，即五岩洞。《汤阴县志·卷之四·山川志》，明·沙蕴金纂修，明崇祯十年（1637）刻本，28.

仙人洞

仙人洞，在五岩山北。明万历三十年（1602），霖潦辟出箐林鸟道，攀缘而上，洞内有石床、石凳及炼丹之具。《彰德府志·卷元·古迹》，清·刘谦纂修，清乾隆五年（1740）刻本，5.

扁鹊庙

扁鹊庙，在县东南十五里，五月五日祭祀。见流寓志。《汤阴县志·卷之五·祀宇志》，明·沙蕴金纂修，明崇祯十年（1637）刻本，36.

扁鹊庙，共计地二十五亩七分四厘九毫。《汤阴县志·卷之六·田赋志》，明·沙蕴金纂修，明崇祯十年（1637）刻本，52.

扁鹊庙

（汤阴）扁鹊庙，在县东南十五里，五月五日祭。《彰德府志·卷七·祠祀》，清·刘谦纂修，清乾隆五年（1740）刻本，4.

（汤阴）扁鹊庙，在县东二十五里，伏道村。《彰德府志·卷四·田赋志》，明·崔铣纂修，明嘉靖元年（1522）刻本，1964年影印，15.

（汤阴）扁鹊庙，在县东二十五里，伏道村。《彰德府续志·卷三·建置》，清·宋可发纂修，清顺治年间（1644-1661）刻本，15.

龙井

（汤阴）龙井，在县西鹤壁社。相传晋孙登尝居此，时亢旱农夫祷于龙洞，得雨将祭之。登曰：此病龙雨也，安能苏禾嫁乎，嗅之水果腥秽。龙时背生疽，乃化为一翁，求治曰：疽当有报，不数日果大雨。大石中裂一井，其水湛然，人谓之龙爪井。此系孙思邈事，称孙登疑误。《彰德府·卷四·古迹》，清·卢崧纂修，清乾隆五十二年（1787）刻本，7.

艾园

（汤阴）艾园，在伏道社，旧有官园数十亩。今仅一区，每年五月五日采取。《彰德府·卷四·古迹》，清·卢崧纂修，清乾隆五十二年（1787）刻本，7.

艾园

战国时，名医扁鹊，被秦太医令李醯杀害于汤阴伏道，后人为之修墓建庙，墓旁土地普植艾苗。历宋、金、元、明、清各代，岁永年久，号称艾园。明代官员作词咏艾，立碑记事，称汤阴艾园之艾，为药用第一，尊为仙艾。《汤阴县志》，汤阴县志编纂委员会编，河南人民出版社，1987年2月，446.

扁鹊墓

扁鹊墓在县城东南7.5公里伏道村南岗上，东毗火龙岗，南邻岗阳村。

扁鹊，姓秦，名越人，战国时名医，以诊脉最有名，被推崇为我国脉学的倡导人。相传黄帝时有良医扁鹊，古人因称越人为扁鹊，《史记》载："秦太医令李醯自知技不如扁鹊，使人刺杀之。"据传，刺客曾于此伏道侧刺杀扁鹊，"遂葬积冢，于冢前立祠"。

扁鹊墓前祠堂座北朝南，为面阔三间硬山式建筑。该祠堂始建年代无考，金贞祐（1213—1216）年间，毁于兵乱。现存建筑是清末所修。墓冢高2米许，周围16米余，附近有元、明、清各代重修扁鹊墓、祠堂碑数通，是研究扁鹊的重要实物资料。《汤阴县志》，汤阴县志编纂委员会编，河南人民出版社，1987年2月，460.

扁鹊墓

（汤阴）扁鹊墓，在县东伏道社，史记扁齐鄚县人，姓秦名越人，春秋时良医，后为李醯所刺，墓在庙后。《彰德府志·卷六·陵墓》，清·刘谦纂修，清乾隆五年（1740）刻本，14.

（汤阴县）周扁鹊墓，在县东伏道社。《史记》：扁齐鄚县人，姓秦名越人，春秋时良医，后为李醯所杀，墓在庙后。《彰德府·卷四·古迹》，清·卢崧纂修，清乾隆五十二年（1787）刻本，9.

扁鹊墓，在县东伏道社。《史记》：鹊鄚县人，姓秦名越人，春秋时良医，后为李醯所刺，墓在庙后。《彰德府志·卷一·地理志》，明·崔铣纂修，明嘉靖元年（1522）刻本，1964年影印，41.

冷泉

据崇祯《汤阴县志》载：宜师沟水殊寒，土人名曰冷泉。魏文帝幸洛道病，有巫师以水饮之，立愈。此水需是含有药用物质。《汤阴县志》，汤阴县志编纂委员会编，河南人民出版社，1987 年 2 月，446.

广应王扁鹊碑

广应王扁鹊碑，在县南十里岗立。《汤阴县志·卷之二·建置》，明·沙蕴金纂修，明崇祯十年（1637）刻本，23.

伏道店

（汤阴）伏道店，在县东十二里，纾置兵防城以卫羑里，又于伏道设兵焉。今泊中产艾善疗疾，民居善陶瓦。《彰德府志·卷六·古迹》，清·刘谦纂修，清乾隆五年（1740）刻本，5.

第五节　滑　县

狗脊山云封图说

狗脊山，在城外西北隅，近依城垣，形势与雉堞对峙，旧产狗脊仙草，可以入药疗病，故名狗脊山。暮春之初，仙草竞发，拾翠踏青，登峰采药者，时有其人。山虽不高，每一登临，北望黎阳、大伾、善化、诸山，岚光翠微，近在眉睫间，尽可笼而有之。当旭日初升，或斜阳返照，而朝云暮霭，横绕于半山之际，树色草色，苍茫莫辨，致樵苏之径，如被封锁，亦培娄中之一奇也。《滑县志·卷一·舆图》，民国·王蒲园总纂，民国二十一年（1932）铅印本，84.

狗脊山

《一统志》，在滑县西北，地出狗脊草，故名，山麓有龙潭。

按：狗脊山，在城外西北隅，头在城外，尾在城内，县公署后缘之，可以登城，是为狗脊盖，象其形，今犹完，然具在纯土无石。

旧志，在滑县西北隅，其上有狗脊草故名，山麓有龙潭，狗脊云封，为本县十二景之一。

清王蕭，狗脊云封诗：名山不必尽崔巍，独有孤峰接翠微。地志共传灵草发，天边常见客鸿归。太行巉嶪连千里，清卫溁洄抱四围。自是滑台形胜地，登临日月片云飞。

按：《本草纲目》：狗脊草入药，有黄毛如狗形者，曰金毛狗脊。又按：唐会昌解颐，贾眈镇滑台有部民患奇疾，日饮鲜血半升不愈。语其子，载城外有山水处置之。

病者忽见一黄犬来池中若浴状，其水即香，饮之，四肢稍轻，旋即能坐。子至惊喜，复载归家。贾公闻之曰：此人之病是虱癥，须千年木梳烧灰服之，不然即饮黄龙浴水，此外无可治也。遣吏问之，叟具以对曰：此人天与其疾，而自致其药，命矣。夫疑因此故名龙潭。《滑县志·卷三·舆地二山川》，民国·王蒲园总纂，民国二十一年（1932）铅印本，197-198.

狗脊山，在县城西北隅，其上出狗脊草，故名，山鹿有龙潭。《滑县志·卷二·山川》，清·姚锟纂修，清同治六年（1867）刻本，2.

第六章　鹤壁市

第一节　浚县

汉淳于意墓

汉淳于意墓，张志：五女墓在大伾山北麓。汉太仓令淳于意无子有五女，意卒，缇萦牵妹四人为筑墓，高五丈许，今失其所。《大名府志》同。

《河南通志》：在浚县城东南二里大伾山北麓。

汉班固诗：三王德弥薄，惟后用肉刑。太仓令有罪，就逮长安城。自恨身无子，因急独茕茕。小女痛父言，死者不可生。上书诣阙下，思古歌鸡鸣。有心摧折裂，晨风扬激声。圣汉孝文帝，测然感至情。百男何愦愦，不如一缇萦。《浚县志·卷十二·古迹墓》，清·熊象阶纂修，清嘉庆六年（1801）刻本，44.

淳于意墓，在浚县城东南二里大伾山北麓。意，太仓令，无子，有五女，意卒，缇萦牵妹四人为筑墓，高五丈许。汉班固诗：三王德弥薄，惟缓用肉刑。太仓令有罪，就逮长安城。自恨身无子，因急独茕茕。小女痛父言，死者不可生。上书诣阙下，思古歌鸡鸣。有心摧折裂，晨风扬激声。圣汉孝文帝，恻然感至情。百男何愦愦，不如一缇萦。《河南通志·卷之四十九·陵墓卫辉府》，清·田文镜纂修，清光绪二十八年（1902）刻本，12.

第二节　淇　县

原本庙

原本庙，属庙口乡。位于城西北十二里，古名长营村，后因村东庙中有一法名原本的僧人，很会医道，对乡人多有好处。人们为纪念他，故改今名。《淇县志》，淇县县志总编室编，中州古籍出版社，1996年12月，105.

畦桑园

宪宗成化七年（1471），县城北一里处建"畦桑园"，面积十里，分畦三百，凿井三眼，建有门、墙、小亭，专育桑苗，供民间种栽。《淇县土地志》，淇县土地管理局编，中国大地出版社，1999年8月，8

纣桑园

纣桑园，在今三海村北二道城外至赵沟村南。相传为纣王种桑养蚕之地，也称"古桑园"。殷代有数百亩，至西周卫国时，减少为百余亩。《诗·桑中》所咏即此。至民国初期，仍有桑园64亩。据曾管理过桑园的三海村陈全艮老人回忆，那时桑树株行距均约丈余，胸围两搂粗，树冠很大，人站在地上可摘桑椹。日军侵占后，将桑树伐光，变为农田。现三海、北关农民仍称为"桑园地"。《淇县志》，淇县县志总编室编，中州古籍出版社，1996年12月，803.

农神庙

北上关农神庙，建于清代，在北关东一里许。所奉农神，即周的始祖弃，称神农氏。古时立春之日，县官备纸牛一头，牛肚内放花生、核桃等果品，于庙内奉祀日"迎春"。祀毕，将纸牛击毁，果品任人抢食，又称"打春"。到民国十年（1921）前后，每年2月24日，县官到庙附近扶犁一次，以示"亲司稼穑，关心农耕"。民国十五年（1926）后，连年战乱，庙被毁。《淇县志》，淇县县志总编室编，中州古籍出版社，1996年12月，811.

朱砂洞

朱砂洞，位于庙沟西北崖下，原为自然洞，后有人在洞口挖朱砂，故名。《淇县志》，淇县县志总编室编，中州古籍出版社，1996年12月，130.

制骨作坊

据出土文物证明，殷商时期，朝歌东关一带建有一大型制骨作坊，利用兽骨、蚌壳、制作兵器、农具及生活用品。西周卫国时，骨加工技术明显提高，加工方法有锯、制、砍、磨、锉等种，加工的器物有骨箭头、骨刀、蚌镰、骨针、骨锥、骨环等。至汉代，加工技艺更趋高超，加工种类日新繁多，有骨簪、梳子、耳环及猴、鸡、兔、狗等玩具和项链、长命脖镇等饰物。《淇县志》，淇县县志总编室编，中州古籍出版社，1996年12月，691.

孙真人洞

约唐高宗成事元年（约670），唐代著名医药学家孙思邈，隐居五岩山（今鹤壁市崔村沟附近），采药行医，今存有孙真人洞。

孙思邈，唐华原（今陕西省耀县）人，幼博学，通百家说，善言老庄，世称圣童。及长，居太白山。隋文帝以国子博士召，不仕。唐高宗复召，拜谏议大夫，思邈不受，称疾还山。后游太行，隐居五岩山，潜心研究医药学，著《千金要方》《千全翼方》为中华医药之典，对世界各国有着重大影响，被尊为药王。《鹤壁市大事记述》，鹤壁市地方史志编纂委员会编，中州古籍出版社，1992 年 9 月，32.

孙真人洞石刻

宋徽宗崇宁元年（1102）九月五日，相州人赵永昌游鹤壁五岩山孙真人洞，留有石刻，此为中原地区纪念孙思邈的最早石刻。《鹤壁市大事记述》，鹤壁市地方史志编纂委员会编，中州古籍出版社，1992 年 9 月，42.

孙真人洞重修

金世宗大定二十三年（1183），重修鹤壁五岩山孙真人洞，现存有《苏门三仙洞重修孙真人像记》摩崖一方。《鹤壁市大事记述》，鹤壁市地方史志编纂委员会编，中州古籍出版社，1992 年 9 月，44.

孙思邈塑像莲花石座

明孝宗弘治元年（1488）五月，鹤壁人冯文秀为五岩山孙真人洞的孙思邈塑像建一莲花石座。《鹤壁市大事记述》，鹤壁市地方史志编纂委员会编，中州古籍出版社，1992 年 9 月，50.

第七章　新乡市

第一节　新乡县

畦桑园

畦桑园。按：农桑有司，首务植稽，下以桑教已至矣。前本府知府张谦与知县邝瓒相地建园缰，理沟畦，植稚桑于内，使凡民不足以饲蚕者，咸往取焉。详见文类。《正德新乡县志·卷之三·漏泽园》，明·储珊纂修，明正德元年（1506）蓝丝阑钞本，1963 年 7 月影印，45.

畦桑园，在城东关外。明成化间，知府张谦、知县邝瓒建园，植稚桑于内，令民栽饲蚕，久废。万历六年（1578），知县余相复置。《新乡县志·卷十三·公署》，民国·赵开元纂修，民国三十年（1941）铅印本，6.

第二节　辉　县

三皇庙

三皇庙，在南门月城内东偏，道光十三年（1833）重修。《辉县志·卷九·祠祀寺观》，清·周际华纂修，清光绪二十一年（1895）刻本，28.

药王庙

药王庙，在资福宫东。《辉县志·卷九·祠祀寺观》，清·周际华纂修，清光绪二十一年（1895 年）刻本，40.

药王庙，位于苏门山东南麓，资福宫东边。清康熙五十七年（1718），药商捐资创建。庙内三进，侧院五串。大门内建戏楼、穿堂、拜殿、正殿各三间，两侧厢房数十间。正殿中塑华、孙、韦三真人像，便于药商瞻拜。今为百泉小学校址。《辉县市志》，辉县市史志编纂委员会编，中州古籍出版社，1992 年 9 月，124.

百泉药交会

百泉药材交流大会，亦称百泉药材暨物次交流大会。历史悠久，闻名全国，是地方组织的全国性药材交流大会。与江西樟树、河北安国，并称全国三大药材大会。《辉县市志》，辉县市史志编纂委员会编，中州古籍出版社，1992年9月，565.

创建药王庙碑

创建药王庙碑，嵌于碑廊下院东廊下，高米许，原置药王庙，建碑廊时移此。

碑文：盖闻戴记有云，能御大灾则祀之，能捍大患则祀之。凡有功于民生，未有不千秋庙食也。药王济世活人，功补造化，尤非御灾一时，捍患一方者比。岂独业医者所当虔祀，即行贩药商亦当顶礼恐后矣！溯医之为道，自神农尝百草而药性辨；黄帝岐伯相问答而病源明；雷公立法煅炼而炮制定。自是而后，代有传人。华真人、韦真人、孙真人继出，性禀清宁之正，术通天地之穷，发前人未泄之秘，开后世灵妙之传，以故医学随地庙祀。兹共城西北隅苏门山麓，每春末夏初，为南北药商交易之所，独无庙以妥神，众商顶礼无地，固心所歉然不安也。爱公同立议，捐资储金，创建庙宇，择诸商中之精能干办者董其事，卜地资福宫东边，聚材鸠工，建殿三楹，中塑三真人像。逢会瞻拜，报神功也，歆神德也。金妆丹垩，巍然焕然。落成之日，理宜勒石，因序其事之始末，以为后之南北药商劝。大清康熙五十七年（1718）岁次戊戌孟夏谷旦。《辉县市志》，辉县市史志编纂委员会编，中州古籍出版社，1992年9月，746.

第三节 汲 县

药王庙

药王庙，在城西北隅，康熙年通判汤维新建。乾隆十九年（1754），知廉王祖晋率属捐修，扩大之。《汲县志·卷之四·建置下》，清·徐汝瓒纂修，清乾隆二十年（1755）刻本，10.

太乙泉

太乙泉，在城内万寿宫前。昔萧抱真居此，得仙术，以符水疗病即愈，今废。《汲县志·卷之二·舆地下》，清·徐汝瓒纂修，清乾隆二十年（1755）刻本，8.

第四节　获嘉县

瘟神庙

瘟神庙，一在亢村，一在薄壁，民国俱废神像。《获嘉县志·卷四·祠祀》，民国·邹古愚纂修，民国二十三年（1934）铅印本，15.

木瓜园

木瓜园，在县北十五里丹清交汇处。三面距河，林木森蔚，中有木瓜树数株，为邑中特产，故以名园，清吏部陈熙朝之别墅也。《获嘉志卷四·古迹》，民国·邹占愚纂修，民国二十三年（1934）铅印本，30.

第五节　延津县

酸枣山

酸枣山，延津西南十五里，今名土山，属阳武。《开封府志·卷之五·山川志》，清·管竭忠纂修，清同治二年（1863）刻本，2.

第六节　封丘县

药王庙

药王庙，在县东郭，玉皇庙内北，屋三楹。民国九年（1920），医药界倡捐及募化创修，一在县东三十里，留固房一间。《封丘县志·卷五·建置志祀祠》，民国·姚家望纂修，民国 26 年（1937）铅印本，37.

先医庙

先医庙，附瘟神庙，在城外小东关堤口下，俗称三皇庙。祀伏羲、神农、黄帝，两侧以历代名医十人。配大殿，山门各三楹，东有菩萨殿一楹，西有瘟神殿三楹。住持房，北屋三楹，西屋三楹，火房二楹，始建无考。历清康熙、乾隆、道光、同治朝频修葺。民国十七年（1928），取缔偶像，改做校舍。见采访。《封丘县志·卷五·建置志祀祠》，民国·姚家望纂修，民国二十六年（1937）铅印本，37-38.

第八章　焦作市

第一节　沁阳市（河内）

药仙山

又东二里为药仙山，在城西北三十里。《河内县志·卷九·山川志》，清·袁通纂修，方履籛编辑，清道光五年（1825）刻本，4.

孙真人庙

孙真人庙，在城北三十里太行山。《河内县志·卷十六·营建志》，清·袁通纂修，方履籛编辑，清道光五年（1825）刻本，8.

第二节　孟　县

泰山庙

泰山庙在城东门内，明洪武二十年（1387）建。清顺治时圮于水，十三年重建。民国二十年（1931），改为救济院。《孟县志·卷二·地理下》，民国·阮藩济等纂修，宋立梧等编辑，民国二十二年（1933）刻本，235.

药师寺

药师寺，在县治西南，即西寺，今为公共体育场。一在药师乡。《孟县志·卷二·地理下》，民国·阮藩济等纂修，宋立梧等编辑，民国二十二年（1933）刻本，244.

（明）药师寺创建殿宇记，河阳听选监生刘文源撰，儒学廪膳生员柴郁书丹，正书，弘治二年佚，在城西南隅药师寺。按：药师寺已废，是碑不知流于何处。《孟县志·卷九·金石》，民国·阮藩济等纂修，宋立梧等编辑，民国二十二年（1933）刻

本，1154.

药师寺，在县治西南，金大定四年（1164）建，明永乐八年（1410）修。《新修怀庆府志·卷五·建置志祠庙》，清·唐侍陛纂修，清乾隆五十四年（1789）刻本，40.

元大德九年（1305）念定寺钟题识，正书，存。在县城西南隅药师寺……按：念定寺之名今亦无知者，而此钟现在之。药师寺在县城内西南隅，旧志云，金大定四年（1164）建，明永乐年重修者，是则药师寺乃在念定寺之前。《孟县志·卷八·金石中》，清·仇汝瑚纂修，清乾隆五十五年（1790）刻本，60.

有商烈祖圣帝庙碑，保直大夫河南江北等处官医提举杜天智撰。《孟县志·卷八·金石中》，清·仇汝瑚纂修，清乾隆五十五年（1790）刻本，60.

药王庙

三皇庙前为药王庙，庙内神像后有石刻云。晋河阳令潘岳又侧以行孟州河阳郡营花寨，野戍村云云录之以存旧迹，兼俟后来者表章云尔（冯志）。《孟县志·卷二·地理下》，民国·阮藩济等纂修，宋立梧等编辑，民国二十二年（1933）刻本，259.

潘令旧治在野戍镇中间。其地旧名营花寨子，今为药王庙，前有古柏，高三丈余，围七尺许，轮□奇崛，相传潘令手植。其地基址高出市厘，登之则河上风帆来往，烟树重叠皆见云（冯）。《孟县志·卷二·地理下》，民国·阮藩济等纂修，宋立梧等编辑，民国二十二年（1933）刻本，200-201.

孙真人庙

孙真人庙，在城东关，清咸丰八年（1858）重修，今为乡公所。一在西赵和村，清康熙间重修。《孟县志·卷二·地理下》，民国·阮藩济等纂修，宋立梧等编辑，民国二十二年（1933）刻本，240.

孙真人堂

孙真人堂，在城东关。《孟县志·卷二·地理下寺观》，清·仇汝瑚纂修，清乾隆五十五年（1790）刻本，21.

第三节　温　县

神农涧

神农涧，在县西门内，炎帝采药至此，以杖画地，遂成涧。《温县志·卷之六·

地理志古迹》，清·王其华纂，清乾隆二十四年（1759）本，9.

神农涧，在县境内。相传，炎帝神农氏采药于此，尝五谷以杖画地，遂成涧。《温县志·卷上·山川志》，清·李若廙纂修同，清顺治十五年（1658）刻本，7.

凤凰台

古迹凤凰台，在王羊店。相传，凤凰曾集于此故名。按：《本草》：远志出温县凤凰台下，即此。载考远志食之宁神定志，不忘灵饵也，岂亦地灵，故灵草生焉。而灵鸟亦因以集之也欤，今台与药俱存。《温县志·卷上·古迹志》，清·李若廙纂修同，清顺治十五年（1658）刻本，11.

三皇庙

三皇庙，在县治东。《温县志·卷之八·祠祀》，清·王其华纂修，清乾隆二十四年（1759）本，5.

三皇庙，在县治东一，建于蒲背村。《温县志·卷之上》，清·李若廙纂修，清顺治十五年（1658）刻本，24.

（怀庆府）三皇庙，在温县平皋。《续河南通志·卷十五·坛庙》，清·阿思哈纂修，清乾隆三十二年（1767）刻本，1.

孙真人庙

孙真人庙，在连珠塚上。《温县志·卷之八·祠祀》，清·王其华纂修，清乾隆二十四年（1759）本，6.

（怀庆府）孙真人庙，在温县连珠冢上。《续河南通志·卷十五·坛庙》，清·阿思哈纂修，清乾隆三十二年（1767）刻本，1.

孙真人庙，一在县东赵堡镇，明崇祯八年（1635）建。

瘟神庙

瘟神庙，在汤王庙内。《新修怀庆府志·卷五·建置志祠庙》，清·唐侍陛纂修，清乾隆五十四年（1789）刻本，36.

皮场庙

皮场庙，在郭家场。王锡命辩邑西五里许有皮场庙，其来已久，莫究所自，皮讹装，场讹昌。庙旁居民错处分厘列市直号曰：裴昌庙。集云，岁丁未余司铎汤阴阅邑，乘乃惺然知裴之实为皮，而昌之实为场也。按：《汤志》载，《西湖游览记》曰：张森，汤阴人，县故有皮场镇，萃河北皮韎蒸溃，产蝎，螫人辄死。森时为场库吏，素谨事神农氏，祷神杀蝎，镇民德之，遂立祠。凡疹疾疡疮，有祷辄应。汉建武间，守臣以闻遂崇奉之。傍邑皆立庙，宋时建庙于汴城显仁坊。建炎南渡，有商立者携神像至浙，舍于吴山看江亭，因以为庙，额曰："惠应"。俗呼皮场庙。咸淳德祐，累封王爵，两庑绘二十四仙医，相传佐神农氏采药者也。当宋时颇著灵异，《汤志》所载如此。余是叹未有无功德于民而能庙食者，惜代远年湮，遂至以讹传讹，而鄙俚不根，虽神之受享如故，而人之所以奉神者，不其疎哉爰，亟录于众，且以备考云。《温县志·卷之八·祠祀》，清·王其华纂修，清乾隆二十四年（1759）本，6-7.

皮场庙，在郭家场，祀汤阴皮场镇张森。

瘟神庙

瘟神庙，在汤王庙内。《新修怀庆府志·卷五·建置志祠庙》，清·唐侍陛纂修，清乾隆五十四年（1789）刻本，36.

第四节　修武县

嵇山

嵇山，即解虎坪，在百家寺前。明于谦诗：信马行行过太行，一川野色共苍茫。云蒸雨气千峰暗，树带溪声五月凉。世事无端成蝶梦。畏途随处转羊肠。解鞍盘礴星轺驿，欲上高楼望故乡。

按晋书嵇康铚人本姓奚，因铚有嵇山改姓嵇，后寓居山阳，今寺前解虎坪，土人亦呼为嵇山，因嵇康得名也。《修武县志·卷二·舆地志山川》，清·冯继照纂修，清同治七年（1868）刻本，20.

嵇山，在太行山南，晋嵇康曾寓居于此，故名，即竹林七贤游地也。《修武县志·卷之六·山川》》，清·吴映白纂修，清乾隆三十一年（1766）刻本，2.

塔山

塔山，在蚕坪东北五里。高峰巉嵘状，若苔菡峰腰有鹁鸽洞，口西向，人不能升，莫测浅深，迤北夹涧，两山纡屈三四里，皆悬崖峭壁，石罅翠柏，点缀青葱，山气阴森，使人神健。县西北七十五里。《修武县志·卷二·舆地志山川》，清·冯继照纂修，清同治七年（1868）刻本，27.

孔阳坡神农洞

孔阳坡，在蟠龙河北，即山门口之西，岭山之阳，一石壥下垂，若鼻准左右，两洞平列如两目，故有虎眼掌之名。迤东有黄龙洞，洞中黄石龙二自然成形，其中泉水甘冽，虽旱不涸。迤西首有神农洞，口南向，入洞六七步，左壁有龙蟠之形，亦非人力所能镌。又十余步，一石刻神像，三旁有金。崇庆二年（1213）段继昌撰文数行。又十余步愈狭，水深莫测，山之阴有口，人谓即洞之后门也。县西北四十里，迤西为焦口。《修武县志·卷二·舆地志山川》，清·冯继照纂修，清同治七年（1868）刻本，29.

陆真山

陆真山，在县西北二十五里，以其山周回九里，俗名九里山。岗阜连属，山势平衍，西有小阜，上有陆真祠。祀元时邱处机、刘处元、谭处端、王处一、郝大通、马钰。祠前有洞，方广丈余，深丈许，层级而下，有南向石室，内深黑，相传即邱真人炼丹处。李金事濂宁邑记云，闻其中有数炼丹灶，今无矣。洞中有响水河，东流水声潺潺，宽丈余，以阴森之气逼人，垒石洞口不得入。山之东南七里许为亮马屯，有龙八泉在大路南，泉以龙八为名，虽无可考，其即响水河之发见者欤。

按：吴志陆真山，以元邱处机等六人修道于此，故名。考《水经注》：有陆真阜，新唐书地理志有陆真山，皆在邱真人先。又元李俊民游百岩诗，真人骑入洞中。牛注云，陆贞子皆作陆，不从六，则陆真子自是一人非六人也。虽无可考，而兹山断非因邱真人等而得名也……《修武县志·卷二·舆地志山川》，清·冯继照纂修，清同治七年（1868）刻本，32.

神农庙

神农庙，在县东京里邨，有五谷台。《修武县志·卷六·祠祀志》，清·冯继照纂修，清道光二十年（1840）刻本，20.

神农庙，山阳城墙北，上马邨俱有之。《修武县志·卷六·祠祀志》，清·冯继照纂修，清同治七年（1868）刻本，43.

神农庙，在经理邨，有五谷台。《修武县志·卷之七·祠祀》，清·吴映白纂修，清乾隆三十一年（1766）刻本，2.

茱萸峰药王洞

茱萸峰，俗名小北顶，在云台山北偏西五里，云台寺在其上，实云台之北峰也。形如卓笔，远望可及二百里，较云台尤高，而以云台之雄壮相形则瘦小，故得小名山，路险巉登顿极艰。云台寺祀真武寺，外古松九株，均逾合抱，遥望则青苍数点而已。寺东下约三里，有厨灶，洞口东向，登山者多炊于此。迤南三十步，有药王洞，口东南向。《府志》云：相传孙思邈尝居此洞中，有五色石丸，人取服之。又迤西一里，有阎王洞，口西南向。迤西南隅中为万善寺，一溪前绕后则大山回，抱古木修干，历落清疏，散植于寺之左右。一线泉出东北山麓，居人以石槽引之一里余，由寺侧入溪洵，梵修之圣境也。

《药王洞孙真人碑》《万善寺望亲台记》均祥金石。唐钱起《夕游覆釜山道士观因登玄元庙》诗：冥搜过物表，洞府次溪旁。已入瀛洲远，谁言仙路长。孤烟出深竹，道侣正焚香。鸣磬爱山静，步虚宜夜凉。仍同象帝庙，更上紫霞冈。霁月悬琪树，明星映碧堂。倾思丹灶术，愿采玉芝芳。傥把浮丘袂，乘云别旧乡。

按：《魏书》北修武有覆釜山。吴志以为即小北顶，今读唐钱起游覆釜山诸诗，虽未明言修武，然即其将寻洞中药，复爱谷外嶂，应嗤嵇叔夜，林卧方沉湎，云云。案之小北顶有药王洞，嵇叔夜尝隐居山阳，其诗当即此言之，余尝闻之。山僧云：云台山昔亦有庙院，香火甚盛，今废。今平头山北，日前怀居民四家，正当小北顶下或即其处，观钱考功诗，题其云道士观，当谓所闻之庙院。其云登玄元庙者，即今小北顶云台寺也。又《水经注》云，次陆真阜之东北，得覆釜堆，堆南有三泉，相去四五里，参差合次，南注于陂，则确指古汉山而言。盖言堆则非高山，可知且六真阜与小北顶隔山数重，相去几五十里，则一为覆釜山，一为覆釜堆，皆在修武境，故不得混而为一矣。《修武县志·卷二·舆地志山川》，清·冯继照纂修，清道光二十年（1840）刻本，23-24；《修武县志·卷二·舆地志山川》，清·冯继照纂修，清同治七年（1868）刻本，20-24.

神农洞

神农洞，在孔阳坡西首，以上二洞见前孔阳坡。《修武县志·卷二·舆地志山川》，清·冯继照纂修，清同治七年（1868）刻本，48.

药王洞

药王洞，府志所云，孙真人洞也。在茱萸峰下，洞深八九丈，内有石丸，大如绿豆，服之能已疾。仰视有石罅中嵌石罄，长尺许，罅外环列石缶十余，皆倒悬其上，自古相传孙思邈尝居此洞。《金孙真人碑》详金石。《修武县志·卷三·舆地志古迹》，清·冯继照纂修，清道光二十年（1840）刻本，11；《修武县志·卷三·舆地志山川》，清·冯继照纂修，清同治七年（1868）刻本，11.

孙真人洞

孙真人洞，在太行山中，相传孙思邈尝居此洞中，有五色石丸，人取服之。《修武县志·卷之六·山川》，清·吴映白纂修，清乾隆三十一年（1766）刻本，2-3.

六真山

六真山，在县西北二十五里，元邱处机等修道于此，故名。山下有洞，深遂莫测，中有丹灶。《修武县志·卷之六·山川》，清·吴映白纂修，清乾隆三十一年

（1766）刻本，2.

王烈泉

王烈泉，在百岩寺东，由石壁中流出，至寺前，与长泉水合，遇旱则无。详见古迹。元王恽题王烈泉诗：日餐石髓旨如饴，仍到岩边饮上池。功满自骑鸾鹤去，夜深惟有月来窥。《修武县志·卷六·祠祀志》，清·冯继照纂修，清道光二十年（1840）刻本，46.

王烈泉，在僧厨东，数武自石壁中流下，俗传王烈遇石髓处。

案杜鸿渐百岩寺碑云，厨北灵泉利用之极也，即指此。又云凝冬不洹永日清，暑盈虚应期漱浣流恶者是也。《修武县志·卷三·舆地志古迹》，清·冯继照纂修，清道光二十（1840）刻本，5-6.

王烈泉，在百岩。《修武县志·卷之六·山川》，清·吴映白纂修，清乾隆三十一年（1766）刻本，3.

嵇康淬剑池

嵇康淬剑池，在醒酒台下方，广逾数丈，天门瀑布注其中，四时不涸。相传，煅灶在其旁，今废。《太平寰宇记》：百家岩上有精舍，又有煅灶处，所云嵇康所居。宋曹泾石刻，金王宏诗，均见金石。金李俊民嵇康淬剑池诗：寻常论养生，未得养生说，拟从林下游，一书交尽绝。既无当世志，安用三尺铁。频频石上磨，神光浸秋月。可怜粗疏甚，自谋何太拙。危弦发哀弹，幽愤终莫泄。死留身后名，有愧侍中血。明李濂淬剑池诗：广陵谁续鸣琴谱，宁邑犹传淬剑池，何事苏门闻教后，一年三秀羡灵芝。《修武县志·卷三·舆地志古迹》，清·冯继照纂修，清道光二十年（1840）刻本，7.

淬剑池，嵇康锻灶，俱在百家岩下，有宋人石刻。《修武县志·卷之六·古迹》，清·吴映白纂修，清乾隆三十一年（1766）刻本，8.

嵇叔夜园

山阳县东北有嵇叔夜园，宅后悉为墟，父老犹称嵇公竹林。术征记云，山阳东北二十里，魏中散大夫嵇康园宅，悉为田墟，时有遗竹。《修武县志·卷之二十·杂识》，清·吴映白纂修，清乾隆三十一年（1766）刻本，12.

第五节　武陟县

药王庙

药王庙，在府君庙侧。《武陟县志·卷十九·古迹志》，清·王荣陛，方履篯纂，清道光九年（1829）刊本影印，769.

（怀庆府）药王庙，在武陟县府君庙左。《续河南通志·卷十五·坛庙》，清·阿思哈纂修，清乾隆三十二年（1767）刻本，1.

孙真君庙

孙真君庙，在蒯村。《武陟县志·卷十九·古迹志》，清·王荣陛，方履篯纂，清道光九年（1829）刊本影印，771.

三皇庙

三皇庙，在姚旗营南，明嘉靖四十五年（1566）建，国朝乾隆二十六年（1761）增修，当黄沁交会之所，居民祷雨辄应。《武陟县志·卷十九·古迹志》，清·王荣陛，方履篯纂，清道光九年（1829）刊本影印，778.

药王冢

药王冢，在宋司徒冈。《武陟县志·卷十九·古迹志》，清·王荣陛，方履篯纂，清道光九年（1829）刊本影印，813.

庐医冢

庐医冢，在草亭村东，以上之墓皆无所据。《武陟县志·卷十九·古迹志》，清·王荣陛，方履篯纂，清道光九年（1829）刊本影印，813.

第六节　济源县

药柜山

药柜山，在天坛西，县西一百五十里，山多药草，故名。《济源县志·卷二·山川》，清·萧应植纂修，清乾隆二十六年（1761）刊本，116.

药园沟

药园沟，在县西一百五十里。《济源县志·卷二·山川》，清·萧应植纂修，清乾隆二十六年（1761）刊本，127.

洗参井

燕萝子，王屋里人，天福时，佃阳台道家田，后得烟霞养道之诀。一日，于宅井傍得灵异人参，举家食之，遂拔宅上升，今洗参井、仙猫洞其遗迹也。《济源县志·卷十一·人物仙释》，清·萧应植纂修，清乾隆二十六年（1761）刊本，403.

第九章　濮阳市

第一节　濮阳县

杏花岗

杏花岗，在州清河西北岸。隄口（名胜志）杏花岗者，昔人尝于此种杏，游赏竞集故名。（通志）岗高约二丈，上可坐三百人，下临河水，上有观凫亭。（旧志）岗有大杏数株环列岗上，花开烂漫可爱，沙云野凫上下掩映，盖澶之胜地也。杏树后为士人所伐，惟存观凫亭及旧碑在焉。明嘉靖间知州朱纨筑，王崇庆有诗铭，今亭亦废去。《开州志·卷之一·地理志山川》，清·陈兆麟纂修，清光绪八年（1882）刻本，4.

五女墓

五女墓，在州境临河废县西三十里。《寰宇记》：五女墓高五尺，在县西北三十里，淳于公有五女，公卒葬于此。《汉书·刑法志》：文帝十三年（公元前 167 年），齐太仓淳于公犯罪当死，公乃叹曰：生女不生男，缓急非有益。其女缇萦，随父至长安上书求入为官婢，赎父刑。帝感之，除肉刑，赦淳于公之罪。后卒，五女共葬于此。《开州志·卷之一·地理陵墓》，清·陈兆麟纂修，清光绪八年（1882）刻本，50.

第二节　清丰县

医亭

谯楼外东为阴阳学、旌善亭，西为医亭、申明亭。《清丰县志·卷之一·建置志》，清·杨燨纂修，清同治十一年（1872）刻本，5.

养济院

养济院，在县治西北隅。崇祯三年（1630），知县宋应亭自县东南徙建于此。《清丰县志·卷之一·建置志》，清·杨燏纂修，清同治十一年（1872）刻本，8.

第三节 范 县

疟疸庙

疟疸庙，在西关外。《范县志·卷二·寺观》，清·唐晟纂修，清光绪三十三年（1907）刻本，5.

第十章　许昌市

第一节　许昌县

洗肝井

洗肝井，在州东北许田保。相传孙村民张某，继母病思食猪肝，某急奔许田市，已散，怅然归。过慈寿寺西，忽自剖腹取肝一页，汲水洗之，至家熟而奉母，某腹竟无恙，道旁古井因名洗肝井云。《许州志·卷之一·方舆山川》，清·萧元吉纂修，清道光十八年（1838）刻本，15.

第二节　长葛县

葛仙池

葛仙池，在县西三十里后河镇龙泉宫。昔吴人葛玄，从左慈受九丹金液仙经，世号葛仙翁。尝从吴主至溧阳，风作舟覆，玄独立水上，衣履不濡。曾游长葛，采药陉山，暑月入池中，数月不出。后白日冲举，所遗池水亘古不竭，滚滚上翻，浪花灿烂。相传以白布入池中，即变蓝色，故俗名摆蓝池，有石罃（古同"罂"。），遇旱祷雨辄应，又名灵池。《长葛县志·卷一·古迹》，民国·陈鸿畴纂修，民国二十年（1931）刻本，13.

葛仙翁池

葛仙翁池，在县西四十里后河镇龙泉宫，昔吴人葛玄，与左慈学仙术，后家于长葛，号葛仙翁，采药陉山，尝暑月入池数日不出，昔人曾以白布入池中，得蓝色，俗名摆蓝池。今遇旱祷雨辄应，亦名灵池。《续修长葛县志·卷之八·杂述古迹》，清·阮景咸纂修，清乾隆十二年（1747）刻本，5.

仙翁池

仙翁池，在长葛北三十里，一名灵池，亦传为葛仙之迹。《许州志·卷之一·方舆山川》，清·萧元吉纂修，清道光十八年（1838）刻本，15.

葛仙灵池

葛仙灵池，位于后河镇后河村龙泉宫（现后河学校）内。往昔池水清澈，深约丈余，喷玉吐珠，浪花璀璨，水泡从底部升起，如串串珍珠。传说以白布入池可染成蓝色，故又名"摆蓝池"。池周建有正方形石栏两重，栏上有石狮16座，形态各异，石栏外壁，刻有浮雕八仙过海、龙虎斗、仙鹤、金鹿等。池南壁有一石龙头，池水从龙口源源流出，水温长年在18℃以上。池南另辟一塘，塘中建"观璨亭"，塘内植荷，岸边栽柳，相映成趣，景色宜人，古人写下许多诗词，赞颂这一名胜。程曰鹏《水调歌头》写道："翠点层山际，红染小桥秋。一溪绕仙迹，地涌碧泉流。昼霁银花捧日，夜静金鳞跃月，竹影鸟声幽。水鉴疏人立，縠皱乱云收。武夷曲，蓬海岛，华峰头。清凉仙界浣花，濯锦总难俦。不必炼丹龙井，岂待寻砂勾漏，此地即丹丘。尘土一为涤，真在葛天游。"日军侵占长葛时，向池中投手榴弹一颗，将石栏炸塌一角。60年代以来地下水位下降，泉水已不上涌。1981年，县人民政府公布为重点文物保护单位。《长葛县志》，长葛县志编纂委员会，郭宪同总纂，生活·读书·新知三联书店出版，1992年1月，567.

银杏树

银杏树又称白果树、公孙树，在大墙周乡大谷寺村西，清代所植，树龄已300余年，生长旺盛，树干高7米，胸围4.7米，树冠罩地约一亩。所结白果，既可食用，又可入药。《长葛县志》，长葛县志编纂委员会，郭宪同总纂，生活、读书、新知三联书店出版，1992年1月，567-368.

许真君修道处

许真君修道处，即暖水观。真君名逊字敬之，晋南昌人，学道于吴猛，举孝廉，太康初拜蜀旌阳令，以晋室纷乱，弃官东归。至孝武帝宁康二年（374），一百三十岁，于洪州西山，举家四十二口拔宅上升而去。宋封神功妙济真君。按：吴猛至孝，尝遇至人丁义授以神方，遂有异术能前知。《长葛县志·卷一·古迹》，民国·陈鸿畴纂修，民国20年（1931年）刻本，14

药王庙

药王庙，在县东关外。清康熙十年（1671），知县吴泰建，山门三间，东西廊各三间，正殿两楹，殿后禅院，东偏院，菩萨殿三间，殿前韦驮庙一间。灶君祠、瘟神祠灶名祠，瘟神祠，在城隍庙内。《长葛县志·卷二·公署》，民国·陈鸿畴纂修，民国二十年（1931）刻本。10-11.

第三节　禹　州

三皇庙

三皇庙，城东南隅，明嘉靖八年（1529）建。《禹州志·卷十三·祠祀志》，清·朱炜纂修，清同治九年（1870）刻本，14.

具茨山

具茨山，一名大騩山。国语史伯谓郑桓公曰：主芣騩而食，溱洧韦昭注，芣騩山名即大騩山也。《山海经·中山经》曰：大芣騩之山，其阴多铁美玉青垩有草焉。其状如蓍而毛青，华而白实，其名曰菟荄。任臣注：据《抱朴子》黄帝上具茨山，见大騩君，知具茨即大騩也。《汉书地理志》曰：河南郡密县有大騩山，洪亮吉乾隆府听州县志曰，大騩山在州北，接密县新郑界。旧志云，在州北四十里。《禹州志·卷之七·山川志》，清·朱炜纂修，清同治九年（1870）刻本，2.

葛仙与葛仙灵池

传说古时候，后河村南门外，林深竹茂，景色宜人，附近一个茅庐里住着一位名叫葛玄的隐士。一日他云游河北，到一家染房休息，见主人待客忠厚，却面带愁容，问其原因，说："布染不好，生意萧条。"葛玄说："我们是同行，我帮你染几缸试试看。"结果，葛玄第一缸染出来的布色彩鲜艳，好得出奇，往后缸缸如是。于是生意兴隆起来。葛玄告别时，染房主人难舍难分。问其家乡姓名，他只说是后河村南姓葛，与朱家为邻。后来，染房主人从河北来访，问了许多人，都说有位姓葛的，却没有姓朱的。后来人们才悟出以"竹"为邻的意思，染房主人去竹林附近一看，茅屋和人都不见了。人们才知道葛玄是染布的神仙，以后染房就敬起葛仙来。

后河寨龙泉宫（今后河村学校）内，有一泉水清澈见底，相传葛仙常入水中，数月不出，后人以青石砌一方池，名为葛仙灵池。传说白布放进池水里可以染蓝，俗称"摆蓝池"。《长葛县志》，长葛县志编纂委员会，郭宪同总纂，生活·读书·新知三联书店出版，1992年1月，630.

空同山

空同山，《庄子》云：黄帝为天下十九年，令行天下，闻广成子在空同山之上，往见之。罗苹路史注曰：空同山在汝之梁县西南四十里。按：宋之梁县为今汝州，兼有今郏县地，此山盖当禹郏边疆也。旧志曰：山在州西北五十里，道里亦不甚相悬。《禹州志·卷之七·山川志》，清·宋炜纂修，清同治九年（1870）刻本，3.

空同山，一名大仙山，郡西北五十里，即黄帝问道广成子处。山前有大仙观，一名逍遥，盘旋而上，悬崖绝峪，石间瀑布，淙淙有声，崖巅有石洞，人莫敢登，为一郡之胜。《禹州志·卷之一·舆地志山川》，清·邵大业纂修，清乾隆十二年（1747）刻本，11.

黄帝问道广成子

黄帝十九年，见广成子于崆峒山（在县西北五十里）。黄帝立为天子十九年，令行天下，闻广成子在于空同山之上，故往见之，曰："我闻吾子达于至道，敢问至道之精，我欲取天地之精，以佐五谷，以养民人，吾又欲官阴阳，以遂群生，为之奈何？"广成子曰："而所欲问者，物之质也，而所欲官者，物之残也，自而治天下，云气不待族而雨，草木不待黄而落，日月之光益以荒矣，而佞人之心翦翦者，又奚足以语至道！"黄帝退，捐天下，筑特室，席白茅，闲居三月，复往邀之。广成子南首而卧，黄帝顺下风，膝行而进，再拜稽首而问曰："闻吾子达于至道，敢问，治身奈何而可以长久？"广成子蹶然而起，曰："善哉问乎！来！吾语女至道。至道之精，窈窈冥冥；至道之极，昏昏默默。无视无听，抱神以静，行将自正。必静必清，无劳女形，无摇女精，乃可以长生。目无所见，耳无所闻，心无所知，女神将守形，形乃长生。慎女内，闭女外，多知为败。我为女遂于大明之上矣，至彼至阳之原也。为女入于窈冥之门矣，至彼至阴之原也。天地有官，阴阳有藏；慎守女身，物将自壮。我守其一以处其和，故我修身千二百岁矣，吾形未常衰。"黄帝再拜稽首，曰："广成子之谓天矣！"广成子曰："来，余语女。彼其物无穷，而人皆以为有终；彼其物无测，而人皆以为有极。得吾道者，上为皇而下为王；失吾道者，上见光而下为土。今夫百昌皆生于土而反于土，故余将去女，入无穷之门，以游无极之野。吾与日月参光，吾与天地为常。当我，缗乎！远我，昏乎！人其尽死，而我独存乎！"（庄子·在宥）

《图书集成》曰：史记，黄帝披山通道，西至崆峒，其山在陕西。今据庄周所云，命驾于襄城之野，禹州近襄城，或即在此地欤。按：黄帝都于有熊，为今新郑，崆峒、具茨在禹密新郑三县之交。近于有熊，当即此山，而非陕西之崆峒明矣。《禹县志·卷二上·大事记上》，民国·王琴林等纂修，民国二十年（1931）刊本，1–3.

轩辕黄帝避暑洞

轩辕黄帝避暑洞，旧志云：在具茨山下，雍正十年（1732）奉敕重修。《禹州志·卷之八·古迹志》，清·宋炜纂修，清同治九年（1870）刻本，8.

黄帝避暑洞，乾隆邵志云：在具茨山下，即黄帝见广成子处，清雍正十年（1732）奉诏重修。《禹县志·卷二·古迹志》，民国·王琴林等纂修，民国二十年（1931）刊本，25.

裴山庙

裴山庙，西关外。《西湖游览志》曰：神张姓，讳森，相州汤阴人，故有皮场镇神，时为镇库吏，谨事神农，祷神杀蝎，镇民德之，遂立祠。凡疹疾疮痘，有祷辄应。宋庙于汴京，建炎南渡，有商人携神像至杭，复主庙额曰：惠应。俗称皮场庙云。按：今杭州皮场庙尚多，盖沿汴中旧俗也。《禹州志·卷之十三·祠祀志》，清·宋炜纂修，清同治九年（1870）刻本，15.

裴山庙，西关外。《西湖游览志》曰：神张姓，讳森，相州汤阴人，故有皮场镇神，时为镇库吏，谨事神农，祷神杀蝎，镇民德之，遂立祠。凡疹疾疮痘，有祷辄应。宋建庙于汴京，建炎南渡，有商人携神像至杭，复立庙额曰：惠应。俗呼皮场庙云。《禹州志·卷之二·建置志庙宇》，清·邵大业纂修，清乾隆十二年（1747）刻本，55.

第四节　鄢陵县

彭祖亭

彭祖亭，《开封府志》：彭祖亭在鄢陵县北，东保彭祖岗上。《鄢陵县志·卷五·地理志》，民国·靳蓉镜、晋克昌等修，苏宝谦纂，民国二十五年（1936）铅印本，473.

彭祖亭，在鄢陵县北东保，彭祖岗之上。《开封府志·卷之十六·古迹志》，清·管竭忠纂修，清同治二年（1863）刻本，15.

彭祖乡

彭祖乡，元建宣圣庙，碑阴彭祖乡。孙志：彭祖乡在县北二十里。《鄢陵县志·卷四·地理志》，民国·靳蓉镜、晋克昌等修，苏宝谦纂，民国二十五年（1936）铅印本，369.

彭祖岗

彭祖岗，施志：彭岗在县北二十里，彭祖店东袤二里许，因彭祖名。

张琳彭祖岗诗：元气当处萃有商，篋铿遗庙俨崇岗。神游天地三千劫，颜驻春秋八百长。宿草尚含茎露白,寒林空见鼎烟苍。时人未得延生术,只说能餐云母方。
《鄢陵县志·卷四·地理志》,民国·靳蓉镜、晋克昌等修,苏宝谦纂,民国二十五
年(1936)铅印本,454.

彭祖冢

潘自牧记纂渊海,彭祖岗在鄢陵县北上有彭祖墓。经志:彭祖冢在西北保探庄,
正统间,知县吴颇建祠。按:郦道元《水经注》:彭城县,古彭祖国也。《世本》曰:
陆终之子,其三曰篯是为彭祖城下有冢,彭祖长年八百岁绵寿,永而亦有葬者,盖元
极之化矣,鄢亦有冢不可晓。

《文献志》按:吴志以魏武帝子燕王宇,字彭祖,文帝封为鄢陵王,遂以彭祖冢
为燕王宇之墓。余考三国志,曹璋封鄢陵侯曹宇,初封都乡侯,改封鲁阳侯,进封鲁
阳公,下邳王、燕王未尝有封鄢陵之事。何缘葬于鄢陵,吴志误今正之。《鄢陵县
志·卷五·地理志》,民国·靳蓉镜、晋克昌等修,苏宝谦纂,民国二十五年
(1936)铅印本,506.

彭祖冢,在北西□□□□□□□□□□□□道元《水经注》,彭城县,古彭祖
国也。世本曰:陆终之子,其三曰篯是为彭祖城下有冢,彭祖长年八百岁绵寿,永盖
元极之化矣,鄢亦有冢不可晓。《鄢陵县志·卷九·杂志墓冢》,清·经起鹏纂修,
清顺治十六年(1659)刻本,3.

彭祖庙

在古鄢城。《鄢陵县志·卷九·杂志墓冢》,清·经起鹏纂修,清顺治十六年
(1659)刻本,10.

彭祖庙,经志,彭祖庙在西北保。按:彭祖庙有二,一在彭店北,一在探庄。庙
侧有彭祖墓,荒冢垒垒,白杨萧萧,今已化为鼷鼬窟宅矣。明曹安过彭祖墓诗:浪传
篯铿寿,举世争慕之。谁知千载下,高冢亦垒垒。野狐穴其椁,宿草蔓其祠。萧萧白
杨风,过者惨透迟。乾坤谅有尽,神仙还如兹。感此百虑并,悠悠赋新诗。□□庚曹
公原韵:屹然一高冢,过者咸议之。林木多葐郁,萝茑相垒垒。今古虽易世,昭然睹
其祠。宣尼尚窃比,芳誉宜迟迟。缅想八百龄,奚术能如兹。我来重构庙,落成聊赋
诗。《鄢陵县志·卷七·地理志祠庙》,民国·靳蓉镜、晋克昌等修,苏宝谦纂,民
国二十五年(1936)铅印本,727.

三皇庙

《文献志》:三皇庙在县治西,正殿祀伏羲神农黄帝,两庑十人名医。《鄢来闻见
录》云,万历年间建。余考《元史·祭祀志》云,元贞元年(1295)初,命郡县通
祀三皇,如宣圣释奠礼,太昊伏羲氏以勾芒氏之神配,炎帝神农氏以祝融氏之神配,

轩辕黄帝氏以风后氏、力牧氏之神配，黄帝臣俞跗以下十人。姓名载于医书者，从祀两庑。有司岁春秋二季行事，而以医师主之。按：此三皇祀，元代郡县皆有鄢陵三皇庙，疑亦立于元代，闻见录云万历年建者，恐是重修之日，非创始之日也。咸丰元年（1851），庙久倾圮，附近绅民捐资修葺既成，岁贡苏卿霖撰记。按：民国二十年（1931），庙改设教育局。《鄢陵县志·卷七·建置志祠庙》，民国·靳蓉镜、晋克昌等修，苏宝谦纂，民国二十五年（1936）铅印本，720-721.

皮场公庙

经志，皮场公庙在荣乐门外，旧曰裴昌，无稽。祀为保幼，亦非。按：宋燕翼贻谋录试礼部者，皆祷于皮声庙。建中元年（780），诏封为灵贶侯，庙在万寿观之晨华馆，与贡院为邻，然则宋时，士人之祷非今之祠祀意也。

《鄢事闻见录》：裴昌公庙中所祀者，文王后妃旁列裴公。按：裴公名尚宋宣和间人，字山夫，善治小儿痘疹，有起死回生之功，愈人甚多，乡人立庙祀之，旧志曰裴昌，又曰皮场，皆非。

按：《夷坚志》：苏州外科张生其妻遇神人，自称皮场大王，授以痈疽异方一册，又西湖浏览志云，俗呼皮场庙，有神张森，汤阴人，县故有皮场镇萃河北皮鞟蒸溃，产蝎螫人辄死，神时为汤库吏，素谨事神农氏，祷神杀蝎，镇民德之，遂立祠。凡疹疾疮疡，有祷辄应。宋时建庙于汴京显仁坊，额曰惠应，咸淳德佑，累封王爵。考场公之庙，所在多有，当时医毒除害有德于民，然则实有其人矣，今庙□□。《鄢陵县志·卷七·建置志祠庙》，民国·靳蓉镜、晋克昌等修，苏宝谦纂，民国二十五年（1936）铅印本，724-725.

第五节　襄城县

仙翁山

仙翁山，在县西南十八里，迥出群峰，登山之南巅，俯瞰沙湛，远眺宛叶，即方城可在望焉，实襄山中之最高者，上有葛仙翁观，丹井依然，乃晋葛玄之迹也，二泉仅隔尺许，一泉取水，二泉皆动，然殊色异味，殆不可解。《襄城县志·卷之一·山川志山水》，清·陈治安纂修，清康熙年间刻本，5.

仙翁山，在县西南十八里。迥出群峰，登山之南颠，俯瞰沙湛，远眺宛叶，实襄城邑山之最高者。上有葛仙翁观，丹井依然，乃晋葛玄之迹也。二泉仅隔尺许，一泉取水，二泉皆动，然殊色异味，殆不可解。《襄城县志·卷之一·山川志》，清·汪运正纂修，清乾隆十一年（1746）刊本影印，78.

仙翁山，在襄城县城西南十八里，上有葛仙翁观，炼丹井，皆晋葛玄之迹，故名。《许州志·卷之一方舆山川》，清·萧元吉纂修，清道光十八年（1838）刻本，8.

仙翁山，在襄城西南十八里。上有葛仙翁观、炼井井。皆晋葛玄之迹，故今名葛仙山。《许州志·志之一·山川》，清·胡良弼纂修，清康熙五年（1666）刻本，11.

仙翁山，襄城西南十八里迥出峰，襄山之最高者，上有丹井，俗传葛仙翁旧迹。《开封府志·卷之五·山川志》，清·管竭忠纂修，清同治二年（1863）刻本，3.

焦赞山（原名仙翁山）

在县境西南部，孟良、焦赞实系一条山脉，因两端突高，中间平坦，故分为二，北曰孟良山，南曰焦赞山。南端最高点海拔 352 米。面积约 4.3 平方公里，上有葛仙观，是晋葛玄炼丹处，观和丹井遗址犹存，故山之原名由此。《襄城县志》，襄城县史志编纂委员会编，中州古籍出版社，1993 年 3 月，63.

姜店河

姜店河，仙翁、高阳等山，俱多甘泉，散流于马房营入湛河，盖有泉而无河形，此姜店迤东，可以开渠灌田者。《襄城县志·卷之一·山川志》，清·汪运正纂修，清乾隆十一年（1746）刊本影印，84.

樱桃涧

樱桃涧，即袁家沟，在高阳山东北，岳阳令袁汝楫卜筑别墅，春月樱桃盛结时，盈谷烂漫，泉响声斯，亦一佳境。《襄城县志·卷之一·山川志》，清·汪运正纂修，清乾隆十一年（1746）刊本影印，86.

葛玄炼丹山

晋，葛玄，字孝先，吴人，初从左慈，受《九丹液仙经》，遍历名山，修炼大丹。尝于首山南岭凿二井炼丹，丹成得仙，号葛仙翁，因名其山，为仙翁山。后人立观于山，以奉祀，亦名仙翁观，二井俱存。《襄城县志·卷之八·杂录志方技》，明·林鸾纂修，1963 年上海古籍书店据明嘉靖三十年（1551）刻本影印，6.

仙翁观

仙翁观，在仙翁山。《嘉靖许州志·卷八·古迹（襄城县）》，明·张良知编撰，1961 年据明嘉靖十九年（1540）刻本影印，12.

药师寺

（襄城县）药师寺，在鲁渡。《许州志·卷之二·建置寺观（襄城县）》，清·萧元吉纂修，清道光十八年（1838）刻本，44.

（襄城县）药师寺，在鲁渡村。《嘉靖许州志·卷八·古迹（襄城县）》，明·张良知编撰，1961年据明嘉靖十九年（1540）刻本影印本，12.

仙翁寺

（襄城县）仙翁寺，在县西南。《许州志·卷之二·建置寺观（襄城县）》，清·萧元吉纂修，清道光十八年（1838）刻本，44.

七圣迷踪处

古轩辕氏，问道于广成子，经首山，有七圣迷踪处。《襄城县志·卷之九·杂述志流寓》，清·汪运正纂修，清乾隆十一年（1746）刊本影印，562.

丹井

在仙翁观，葛仙炼丹井。《襄城县志·卷之九·杂述志古迹》，清·汪运正纂修，清乾隆十一年（1746）刊本影印，585.

丹井，位于城南10公里具茨山（今名焦焚山），系三国时，东吴道士葛玄汲水炼丹处。今丹井庵观遗迹犹存。《襄城县志》，襄城县史志编纂委员会编，中州古籍出版社，1993年3月，504.

丹井

丹井，襄邑仙翁观中，葛仙饮于井上，故名。《许州志·卷之十二·古迹》，清·萧元吉编撰，清道光十八年（1838）刻本，5.

丹井，襄邑仙翁观中，葛仙炼丹之井。《许州志·卷计·古迹》，清·甄汝舟纂修，清乾隆十年（1745）刻本，11.

桃杏林

在灵泉。顺治六年（1649），山有虎不为害，佟令祭之，以去襄人感而建碑。是日，老幼环集，各植桃杏一株，遂成林焉。《襄城县志·卷之九·杂述志古迹》，清·汪运正纂修，清乾隆十一年（1746）刊本影印本，586.

龟山

龟山，在襄城县城西南十里，以其状类龟故名。元大德间，因求雨凿二石眼，泉出不竭，即今所存二井是也。《许州志·卷之一·方舆山川》，清·萧元吉纂修，清道光十八年（1838）刻本，8.

黑白二龙池

黑白二龙池，在襄城邑龙泉山顶，味俱甘美。《许州志·卷之十二·古迹》，清·萧元吉编撰，清道光十八年（1838）刻本，4.

第十一章 漯河市

第一节 郾城县

药师寺

（郾城县）药师寺，在新店。《许州志·卷之二·建置寺观（郾城县）》，清·萧元吉纂修，清道光十八年（1838）刻本，45.

药施寺

药施寺，在新店保。《郾城县志·卷之七·寺观》，清·荆其惇，傅鸿邻纂修，清顺治十六年（1659）刻本，3.

第二节 舞阳县

晒药台

晒药台，在洞西土城上。《舞阳县志·卷之二·舆地志》，清·丁永琪纂修，清乾隆十年（1745）刻本，8.

寺庙

寺庙有药王庙、三丰庙、药师寺、寿圣寺、延寿寺、万寿寺、药师寺……《舞阳县志·卷十二·祥异》，清·丁永琪纂修，清乾隆十年（1745）刻本，3-4.

张仙洞

（张三丰）西关张仙洞，相传三丰炼真处。《扶沟志》谓三丰为扶沟人，坐化于武当山太和宫，遗像尚存，以铜铙钹为笠，扶沟人搏拊终不怒，张氏尤无忌讳。舞阳人亦以三丰为舞阳人，其铜笠唯舞人敢搏拊云。《舞阳县志·卷之十二·志余》，清·王德瑛纂修，清道光十五年（1835）刻本，1.

张仙洞，在西郭内，三丰炼真处。《舞阳县志·卷之二·舆地志》，清·丁永琪纂修，清乾隆十年（1745）刻本，8.

舞阳县，张仙洞，在西关，相传张三丰修炼于此。《南阳府志·卷之一·舆地志古迹》，清·孔传金纂修，清嘉庆十二年（1807）刻本，56.

第十二章　三门峡市

岐黄妙术碑

岐黄妙术碑，清代，在湖滨区交口乡柏营村。《三门峡市志·第四册（第六卷·第七卷）》，三门峡市地方志编纂委员会，中州古籍出版社，1998 年 8 月，193.

黄帝陵

黄帝陵位于灵宝县城西 20 公里处的阳平镇东北 5 公里黄帝岭（又称轩辕黄帝铸鼎原）上。黄帝陵冢高 6 米，周长 42.5 米，黄土筑实，包含有龙山时代石斧及灰陶片等。陵南 50 米处祭黄帝庙和魁星楼（已毁）。庙院约 3500 平方米，庙南方圆 3 公里，即古代轩辕黄帝铸鼎处，又称铸鼎原。

黄帝庙建于西汉武帝时，据史籍载，汉武帝建宫，唐刺史王颜为铭，明县令王亿立碑。后庙倾圮，碑记荒殁。后县令黄方又建庙，并建奎楼于庙后，自为记，后庙复倾毁。明崇祯二年（1629）县令李服义重建，十一月告成。现黄帝庙皆成废墟，仅留下黄帝陵冢一座和唐德宗贞元十七年（801）虢州刺史王颜撰文、华州刺史袁滋籀书的石碑一通。《三门峡市志·第四册（第六卷·第七卷）》，三门峡市地方志编纂委员会，中州古籍出版社，1998 年 8 月，178.

黄帝是我国远古时代的伟大人物，传说中的中华民族的始祖。黄帝陵不只是陕西桥山一处，河南灵宝县境内荆山下也有一座黄帝陵。它位于灵宝县城西阳平镇黄帝岭山，南依荆山，夸父山，北濒黄河，西有湖水（河名）。据《史记·封禅书》记载，古时荆山一带灾情严重，黄帝闻讯从昆仑山来到荆山察看，为了炼出仙丹给老百姓治病，他采首山之铜，汲湖水，铸鼎之于荆山之下，黄帝为人们办了许多好事。相传黄帝铸好鼎，黄龙迎黄帝升天时，百姓苦苦哀求，死活不让他走，有的牵衣扯袍，有的抱手拽脚，拖下了他的金靴，扒下了龙皮，拔掉了龙须，人们把黄帝的靴子埋在他铸鼎的地方，故而这里就成了世人拜祖的地方。黄帝陵高 300 米，长 500 米。岭的西端有一高 6 米，周长 42.5 米的土堆，传为黄帝陵冢。传说是龙须附落之地生长一种龙须草，是龙须所变，周围皆无。陵冢南有黄帝庙和奎星楼，民国初年毁于战火。庙前有《轩辕黄帝铸鼎碑铭》，唐虢州刺史泰原王颜撰文，华州刺史兼御史中丞袁滋籀书，唐贞元十七年（801）立，主要内容是记载轩辕黄帝铸鼎之事。据史载，汉武帝时，荆山黄帝陵开始建宫，祭祀黄帝。至今每年黄帝生日，群众都还要去黄帝陵进行拜祖活动，并举行盛大的庙会。《三门峡市志·第四册（第六卷、第七卷）》，三门峡市地方志编纂委员会，中州古籍出版社，1998 年 8 月，230.

张公岛和炼丹炉

张公岛在三门峡大坝下边，靠近入门河口处。相传古代有个姓张的艄公，目睹三门峡水道险恶，浪激波涌，经常发生船翻人溺的惨祸，就在该岛结庐为庵，义务为来往船只导航。人们为了纪念这位老人，就将该岛起名叫张公岛。在张公岛上有一个形状像香炉的岩石，岩石上还有一个凹下去的圆坑，很像是盛放铁锅的灶口，这就是流传很久的仙人炼丹时用的"炼丹炉"。据说炼丹的仙人就是老子，相传春秋战国时，三门峡附近两岸的田庄、农舍都被大水淹没，百姓只得离乡逃生。一天老子从远处骑着青牛踏水而来，看到百姓的苦情，决定在此修一座桥，供大家过河逃生。造桥必须用仙法，炼好仙丹才能行法。于是，他便在沿岸寻找炼仙丹的地方，最后选定这块坚硬的岩石。炼丹炉是否炼出仙丹来，不得而知。但由此而引出的"老子炼丹""老子造桥""老君削石""神火炼山"等故事，流传甚广。至今这里还流传着"正月二十三，老君炼仙丹，家家贴金牛，四季保平安"的民谣。《三门峡市志·第四册（第六卷、第七卷）》，三门峡市地方志编纂委员会，中州古籍出版社，1998 年 8 月，223.

第一节　灵宝县

药师寺

药师寺，在稠桑里古驿村。《重修灵宝县志·卷之二·寺观》，清·周庆增修，清乾隆十二年（1747）刻本，2；《灵宝县志·卷十·古迹》，民国·孙椿荣修，张象明等纂，民国二十四年（1935）重修铅印本，745.

药王洞

（灵宝县）药王洞，北关僧月升建。《重修直隶陕州志·卷十二·祀祠》，清·龚崧林纂修，清乾隆二十一年（1756）刻本，9.

老子故宅

老子故宅，在县北里余，高阁边云，亭台巅耸，为桃野巨观。《灵宝县志·卷二·古迹志》，清·周庆增纂修，清乾隆十二年（1747）刻本，1.

尹喜故宅

尹喜故宅，在函谷关之南。唐开元末，获灵符于此，因改元天宝改桃林曰灵宝。

《灵宝县志·卷二·古迹志》，清·周庆增纂修，清乾隆十二年（1747）刻本，1.

桃林塞

桃林塞，在县西，自此至潼关一百二十里，皆古桃林，又曰桃丘聚。《灵宝县志·卷二·古迹志》，清·周庆增纂修，清乾隆十二年（1747）刻本，1.

第二节　陕　县

药炉

药炉，在七里社，开化寺下溯流中方，石壁立下有药炉，世传为老君炼药处。《陕县志·卷十九·古迹》，民国·欧阳珍修，韩嘉会等纂，民国二十五年（1936）铅印本，747.

药炉，在七里社开化寺下沂流中方，石壁立下有药炉，世传为老君炼药处。《重修直隶陕州县志·卷十三·古迹》，清·龚崧林纂修，清乾隆二十一年（1756）刻本，2

药王洞

药王洞，北关，僧月昇建。《陕县志·卷二十五·寺庙》，民国·欧阳珍修，韩嘉会等纂，民国二十五年（1936）铅印本，996.

神农庙

神农庙，在太阳社，唐天宝元年，耆老高泰仙建。《陕县志·卷二十五·寺庙》，民国·欧阳珍修，韩嘉会等纂，民国二十五年（1936）铅印本，994.

陕县温泉

位于三门峡西站的陕县温塘村的温泉水，含有氧、氟、磷、硼、酸根、硝酸根、碘等34种微量元素。按照矿泉疗养学上氡水的分类，此泉水属弱放射性水，有氡必有镭，因而，对人体具有防病强身，延年益寿的作用。可治疗风湿性关节炎，坐骨神经痛、劳损、便秘和多种皮肤病。《三门峡市志·第四册（第六卷、第七卷）》，三门峡市地方志编纂委员会，中州古籍出版社，1998年8月，234.

第三节　渑池县

药王庙

药王庙，一在治东北一里，玉皇庙西，邑岁贡李印绶有记；一在治东北四十里，乾隆五十六年（1791）建；一在义昌镇，有嘉靖二十八年（1549）碑。《渑池县志·卷七·庙祀》，清·甘扬声主修，清嘉庆十五年（1810）刻本，26.

药王庙，一在安禮村北，乾隆年建；一在玉皇庙，一在义昌镇。《渑池县志·卷之二·古迹》，民国·陆绍治主修，英华石印馆，民国十七年（1928）石印本，23.

（公产）药王庙，地四十亩。《渑池县志·卷之五·民政》，民国·陆绍治主修，英华石印馆，民国十七年（1928）石印本，2.

瘟神庙

瘟神庙，治内城隍庙西。《渑池县志·卷七·庙祀》，清·甘扬声主修，清嘉庆十五年（1810）刻本，27.

瘟神庙，一在城隍庙西，一在阳光村，同治九年建。《渑池县志·卷之二·古迹》，民国·陆绍治主修，英华石印馆，民国十七年（1928）石印本，24.

藕池

藕池，治南三十里，潦水无源，汪洋千顷，昔人于此栽莲，夏秋之间，菡蓄花香，亦恍惚古监湖矣。《渑池县志·卷之二·古迹》，民国·陆绍治主修，英华石印馆，民国十七年（1928）石印本，10.

仙岩

仙岩，治东二十五里，元马丹阳炼丹处，上多石洞，洞皆祀铁佛像。《渑池县志·卷八·古迹》，清·甘扬声主修，清嘉庆十五年（1810）刻本，10.

孙氏半园

孙氏半园，洪阳孙氏私园，多植牡丹、芍药、花卉，开时观者络绎。《渑池县志·卷之二·古迹》，民国·陆绍治主修，英华石印馆，民国十七年（1928）石印本，9.

第四节　卢氏县

卢医庙

（卢氏县）卢医庙，东街北即扁鹊祠，宋建宁年建，明季里人修复，生员耿仲奇、雷象武、张公秀重修。《陕州直隶州志·卷之四·秩祀》，清·赵希曾主修，光绪十七至十八年（1891—1892）刻本，32.

（卢氏县）卢医庙，东街北即扁鹊祠，宋建宁年建，明季里人修复，生员耿仲奇、雷象武、张公秀重修。《直隶陕州县志·卷四·秩祀》，清·龚崧林纂修，清乾隆二十一年（1756）刻本，33.

卢医庙

卢医庙，唐历代重修，在卢氏县东大街。《三门峡市志·第四册（第六卷、第七卷）》，三门峡市地方志编纂委员会，中州古籍出版社，1998年8月，187.

名医寺

名医寺与龙严寺，唐历代重修，在卢氏县城郊乡北苏村学校。《三门峡市志·第四册（第六卷、第七卷）》，三门峡市地方志编纂委员会，中州古籍出版社，1998年8月，187.

卢医庙，祭期品仪同上（祭期：每岁仲春亥日；祭品：帛一白色，羊一，豕一，铏一，笾四，枣、粟、盐荟鱼，豆四、韭菹、醯醢、菁菹、鹿、脯、□二、黍、稷簠二，稻、粱、爵三。仪注：三献前后行三跪九叩首礼）。祝文：述通造化，妙用元机。起死回生，德崇功普，兹届仲春（秋）。《卢氏县志·卷六·礼乐志》，清·郭光澍总修，李春旭赞修，清光绪十八年（1892）刊本，348.

老君山

老君山，在城东南二百里栾川镇。东疡关岭，西帽盔山，南耍儿关，北伊河，高四十里，南望武当，北视条岳，东见龙门，西俯熊耳。老子讲经修炼于此。有老君殿，石柱铁瓦，丹炉丹井犹存。明代曾贮藏经八柜，至明末毁蚀无余。顺治间，黄冠王调元重修。《卢氏县志·卷三·山川志》，清·郭光澍总修，李春旭赞修，清光绪十八年（1892）刊本，173-174.

朱砂崖

朱砂崖，在城西二十里。见王凤喈《续广事类赋注》。《卢氏县志·卷三·山川志》，清·郭光澍总修，李春旭赞修，清光绪十八年（1892）刊本，178.

第五节　阌乡县

黄帝陵

黄帝陵，在县南铸鼎原。汉武帝建宫，唐刺史王颜为铭，明县令王憶立碑，后庙倾圮，碑记荒殁。县令黄方建庙又建奎楼于后，并自为记，厥后庙复倾毁。崇祯二年（1629），县令李服义复建，十一月告成时雷鸣，帝身生灵芝三，县令立碑志其祥。十六年流寇破城并毁。国朝康熙四十二年（1703），县令耿文蔚复建庙，春秋祭祀，后庙貌颓损。乾隆十一年（1746），知县梁溥复捐修。又娄底里轩辕庙，明尚朴碑载，唐时土工穿地得玉有悬珮孔，则志载黄帝陵者其不虚欤。《阌乡县志·卷之一·陵墓》，清·刘思恕，汪鼎臣纂修，清光绪二十年（1894）刻本，10.

黄帝陵，在城东南十里铸鼎原。汉武帝建宫，唐刺史王颜为铭，明县令王憶立碑，后庙倾圮，碑记荒殁，县令黄方建庙，又建奎楼于后，并自为记，厥后庙复倾毁。崇祯二年（1629），县令李服义复建，十一月告成时雷鸣，帝身生灵芝三，县令立碑志其祥。十六年流寇破城并毁。清康熙四十二年（1703），县令耿文蔚复建庙，春秋祭祀，后庙貌颓损，乾隆十一年，知县梁溥复捐修。

又娄底里轩辕庙，明尚朴碑载，唐时土工穿地得玉有悬珮孔，则志载黄帝陵者其不虚欤。光绪十七年（1891），县令孙叔谦重加修葺，勒碑记事。见文徵。《新修阌乡县志·卷二十二·古迹》，民国·韩嘉会等纂修，民国二十一年（1932）铅印本，967.

药王庙

药王庙，东关，一在县南二十里五留村；一在县西三十里北湾村；一在县西南六十里西峪村。《阌乡县志·卷二·陵墓》，清·梁溥纂修，清乾隆十二年（1747）刻本，13.

药王庙，（旧志）在东关，建废失考，今在火神庙东，一县南二十里五留村；一在城西三十里北湾村；一在县西南六十里西峪村。《阌乡县志·卷之七·祠祀志》，清·刘思恕，汪鼎臣纂修，清光绪二十年（1894）刻本，30.

药王庙，在东街火神庙之东，民国十八年（1929）冬，俱被军队拆毁。《新修阌乡县志·卷十一·祠祀》，民国·韩嘉会等纂修，民国二十一年（1932）铅印本，258.

（阌乡县）药王庙，在东关。《直隶陕州县志·卷四·秩祀》，清·龚崧林纂修，清乾隆二十一年（1756）刻本，31.

（阌乡县）药王庙，东关。《重修直隶陕州县志·卷十二·祀祠》，清·龚崧林纂修，清乾隆二十一年（1756）刻本，13.

炼真洞

炼真洞，在城南十五里，相传老君炼丹于此。大蛇绕旁，洞深无底，直穿黄河至永乐宫。《阌乡县志·卷之一·古迹》，清·刘思恕，汪鼎臣纂修，清光绪二十年（1894）刻本，9.

炼真观

炼真观，（在）城南二十里阳平镇。《阌乡县志·卷之二·庙寺》，清·梁溥纂修，清乾隆十二年（1747）刻本，16.

铸鼎原

在城东南十里，《史记》：黄帝采首山之铜，铸鼎于荆山之阳，鼎成有龙垂胡髯下迎，帝骑龙升天，群臣后宫从者七十余人，小臣不得上，悉持龙髯，髯拔堕弓，抱弓而号，后因名其地，曰鼎湖，弓曰乌号。

按：先王治定功成，则铸之鼎，彝以垂不朽之在位也。则曰：时乘六龙以御天，其升遐也，不敢斥言，则曰骑龙升天云尔，然则轩辕鼎功成也，谓骑龙升天者崩也，天下思其成而号泣，功与弓相近而误也，后世乃传帝得仙术妄哉。《新修阌乡县志·卷二十二·古迹》，民国·韩嘉会等纂修，民国二十一年（1932）铅印本，961.

黄帝庙

黄帝庙，县南十里铸鼎原，有地二十八亩，粮六斗七升有零，一在东南十五里娄底村。《阌乡县志·卷之二·庙寺》，清·梁溥纂修，清乾隆十二年（1747）刻本，14.

黄帝庙，在城东南十里铸鼎原，有唐王颜碑铭。明万历壬寅（1602）知县黄方，清乾隆十一年（1746）知县梁溥，道光二十四年（1844）知县李福源，光绪十六年（1890）知县孙叔谦屡次重修，现颇残毁。《新修阌乡县志·卷十一·祠祀》，民国·韩嘉会等纂修，民国二十一年（1932）铅印本，256.

（阌乡县）黄帝庙，在城东南铸鼎原相传为黄帝上升处，自汉以来有庙，明万历间知县黄方复建。《直隶陕州县志·卷四·秩祀》，清·龚崧林纂修，清乾隆二十一年（1756）刻本，32.

（阌乡县）黄帝庙，城东南铸鼎原，相传为黄帝上升处，自汉以来有庙，明万历间知县黄方复建。国朝乾隆十二年（1747），知县梁溥重修请祀。《重修直隶陕州县志·卷十二·祀祠》，清·龚崧林纂修，清乾隆二十一年（1756）刻本，12.

荆山

荆山，在城南三十五里，黄帝采首山之铜，铸鼎于此，事见通鉴。《新修阌乡县志·卷二十二·古迹》，民国·韩嘉会等纂修，民国二十一年（1932）铅印本，961.

第十三章　南阳市

第一节　南阳县

医圣祠

医圣祠位于故城东关温凉河南畔，是纪念东汉医学家张仲景的祠庙，坐北向南，以仲景墓为中心，前有圣祖庙，后为医圣祠。仲景墓高 5 米，周长 10 米，冠以歇山挑檐高亭。墓前有清顺治十三年（1656 年）石刻一通，高约三米，上书"东汉长沙太守医圣张仲景先生之墓"。圣祖庙为四合院，原是医圣祠大门，门前 9 级台阶为一石筑成素有"九阶踏"之美称。庙内主体建筑三皇殿，奉伏羲、神农、黄帝塑像，两廊奉张仲景等十大名医。医圣祠亦为一天井小院，正门两侧有角门，门额径尺方砖书"心涵胸与"，后有正殿、中殿和两庑。正殿奉张仲景塑像，院内有古柏 2 株，凌霄攀缠其上，正殿西侧偏院，原为医林会馆，是医者研讨医术之所。正殿东侧，紧依寨垣，上建春台亭，为全祠最高建筑物（后毁没）。

医圣祠建于何时无考。1982 年，在祠内发现晋咸和五年（330）石刻一通，碑文为"汉长沙太守医圣张仲景墓"。祠明末毁于耕牧，嘉靖二十五年（1546），儒医赵夔、沈津首倡建造圣祖庙。清顺治十三年（1656），府丞张三异修复墓、祠。康熙二十七年（1688），医界捐地 670 余亩作祠田。嘉庆十五年（1810），集资重修。道光九年（1829），发起组织医林会馆。光绪九年（1883），医林会馆首事曹鸿恩、陈逢春又重修扩建，始建筑毕具。民国十七年（1928），驻军石友三部拆毁医林会馆，某绅辟为蔬圃，其余建筑至解放前夕，均已破败。《南阳市志》，南阳市地方志编纂委员会编，河南人民出版社，1989 年 10 月，732.

医圣张玑祠，在东郭仁济桥西，即其墓也。《南阳府志·卷之二·建置志祠寺》，清·孔传金纂修，清嘉庆十二年（1807）刻本，55.

医圣祠，东郭二里，祀汉长沙太守张机，有记。《南阳县志·卷二·建置志》，清·张光祖纂修，清康熙三十二年（1693）刻本，16.

张仲景祠，在东关，国朝知府张三异建，有三异募建张医圣祠序。《南阳县志·卷三·建置志》，清·潘守廉修，张嘉谋纂，清光绪三十年（1904）刊本影

印，281.

襄山

南阳府南阳县襄山，府城北二十五里。土名黄山，昔有居民被蛊毒，遇神女教食襄荷，毒愈因名。《南阳府志·卷之一·舆地志山川》，清·孔传金纂修，清嘉庆十二年（1807）刻本，7.

张玑墓

南阳县张玑墓，城东二里许，仁济桥西，其墓久湮没。于顺治年，同知张三异，因叶县教谕，兰阳冯应鳌得其处，筑土垒之，因建祠，详碑记。《南阳府志·卷之一·舆地志古迹》，清·孔传金纂修，清嘉庆十二年（1807）刻本，44.

（汉）长沙太守医圣张机墓，在延曦门东迤北二里，仁济桥西北。旧志云，墓久埋。顺治同知张三异因叶县教谕冯应鳌访得其处，筑土垒之，建祠，墓北有分守道桑芸记。《南阳县志·卷一·陵墓志》，清·张光祖纂修，清康熙三十二年（1693）刻本，17.

（南阳）张仲景墓，在府城东关仁济桥西，仲景长沙太守以医名。《河南通志·卷四十九·陵墓》，清·田文镜纂修，清光绪二十八年（1902）刻本，24.

朱砂铺

朱砂铺，县南。《南阳县志·卷二·建置志》，清·张光祖纂修，清康熙三十二年（1693）刻本，20.

川芎店

川芎店，县□二十里。《南阳县志·卷二·建置志》，清·张光祖纂修，清康熙三十二年（1693）刻本，26.

第二节　方城县（裕州）

黄石山

黄石山，一名小武当山，在州东北五十里。吴葛元于此升仙，有仙翁观及升仙阁。山之东，有青龙潭，西有虎峰，南有火精岭，北有真龟洞。山东有砚山，出砚石最佳（见砚谱）。山顶有真武庙，春月，远近士民争于此进瓣香，有祷必应，故□均州太和山焉。《裕州志·卷之一·地理》，清·董学礼纂修，清乾隆五年（1740）刻

本，5.

黄石仙踪

昔吴葛元于此升仙，故迹犹存焉。山极高峻，峥嵘陡拔，有插汉摩霄之势。上构复阁层楼，辉映远近，山半有鱼儿桃花。诸宫宫侧有池泉，自□椒透迤而下，内有鱼特异，红白金碧，出没□□，称神鱼云。《裕州志·卷之一·地理志》，清·董学礼纂修，清乾隆五年（1740）刻本，10.

仙翁观

裕州，仙翁观，在黄石山，葛仙翁升仙于此，唐开元中肇建祠宇，宋范致虚有记。《南阳府志·卷之二·建置志祠寺》，清·孔传金纂修，清嘉庆十二年（1807）刻本，62.

仙翁观，在黄石山，即葛仙翁升仙处，唐开元中肇新祠宇，宋学士范致虚有记。《裕州志·卷之二·建置》，清·董学礼纂修，清乾隆五年（1740）刻本，20.

纂通仙观

通仙观，在州西北隅里许，玉峰道人修炼之所。《裕州志·卷之二·建置》，清·董学礼纂修，清乾隆五年（1740）刻本，20.

葛仙居

裕州，葛仙居，在黄石山。《南阳府志·卷之一·舆地志古迹》，清·孔传金纂修，清嘉庆十二年（1807）刻本，55.

杏儿山

杏儿山，在州北二十里，世传张三丰。冬月取杏于此。《裕州志·卷之一·地理》，清·董学礼纂修，清乾隆五年（1740）刻本，6.

裕州，杏儿山，州北二十里，张三丰冬月取杏于此。《南阳府志·卷之一·舆地志山川》，清·朱璘纂修，清康熙三十三年（1694）刻本，25.

蝎子山

蝎子山，在州东南五十里，石下多蝎子。《裕州志·卷之一·地理》，清·董学礼纂修，清乾隆五年（1740）刻本，6.

菜山

菜山，在州东南二十里，三丰道人修菜圃于此。《裕州志·卷之一·地理》，清·

董学礼纂修，清乾隆五年（1740）刻本，6.

炼真宫

炼真宫，城北里许。世传汉湖阳公主所建，内有仙人洞，相传张三丰居此。《裕州志·卷之一·地理》，清·董学礼原本，宋名立增修，清康熙五十五年修，清乾隆五年（1740）补刊本，68.

第三节　镇平县

杏花山

杏花山，在县北十里，地多杏，峦岫层叠，北环若屏，长亘百余里，接连骑立山。《镇平县志·卷之一·山川》，清·吴联元自修，清光绪二年（1876）刻本，8.

杏花铺锦

山多杏，每春月花开，烂漫如锦，屏幕列山隈。《镇平县志·卷之一·八景》，清·吴联元自修，清光绪二年（1876）刻本，9.

延寿寺

延寿寺，在城东门里，大兰殿三间，十王殿三间，菩萨殿三间，官厅三间，道房十四间。明嘉靖间，僧惠聪募修。《镇平县志·卷之二·建置》，清·吴联元自修，清光绪二年（1876）刻本，15.

葛仙庙

葛仙庙，在县城。《镇平县志·卷之二·建置》，清·吴联元自修，清光绪二年（1876）刻本，17.

菊圃

菊圃，镇邑南乡姜氏，屡世爱菊，家有菊圃。姜坤吉暨子迎祥，孙九纯、九礼，均有菊癖。秋间花放，群芳谱所载花名，姜氏之圃几备焉。九纯尤好宾客，无远近游客过者，皆留饮玩赏，有孔北海之风。名流题咏，藤笺盈于四壁间，醉菊翁之名，宛南皆知之。《镇平县志·卷之六·艺文》，清·吴联元自修，清光绪二年（1876）刻本，53.

葛仙塔

镇平县，葛仙塔，明葛道人化于此，在先主山南三里许。《南阳府志·卷之一·舆地志古迹》，清·孔传金纂修，清嘉庆十二年（1807）刻本，45.

第四节　内乡县

菊潭

菊潭，一名菊水，在县西北五十里。《水经注》云：菊水出西北石涧山芳菊溪，亦言出析谷，盖溪涧之异名也。源旁悉出菊草，潭涧滋液极成甘美。云此谷之水土飡挹长年。司空王畅，太尉袁隗，太傅胡广，并汲饮此水，以自绥养。菊水东南流入于淯。

《一统志》云：菊潭在内乡县西北，源出析谷东石涧山，或云出石马峰，其水重于诸水。傍生甘菊，水极甘馨，有数十家惟饮此水，至百岁之上。其菊茎短、花大，其味甘美，异于它菊，人多收其种传于四方。杜士俊为建上、中、下三寿洞于上，又建七高祠、李孟祠。《内乡县志·卷之一·舆地志》，清·宝鼎望纂修，清康熙五十一年（1712）刻本，22.

内乡县，菊泉，一名菊水，在县西北五十里，《水经注》云：菊水出西北石涧山芳菊溪，亦言出析谷，盖谿涧之异名也。源旁悉出菊草，潭间滋液极成甘美，云：此谷之水土飡挹长年，司空王畅，太尉袁隗，太傅胡广，并汲饮此水，以自绥养，菊水东南流放于淯。《一统志》云：菊潭在内乡西北，源出析谷东石涧山，或云出石马峰，其水重于诸水，傍生甘菊，水极甘馨，有数十家惟饮此水，寿至百岁之上，其菊茎短，花大味甘美，异于他菊。《南阳府志·卷之一·舆地志山川》，清·孔传金纂修，清嘉庆十二年（1807）刻本，21-22.

（内乡县）曰菊潭，源出析谷东石涧山，其水重于诸水，旁生甘菊，水极甘馨，饮之多寿。孟浩然寻菊潭主人诗：行至菊花潭，村西日已斜。主人登高去，鸡犬空在家。皇甫鲁送菊潭王明府诗：业成洙泗客，皓发着儒衣。一与游人别，仍闻带印归。林多宛地古，云尽汉山稀。莫爱寻阳隐，嫌官计亦非。金事刘咸诗：谁种黄花近水边，脱香接人寿翁筵。个中果有长生术，汉武秦皇早已仙。李蒙诗：我来寻胜地，不见一黄花。试问潭边姓，谁为寿者家。凉风吹白石，冻雨湿青沙。拟遂求田愿，行歌老水崖。《邓州志·卷之八·舆地志》，明·潘庭楠纂修，宁波天一阁藏明嘉靖四十三年（1564）刻本1963年影印，8-9.

菊潭县

菊潭县，随置，唐为朱灿所屠，县遂废。言师古云：菊潭县，即郦县，今废。是郦县所隶地，非即郦县旧城也。唐开元间，复分临湍三千户为菊潭县。见李华临湍县令《厅壁记》可考。五代周时，菊潭复废，并入内乡，其故址在今县北六十里菊潭保境，连县北四十里丹水保，其地有甘菊崖、洼尊亭、甘菊里诸古迹。《内乡县志·卷之一·舆地志》，清·宝鼎望纂修，清康熙五十一年（1712）刻本，8-9.

（内乡）菊潭县，随所置，唐初为朱灿所屠，有甘谷崖、汙尊亭、甘菊里旧迹俱存。元好问诗：田父立马前，来赴长官期，父老且勿往，问汝我所疑。民事古所难，令才又非宜。到官已三月，惠利无毫厘。汝乡之单贫，宁为豪右欺。聚颂几何人，健闲复是谁。官人一耳目，百里安能知。东州长官清，日直下村稀。我虽禁吏出，将无夜叩扉。教汝子若孙，努力逃寒饥。军租星火急，期会切勿违。期会不可违，鞭朴伤汝肌。伤肌尚云可，夭阏令人悲。《邓州志·卷之八·舆地志》，明·潘庭楠纂修，宁波天一阁藏明嘉靖四十三年（1564）刻本1963年影印，25.

内乡县，菊潭县，随置，唐初为朱灿所屠，县遂废。言师古云：菊潭县，即郦县。今按：是郦县所隶地，非郦县故城也。唐开元间，复分临湍三千户为菊潭县。见李华临湍县令《厅壁记》可考。五代周时，菊潭复废，入内乡，其故址在今县北六十里菊潭保。《南阳府志·卷之一·舆地志古迹》，清·孔传金纂修，清嘉庆十二年（1807）刻本，51.

菊潭晓月

（内乡县）湛冽菊潭水，繁香娟楚村。霜寒金不谢，月晓挂犹存。瑞纪中乡地，人增上寿尊。秋风今□莽，何处问真源（李宗木诗）。《邓州志·卷之八·舆地志》，明·潘庭楠纂修，宁波天一阁藏明嘉靖四十三年（1564）刻本1963年影印，9.

甘菊里

甘菊里，即菊潭县地。《风俗通》云，其山有大菊谷水，从山流下，得菊花滋液，味甚甘美，饮此水者多寿。今山谷间黄花多有，潭已迷失其处。《内乡县志·卷之一·舆地志》，清·宝鼎望纂修，清康熙五十一年（1712）刻本，10.

（内乡县）甘菊里，《荆州记》曰：郦县北八里有菊水，其源傍悉芳菊，水极甘馨，饮者多寿，后失其处。《邓州志·卷之八·舆地志》，明·潘庭楠纂修，宁波天一阁藏明嘉靖四十三年（1564）刻本1963年影印，26.

内乡县，甘菊里，即菊潭县地，《风俗通》云：其山有大菊，谷水从山流下，甚甘美，饮之多寿。《南阳府志·卷之一·舆地志古迹》，清·孔传金纂修，清嘉庆十二年（1807）刻本，52.

菊潭保

菊潭保，在县北六十里，即古菊潭县地，故名。《内乡县志·卷之一·舆地志》，清·宝鼎望纂修，清康熙五十一年（1712）刻本，14.

菊潭保，此为新菊潭保，旧菊潭保已并入新丹水保。《内乡县志·卷之一·舆地志》，清·宝鼎望纂修，清康熙五十一年（1712）刻本，16.

石堂山

石堂山，在桥头保，《一统志》云，石堂山在内乡县西五十里，山洞若堂，又名灵堂，麻衣子所居修真处，元字本鲁翀有碑，见艺文志。

李袠诗：草合琉璃殿，花深胜国碑。不逢丹灶侣，空与白云期。坐处林风起，行来山雾随。年年灵壑里，开尽碧桃枝。《内乡县志·卷之一·舆地志》，清·宝鼎望纂修，清康熙五十一年（1712）刻本，17.

杏花山

杏花山，县北九十里，其山多杏花，春日花发，灿如碎锦，故名。《内乡县志·卷之一·舆地志》，清·宝鼎望纂修，清康熙五十一年（1712）刻本，19.

（内乡县）杏花山，县北九十里，其山多杏，故名。《南阳府志·卷之一·舆地志山川》，清·孔传金纂修，清嘉庆十二年（1807）刻本，20.

老君山

老君山，在县北三百里，突峤悬崖，隐见云表，世传老子修道于此，药灶丹炉遗迹俱存。李袠诗：青牛老子函关去，遗庙苍山万仞巅。流水汤汤仙路远，寒林槭槭草楼悬。烟岭万野疑观海，雪拥千峰欲到天。惆怅霓旌倘来驻，便应熏沐扣重玄。《内乡县志·卷之一·舆地志》，清·宝鼎望纂修，清康熙五十一年（1712 年）刻本，19.

内乡县，老君山，县北三百里，突峤悬崖，隐见云表。相传老子修道于此，丹灶遗迹犹存。《南阳府志·卷之一·舆地志山川》，清·孔传金纂修，清嘉庆十二年（1807）刻本，20.

（内乡县）老君山，二百五十里曰老君山。突峤悬崖隐见云表，世传老子学道于此，药灶丹炉遗迹俱存。《邓州志·卷之八·舆地志》，明·潘庭楠纂修，宁波天一阁藏明嘉靖四十三年（1564）刻本 1963 年影印，7.

普济宫

（内乡县）普济宫，唐贞观中敕建，赐额普济，即麻衣子修真处。《南阳府志·

卷之二·建置志祠寺》，清·孔传金纂修，清嘉庆十二年（1807）刻本，61.

高前山

（内乡县）高前山，县西南十里。《一统志》云：在内乡县，又名天地山。《山海经》云：翼望山东南五十里，有高前山，上有池甚寒，乃帝台之浆也，得而饮者，可愈心疾。《南阳府志·卷之一·舆地志山川》，清·孔传金纂修，清嘉庆十二年（1807）刻本，19.

（内乡县）高前山，内乡县之山，其南曰高前山。一名天池山，《山海经》云：高前山上有池甚清，而寒饮者可以愈心疾，即此。《邓州志·卷之八·舆地志》，明·潘庭楠纂修，宁波天一阁藏明嘉靖四十三年（1564）刻本1963年影印，6.

第五节　淅川县

三丰洞

三丰洞，在岈峈山上，神仙设三丰炼丹处，人迹罕到。《淅川厅志·卷之一·古迹》，清·徐光弟修，王官亮纂，清咸丰十年（1860）刊本影印，68.

淅川县，三丰洞，在岈圣山，传为张三丰炼丹处。《南阳府志·卷之一·舆地志古迹》，清·孔传金纂修，清嘉庆十二年（1807）刻本，54.

第六节　唐河县

葛洪山

葛洪山，在县西北七十里。《唐县新志·卷四·山川志》，清·王政纂修，清康熙十二年（1673）刻本，1.

金，葛洪山铭，正书在葛洪山，金张通古撰，无年月。《唐县志·卷十·艺文志》，清·陈咏纂修，清光绪四年（1878）刻本，10.

牡丹山

牡丹山，县东南一百二十里，相传昔产牡丹，因名。《唐县志·卷一·建置志》，清·吴泰来，黄文莲纂修，清乾隆五十二年（1787）刊本影印本，78.

葛洪山会

三月二十五日，葛洪山会城乡士民朝山进香，鼓钟笙管声音载道，相续不绝。《唐县志·卷二·舆地志》，清·陈咏纂修，清光绪四年（1878）刻本，55.

瘟神庙会

五月初八日，东关瘟神庙，会商贾云集，三日乃止。《唐县志·卷二·舆地志》，清·陈咏纂修，清光绪四年（1878）刻本，55.

葛洪山洞

葛洪山洞，自万历二十八年（1600）四月开，役葛洪张合庄二庄夫三十名，至本年三月，无砂乃闭。《唐县新志·卷之十二·赋役》，清·平部鼎纂修，清康熙三十五年（1696）刻本，34.

第七节　新野县

蔓荆山

（新野县）新野县之山，其北四十里曰蔓荆山。白河西积沙高数丈，如积雪之状，多产蔓荆。《邓州志·卷之八·舆地志》，明·潘庭楠纂修，宁波天一阁藏明嘉靖四十三年（1564）刻本1963年影印，10.

新野县，蔓荆山，县北四十里，白河湖积沙高数丈，上如堆雪之状，多产蔓荆，故名。《南阳府志·卷之一·舆地志山川》，清·孔传金纂修，清嘉庆十二年（1807）刻本，18.

药师寺

新野县，药师寺，（在）城南二十五里。《南阳府志·卷之二·建置志祠寺》，清·孔传金纂修，清嘉庆十二年（1807）刻本，60.

（药师寺）在新野城南二十五里。《续河南通志·卷十七·寺观》，清·阿思哈纂修，清乾隆三十二年（1767）刻本，24.

第八节　桐柏县

牡丹山

牡丹山，距县西七十里，产牡丹。每于春时，花开烂漫如锦绣。《桐柏县志·卷之二·地理志山川》，清·巩敬绪纂修，清乾隆十八年（1753）刻本，12.

杏山

杏山，在县西北，野杏遍山。每逢春，则馥郁堪赏。《桐柏县志·卷之二·地理志山川》，清·巩敬绪纂修，清乾隆十八年（1753）刻本，12.

飞仙石

飞仙石，在金台山之右麓，有巨石数方，上有数孔，若杯口在，俗谓之挞儿窍。邑人每于春时求子者，持石祷投孔中，获入者谓为喜兆。相传，张三丰飞升处。《桐柏县志·卷之二·地理志古迹》，清·巩敬绪纂修，清乾隆十八年（1753）刻本，17.

药王庙

药王庙，在文光寺前。（文光寺，在城内）。《桐柏县志·卷之三·建置志》，清·巩敬绪纂修，清乾隆十八年（1753）刻本，25.

第九节　邓　县

菊潭

菊潭，源出析谷东石涧山，其水重于诸水，傍生甘菊，水极甘馨，饮之多寿。孟浩然寻菊潭主人诗：行至菊花潭，村西日已斜。主人登高去，鸡犬空在家。皇甫鲁送菊潭王明府诗：业成洙泗客，皓发着儒衣。一与游人别，仍闻带印归。林多宛地古，云尽汉山稀。莫爱寻阳隐，嫌官计亦非。金事刘咸诗：谁种黄花近水边，脱香妥入寿翁筵。个中果有长生术，汉武秦皇早已仙。李蓘诗：我来寻胜地，不见一黄花。试问潭边姓，谁为寿者家。凉风吹白石，冻雨湿青沙。拟遂求田愿，行歌老水涯。《邓州志·卷之八·舆地志》，明·潘庭楠纂修，宁波天一阁藏明嘉靖四十三年（1564）刻本 1963 年影印，8-9.

邓州，菊花潭，在今城东门内，迤北二十步，范文正公自注百花图诗云：菊花潭在郡之西郊，今在东门内，盖以城郭迁移故也。旧志云：此泉于崇贞壬午复出，碍于城掩之。邑人张发吉于其地拾宋碑一片，镌"菊潭"二字，其小字剥蚀，不可识。仅有"武胜军副节度使"及"元佑"数字，略可辨认。《南阳府志·卷之一·舆地志古迹》，清·孔传金纂修，清嘉庆十二年（1807）刻本，49.

菊花潭

菊花潭，在今城东门内，迤北二十步。相传泉水甘洌，饮者寿，后居民苦于供，亿堙之。然读范文正览秀诗云：西郊有潭菊，满以金船浮。又自注百花洲图诗云，菊花潭在郡之西郊，因有菊门复有菊潭镇，今在东门内得非城郭迁移，故东西异地欤。《抱朴子》《水经注》俱谓之郦县有甘谷菊潭，居人饮之愈风疾。后司空王畅、太尉刘宽、太傅袁隗，皆守南阳，每月取潭水数十斛，不闻在邓州也。然宋人王蒙著菊谱，有邓州黄，邓州白，而范公尝移潭菊植菊台中，则邓州之菊花潭当别是一地。旧志云，崇祯壬午（1642）久雨，泉复出碍于城，遂撶之。庠生张发吉于其地拾宋碑一片，镌"菊潭"二字，径尺余，深五分许，有欧阳询笔意。其小字漫漶不可考，仅有武胜军副节度及元祐数字略可辨识耳。前志称为菊井，旧志因宋碑及范文正公集，仍改为菊花潭。《邓州志·卷之八·古迹志》，清·姚子琅纂，蒋光祖修，清乾隆二十年（1755）刊本，11.

豉母冢

《一统志》云：在邓州旧城内东南隅，世传金侵宋时，瘟疫盛行，一老母煎麸豉汤，以饮军士，得全军而归，母亡为坟土成冢，因名之。《南阳府志·卷之一·舆地志古迹》，清·孔传金纂修，清嘉庆十二年（1807）刻本，50.

州城东南隅，世传胡金侵宋时，盛瘟疫，有老母以豆豉甘草汤，济军士。及母亡，军士为筑冢立祠焉。今祠废，冢存，有地百亩供祭祀。《邓州志·卷之八·舆地志》，明·潘庭楠纂修，宁波天一阁藏明嘉靖四十三年（1564）刻本 1963 年影印，20.

甘菊里

《荆州记》曰：郦县北八里，有菊水，其源旁悉芳菊，水极甘馨，饮之多寿，后失其源。《邓州志·卷之八·舆地志》，明·潘庭楠纂修，宁波天一阁藏明嘉靖四十三年（1564）刻本 1963 年影印，26.

汤泉

邓县，汤泉，出汤山下，有数坎，四时常温，能令浴者怡神志，祛痼疾。《南阳府志·卷之一·舆地志山川》，清·孔传金纂修，清嘉庆十二年（1807）刻本，18.

涅阳城

邓县，涅阳城，在迤东六十里内，有中书令左雄碑，今穰东镇迤南四十里，有故城，即其地也。《南阳府志·卷之一·舆地志古迹》，清·孔传金纂修，清嘉庆十二年（1807）刻本，48.

涅阳城，州东六十里，涅水之阳。汉县属南阳郡，晋因之，隋改曰课阳，俗称赤眉城，内有中书令左雄碑。16.

涅阳城，州东六十里。汉县应邵曰，在涅水之阳水经注云，县南有二碑，字紊灭不可复识，云是伯桃碑，今碑亦无存。隋改为课阳，今穰东迤南十里有故城址，即其地。涅水今赵河也。《邓州志·卷之八·古迹志》，清·姚子琅纂，蒋光祖修，清乾隆二十年（1755）刊本，6.

菊台

邓州，菊台，在百花州内，范公尝移内乡菊潭菊植其中，因有高地，而命之曰：菊台。见范公自注百花州图诗。《南阳府志·卷之一·舆地志古迹》，清·孔传金纂修，清嘉庆十二年（1807）刻本，48.

菊花店

（内乡县）菊花店，在丹水保，有集。《邓州志·卷之八·舆地志》，明·潘庭楠纂修，宁波天一阁藏明嘉靖四十三年（1564）刻本 1963 年影印，31.

老君山

二百五十里曰老君山。突峤悬崖，隐见云表，世传老子学道于此，药灶丹炉遗迹俱存。《邓州志·卷之八·舆地志》，明·潘庭楠纂修，宁波天一阁藏明嘉靖四十三年（1564）刻本 1963 年影印，6.

涅阳故城址

涅阳故城址，位于市区东北 30 公里的穰东镇西张寨村一带，东起叶胡桥，西至赵河（涅水），北自玉皇庙，南达赵河店，总面积约 22 万平方米。城垣遗迹明显可见，出土有汉砖、汉瓦、汉五铢钱及残陶器等物。城中原有东汉中书令左雄碑，今已佚失，为市（县）级文物保护单位。《邓州市志》，邓州市地方志编纂委员会编，王复战主编，中州古籍出版社，1996 年 9 月，605.

穰东镇

东汉学者、尚书令左雄，医圣张仲景，清嘉庆辛未科武状元、广西提督马殿甲故里均在穰东。《邓州市志》，邓州市地方志编纂委员会编，王复战主编，中州古籍出版社，1996 年 9 月，97.

穰东城

穰东城，州东六十里，世传古穰东城，今穰东镇西北三里，有旧城基土中高起。崇祯间居民筑为寨避寇，知州刘振世于镇置铺，题曰：涅阳旧馆。涅阳城合在穰东之南。《邓州志·卷之八·古迹志》，清·姚子琅纂，蒋光祖修，清乾隆二十年（1755）刊本，7.

第十四章 商 丘

第一节 商丘县

燧皇陵

燧皇陵，在阏伯台西北，相传为燧人氏葬处。俗云土色皆白，今殊不然。《商丘县志·卷之三·陵墓志》，民国·刘德昌纂修，民国二十一年（1932）石印本，24.

燧皇陵，位于县城西南，阏伯台西北，据传火祖燧人氏葬于此。《商丘县志》，商丘县志编纂委员会编，生活·读书·新知三联书店，1991年3月，449.

阏伯墓

阏伯墓，即商丘也，世传阏伯葬此。《商丘县志·卷之三·陵墓志》，民国·刘德昌纂修，民国二十一年（1932）石印本，24.

帝喾陵

帝喾陵，在城南高辛里，帝喾都亳，故葬此，皇览谓葬顿邱，今在清丰县，而滑县、郜阳县又俱有帝喾陵，皆所传之误也，有宋太宗开宝元年，绍祀帝王陵寝碑可考。《商丘县志·卷之三·陵墓志》，民国·刘德昌纂修，民国二十一年（1932）石印本，24.

约前24世纪，相传，黄帝的曾孙帝喾，最初居于高辛（今本县高辛集）为高辛氏，后代颛顼为天子。高辛集北有帝喾陵，帝喾祠遗址。《商丘县志》，商丘县志编纂委员会编，生活·读书·新知三联书店，1991年3月，7.

伊尹墓

（商）阿衡伊尹墓，在谷熟镇南五里，即古亳故墟有伊冢，前有祠，见侯有造记，书谓生于空桑，卒于南亳是也。《商丘县志·卷之三·陵墓志》，民国·刘德昌纂修，民国二十一年（1932）石印本，25.

约前16世纪，契的十三世孙汤建都南亳，在今商丘县境内，位于城东南。

商代沃丁的宰相伊尹逝世，葬于南亳。今县城东南约20公里处有伊尹墓。《商丘县志》，商丘县志编纂委员会编，生活·读书·新知三联书店，1991年3月，7.

帝喾庙

帝喾庙，在城南四十五里帝喾陵之阳。宋开宝六年（973）建，元大历时修，明正统七年（1442），知州顾琳重修。庙前东廊下有井，土人遇旱取水，祷雨多应，称为灵井。相传井本有四，今存其一。《商丘县志·卷之四·祠祀志》，民国·刘德昌纂修，民国二十一年（1932）石印本，2.

阏伯庙

阏伯庙，在商丘之巅，元大德间，提举范廷璧建；明嘉靖三十四年（1555），知府王有为重修，今以孟夏上丁祀。按宋史康定初，南京鸿庆宫灾，集贤校理，胡宿请修大火之祀，而以阏伯配，岁以三月九日择日，令南京长吏以下分三献，州县摄太祝奉礼。建中靖国元年（1101），又设荧惑坛于南郊，赤帝坛壝之外，岁令有司以时致祭以阏伯配。后又议加阏伯上公襄冕九章之服，又以商丘为太祖与王之地，以宋建号。以大纪德推原发祥之所，自加封王爵，赐谥宣明制乐章焉。《商丘县志·卷之四·祠祀志》，民国·刘德昌纂修，民国二十一年（1932）石印本，2-3.

约前23世纪。尧封帝喾高辛氏之子阏伯于商丘，为火正，主辰星（即火星，也叫商星）之祀。阏伯死后葬于今城南，并被后人奉为火神。一说，阏伯便是商部落的始祖——契。《商丘县志》，商丘县志编纂委员会编，生活·读书·新知三联书店，1991年3月，7.

阏伯庙，位于今县城西南3公里阏伯台上，为商丘最高处。元大德年间（1297—1307），提举范廷璧建。台基周长270米，台高35米，全为夯土筑成。台上阏伯庙有大殿、拜厅、东西禅门、配房、钟鼓楼；台下有大禅门。至20世纪70年代，阏伯庙有严重破损，今已修葺一新。

据《左传》记载："昔高辛氏有二子，伯曰阏伯，季曰实沈，居于旷林，不相能也。日寻干戈，以相征讨。后帝不臧，迁阏伯于商丘主辰，商人是因，故辰为商星，"晨星亦名心星，又叫火星。阏伯为火正，死后葬于此，时名商丘。因后人奉阏伯为火神，故名"火神台"或"阏伯台"。《商丘县志》，商丘县志编纂委员会编，生活·读书·新知三联书店，1991年3月，446.

伊尹庙

伊尹庙，在伊尹墓前，元巡检李士良率乡耆卞温辈创建，张元忠侯有造各有记。明宏治间，知州周诰议重修，岁久倾圮。万历十年（1582），府经历某捐金二百余两更新之。《商丘县志·卷之四·祠祀志》，民国·刘德昌纂修，民国二十一年（1932）

石印本，3.

华佗庙

华佗庙，在西关外，古名桃花坞，其南为杏花村。《商丘县志·卷之四·祠祀志》，民国·刘德昌纂修，民国二十一年（1932）石印本，12.

第二节　永城县

华佗庙

华佗庙，在崇法寺西，邑绅吕辈吕祖涯、吕先陟等修。《永城县志·卷五·建置》，清·岳廷楷纂修，清光绪二十七至二十九年（1901—1903）刻本，15.

华佗庙，在崇法寺西。《永城县志·卷二·庙寺》，清·周正纪纂修，清康熙三十六年（1697年）刻本，19.

第三节　虞城县

医祖华公庙

医祖华公庙，一在城西关外。顺治十四年（1657），邑金宪杨春育建，后毁。乾隆二年（1737），孔目杨念祖，率庙旁居民重修。一在东关外，一在城南二十里。《虞城县志·卷之三·建置志庙祀》，清·李淇修，席庆云纂，清光绪二十一年（1895）刊本影印，258.

伊尹墓

伊尹墓位于县城西南魏堌堆村北，墓祠林占地 1.4 万平方米。基高 3 米，周长 46 米。周围建有红砖花墙，高 2 米（墓前高 3 米），形式为 8 楞 8 垛，中砌雕花。墓前两侧设两园门，墓四周有高大古柏 183 棵，密茂参天，西南角有鸟柏 1 株，枝叶呈鸟形。坟前墓碑为清同治年间所立，长方形，圆顶方座，碑高 2.05 米，宽 0.48 米，厚 0.18 米。篆字题名："元圣墓碑"（即伊尹墓碑）。墓前伊尹祠为元代张元忠、侯有造重修。有记述云："明弘治间，知州周浩议重修，岁久倾圮。万历十年（1582），又捐金二百余两更新之。"原有祭殿、拜殿、卷棚、钟楼、配房、大门、围墙等，现仅存 2 座祭殿。祠前有木式结构花戏楼 1 座。《虞城县志》，虞城县志编委会编，生

第四节　宁陵县

圣水井

圣水井，在县北三里许，居民修之。相传以为唐太宗东征时，道出宁陵，三军渴甚，须臾有妇人携二汲水桶至，士马数万饮之不尽。俄失，妇人所在，视二桶则双井也。嘉靖年间，大水淤没，唯一井依然旧绩，其水甚甘，乡人疗疾，祷雨多应焉，作亭以覆之，名曰：圣泉。今圣水夫人名号，尚仍唐封之。旧云。《宁陵县志・卷之二・古迹》，清・萧济南纂修，清宣统三年（1911）刻本，9-10.

沙随程先生祠

在旌忠庙西，前阔六丈二尺，后阔六丈九尺，长二十丈一尺，东至旌忠庙，西至多士巷，南至旌忠街，北至怀贤街，共地二亩一分九厘四毫三丝。祀宋乡贤程迥。明成化年间，知州周诰修；嘉靖二十五年（1546），知县陈炫重修；四十五年（1566），知县熊秉元增修；万历间，知县车从衡罚邑人重修。塑像后被人折毁，址犹存祠。后万历末年，创建大奎楼一座八方，每方一丈七尺五寸，共十四丈，砖台墙共高三丈，柱脚亮格高出城，颇称壮丽。祠旧有正殿三间，中堂三间，大门一间，祠台俱因兵乱之后，居民拆取台尚存，今祠移于南大街路西，建尚未完。

二祭银在风云雷雨祭银内分用。羊一、豕一、帛一、爵三、酒樽一、笾四、豆四、簠二、簋二。《宁陵县志・卷之十二・祠祀志》，清・萧济南纂修，清宣统三年（1911）刻本，9.

沙随程先生祠，今在南大街路西，正殿三间，大门一间。乾隆三十二年（1767），知县张铨，纠民重修；四十二年（1777），知县罗楯，纠民重修建碑；嘉庆十一年（1806），知县孙杰，纠民重修建碑。《宁陵县志・卷之十二・祠祀志》，清・萧济南纂修，清宣统三年（1911）刻本，13.

第五节　柘城县

芍药寺

（归德府）芍药寺，在柘城西南。《续河南通志・卷十七・寺观》，清・阿思哈纂修，清乾隆三十二年（1767）刻本，12.

芍药寺，在城西十五里。《柘城县志·卷二·建置志寺祀》，清·李藩纂修，清光绪二十二年（1896）刻本，26.

第六节　睢　县

葛岗

葛岗，世传为葛洪炼丹处。《续睢州志·卷一·地理志古迹》，清·王枚纂修，清光绪十八年（1892）刻本，20.

第十五章　信阳市

第一节　信　阳

药王庙

药王庙，在东南郭外，副使陈联璧、宋牧民，知州王廷伊创修。《重修信阳县志·卷五·祠坛》，民国·陈善同等纂，民国二十五年（1936）铅印本影印，215.

药王庙，东南郭外，兵宪宋公牧民，知州王公廷伊，前任兵宪陈公联璧协力创建。《重印信阳州志·卷之二·建置志寺观》，清·张钺纂修，汉口大新印刷公司，民国十四年（1925）铅印本，12.

僕僕塘

僕僕塘，东门外塘。武德时，僕僕道人曾结庐其间，后升仙。今讹云婆婆塘，又为水城桥。《重印信阳州志·卷之一·舆地志古迹》，清·张钺纂修，万侯等编辑，民国十四年（1925）铅印本影印，50.

董奉寺

董奉寺，在县西南八十里董奉山上。山峰高峻，上开旷宁。相传后汉董奉修道其中得仙，后人建祠祀之，故名。《重修信阳县志·卷五·建设一》，民国·陈善同等纂，民国二十五年（1936）铅印本影印，227.

董奉祠

董奉祠，在白龙潭南。《寰宇记》谓董奉居此山学道求仙，有祠在焉。今无碑可考，祠前平坦尽水田，地处万山中，自下仰观，皆悬崖陡壁，几无可置足。在山则视若平原，峰峦回绕，松竹掩映，洵称胜景，何震川宗伯有董奉祠诗。《重修信阳县志·卷四·舆地三古迹》，民国·陈善同等纂，民国二十五年（1936）铅印本影印，158.

神农庙

神农庙，在信阳州西部四十里。《汝宁府志·卷十·坛庙》，清·德昌撰，清嘉庆元年刻本，10.

第二节 固始县

木贼山

木贼山，因产药名。《固始县志·卷二·舆地志山川》，明·张梯纂修，宁波天一阁藏明嘉靖二十一年（1542）刻本影本，3

上天山

上天山，相传吴真人得道升仙处，今有丹炉仙迹。《固始县志·卷二·舆地志山川》，明·张梯纂修，宁波天一阁藏明嘉靖二十一年（1542）刻本影本，3.

大苏山

大苏山，相传，苏真人升仙之所，下有苏仙市。俱去邑一百五十里。日本藏中国罕见地方志丛刊《（顺治）固始县志·卷二·山川》，清·包蒇等纂修，书目文献出版社，1992 年 11 月影印，27.

苏仙石

苏仙石，在苏仙里，琉璃河中屹立，上有坐卧足迹，相传苏仙升仙于此。日本藏中国罕见地方志丛刊《（顺治）固始县志·卷二·古迹》，清·包蒇等纂修，书目文献出版社，1992 年 11 月影印，32.

紫芝亭

紫芝亭，在县正宅西，知县薛良立。久废。今县厅事后东有紫芝亭，规小不称。日本藏中国罕见地方志丛刊《（顺治）固始县志·卷二·古迹》，清·包蒇等纂修，书目文献出版社，1992 年 11 月影印，33.

蚊塔

蚊塔，在邑东柏阳里岗。俗传，明太祖龙潜苦蚊为害，僧授以柳圈，蚊皆瓮入，至今其地无蚊，土人建塔寺，以志圣迹。日本藏中国罕见地方志丛刊《（顺治）固始

第三节　罗山县

火炉山

火炉山，南一百二十里，昔有炼师于此立灶烧丹，石上女仙足迹宛然，山之险，有会仙石。《罗山县志·卷之一·山川》，清·葛荃纂修，据清乾隆十一年（1746）刻版重修，清末刻本，13.

第四节　光山县

仙居山

在县西北六十里仙山保，晋葛洪尝栖隐此山，以丹济人，有藏丹石室。唐时，以仙居名县。因此，《太平寰宇记》、仙居山原名乐安山，唐天宝初敕改今名。《光山县志约稿·卷一·山川志》，民国·晏兆平编辑，民国二十五年（1936）铅印本影印，96.

按：旧志仙居山，有南西二仙山，今考南仙居山在麻城境内，传为麻姑修真处，故《寰宇记》以为去仙居县二百余里也。此则本名，乐安后山名既改，故别之。为北仙居，刘宋因此分置乐安，旧志不考此山本名，以葛洪曾居此山遂谓其宰乐安，实为流俗沿误。《光山县志·卷之八·山川志》，清·杨殿梓纂修，清乾隆五十一年（1786）刻本，17.

杏山

在县西北六十里仙墩保，南接仙居山，踞竹竿河之东，周数十里。旧传，抱朴子种杏于此，以济瘟疫，至今每春犹传，有杏树生焉。上有红石洞，谓昔时仙人所居，今有石壁如门闭然。《光山县志约稿·卷一·山川志》，民国·晏兆平编辑，民国二十五年（1936）铅印本影印，96.

杏山，在县西六十里，上有抱朴子种杏迹存焉。《光山县志·卷之一·山川志》，明·沈绍庆纂修，明嘉靖三十五年（1556）刻本影印本，15.

杏山仙洞

在县西北七十里，相传为抱朴子隐处。《光山县志约稿·卷一·古迹志》，民国·

晏兆平编辑，民国二十五年（1936）铅印本影印，136.

浮光山

在县北九十里千尤畈保。相传，晋有僕僕先生炼丹于此，有丹洞，故俗呼僕公山，古名弋山。《汉书地理志》：弋阳县有弋山，在西北。《水经注》：淮水东经浮光山北，亦曰扶光山，即弋山也。《元和志》：光山一名弋山。《寰宇记》：周回二十里府映长淮，每有光耀因名光山。又《通志》注：弋阳山一名浮光山，仰凌碧落，每有浮耀如玉蕴于山，又名浮光山，中有僕公丹洞。《光州志》云：后汉书郡国志注，袁松山云安阳有朔山，安阳故城在今息县西南十里，其他别无山，其云朔山者，疑此山在诸山之北，故以朔名。明时汝宁知府潘子正题为淮南第一峰，以此山为光之首山也。《光山县志约稿·卷一·山川志》，民国·晏兆平编辑，民国二十五年（1936）铅印本影印，96.

浮光山即濮公山

在县北八十里，一名浮弋，又名弋阳。仰凌碧落，俯映长淮，每有光耀，如玉蕴于山内，有黑石温润，可为棋子，其奇形伟，观不可尽述，诚一方之形胜。今年呼为濮公山，亦名浮光山，中有翠公洞，相传翠公炼丹于此，得道仙去，今石池石洞尚存。

宋柳伯达诗云：昔日何人古弋山，波光岚翠照淮湾。佩兰隐者今何在，炼石仙翁去不还。绿水渡头空自急，白云岭上至今闲。高峰张令祠边望，故息荒城半草间。

又，风云雷雨惊州牧，一去朝天竟不还，岩折杏花空烂漫，泉盈丹井尚潺湲，岭头猿起凄凉叹，洞口云归寂寞闲，访古几回空怅望，只闻人道濮公山。

濮射张天竟诗云：野陂衰草接荒城，千里浮光点太清。不与众山为伴侣，自然八面露峥嵘。偶因仕宦身来到，渐远尘埃眼更明。问道膝行无处所，湾头新月小舟横。

光山主簿李实诗曰：濮公仙去已千年，杏岩丹井今依然。弋山增重枕淮水，抚弦暇息青摩天。巍峨翠壁生何用，指日神州归我奉。微臣原秉笔如椽，磨崖再写中兴颂。

元龚伯达诗云：濮公鲁此学神仙，飞腾一去千余年。搜穷胜景访仙迹，但遗丹井清冷泉。苍山翠崔枕淮水，悬岩古洞埋云烟。神仙茫茫不可诘，往事独见居人传。羽衣按迹千载后，结庵构宇当岩前。岩前种药草自异，青松翠柏高参天。自惭汩汩走声利，登临此地空留连。

大明知县韩岳诗：濮公山头云雾连，濮公山下水涓涓，石冷弥□惊峭壁，露高□□浴晴川。荡子远游长不迈，美人函思更堪怜。离心别泪寻常事，莫使青颜蓬叶捐。

葛臣次自在，居士留题浮光石壁韵：汝蔡南来第一山，鳌头迎沂枕河湾。洞藏古迹谁探讨，岫出浮云自往还。石池春风吹不涸，岩花野月与俱闲。高人爱此多函趣，愿借山僧屋半间。

次自在，居士思杏丹仙韵：昔人仙去已难攀，无复青鸾自往还。丹灶久□浑索寞，石泉犹在自潺溪。霜天猿叫洞门静，芳草鹿眠春书闲。一隔红尘千里远，谁知海上有三山。

嘉靖三十二年（1553），知府潘子正大书东南第一峰，命工立石浮光山麓，岁久未立。三十五年（1555），知县沈绍庆，查原书未获，仍大书前五字建坊于山之道左。《光山县志·卷之一·山川志》，明·沈绍庆纂修，明嘉靖三十五年（1556）刻本影印本，15-17.

杏山古迹

纂公妙得草金方，种杏西山炼九光。得道定因三度少，成丹须待满林黄。于菟伏鞚今何在，白石成尘业已荒。只有仙居名不朽，败垣残塔锁斜阳。

杏山在县治西，南北两山皆名杏山。相传，濮濮先生种杏树于其上，取实以造丹，尝跨虎往来，上浮光石壁洞中。《光山县志·卷之一·山川志》，明·沈绍庆纂修，明嘉靖三十五年（1556）刻本影印本，25.

僕公丹洞

贺守约诗：洞门寂寂锁云霞，金鼎犹存状火砂。为问仙翁何处去，欲助残雪种梅花。《光山县志·卷之一·山川志》，明·沈绍庆纂修，明嘉靖三十五年（1556）刻本影印本，25.

浮光石壁

弋山一点望中苍，郡邑由斯剩籍光。北枕淮流通海峤，南来瑞气满弦黄。灵岩深锁仙翁洞，峭壁高悬客子章。千古苏张如可起，共携诗句问灵皇。

浮光山在县北八十里，北枕淮流，南面为千萝畈，即濮公山也，上有濮公洞，光州光山县俱以此得名。《光山县志·卷之一·山川志》，明·沈绍庆纂修，明嘉靖三十五年（1556）刻本影印本，26.

丹洞

《通志》云：在光山县北八十里浮光山，相传为僕公炼丹处。《光山县志约稿·卷一·古迹志》，民国·晏兆平编辑，民国二十五年（1936）铅印本影印，136.

三皇庙

三皇庙，在东门外。元成宗时，立三皇庙于府州县，春秋通祀，主医药。明洪武中，议以为渎诏郡县母褒祀。嘉靖间复立，邑之有庙，莫祥其始或明所创也。《光山县志·卷之十六·坛庙志》，清·杨殿梓纂修，清乾隆五十一年（1786）刻本，13.

三官庙

三官庙，在东门外，未祥创新所始。高氏州志谓，三官之说，昉于汉之太乙，唐之九宫非也。考《三国魏志》，张鲁传注，张氏为五斗米，道病者，请祷书病人姓名作三通，一上之天著山上，一埋之地，一沉之水，谓之三官，手书此。今世斋醮以正、七、十月为上元天官、中元地官、下元水官之所本也。《光山县志·卷之十六·坛庙志》，清·杨殿梓纂修，清乾隆五十一年（1786）刻本，13.

药王庙

药王庙，在南城康济门外一里许，每年四月二十八日祭。《光州志·卷之二·典祀志坛庙》，清·杨修田纂修，清光绪十三年（1887）刊本影印本，156.

弋山

弋山，在息县城南五里，名濮公山，属光山境，一曰浮光，日既夕光犹浮于山椒，故又名郡为浮光；一曰浮弋，旧志谓濮濮先生炼丹于弋山，其光上浮于天，遂名。《光州志·卷之十一·杂记》，清·杨修田纂修，清光绪十三年（1887）刊本影印本，1619.

第五节　息　县

濮公山

濮公山，在淮河南，属光山境，然距县五里，固息之封内山也。中有濮公洞，相传濮公修炼于此，后仙去。石洞石室尚存，山出珉玉及黑石堪为棋子。古今贤达登临，皆有题咏，纪其胜。汝宁潘公立石，题曰：东南第一峰。《息县志·卷之一·舆地志山川》，清·刘光辉纂修，清嘉庆四年（1799）刻本，4-5.

第六节　潢川县（光州）

药王庙

药王庙，在南城康济门外一里许，每年四月二十八日祭。《光州志·卷之二·典祀志坛庙》，清·杨修田纂修，清光绪十三年（1887）刊本影印本，156.

第七节　商城县

大苏山

大苏山，金水出焉。其上有苏仙遗迹，其野宜竹。《隋唐地理志》：弋阳郡殷城县有大苏山。《河南通志》：金浆涧水出大苏山，本名金水。《固始志》谓为石槽河也。行水金鉴，大苏山在商城东四十里，世传苏真人升仙处。《商城县志·卷之一·山川》，清·武开吉撰，清嘉庆八年（1803）刻本，25.

黄柏山

九歇山之西为黄柏山，灌水这所出也，灌水以西之山。《一统志》：灌水自商城县界东北入史。《固始志》：灌水发源于商城大苏山，因产黄柏，一名黄柏山。高二十余里，上有田可耕，为商城西南巨峰，明僧无念，创建法眼寺，距城一百四十里。《商城县志·卷之一·山川》，清·武开吉撰，清嘉庆八年（1803）刻本，29-30.

温泉

温泉自雷山西来入之。《光郡通志》：县西南三十里有温泉。泉根有硫黄，冬夏沸热，昔人甃池为四，初源热不可投，第三四池方温和可浴，余波入龙潭河。《商城县志·卷之一·山川》，清·武开吉撰，清嘉庆八年（1803）刻本，40.

苏仙石

苏仙石，旧志，县东南五十里，在大苏山之巅，谓苏耽飞升之处，石上足迹犹存。

按：耽乃桂阳郴州人，《列仙传》载其种橘凿井，告母：后二年州大疫，食橘叶当自愈。鹤数十降门，遂仙去。未几果疫，如法疗之，得无恙，后化鹤上郡城楼。以爪攫板云：城廓是人民，非三百甲子一来归，我是苏仙，弹我何为，云云。皆系郴州，事与此地无与。《固始志》葛城云，固始苏仙寺与霍之九公湾接壤，淮南王及九公丹灶遗迹尚在，八公中有苏仙，疑是苏飞，斯言近之。《商城县志·卷之二·古迹》，清·武开吉撰，清嘉庆八年（1803）刻本，2.

第十六章　周口市

第一节　项城县

华佗冢

华佗冢，在县东六十里。佗，字元化，沛国谯人也，游学徐土，兼通数经，晓养性之术，年且百岁而犹壮容。沛相陈州举孝廉，太尉黄琬辟，皆不就。精于方药，治剂不过数种，心识分铢，不假称量，针灸不过数处。若疾发结于内，药所不能及者，乃先令以酒服麻沸散，既醉，无所觉，因刳破腹背抽割积聚。若在肠胃，则断截湔洗除去积秽，既而缝合，敷以神膏，四五日间皆平复。曹操苦头风，召华佗治之，佗云，须劈取风涎始可疗，操以为刺客杀之，葬此。《项城县志·卷之一·舆地》，清·赵德宏编撰，清乾隆十一年（1746）刻本，20.

华佗墓，在项城县东六十里。《嘉庆重修一统志·陈州府一·陵墓》，清·张琴、张日章撰，清嘉庆本 22.

华佗墓，在项城，见城冢记。《开封府志·卷之十七·陵墓志》，清·管竭忠纂修，清同治二年（1863）刻本，4.

第二节　扶沟县

仓颉墓

附记

咸同年间，粤捻之乱，仓墓旁居民，筑寨自保，掘地得古碑，高丈许，碑刻隐约可辨，为仓颉墓。村民谓此事于官必重，为吾村累，相与碎而薶之顷。纂修邑志，有以此事告余者，因召某生询实，遣人随往，寻掘不获。神物显晦，固自有时，但不审先代圣贤墓碑，官吏即闻而封植之，于地方何害？乡民愚昧无知至此。昔宋临颍县民田中有，唐人张敬因碑颜，鲁公撰书，庆历中或往摹榻，居民以践禾为累，碎其碑。

欧阳文忠在滁州亟遣往求，仅获残缺七段，文义不可次第，集古录跋，称其书尤奇，甚可惜也。古今憾事，无独有偶，岂中亦有数存耶，姑志之，以谂来者。黄安熊灿记。《扶沟县志·卷之二·疆域志坟墓》，清·熊灿纂修，清光绪十九年（1893年）刻本，27.

仓颉墓考

邑东三十里，地名冢子凹，在赵厂东里许，有古冢三相连，相传为仓颉墓，一被黄水淤没，南二尚存，仿佛父老言，旧有碑在坡贾村庙内，赵厂村庙壁，古碣亦云，东邻仓陵。据《祥符志》载，仓皇陵在汴城东北二十里时和保，俗名仓皇冢，旁有造字台。禅通纪曰：仓颉居阳武而葬利乡，谓利乡即时和保之墟，考尚友录，又为南乐吴村人，黄帝史官始造文字。按：黄帝建都，在今新郑轩辕邱，即其故墟，去汴去此皆不甚远，昔人有慕德化而葬衣冠，为陵墓者，况芳迹流传既久，安可湮没，志之以俟考核。《扶沟县志·卷之十六·志余》，清·熊灿纂修，清光绪十九年（1893年）刻本，11.

灶君庙

灶君庙，在东岳庙西，嘉庆二十二年（1543）厨役建。《扶沟县志·卷之四·建置志寺观》，清·熊灿纂修，清光绪十九年（1893年）刻本，30.

轩辕庙

轩辕庙，在西北十里轩庄，光绪八年（1882）重修。《扶沟县志·卷之四·建置志寺观》，清·熊灿纂修，清光绪十九年（1893年）刻本，30.

张子和庙

张子和庙，在张坞岗北首，泰山庙左。相传山西人贩布经此，为盗所劫死地，方未偿其冤，每著灵异，有被窃洒酒祷之，辄指获凶盗，差役辈尤敬信之，至今庙貌遍中州矣。《扶沟县志·卷之四·建置志寺观》，清·熊灿纂修，清光绪十九年（1893）刻本，31.

第三节　西华县

仙洞灵湫（图）

世传葛仙翁至西华，卧大雪中挥汗如雨，邑人疑之，未几遂失所在，或曰此洞即其遗址，碧水一泓，澄清可掬，姑乃其说，以志仙踪。

丹成九转云归岫，此洞千年留宇宙。洞口仙人不复来，霞漱终古还如旧。《西华县志·卷首·图》，清·宋恂纂修，清乾隆十九年（1754）刻本，20-21.

枣丘

枣丘，在县东北三十里，《隋图经》云：其原丘塘多生枣棘。《西华县志·卷五·地理志》，民国·徐家璘，宋景平等修，杨凌阁纂，民国七年（1918）刻本，360.

第四节　鹿邑县

和药寺

和药寺，在李原集东五里。《鹿邑县志·卷五·古迹》，清·于沧澜，马家彦修，清光绪二十二年（1896）刻本，14.

第五节　淮阳县

伏羲神农旧都

县为伏羲神农二氏旧都。五帝纪，帝太昊伏羲氏成纪人也，以木德纪天，而王都宛邱。注：今陈州太昊之墟；炎帝神农氏以火德王都于陈。注：陈国名今陈州。《淮阳县志·卷一·舆地志》，民国·甄纪印纂修，民国二十三年（1934）铅印本，1.

画卦台（八卦台）

画卦台，在城北一里。一名八卦台，又名八卦坛。明正统三年（1438），知州张志道增建亭垣，周十三门，石刻一座。嘉靖二十四年（1545），知州唐方湘，建大殿七间，三刻四座，东西厢房各三间，门一座。靖庆丙辰，知州李应霭修之，立坊于西，曰□察遗址。万历初，知州洪蒸增卷棚五间，八角亭一座，内塑伏羲像，知州许汝升，立坊于旧处，曰则图古□。今废，址尚存。清康熙八年（1669），知州方于光，重修大庭三楹；二十八年（1689），知州王清彦修补，后坯仅存台址。嘉庆二十二年（1817），知州李振熹、知县刘广树，劝捐复建，元和郡县志，宛邱八卦台，在县北一里，古伏羲氏始画卦于此，□路史注：今宛邱城北一里，有伏羲庙、八卦坛□。《太平寰宇记》：宛邱县八卦坛，在县北一里，伏羲于蔡水得龟，因画八卦之坛旧有，长史张齐贤文后，刺史李邕撰新文刊之。《淮阳县志·卷二·舆地志古迹》，民国·甄纪印纂修，民国二十三年（1934）铅印本，8.

八卦台，在陈州北一里，昔伏羲于蔡水得神龟，因画八卦于此坛，后有画卦台。详见张齐贤文明叶盛诗：羲皇古神圣，御宇三皇初。茫茫大河上，龙马出负图。一云蔡水阳，亦有龟莹如。圣心与天契，奇文照轨模。七六前后列，八九左右俱。出兹启后圣，大易遂以敷。维陈有遗台，下有灵蓍枯。伟哉方册存，万古开群愚。《开封府志·卷之十六·古迹志》，清·管竭忠纂修，清同治二年（1863）刻本，20.

撲蓍坛

撲蓍坛，在治城外。《河南通志》：伏羲撲蓍之所，内有蓍草堂。《淮阳县志·卷二·舆地志古迹》，民国·甄纪印纂修，民国二十三年（1934）铅印本，8.

羲神实

羲神实，未详其处。《水经注》：陈城东北三十里，有羲神实，当作羲城实。《路史》：炎帝纪上都于陈。注：今宛邱有陈城。故陈国传云，太昊之墟，或云神农不居此。□道元云：今故城有所谓羲神实者，其处也。实者对虚之名，言神农所在，人民常实也。《淮阳县志·卷二·舆地志古迹》，民国·甄纪印纂修，民国二十三年（1934）铅印本，8.

白龟池

白龟池，在城北一里，画卦台前。相传伏羲于蔡水得白龟，凿此池以养之。《淮阳县志·卷二·舆地志古迹》，民国·甄纪印纂修，民国二十三年（1934）铅印本，10.

蓍草园

蓍草园，在羲陵后。方广八十余步，当春蓍发，秋后茎成，取以撲卦。《淮阳县志·卷二·舆地志古迹》，民国·甄纪印纂修，民国二十三年（1934）铅印本，10.

逸园

逸园，在城西北隅，邑人苏应元建，称淮郡名胜。相传，即宋知州张咏之西园也，康熙壬午应元子名杰，令阳谷□，圣祖南巡赐以诗绫扇各一，因构楼以奉之，雍正戊申，园内中产灵芝九本，尤称瑞异，今废……《淮阳县志·卷二·舆地志古迹》，民国·甄纪印纂修，民国二十三年（1934）铅印本，10.

太昊伏羲陵

皇陵，太昊伏羲之陵，在城北里许。陵制祀典俱祥，经政秩祀门。《淮阳县志·卷二·舆地志墓冢》，民国·甄纪印纂修，民国二十三年（1934）铅印本，11.

宛邱八景

宛邱八景，旧志相沿，景各有图，缀以题咏，附卷首图经，然八景俱在，已祥前注故删，复仍录，存旧目备考。

羲陵岳峙：即太昊伏羲氏之陵。

蓍草春荣：即蓍草园。

蔡池秋月：即画卦坛白龟池……《淮阳县志·卷二·舆地志墓冢》，民国·甄纪印纂修，民国二十三年（1934）铅印本，13.

瘟神庙

瘟神庙，党城内姑寺南一，东月城一。《淮阳县志·卷二·舆地志庙观》，民国·甄纪印纂修，民国二十三年（1934）铅印本，15.

神农井

神农井，今失其处，史记注，云淮阳多古迹，有神农井。《淮阳县志·卷二·舆地志古迹》，民国·严绪钧修，（民国）民国五年（1916）刻本，6.《淮阳县志·卷二·舆地志古迹》，民国·甄纪印纂修，民国二十三年（1934）铅印本，10.

神农井，《史记》小司马注云，淮阳有农神井。《开封府志·卷之十六·古迹志》，清·管竭忠纂修，清同治二年（1863）刻本，20.

普济寺

普济寺，在城南十二里，三冢洼。《淮阳县志·卷二·舆地志古迹》，民国·甄纪印纂修，民国二十三年（1934）铅印本，18.

揲蓍坛

揲蓍坛，在陈州城外，伏羲揲蓍之所，有蓍草堂。明王概诗：高台突兀接荒城，风雨年年蓍草生。凤尾飘萧云气湿，龙头天矫露华清。重瞳此日升双阙，一本何时满百茎。安得神龟常相护，灵根真拟献承明。《开封府志·卷之十六·古迹志》，清·管竭忠纂修，清同治二年（1863）刻本，20.

第六节　沈丘县

乳香台

乳香台，在县南二里，旧产乳香，故名，上有香台寺。《沈丘县志·卷之二·地理志山川》，清·何源洙，冯澎纂修，清乾隆十一年（1746）刻本，5.

乳香台，位于老城西南三华里处，徐营村东北角。泉河绕其西、北两面，环境优美。东汉永平七年，（64）在其台上建广教寺，明成化年间重修。庙梁是乳香木质，每到伏天渗出乳香，溢香可闻，故名乳香台。《沈丘县志》，沈丘县志编纂委员会编，河南人民出版社，1987年7月，408.

华佗冢

华佗冢位于槐店沙河南岸，沈漯公路北侧，冢南一里许有华塚寺村。解放时古寺尚存，后拆除。华佗生于安徽亳县，卒于河南许昌，怎会葬于此处？据传，有一年发水，顺沙河漂来一口棺材，言是华佗尸首，被当地李太守厚葬于此，并建寺祭奠。是否真墓，无史实可查。一说，系华佗妹之墓。县旧志有此说，无考。

一说，系贾逵墓。据《大清统计志》载"贾逵墓，在项城县东北，项城故城东南三里，逵迁豫州刺史，卒葬于此"。项县故城在槐店西南二里，从地理位置推算，华佗塚似是贾逵墓位置。《沈丘县志》，沈丘县志编纂委员会编，河南人民出版社，1987年7月，409-410.

草庙

草庙，在冯营西，因庙宇皆草舍，故名草庙，是敬祀华佗的地方。《沈丘县志》，沈丘县志编纂委员会编，河南人民出版社，1987年7月，409.

第十七章　驻马店

第一节　遂平县

老君洞

老君洞，黄土岭左。俗传老君修道于此，迤逦深入，直抵舞阳。《遂平县志·卷之一·地理志古迹》，清·金忠济纂修，清乾隆二十四年（1759）刻本，7.

老君洞，在县西五十里。《遂平县志·卷上·地理志古迹》，清·张鼎新纂修，清顺治十六年（1659）刻本，27.

洗面池

洗面池，俗传老君遗迹。《遂平县志·卷之一·地理志古迹》，清·金忠济纂修，清乾隆二十四年（1759）刻本，8.

洗面池，在县西七十里，俗云李耳洗面于此。《遂平县志·卷上·地理志古迹》，清·张鼎新纂修，清顺治十六年（1659）刻本，27.

青牛池

青牛池，北门内，阔长约二十余亩，俗传老子饮牛于此。《遂平县志·卷之一·地理志古迹》，清·金忠济纂修，清乾隆二十四年（1759）刻本，9.

青牛池，在县治北，约二十余亩许，冬夏水常不涸。俗有云，李耳饮青牛于池水。见艺文志。《遂平县志·卷上·地理志古迹》，清·张鼎新纂修，清顺治十六年（1659）刻本，27.

仙人洞

仙人洞，即老君洞并洗面池，具见上。《遂平县志·卷之一·地理志古迹》，清·金忠济纂修，清乾隆二十四年（1759）刻本，9.

第二节　上蔡县

瘟神庙

瘟神庙，在城内南街。《上蔡县志·卷之二·建置志祀庙》，清·杨廷望纂修，清康熙二十九年（1690）刊本影印，276.

伏羲庙

伏羲庙，在城东三十里蓍台之上。按：陈州有太昊陵，太昊庙为伏羲专祠，此奉累朝敕建，因蓍龟以祀伏羲者，历代敕赐祭田二千五百亩，邑有司春秋二祭，厥有常典。明崇祯间，冠礼庙祀荒废，有远方僧来居，遂补庙为寺，塑佛像于其中，旧例春秋二仲次丁日知县亲祭。康熙丙寅年（1686），知县杨廷望往祀，移置佛像，仍复旧制，新建殿宇，塑伏羲神像，募集守庙人，奉祀香火。

房屋：石坊一座（上书蓍台二字），大门三间，正殿五间，二门三间，东西厢房各三间，三皇阁三间，八卦台一座，蓍园，道院。祭田四止：东止青龙沟，去台一百步，南止朱雀坑，去台二百步，西止朱马河，即白虎沟，去台六百步有□，北止玄武坑，去台三百六十步，共宽七百步，长五百步，台四周限以□□。《上蔡县志·卷之二·建置志祀庙》，清·杨廷望纂修，清康熙二十九年（1690）刊本影印，276-277.

蓍台坊

蓍台坊，在城东伏羲庙门外。《上蔡县志·卷之二·建置志楔表》，清·杨廷望纂修，清康熙二十九年（1690）刊本影印，292.

蓍台

蓍台，在城东三十里，蔡岗之上为伏羲画卦处，台四周皆产蓍草，近台一水曰蔡沟旧有元龟满身素甲，浮游其中，台有白龟庙，祀伏羲氏，历代敕赐，祭田二十五顷。迨明末，为释氏占据。康熙二十五年（1686），知县杨廷望，迁徙诸佛，鼎建庙宇，重塑太昊伏羲氏像，募道士住持其中，所有祭田即令耕种，收课以供祭祀。

顺治辛丑（1661），进士张沐率乡人补蓍台缺处，绕锹二三尺有小蛇盘结无数，遂止焉。蓍台灵验如此，寸土尚不敢动，敢亵越处此耶。《上蔡县志·卷之一·舆地志》，清·杨廷望纂修，清康熙二十九年（1690）刊本重印，133.

八卦亭

在蓍台右，伏羲于此画卦，又名画卦台。台旁有蓍草园，园中筑二台，台上作二亭，一砌先天八卦，一砌后天八卦，久废。有蔡邕题画卦碑。旧在南门外，今移置蓍台。

钟灵之地，易象之源，既有蓍台蓍园，宜作蓍室，藏蓍其中，敬而礼之，遇有事官师就而穆卜之（张沐识）。《上蔡县志·卷之一·舆地志古迹》，清·杨廷望纂修，清康熙二十九年（1690）刊本影印，133.

伏羲八卦亭

伏羲八卦亭，位于县城东15公里白圭庙寨内。这里原有一座白圭祠（俗称白圭庙），祠内有蓍草圃，塑有伏羲像，建有伏羲画卦亭（又名八卦亭），"文化大革命"时期被毁掉，现仅存伏羲画卦亭一座。据历史文献记载，为伏羲用蓍草画卦处。亭子建筑为八角钻尖顶，周围有八个拱角，每个拱角下均有方形石柱支撑，石柱下部以石为栏互相衔接。亭顶檐下八方刻有：乾、坎、坤、震、巽、离、艮、兑八个大字，亭分内外两层，里层用青砖砌成八角形墙体，直接亭顶；门辟在南面，两侧石柱上刻有对联：上联"仰观俯察一画明天地之道"，下联"数往知来六爻发古今之藏"。根据史料推测，该亭为东汉时期建筑物，现为县重点文物保护单位。《上蔡县志》，上蔡县地方史志编纂委员会编，生活·读书·新知三联书店出版，1995年6月，572.

蔡沟银杏树

蔡沟银杏树（俗名白果树），位于县城东30公里蔡沟镇原孔庙内。相传为清康熙年间知县杨廷望重修厄庙时所栽，距今已近三百年，仍枝叶旺盛，每年银杏累累。树高18米，干高9米，干的围径4.10米，村冠呈球状，覆盖面积为90平方米。《上蔡县志》，上蔡县地方史志编纂委员会编，生活·读书·新知三联书店出版，1995年6月，572

第三节　汝南县

三皇庙

三皇庙，北关嘉靖间建，废。《汝阳县志·卷二·寺观》，清·邱天英撰，民国二十三年（1934）石印本，19.

壶仙庙

壶仙庙，城北十五里，费长房遇仙处。相传，有树高数丈，壶公悬壶于上因名。悬壶观，唐天宝中建，宋名壶公祠，嘉靖后更今名。《重修汝南县志·卷三·古迹志古寺观》，民国·陈伯嘉修，李成均等纂，民国二十七年（1938）石印本影印，207.

费长房投杖处

葛坡寺，在殷店西南六里许，门外有古槐一株，大四围，俗名上天梯。相传即费长房投杖处。《重修汝南县志·卷三·古迹志古寺观》，民国·陈伯嘉修，李成均等纂，民国二十七年（1938）石印本影印，207.

炎帝庙

炎帝庙，南月城内。嘉靖初年崇藩建，民国废，遗直尚存。《重修汝南县志·卷三·古迹志古寺观》，民国·陈伯嘉修，李成均等纂，民国二十七年（1938）石印本影印，203.

太极图

太极图，在杨埠镇南三里桥东，此图由三里桥北流大洪水流湾曲冲成两个二月环抱形，东西相对，结果流入大洪河，景致极佳。《重修汝南县志·卷三·古迹志古亭台》，民国·陈伯嘉修，李成均等纂，民国二十七年（1938）石印本影印，217.

葛陂

葛陂，在府城西南三十里，详见山川。唐胡会诗：长房回至葛陂中，人已登真竹化龙。莫道神仙难顿学，稽生自是不遭逢。《河南通志·卷之五十二·古迹下汝宁府》，清·田文镜纂修，清光绪二十八年（1902）刻本，26.

第四节　正阳县

扁鹊墓

扁鹊墓，在寒冻镇西南三里，数石横于巅，状似石棺，土人传为扁鹊墓。《重修正阳县志·卷一·地理古迹》，民国·魏松声等纂，民国二十五年（1936）铅印本影印，95.

药王庙

汝南埠店药王庙，（在汝埠店）街北寨外。《重修正阳县志·卷一·建置坛庙》，民国·魏松声等纂，民国二十五年（1936）铅印本影印，139.

第五节　确山县

牡丹山

牡丹山，在县西二十里。《确山县志·卷二·山川志》，民国·张缙璜纂修，民国二十年（1931）铅印本，3.

大仪山（晒药山）

大仪山（晒药山），在县西南十五里，十里河出焉，俗名晒药山。《确山县志·卷二·山川志》，民国·张缙璜纂修，民国二十年（1931）铅印本，3.

东泉山（牡丹寺）

东泉山（牡丹寺）在县西十五里，中有南泉寺多牡丹，俗又称牡丹寺。《确山县志·卷二·山川志》，民国·张缙璜纂修，民国二十年（1931）铅印本，3.

蓝牡丹

乐山最险处，昔曾产此，好事者曾以数十金，寡人搭架采取栽种，辄枯，胡春原处仍开此花，至今人或见之。《确山县志·卷二·山川志》，民国·张缙璜纂修，民国二十年（1931）铅印本，3.

药王庙

药王庙，南关外，东岳庙左侧，知县张登弟创建。《确山县志·卷三·古迹志》，民国·张缙璜纂修，民国二十年（1931）铅印本，3.

第六节　泌阳县

吕祖阁

仙人吕洞宾，明万历戊午年间（1618），以道扮医哑人能言，邑候周公感而建阁于泌水之阳，是为吕祖阁。每岁四月十四日，四方商贾竞集香火物特盛。《泌阳县志·卷之八·人物仙释》，清·倪明进纂修，清道光八年（1828）刻本，22.

青衣岭

青衣岭，在县东八十余里，大湖山之东，其上平旷，有池，四时不竭，多生萱草。《泌阳县志·卷之一·山川志》，清·倪明进修，栗郢纂，清道光四年（1824）刊本影印，95.

爓烛山

爓烛山，在县东七十里，在铜山东北，上有二石并立，其形如烛，今呼为御石岗。按旧志云：又东为小铜山，在铜山之东，产黄精、苍术。又东为四封山。《泌阳县志·卷之一·山川志》，清·倪明进修，栗郢纂，清道光四年（1824）刊本影印，99.

附录：参考文献

明代

1.《邓州志》，明·潘庭楠纂修，宁波天一阁藏明嘉靖四十三年（1564）刻本 1963 年影印．

2.《巩县志》，明·周泗修，康绍第纂，民国二十四年（1935）刻本．

3.《固始县志》，明·张梯纂修，宁波天一阁藏明嘉靖二十一年（1542）刻本影本．

4.《光山县志》，明·沈绍庆纂修，明嘉靖三十五年（1556）刻本影印本．

5.《开州志》，明·王崇庆纂修，明嘉靖间刻本影印本．

6.《兰阳县志》，明·褚宦纂修，明嘉靖二十四年（1545）刻本望本影印．

7.《鲁山县志》，明·承天贵纂修，宁波天一阁藏明正德五年（1510）刻本．

8.《内黄志》，明·董弦纂修，明嘉靖十六年（1537）刻本影印．

9.《汝州志》，明·承天贵纂修，宁波天一阁藏明正德五年（1510）刻本，1963 年影印．

10.《汤阴县志》，明·沙蕴金纂修，明崇祯十年（1637）刻本．

11.《尉氏县志》，明·汪心纂修，明嘉靖二十七年（1548）刻本，1963 年影印本．

12.《夏邑县志》，明·郑相纂修，宁波天一阁藏嘉靖间刻本 1963 年影印本．

13.《襄城县志》，明·林鸾纂修，1963 年上海古籍书店据明嘉靖三十年（1551）刻本影印．

14.《许州志》，明·张良知纂修，1961 年据明嘉靖十九年（1540）刻本影印．

15.《鄢陵志》，明·刘讱纂修，明嘉靖十六年（1537）刻本影印本（1963）．

16.《郾师县志》，明·魏津纂修，宁波天一阁藏明弘治十七年（1504）抄本 1962 年影印．

17.《彰德府志》，明·崔铣纂修，明嘉靖元年（1522）刻本，1964 年影印．

18.《长垣志》，明·张治道纂修，宁波天一阁藏明嘉靖间刻本影印本．

19.《新乡县志》，明·储珊纂修，明正德元年（1506）蓝丝阑钞本．

清代

1.《安阳县志》，清·贵泰武，穆淳等纂，清嘉庆二十四年（1819）刊本，民国二十二年（1933）铅字重印本．

2.《安阳县志》，清·陈锡辂主修，清乾隆三年（1738）刻本．

3.《宝丰县志》，清·武亿总纂，陆蓉同纂，清嘉庆二年（1797）刻本．

4.《宝丰县志》，清·李彷梧纂修，耿兴宗、鲍桂徵分纂，清道光十七年（1837）刻本．

5.《陈留县志》，清·钟定纂修，清康熙三十年（1691本．

6.《陈留县志》，清·武从超纂修，清宣统二年（1910）本．

7.《登封县志》，清·洪亮吉，陆继萼等纂，清康熙五十二年（1713）刊本．

8.《范县乡土志》，清·杨沂编次，清光绪三十四年（1908）石印本．

9.《范县志》，清·唐晟编修，清光绪三十三年（1907）石印本，康熙十一年本．

10.《范县志》，清·霍之瑄纂修，清康熙十一年（1672）刻本．

11.《扶沟县志》，清·王德瑛修，清道光十三年（1833）刻本．

12.《扶沟县志》，清·熊灿纂修，清光绪十九年（1893）刻本．

13.《巩县志》，清·李述武撰，清乾隆五十四年本．

14.《固始县续志》，清·包桂纂修，清乾隆十年（1745）刻本．

15.《固始县志》，清·杨汝楫纂修，清康熙三十二年（1693）刻本．

16.《光山县志》，清·杨殿梓纂修，清乾隆五十一年（1786）刻本．

17.《光州志》，清·杨修田纂修，清光绪十三年（1887）刊本影印．

18.《河南府志》，清·施诚纂修，清同治六年（1867）刻本．

19.《河南通志》，清·田文镜纂修，清光绪二十八年（1902）刻本．

20.《河内县志》，清·袁通纂修，方履篯编辑，清道光五年（1825）刻本影印．

21.《河阴县志》，清·申奇彩修，毛泰征纂，康熙三十年（1691）刻本．

22.《滑县志》，清·姚德闻纂修，清康熙二十五年（1686）刻本．

23.《滑县志》，清·吴乔龄纂修，清乾隆二十五年（1760）刻本．

24.《辉县志》，清·周际华纂修，清光绪二十一年（1895）刻本．

25.《获嘉县志》，清·吴乔龄，李栋纂修，清乾隆二十一年（1756）本．

26.《汲县志》，清·徐汝瓒纂修，清乾隆二十年（1755）刻本．

27.《济源县志》，清·萧应植纂修，清乾隆二十六年（1761）刊本．

28.《嘉庆重修一统志（河南）》，清·嘉庆重修本．

29.《郏县志》，清·姜篯纂修，清咸丰九年（1859）刻本．

30.《郏县志》，清·张熙瑞，茅恒春纂修，清同治四年（1865）刻本．

31.《开封府志》，清·管竭忠纂修，清同治二年（1863）刻本，．

32.《开州志》，清·陈兆麟纂修，清光绪八年（1882）刻本．

33.《开州志》，清·李符清纂修，清嘉庆十一年（1806）刻本．

34．《考城县志》，清·李国亮纂修，清康熙三十七年（1698）刻本．

35．《兰阳县志》，清·高世琦纂修，民国二十四年（1935）铅印本．

36．《兰阳续县志》，清·徐光范纂修（乾隆九），民国二十四年（1935）铅印本．

37．《林县志》，清·杨潮观纂辑，清乾隆十六年纂，清乾隆十七年（1752）刻本．

38．《林县志》，清·王玉麟重修，清·徐岱、熊远寄续修，清康熙三十四年（1695）刻本．

39．《临颍县续志》，清·沈青崖纂修，清乾隆十二年（1747）刻本．

40．《临颍县续志》，清·李馥先纂修，清顺治十七年（1660）刻本．

41．《灵宝县志》，清·周庆增修，清乾隆十二年（1747）刻本．

42．《灵宝县志》，清·周涂、方胙勋主修，清光绪二年（1876）刻本．

43．《鲁山县志》，清·董作栋纂修，清嘉庆元年（1796）刻本．

44．《鹿邑县志》，清·许葵修，清康熙十八年（1679）刻本．

45．《鹿邑县志》，清·于沧澜、马家彦修，清光绪二十二年（1896）刻本．

46．《罗山县志》，清·葛荃纂修，清乾隆十一年（1746）刻版重修，清末刻本．

47．《洛阳县志》，清·陆继辂、魏襄同纂，清嘉庆十八年（1813）刻本．

48．《孟津县志》，清·孟常裕纂修，清康熙四十七年（1708）刻本．

49．《孟津县志》，清·徐无灿,赵擢彤,宋缙等纂修，清康熙四十八年（1709），嘉庆二十一年刊本影印本．

50．《孟县志》，清·仇汝瑚纂修，清乾隆五十五年（1790）刻本．

51．《泌阳县志》，清·倪明进修，栗郢纂，清道光四年（1824）刊本影印．

52．《密县志》，清·谢增，景纶撰，清嘉庆二十二年（1817）本．

53．《渑池县志》，清·甘扬声主修，清嘉庆十五年（1810）刻本．

54．《南乐县志》，清·王培宗纂修，清康熙五十年（1711）刻本．

55．《南阳府志》，清·朱璘纂修，清康熙三十三年（1694）刻本．

56．《南阳府志》，清·孔传金纂修，清嘉庆十二年（1807）刻本．

57．《南阳县志》，清·潘守廉修，张嘉谋纂，清光绪三十年（1904）刊本影印．

58．《南召县志》，清·陈之焜专修，清乾隆十一年修，民国二十八年重印本．

59．《内黄县志》，清·董庆恩纂修，清光绪十八年（1892）刻本．

60．《内黄县志》，清·李浈纂修，清乾隆四年（1739）刻本．

61．《内乡县志》，清·宝鼎望纂修，清康熙五十一年（1712）刻本．

62．《宁陵县志》，清·萧济南纂修，清宣统三年（1911）刻本．

63．《宁陵县志》，清·王国宁纂修，清康熙三十二年（1693）刻本．

64．《杞县志》，清·周玑纂修清·乾隆五十三年（1788）刊本．

65. 《确山县志》，清·周之瑚纂修，清乾隆十一年（1746）刻本.

66. 《汝宁府志》，清·何显祖，董永祚撰，清康熙三十四年（1695）刻本.

67. 《汝宁府志》，清·金镇撰，清康熙元年（1662）刻本.

68. 《汝阳县志》，清·邱天英撰，清·康熙二十九年（1690）刻本.

69. 《汝州全志》，清·白明义纂修，清道光二十年（1840）刻本.

70. 《陕州直隶州续志》，清·黄璟主修，清光绪十八年（1892）刻本.

71. 《陕州直隶州志》，清·赵希曾主修，光绪十七至十八年（1891—1892）刻本.

72. 《商城县志》，清·武开吉撰，清嘉庆八年刻本.

73. 《商水县志》，清·董榕修，清乾隆四十八年（1783）刻本.

74. 《上蔡县志》，清·杨廷望纂修，清康熙二十九年（1690）刊本影印.

75. 《沈丘县志》，清·李芳春，赵之璇编撰，清顺治十五年（1658）刻本.

76. 《沈丘县志》，清·何源洙，冯澎纂修，清乾隆十一年（1746）刻本.

77. 《氾水县志》，清·许勉燉纂修，清乾隆九年（1744）刻本，39.

78. 《嵩县志》，清·康基渊纂修，清乾隆三十二年（1767）刊本.

79. 《唐县新志》，清·王政纂修，清康熙十二年（1673）本.

80. 《唐县志》，清·吴泰来、黄文莲纂修，清乾隆五十二年（1787）刊本.

81. 《唐县志》，清·陈咏纂修，清光绪四年（1878）刻本.

82. 《通许县旧志》，清·阮龙光修，邵自祐纂，清乾隆二十五年（1760）修，民国二十三年（1934）重印本.

83. 《桐柏县志》，清·巩敬绪纂修，清乾隆十八年（1753）刻本.

84. 《洧川县志》，清·何文明纂修，清嘉庆二十三年（1818）刻本.

85. 《尉氏县志》，清·沈湘纂修，清道光十一年（1831）刻本.

86. 《温县志》，清·王其华纂修，清乾隆二十四年（1759）刻本.

87. 《温县志》，清·李若廙纂修同，清顺治十五年（1658）刻本.

88. 《阌乡县志》，清·刘思恕，汪鼎臣纂修，清光绪二十年（1894）刻本.

89. 《武陟县志》，清·王荣陛，方履籛纂，清道光九年（1829）刊本影印.

90. 《舞阳县志》，清·丁永琪纂修，清乾隆十年（1745）刻本.

91. 《舞阳县志》，清·王德瑛纂修，清道光十五年（1835）刻本.

92. 《西华县志》，清·宋恂编撰，清乾隆十九年（1754）刻本.

93. 《息县志》，清·刘光辉撰，清嘉庆四年（1799）刻本.

94. 《息县志》，清·邵光胤纂修，清顺治十五年（1658）刻本.

95. 《息县志》，清·蒋彪纂修，清康熙三十二年（1693）刻本.

96. 《襄城县志》，清·陈治安纂修，清康熙年间刻本.

97. 《襄城县志》，清·汪运正纂修，清乾隆十一年（1746）刊本影印本.

98.《祥符县志》，清·沈传义纂修，清光绪二十四年（1898）刻本．

99.《祥符县志》，清·李同享纂修，清顺治十八年（1661）刻本．

100.《新修南乐县志》，清·方元启纂修，清康熙十年（1671）刻本．

101.《新野县志》，清·徐金位纂修，清乾隆十九年（1754）刊本影印．

102.《新郑县志》，清·黄本诚撰，清乾隆四十一年（1776）刻本．

103.《新郑县志》，清·朱延献修、刘曰煃纂，清康熙三十二年（1693）刊本．

104.《修武县志》，清·冯继照纂修，清同治七年（1868）刻本．

105.《修武县志》，清·吴映白纂修，清乾隆三十一年（1766）刻本．

106.《许州志》，清·萧元吉编撰，清道光十八年（1838）刻本．

107.《许州志》，清·甄汝舟编撰，清乾隆十年（1745）刻本．

108.《续睢州志》，清·王枚纂修，清光绪十八年（1892）刻本．

109.《续修长葛县志》，清·阮景咸纂修，清乾隆十二年（1747）刻本．

110.《鄢陵县志》，清·经起鹏纂修，清顺治十六年（1659）刻本．

111.《郾城县志》，清·荆其惇，傅鸿邻纂修，清顺治十六年（1659）刻本．

112.《偃师县志》，清·汤毓倬修，孙星衍纂，清康熙五十三年（1714）刊本．

113.《阳武县志》，清·谈諟曾纂修，清乾隆十年（1745）刻本．

114.《叶县志》，清·欧阳霖修，仓景恬、胡廷桢纂，清同治十年（1871）刊本影印．

115.《伊阳县志》，清·张道超等修，马九功等纂，清道光十八年刊本．

116.《宜阳县志》，清·谢应起等修，刘占卿等纂，清光绪七年（1881）刊本．

117.《宜阳县志》，清·王道成，周洵等修，清乾隆十二年（1747）刊本．

118.《荥阳县志》，清·李煦撰，民国十三年（1924）本．

119.《荥泽县志》，清·崔淇修纂，清乾隆十三年（1748）刻本．

120.《永城县志》，清·岳廷楷纂修，清光绪二十七年（1901）刻本．

121.《永城县志》，清·周正纪纂修，清康熙三十六年（1697）刻本．

122.《虞城县志》，清·李淇修，席庆云纂，清光绪二十一年（1895）刊本影印．

123.《禹州志》，清·邵大业纂修，清乾隆十二年（1747）刻本．

124.《禹州志》，清·朱炜纂修，清同治九年（1870）刻本．

125.《裕州志》，清·董学礼原本，宋名立增修，清康熙五十五年（1716）修，清乾隆五年（1740）补刊本．

126.《原武县志》，清·吴文炘纂修，清乾隆十二年（1747）刻本．

127.《彰德府》，清·卢崧纂修，清乾隆五十二年（1787）刻本．

128.《彰德府续志》，清·宋可发纂修，清顺治年间（1644—1661）刻本．

129.《彰德府志》，清·刘谦纂修，清乾隆五年（1740）刻本．

130.《长垣县志》，清·宗琮纂修，清康熙三十九年（1700）刻本．

131.《长垣县志》，清·李于垍纂修，清同治十二年（1873）刻本．

132.《柘城县志》，清·李藩纂修，清光绪二十二年（1896）刻本．

133.《浙川县志》，清·徐光弟修，王官亮纂，清咸丰十年（1860）刊本．

134.《镇平县志》，清·吴联元自修，清光绪二年（1876）刻本．

135.《正阳县志》，清·彭良弼纂修，清嘉庆元年（1796年）刻本．

136.《重修固始县志》，清·谢聘纂修，清乾隆五十一年（1786）刻本．

137.《重印信阳州志》，清·张钺纂修，汉口大新印刷公司，民国十四年（1925）铅印本．

138.《胙城县志》，清·刘纯德修、郭金鼎纂，清顺治十六年（1659）刻本．

民国

1.《重修正阳县志》，民国·魏松声等纂，民国二十五年（1936）铅印本．

2.《封丘县志续志》，民国·王赐魁修、栾会生纂，民国二十六年（1937）铅印本．

3.《封丘县志续志》，民国·姚家望修、黄荫柟纂，民国二十六年（1937）铅印本．

4.《巩县志》，民国·刘莲青，张仲友撰修，民国二十六年（1937）刻本．

5.《光山县志约稿》，民国·许希之修、晏兆平纂，民国二十五年（1936）铅印本．

6.《光山县志约稿》，民国·晏兆平编辑，民国二十五年（1936）铅印本影印．

7.《河阴县志》，民国·高廷璋纂修，民国十三年（1924）刻本．

8.《淮阳县志》，民国·甄纪印纂修，民国二十三年（1934）刻本．

9.《淮阳县志》，民国·严绪钧修，民国五年（1916）刻本．

10.《获嘉县志》，民国·邹古愚纂修，民国二十三年（1934）铅印本．

11.《考城县志》，民国·张之清修、田春同纂，民国十三年（1924）铅印本影印．

12.《考城县志》，民国·赵华亭纂修，民国三十年（1941）铅印本．

13.《林县志》，民国·张凤台、李见荃著，民国二十一年石印本．

14.《灵宝县志》，民国·孙椿荣修、张象明等纂，民国二十四年（1935）重修铅印本．

15.《洛宁县志》，民国·贾毓鹗等修、王凤翔等纂，民国六年（1917）铅印本．

16.《孟县志》，民国·阮藩济等纂修、宋立梧等编辑，民国二十二年（1933）刻本．

17.《密县志》，民国·汪忠纂修，民国十三年（1924）铅印本．

18. 《渑池县志》，民国·陆绍治主修，英华石印馆，民国十七年（1928）石印本.

19. 《南乐县志》，民国·李铁珊纂修，民国三十年（1941）铅印本.

20. 《清丰县志》，民国·刘陛朝纂修，民国三年（1914）刻本.

21. 《确山县志》，民国·张缙璜纂修，民国二十年（1931）铅印本.

22. 《陕县志》，民国·欧阳珍修，韩嘉会等纂，民国二十五年（1936）铅印本.

23. 《商丘县志》，民国·刘德昌纂修，民国二十一年（1932）石印本.

24. 《商水县志》，民国·徐家璘，宋景平等修，杨凌阁纂，民国七年（1918）刻本.

25. 《氾水县志》，民国·田金祺监修，上海世界书局，民国十七年（1928）铅印本.

26. 《太康县志》，民国·杜鸿宾纂修，民国二十二年（1933）铅印本.

27. 《太康县志》，民国·郭成章编撰，民国三十一年（1942）刻本.

28. 《通许县新志》，民国·张士杰修，侯士禾纂，民国二十三年（1934）铅印本.

29. 《武陟县志》，民国·史延寿等纂修，民国二十年（1931）刊本.

30. 《西华县续志》，民国·潘龙光等修，张嘉谋等纂，民国二十七年（1938）铅印本.

31. 《西华县续志》，民国·凌甲烺编撰，民国二十七年（1938）铅印本.

32. 《西华县续志》，民国·潘龙光等修，张嘉谋等撰，民国二十七年（1938）铅印本.

33. 《西平县志》，民国·陈铭鉴纂，李毓藻修，民国二十三年（1934）刻本.

34. 《夏邑县志》，民国·黎德芬等纂修，民国九年（1920）石印本.

35. 《项城县志》，民国·张镇芳编撰，民国三年（1914）刻本.

36. 《新安县志》，民国·邱峨主修，民国三年（1914）石印本.

37. 《新安县志》，民国·张钫修，李希白纂，民国二十七年（1938）石印本.

38. 《新乡县续志》，民国·韩邦孚纂修，民国十二年（1923）刻本.

39. 《新乡县志》，民国·赵开元纂修，民国三十年（1941）铅印本.

40. 《新修阌乡县志》，民国·韩嘉会等纂修，民国二十一年（1932）铅印本.

41. 《许昌县志》，民国·张绍勋编撰，民国十三年（1924）石印本.

42. 《续安阳县志》，民国·方策总裁，民国二十二年（1933）铅印本.

43. 《续修武县志》，民国·史延寿等纂修，民国二十年（1931）刊本.

44. 《续荥阳县志》，民国·卢以洽纂修，张沂等辑，民国十三年（1924）铅印本影印.

45. 《鄢陵县志》，民国·靳蓉镜、晋克昌等修，苏宝谦纂，民国二十五年

（1936）铅印本.

46.《郾城县记》，民国·陈金台纂辑，民国二十三年（1934）刊本.

47.《阳武县志》，民国·窦经魁等修、耿愔等纂，民国二十五年（1936）铅印本.

48.《宜阳县志》，民国·张浩源、林裕焘主修，河南商务印书所，民国七年（1918）铅印本.

49.《禹县志》，民国·王琴林等纂修，民国二十年（1931）刊本.

50.《长葛县志》，民国·陈鸿畴纂修，民国二十年（1931）刻本.

51.《郑县志》，民国·周秉彝、刘瑞璘等纂，民国二十（1931）年重印本.

52.《重修滑县志》，民国·王蒲园等纂，民国二十一年（1932）铅印本.

53.《重修汝南县志》，民国·陈伯嘉、李成均等纂修，民国二十七年（1938）石印本.

54.《重修信阳县志》，民国·陈善同等纂，民国二十五年（1936）铅印本.

现代

1.《安阳县志》，安阳县志编纂委员会编，中国青年出版社，1990.

2.《宝丰县志》，宝丰县史志编纂委员会，杨裕主编，方志出版社，1996.

3.《登封县志》，登封县地方志编纂委员会编，郭明志主编，河南人民出版社，1990.

4.《邓州市志》，邓州市地方志编纂委员会编，王复战主编，中州古籍出版社，1996.

5.《扶沟县志》，河南省扶沟县志编纂委员会编，河南人民出版社，1986.

6.《淮阳县志》，邵士杰、王守德主编，河南人民出版社，1991.

7.《辉县市志》，辉县市史志编纂委员会编，中州古籍出版社，1992.

8.《郏县志》，郏县县志办公室编，中州古籍出版社，1996.

9.《开封简志》，开封市地方史志编纂委员会编，河南人民出版社，1988.

10.《开封市志》，开封市地方志编纂委员会编，刘施宪总编纂，中州古籍出版社，1996.

11.《临颍县志》，临颍县志编纂委员会编，李留根主编，中州古籍出版社，1996.

12.《洛宁县志》，洛宁县志编纂委员会编，生活·读书·新知三联书店出版，1991.

13.《泌阳县志》，泌阳县地方志编纂委员会编，中州古籍出版社，1984.

14.《密县志》，密县地方史志编纂委员会编，中州古籍出版社，1992.

15.《渑池县志》，渑池县志编纂委员会编，汉语大辞典出版社，1991.

16.《南阳市志》，南阳市地方志编纂委员会编，河南人民出版社，1980.

17.《平舆县志》，平舆县史志编纂委员会编，中州古籍出版社，1995.

18.《濮阳县志》，濮阳县地方志编纂委员会编，王德英主编，华艺出版社，1989.

19.《汝阳县志》，汝阳县地方志编纂委员会编，生活·读书·新知三联出版社，1995.

20.《商丘县志》，商丘县志编纂委员会编，生活·读书·新知三联书店，1991.

21.《上蔡县志》，上蔡县地方史志编纂委员会编，生活·读书·新知三联书店出版，1995.

22.《沈丘县志》，沈丘县志编纂委员会编，河南人民出版社，1987.

23.《睢州志》，马俊勇主编，睢县志编辑委员会编，中州古籍出版社，1989.

24.《太康县志》，太康县志编纂委员会，范文敏，朱晓辉、许书同总纂，中州古籍出版社，1991.

25.《汤阴县志》，汤阴县志编纂委员会编，河南人民出版社，1987.

26.《唐河县志》，唐河县地方志编纂委员会编，中州古籍出版社，1993.

27.《通许县志》，通许县地方志编纂委员会编，岳朝举主编，中州古籍出版社，1995.

28.《尉氏县志》，尉氏县志编委会，黄振海总编，中州古籍出版社，1991.

29.《武陟县志》，武陟县地方志编纂委员会编，中州古籍出版社，1993.

30.《舞阳县志》，河南省舞阳县志编纂委员会编，中州古籍出版社，1993.

31.《息县志》，息县志编纂委员会编，河南人民出版社，1989.

32.《夏邑县志》，河南省夏邑县志编纂委员会编纂，河南人民出版社，1989.

33.《襄城县志》，襄城县史志编纂委员会编，中州古籍出版社，1993.

34.《新乡县志》，新乡县史志编纂委员会编，生活·读书·新知三联书店出版，1995.

35.《新野县志》，新野县史志编纂委员会编纂，中州古籍出版社，1991.

36.《鄢陵县志》，鄢陵县地方志编纂委员会编，南开大学出版社，1989.

37.《叶县志》，叶县地方志编纂委员会编，中州古籍出版社，1995.

38.《荥阳市志》，程远荃、花金委主编，荥阳市志总编辑室编，新华出版社，1996.

39.《虞城县志》，虞城县志编委会编，生活·读书·新知三联书店，1991.

40.《原阳县志》，原阳县志编纂委员会编，张振华、段永田、陈宗昭总纂，1995.

41.《长葛县志》，长葛县志编纂委员会，郭宪同总纂，生活·读书·新知三联书店出版，1992.

42.《淅川县志》，淅川县地方志编纂委员会，王本庆主编，河南人民出版社，1990.

43.《正阳县志》，正阳县地方志编纂委员会编，方志出版社，1996.